Pediatric Fundamental Critical Care Support

Second Edition

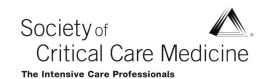

Authorized translation of the original English edition,
"Pediatric Fundamental Critical Care Support", Second Edition
by Society of Critical Care Medicine

Copyright © 2013 by Society of Critical Care Medicine
All rights reserved.

This translation is published by arrangement with Society of Critical Care Medicine, 500 Midway Drive, Mount Prospect, IL 60056 USA.

Printed and bound in Japan

This publication is intended to provide accurate information regarding the subject matter addressed herein. However, it is published with the understanding that the Society of Critical Care Medicine is not engaged in the rendering of medical, legal, financial, accounting, or other professional service and THE SOCIETY OF CRITICAL CARE MEDICINE HEREBY DISCLAIMS ANY AND ALL LIABILITY TO ALL THIRD PARTIES ARISING OUT OF OR RELATED TO THE CONTENT OF THIS PUBLICATION. The information in this publication is subject to change at any time without notice and should not be relied upon as a substitute for professional advice from an experienced, competent practitioner in the relevant field. NEITHER THE SOCIETY OF CRITICAL CARE MEDICINE, NOR THE AUTHORS OF THE PUBLICATION, MAKE ANY GUARANTEES OR WARRANTIES CONCERNING THE INFORMATION CONTAINED HEREIN AND NO PERSON OR ENTITY IS ENTITLED TO RELY ON ANY STATEMENTS OR INFORMATION CONTAINED HEREIN. If expert assistance is required, please seek the services of an experienced, competent professional in the relevant field. Accurate indications, adverse reactions, and dosage schedules for drugs may be provided in this text, but it is possible that they may change. Readers must review current package indications and usage guidelines provided by the manufacturers of the agents mentioned.

Pediatric Fundamental Critical Care Support
Second Edition

Editor

Maureen A. Madden, MSN, CPNP-AC, CCRN, FCCM
Assistant Professor of Pediatrics
UMDNJ-Robert Wood Johnson Medical School
Pediatric Critical Care Nurse Practitioner
RWJUH- Bristol Myers Squibb Children's Hospital
New Brunswick, New Jersey, USA
No disclosures

PFCCS Second Edition Planning Committee and Authors

Colonel Daniel B. Bruzzini, MD, FAAP, FCCM
United States Air Force
Wright-Patterson Air Force Base
Ohio, USA
No disclosures

Edward E. Conway, Jr, MD, MS, FAAP, FCCM
Professor and Chairman Chief, Pediatric Critical
Care Medicine
Pediatrician-in-Chief
Milton and Bernice Stern Department
of Pediatrics
Beth Israel Medical Center
New York, New York, USA
No disclosures

Michael O. Gayle, BS, MB, FCCM
Associate Professor, Pediatrics
University of Florida College of Medicine
Chief, Division of Hospital Pediatrics
Chief, Division of Pediatric Critical Care Medicine
Medical Director, Wolfson Children's Hospital
Outreach Program
Jacksonville, Florida, USA
No disclosures

Rodrigo Mejia, MD, FCCM
Director, Pediatric Critical Care Service
Professor of Pediatrics
Children's Cancer Hospital at
The University of Texas MD Anderson Cancer Center
Houston, Texas, USA
No disclosures

Mohan R. Mysore, MD, FAAP, FCCM
Director/Clinical Service Chief
Pediatric Critical Care Medicine
Professor of Pediatrics, UNMC College of Medicine
Children's Hospital & Medical Center
Omaha, Nebraska, USA
No disclosures

Ellen J. Pringle, RRT-NPS, RPFT, CNE
Education Coordinator, Simulation Center
University of Texas MD Anderson Cancer Center
Office of Performance Improvement
Houston, Texas, USA
No disclosures

Karl L. Serrao, MD, FAAP, FCCM
Professor of Anesthesiology and Pediatrics
University of Texas Medical Branch at Galveston
Pediatric Critical Care Medicine
Driscoll Children's Hospital
Corpus Christi, Texas, USA
No disclosures

Pediatric Fundamental Critical Care Support
Second Edition

Authors

Joseph R. Angelo, MD
Assistant Professor
Department of Pediatrics
Division of Pediatric Nephrology
University of Texas Health Center at Houston
University of Texas MD Anderson Cancer Center
Houston, Texas, USA
No disclosures

Beth A. Ballinger, MD
Assistant Professor
Medical Director, General Surgical and Trauma Intensive Care Unit
Trauma, Critical Care and General Surgery
Mayo Clinic
Rochester, Minnesota, USA
No disclosures

Gregory H. Botz, MD, FCCM
Distinguished Teaching Professor
Professor of Anesthesiology and Critical Care Medicine
University of Texas MD Anderson Cancer Center
Houston, Texas, USA
No disclosures

Dana A. Braner, MD, FCCM
Chief, Division of Critical Care
Alice K. Fax Professor of Pediatric Critical Care
Vice Chair Inpatient
Doernbecher Children's Hospital
Portland, Oregon, USA
No disclosures

Joseph A. Carcillo, MD
Professor of Critical Care Medicine and Pediatrics
University of Pittsburgh School of Medicine
UPMC-Children's Hospital of Pittsburgh
Pittsburgh, Pennsylvania, USA
No disclosures

Linda C. Carl, EdD, MSN, RN
Professor, Graduate Nursing School
Kaplan University
Chicago, Illinois, USA
No disclosures

Arthur Cooper, MD, MS, FACS, FAAP, FAHA, FCCM
Professor of Surgery
Columbia University College of Physicians and Surgeons
Director of Trauma and Pediatric Surgical Services
Harlem Hospital Center
New York, New York, USA
No disclosures

Guillermo De Angulo, MD, FAAP
Clinical Associate Professor of Pediatrics
Herbert Wertheim College of Medicine
Florida International University
Miami Children's Hospital
Miami, Florida, USA
No disclosures

Werther Brunow de Carvalho, MD, PhD
Full Professor of Intensive Care/Neonatology at the Children's Institute
University of São Paulo Faculty of Medicine
Clinics Hospital
São Paulo, Brazil
No disclosures

Aaron J. Donoghue, MD, MSCE
Assistant Professor of Pediatrics and Critical Care Medicine
Perelman School of Medicine at the University of Pennsylvania
Philadelphia, Pennsylvania, USA
No disclosures

Elizabeth A. Farrington, PharmD, FCCM, BCPS
Pediatric Pharmacist III
New Hanover Regional Medical Center
Wilmington, North Carolina, USA
No disclosures

Kate Felmet, MD
Assistant Professor of Critical Care Medicine and Pediatrics
Children's Hospital of Pittsburgh
Pittsburgh, Pennsylvania, USA
No disclosures

Jose Roberto Fioretto, MD, PhD
Associate Professor of Pediatrics
Pediatric Critical Care Medicine
Botucatu Medical School
São Paulo State University
São Paulo, Brazil
No disclosures

Jeremy S. Garrett, MD
Associate Professor of Pediatrics
Pediatric Critical Care Medicine
Saint Louis University School of Medicine
Cardinal Glennon Children's Medical Center
St. Louis, Missouri, USA
No disclosures

Ana Lía Graciano, MD, FAAP
Associate Clinical Professor
Academic Division Chief, Pediatric Critical Care
University of California San Francisco-Fresno
Children's Hospital of Central California
Fresno, California, USA
No disclosures

Chhavi Katyal, MD
Pediatric Critical Care Medicine
Children's Hospital at Montefiore
Assistant Professor of Pediatrics
Albert Einstein College of Medicine
Bronx, New York, USA
No disclosures

Keith C. Kocis, MD, MS, FAAP, FACC, FCCM
Professor of Anesthesia, Pediatrics and Biomedical Engineering (Adjunct)
Division of Pediatric Cardiology
PCCM Fellowship Director
The University of North Carolina at Chapel Hill
Chapel Hill, North Carolina, USA
No disclosures

Robert E. Lynch, MD, PhD, FCCM
Director, Pediatric Critical Care
Mercy Children's Hospital
Creve Coeur, Missouri, USA
No disclosures

Vinay M. Nadkarni, MD, FCCM
Medical Director, Center for Simulation, Advanced Education and Innovation
The Children's Hospital of Philadelphia
Philadelphia, Pennsylvania, USA
No disclosures

Regina S. Okhuysen-Cawley, MD
University of Texas MD Anderson Cancer Center
Houston, Texas, USA
No disclosures

Pascal Owusu-Agyemang, MD
Assistant Professor
University of Texas MD Anderson Cancer Center
Houston, Texas, USA
No disclosures

Michele C. Papo, MD, MPH, FCCM
Medical Director, Pediatric ICU
Medical City Children's Hospital
Dallas, Texas, USA
No disclosures

Sujatha Rajan, MD
Assistant Professor, Pediatric Infectious Diseases
Cohen Children's Medical Center of New York
Hofstra/North Shore-LIJ School of Medicine
New Hyde Park, New York, USA
No disclosures

Elizabeth Rebello, MD
Assistant Professor
Department of Anesthesiology and Perioperative Medicine
Division of Anesthesiology and Critical Care
University of Texas MD Anderson Cancer Center
Houston, Texas, USA
No disclosures

Ramon J. Rivera, MD
Associate Professor of Anesthesiology
University of Texas Medical Branch at Galveston
Pediatric Intensivist
Anesthesiology Associates
Driscoll Children's Hospital
Corpus Christi, Texas, USA
No disclosures

Lorry G. Rubin, MD
Chief, Pediatric Infectious Diseases
Cohen Children's Medical Center of New York
Hofstra/North Shore-LIJ School of Medicine
New Hyde Park, New York, USA
No disclosures

James Schneider, MD
Pediatric Critical Care Medicine
Cohen Children's Medical Center of New York
Hofstra/North Shore-LIJ School of Medicine
New Hyde Park, New York, USA
No disclosures

Kevin Schooler, MD, PhD
Assistant Professor of Anesthesiology and Pediatrics
University of Texas Medical Branch
Galveston, Texas, USA
Pediatric Critical Care Driscoll Children's Hospital
Corpus Christi, Texas, USA
No disclosures

Shinpei Shibata, MD
Assistant Professor
Division of Pediatric Critical Care
Oregon Health & Science University
Portland, Oregon, USA
No disclosures

Jayesh Thakker, MD
Associate Professor, Department of Pediatrics
University of Nebraska Medical Center
Medical Director, PICU
The Nebraska Medical Center
Pediatric Critical Care Medicine
Children's Specialty Physicians
Children's Hospital & Medical Center
Omaha, Nebraska, USA
No disclosures

Alexis A. Topjian, MD
Assistant Professor of Anesthesiology and Critical Care
Attending Physician
The Children's Hospital of Philadelphia
Philadelphia, Pennsylvania, USA
Grants: National Institutes of Health U01 for Therapeutic Hypothermia After Pediatric Cardiac Arrest Trial National Institute of Neurological Disorders and Stroke K23 Scientist Development Program (Subawards)

Henry Michael Ushay, MD, PhD, FCCM
Medical Director, Pediatric Critical Care Unit
Children's Hospital at Montefiore
Bronx, New York, USA
No disclosures

Acknowledgments

The following individuals contributed to the development of Pediatric Fundamental Critical Care Support, Second Edition, *by reviewing the material and offering valuable insight.*

M. Ruth Abelt, MS, CPNP-AC
Director of Advanced Level Practitioners
Baylor College of Medicine
Texas Children's Hospital
Houston, Texas, USA
No disclosures

Adeyinka Adebayo, MD, FAAP
Division of Pediatric Critical Care
The Brooklyn Hospital Center
Brooklyn, New York, USA
Assistant Professor of Clinical Pediatrics
Weill Medical College of Cornell University
New York, New York, USA
No disclosures

Ayman Al Eyadhy, MD
Head, Pediatric Intensive Care Unit
Assistant Professor & Consultant Department of Pediatrics
College of Medicine, King Saud University
Riyadh, Saudi Arabia
No disclosures

Grace M. Arteaga, MD, FAAP
Pediatric Critical Care Medicine
Pediatric Transport Medical Director
Mayo Clinic
Rochester, Minnesota, USA
No disclosures

Sangita Basnet, MD, FAAP
Assistant Professor of Clinical Pediatrics
Chief, Division of Pediatric Critical Care Medicine
Southern Illinois University School of Medicine
Medical Director, Pediatric Critical Care Unit
St. John's Children's Hospital
Springfield, Illinois, USA
No disclosures

Rahul Bhatia, MD
Assistant Professor
Pediatrics, Pediatric Critical Care
Associate Residency Program Director, Pediatrics
Loyola University Medical Center
Maywood, Illinois, USA
No disclosures

Bronwyn Bishop
Senior Registered Nurse, NICU
Royal Darwin Hospital
Tiwi, Northern Territory, Australia
No disclosures

Naomi B. Bishop, MD
Assistant Professor
Division of Critical Care Medicine
Department of Pediatrics
Weill Cornell Medical College
New York, New York, USA
No disclosures

Yonca Bulut, MD
Professor of Pediatrics
Division of Pediatric Critical Care
Department of Pediatrics
Mattel Children's Hospital, UCLA
Los Angeles, California, USA
No disclosures

Andrew Clift, MD, MBBS (Hon), BMedSci (Hon), MPH, FACTM, AFFTM, FACRRM, DRANZCOG, DCH, JCCA, PostGradDip US (echocardiography), CCPU
President & Founder
The Children's Sanctuary
Siem Reap, Kingdom of Cambodia
No disclosures

Michael Karadsheh, MD, FAAP
Assistant Professor of Pediatrics
Division of Pediatric Critical Care
University of Arizona
Tucson, Arizona, USA
No disclosures

Martha C. Kutko, MD, FAAP, FCCM
Attending Physician, Pediatric Critical Care Medicine
Hackensack University Medical Center
Hackensack, New Jersey, USA
Associate Professor, Department of Pediatrics
UMDNJ-New Jersey Medical School
Newark, New Jersey, USA
No disclosures

Jong Lee, MD, FACS, FCCM
Associate Professor of Surgery
Annie Laurie Howard Chair in Burn Surgery
Associate Director of Burn Services
Program Director, Surgical Critical Care Fellowship
University of Texas Medical Branch
Galveston, Texas, USA
No disclosures

David Markenson, MD, MBA, FAAP, FACEP
Medical Director, Disaster Medicine and Regional Emergency Services
Westchester Medical Center
Valhalla, New York
Professor of Pediatrics, Maria Fareri Children's Hospital
New York Medical College
Director, Center for Disaster Medicine
Professor of Clinical Public Health
School of Health Sciences and Practice and Institute of Public Health
New York Medical College
Valhalla, New York, USA
No disclosures

Riza V. Mauricio, PhD, RN, CPNP-AC, CCRN
Pediatric ICU Nurse Practitioner
The Children's Hospital of the University of Texas
MD Anderson Cancer Center
Houston, Texas, USA
No disclosures

Michael P. Miller, MD, FAAP, FCCP
Director Pediatric Critical Care
New Hampshire's Hospital for Children
Manchester, New Hampshire, USA
No disclosures

Suzi Nou, MBBS, BMedSci, FANZCA
Specialist Anaesthetist
Royal Darwin Hospital
Tiwi, Northern Territory, Australia
No disclosures

Toni M. Petrillo-Albarano, MD, FAAP, FCCM
Associate Professor of Pediatrics
Emory University School of Medicine
Director, PICU
Director, Pediatric Critical Care Medicine Fellowship
Co-medical Director, Children's Transport
Children's Healthcare of Atlanta at Egleston
Atlanta, Georgia, USA
No disclosures

Louisdon Pierre, MD, MBA, FAAP, FCCM
Director, Pediatric Critical Care
The Brooklyn Hospital Center
Brooklyn, New York, USA
Assistant Professor of Clinical Pediatrics
Weill Medical College of Cornell University
New York, New York, USA
No disclosures

Brad Poss, MD, MMM
Professor of Pediatrics
Division of Pediatric Critical Care
University of Utah School of Medicine
Salt Lake City, Utah, USA
No disclosures

Hariprem Rajasekhar, MD
Pediatric Critical Care
Robert Wood Johnson University Hospital
New Brunswick, New Jersey, USA
No disclosures

Alexandre T. Rotta, MD, FAAP, FCCM
Chief, Division of Pediatric Critical Care
Rainbow Babies & Children's Hospital
Professor of Pediatrics
Case Western Reserve University
School of Medicine
Cleveland, Ohio, USA
No disclosures

Brian Spain, MBBS, MRCA, FANZCA
Director, Department of Anaesthesia
Royal Darwin Hospital
Tiwi, Northern Territory, Australia
No disclosures

Fernando Stein, MD, FCCM
Associate Professor
Baylor College of Medicine
Texas Children's Hospital
Houston, Texas, USA
No disclosures

Todd Sweberg, MD
Attending Physician
Pediatric Critical Care Medicine
Cohen Children's Medical Center of New York
Hofstra/North Shore-LIJ School of Medicine
New Hyde Park, New York, USA
No disclosures

M. Hossein Tcharmtchi, MD
Associate Professor
Director, Fellowship Training Program
Pediatric Critical Care Medicine
Department of Pediatrics
Baylor College of Medicine
Texas Children's Hospital
Houston, Texas, USA
No disclosures

Christopher M. Watson, MD, MPH
Department of Anesthesiology and
Critical Care Medicine
Johns Hopkins University School of Medicine
Baltimore, Maryland, USA
No disclosures

x

Pediatric Fundamental Critical Care Support
Second Edition

Contents

Chapter	Title	Page

本書は米国で出版された書籍の翻訳であり，日本での現状にそぐわない部分があります．

Chapter	Title	Page
1	重篤な小児の評価	1-1
2	気道管理	2-1
3	小児の心停止	3-1
4	小児での急性上気道・下気道疾患の診断と管理	4-1
5	人工呼吸	5-1
6	ショックの診断と治療	6-1
7	急性感染症	7-1
8	体液，電解質，神経内分泌代謝の異常	8-1
9	小児の外傷	9-1
10	小児の熱傷	10-1
11	虐待：診断と対応	11-1
12	小児災害医療への備え	12-1
13	中毒症状を呈した小児の管理	13-1
14	重症小児患者の搬送	14-1
15	緊急を要する中枢神経系疾患	15-1
16	先天性心疾患における小児の管理	16-1
17	悪性腫瘍および血液疾患による危急事態と合併症	17-1
18	急性腎障害	18-1
19	術後管理	19-1
20	鎮静，鎮痛，筋弛緩	20-1
21	侵襲的医療機器	21-1

Appendix	Title	Page
1	小児の基準値	付録 1-1
2	骨髄針挿入	付録 2-1
3	酸塩基平衡と動脈血ガス分析	付録 3-1
4	酸素供給装置	付録 4-1
5	気道確保の補助的手段	付録 5-1
6	気管挿管	付録 6-1
7	よく使用する薬物	付録 7-1
8	気道確保困難のアルゴリズム	付録 8-1
9	ALS アルゴリズム	付録 9-1
10	除細動 / 同期電気ショック	付録 10-1
11	一時的経皮ペーシング	付録 11-1
12	胸腔穿刺と胸腔ドレナージ	付録 12-1
13	中心静脈アクセス	付録 13-1
14	患者搬送と外傷に使える簡便な記憶法	付録 14-1
15	小児搬送書類の書式	付録 15-1
16	動脈カテーテル挿入	付録 16-1

索引

Second Edition の監訳・訳者

監修　FCCS 運営委員会

監訳

植田　育也	静岡県立こども病院 小児集中治療センター
安宅　一晃	奈良県立医科大学 麻酔科

訳者 (五十音順)

青山　剛士	宮崎県立宮崎病院 救命救急センター（付録5, 10）
石川　順一	大阪市立総合医療センター 救命救急センター 小児救急科（13章）
伊藤　仁香	Maimonides Infants and Children's Hospital of Brooklyn（9章, 付録13）
伊原　慎吾	日本大学医学部 救急医学系 救急集中治療医学分野（付録16）
今村　壽宏	University of California, San Diego Department of Pediatrics（15章）
大塚　康義	大阪市立総合医療センター 集中治療部（12章）
尾迫　貴章	兵庫医科大学 救急・災害医学講座（10章）
笠井　正志	長野県立こども病院 小児集中治療科（7章）
方波見謙一	北海道大学病院 先進急性期医療センター（11章, 付録14）
神薗　淳司	北九州市立八幡病院 小児救急センター 小児科（18章）
川口　敦	University of Alberta, Department of Pediatrics, Pediatric Critical Care Medicine, and School of Public Health（21章）
菊地　斉	静岡県立こども病院 小児集中治療科（14章, 付録7）
桑名　司	日本大学医学部 救急医学系 救急集中治療医学分野（1章, 付録8）
古川　力丸	日本大学医学部 救急医学系 救急集中治療医学分野（5章, 付録1）
小松　充孝	賛育会病院 小児科（6章）
佐藤　厚夫	横浜労災病院 小児科（17章）
佐藤　浩之	山近記念総合病院 循環器内科（16章）
杉村　洋子	千葉県こども病院 集中治療科（2章）
多賀谷貴史	国立成育医療研究センター 救急診療科（付録11, 12）
張　慶哲	長野県立こども病院 総合小児科（7章）
土谷　修一	上越総合病院 小児科（8章, 付録3）
中川富美子	日本大学医学部附属板橋病院 臨床工学技士室（付録4, 15）
難波　研二	岩国医療センター 麻酔科（19章）
福島　亮介	藤沢市民病院 救命救急センター 小児救急科（付録2, 6）
牧　盾	九州大学病院 麻酔科蘇生科（20章）
矢野　隆郎	宮崎県立延岡病院 救急センター（3章, 付録9）
吉本　昭	社会福祉法人 恩賜財団母子愛育会 総合母子保健センター 愛育病院 小児集中治療科（4章）

1章
重篤な小児の評価

✓ 目的

- 成人と小児の解剖学的，生理学的な違いを復習する。

- DIRECT 法〔Detection（発見），Intervention（処置），Reassessment（再評価），Effective Communication（効果的なコミュニケーション），Teamwork（チームワーク）〕手法を理解する。

- 呼吸不全や，ショックのタイプ別の臨床的な特徴について説明する。

- 小児の心肺機能評価のため，補助的な検査の役割を議論する。

- 小児の生理学的徴候の迅速な評価法を説明する。

- 臨床的な状態悪化を早期に検知するために，小児早期警告スコア Pediatric Early Warning Score（PEWS）システムを理解する。

- 敗血症の早期診断と治療を議論する。

症例

未熟児出生の3カ月女児。1週間前からの鼻づまり，咳嗽，喘鳴，咳嗽後の嘔吐，哺乳不良，頻呼吸，発熱のため，父母付き添いで救急外来を受診した。到着時バイタルサイン：心拍数182/min，呼吸数72/min，SpO_2 87%室内気，101.7°F（38.7℃）の発熱。易刺激的であり，呻吟があり，肋骨下や肋間が陥没する頻呼吸を呈している。毛細血管再充満時間は3秒と遅延。アルブテロール（サルブタモール）のネブライザーと45%のベンチュリーマスクでの酸素投与を，救急外来スタッフが開始した。あなたはこの女児のマネージメントについて助言を求められている。

Detection（発見）

——PEWS（表1-1）にもとづいた患者の生理学的な状態はどうか？

——考えうる診断の中で最もありえそうなもの，最も悪いものは何か？

表 1-1　小児早期警告スコア（PEWS)[a]

	0	1	2	3	スコア
行動	遊び／適切	睡眠	易刺激的	無気力／混乱**または**痛みへの反応低下	
心血管系（皮膚）	ピンク**または**毛細血管再充満時間1〜2秒	蒼白あるいは薄暗い**または**毛細血管再充満時間3秒	灰色あるいはチアノーゼ**または**毛細血管再充満時間4秒**または**普段より20回/min以上の頻脈	灰色あるいはチアノーゼに**加え**，斑状皮膚または毛細血管再充満時間5秒以上**または**普段より30回/min以上の頻脈**または**は徐脈	
呼吸	正常範囲，陥没呼吸なし	普段より10回以上の頻呼吸**または**呼吸補助筋の使用**または**吸入酸素が$F_{IO_2}>0.3$あるいは>3L/min	普段より20回以上の頻呼吸**または**陥没呼吸**または**吸入酸素が$F_{IO_2}>0.4$あるいは>6L/min	陥没呼吸あるいは呻吟のある，普段より5回以上の徐呼吸**または**吸入酸素が$F_{IO_2}>0.5$あるいは>8L/min	
スコア計					

[a] 最も重症なパラメータでスコアをつける。15分ごとのネブライザー（持続ネブライザー含む），または持続的な術後の嘔吐があれば，スコア2とする。L/minは通常の鼻カニューレ使用，F_{IO_2}は高流量鼻カニューレ使用の場合。

	年齢	安静時の脈拍（回/min）	安静時の呼吸数（回/min）
新生児	出生〜1カ月	100〜180	40〜60
乳児	1〜12カ月	100〜180	35〜40
幼児	13カ月〜3歳	70〜110	25〜30
未就学児	4〜6歳	70〜110	21〜23
学童	7〜12歳	70〜110	19〜21
青年	13〜19歳	55〜90	16〜18

Reproduced with permission. © 2010 American Academy of Pediatrics. Akre M, Finkelstein M, Erickson M, Liu M, Vanderbilt L, Billman G. Sensitivity of the pediatric early warning score to identify patient deterioration. *Pediatrics*. 2010;125:e763-e769.

Intervention（処置）

——すぐにとるべき治療戦略は何か？

Reassessment（再評価）

——現在の治療戦略は効果的か？

——アルブテノール（サルブタモール）ネブライザーの追加や，他の治療的介入は必要か？

Effective Communication（効果的なコミュニケーション）

——この患者の臨床的状態が変化したら，誰にどのように情報を伝える必要があるか？

——この患者の治療を行うのに最も適している病棟はどこか？

Teamwork（チームワーク）

　　──治療戦略をどう実現すべきか？

　　──いつ誰が何を行うべきか？

I. はじめに

本章では，大人と比較した小児の発達，解剖学的，生理学的な違いと，ショック，外傷，疾患に対する反応性の違いを議論する。この章はまた，PFCCS コースの習得とマネージメントのキーコンセプトである DIRECT 法〔Detection（発見），Intervention（処置），Reassessment（再評価），Effective Communication（効果的なコミュニケーション），Teamwork（チームワーク）〕の導入部でもある（**図 1-1**）。

図 1-1　DIRECT 法

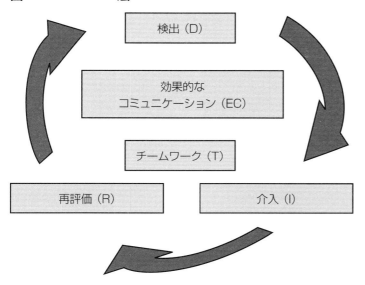

Detection（発見）：既往歴，身体所見，PEWS システムを用い，小児の生理学的徴候から集中治療チームに注意を促す。これらの情報は，適切な検査，放射線検査の評価につながり，ひいては推定される疾患，鑑別診断，最も予後の悪い可能性のある診断の確立を可能にする。

Intervention（処置）：病状の悪化や死亡を防ぐために，最大限の集中治療を行うことに留意し，傷病に対する治療を行う過程のことである。

Reassessment（再評価）：その治療が，傷病の重症度に対して適切かを確実にするためのものである。

Effective Communication（効果的なコミュニケーション）：医療関連事故や医療関連死のなかで最も原因となるのは，コミュニケーションエラーである。より複雑な患者であればあるほど，チームの全員が，時間に制限のある多くの作業を専門的かつ迅速に行うために，患者の今後の見通しについてコミュニケーションをとることがより重要となってくる。

Teamwork（チームワーク）：専門的なトレーニングを受けたそれぞれの立場の医療チームが相乗的に機能することができたとき，危機的な傷病を負った小児患者にベストをつくすことができる。

最初の症例であるが，この患者の PEWS は 5 点である（行動：易刺激的＝2 点，心血管系：毛細血管再充満時間 3 秒＝1 点，呼吸：酸素 45％と普段より 20 回以上の呼吸数＝2 点）。危機的な PEWS は 4 点以上と定義されるため，このスコアは身体的な悪化の早期認識を促す手がかりとなる。医療チームはこのことを理解し，呼吸サポートを提供し，患者への輸液投与とアルブテノール（サルブタモール）のネブライザー治療の反応を再評価し続ける介入を行わなければならない。医療チームのそれぞれがコミュニケーションをとり，ともに機能することで，最良の臨床的な結果を得ることができる。

II. 全身所見

全身所見はおそらく身体診察のなかで最も重要な部分である。患者を一目みた瞬間からこの作業は始まっており，単純だが重要な次の質問にうまく言い表される：「この患者は具合が悪そうか？」。PEWS は，患者の行動，心血管系，呼吸状態に焦点をあて，この評価過程を容易にする。幼少児は言葉で症状を訴えることができないので，医療者は両親や保護者から得られる情報に加えて，全身的，特異的な特徴に頼らざるをえない。窮迫となる初期の徴候の多くは些細なものであるが，それらを認識したことによる適時な介入が成功すると，より深刻な病状への進行を予防する可能性が高められる。医療者が初期の徴候としてとらえるべきサインを見逃した場合，一見すると患者の状態が突然悪化したようにみえるかもしれないが，実際はその急激な変化は，生理学的な変化の進行により起こったことを反映している。小児患者の全身診察で考慮すべき重要な所見を，表1-2に示す。

> ! 子どもの全体的な様子は，医療者が深刻な病気の存在をすぐに見分けるのに役立つ。

診察の間は，子どもが快適さを自然に保つことのできる姿勢をとらせるべきである。1歳未満の児の場合，しばしば親や介護者の腕の中であることが多い。小児が快適な姿勢をとれないことにより，疾患が顕在化することがある。喉頭蓋炎や重度の喉頭気管気管支炎（クループ）や気道異物による閉塞を助長する可能性があるため，患者が決めた姿勢を異なる姿勢に無理にすべきではない。

> ! 通常，子どもの反応性と応答性レベルは，脳灌流のレベルを反映している。

当初は過敏だった患者が，反応低下，無気力，傾眠になることがある。これは，低酸素，高二酸化炭素，代償できないショック，頭部外傷，低血糖のような状態で起こりうる。意識レベルの低下は，呼吸と心血管系の迅速な評価が必要なことを示している。先天性心疾患や外傷など基礎的疾患のない小児では，多くの場合，呼吸不全が心血管系の破綻に先行して起こる。「乳幼児揺さぶられ症候群」（非偶発的な外傷）のような症例では，身体的な損傷の徴候は非常に

表1-2　全身所見

皮膚
- 粘膜や爪床が普通のピンク色ではない
- 斑状
- 皮膚の暖かさ，冷たさ
- 静脈還流量の誤評価を防止するために，末梢を心臓よりも上にあげたうえでの，毛細血管再充満時間の延長

脱水の徴候
- 乳児の大泉門陥没
- 流涙の欠如
- 落ちくぼんだ目
- 皮膚の張り
- 乾燥した粘膜

色
- チアノーゼ
- 肢端チアノーゼ（低い環境温の影響を受ける）
- 中枢チアノーゼ
- 黄疸
- 蒼白

呼吸
- 徐呼吸／頻呼吸
- 吸気性喘鳴（stridor）
- （聴診器を使わなくても聴取できる）wheezing（呼気性喘鳴）
- 鼻翼呼吸，呻吟
- 肋間陥没

覚醒レベル
- 覚醒，活気あり
- 言葉の指示への反応
- 痛み刺激のみへの反応
- 反応なし

ささいであるか，存在しないことがある．多くの乳児は，特に親の顔などの対象物を注視する能力を観察することで，覚醒度を評価できる．乳児は音のする方向を向いたり，水平方向に追視することができ，生後1カ月をすぎるとさらに垂直方向にも追視することができる．8カ月～2歳の年長の幼児は，見知らぬ人に向けて不安を示し，両親や介護者の明確な認識を示すことができる．

III. 呼吸器と気道

呼吸不全は以下の3つの領域の成熟度の違いから，特に乳児に好発する：

- 呼吸ドライブのための中枢神経受容体と末梢効果器のメカニズム
- 胸壁の安定性と呼吸筋力
- 気道と肺胞毛細血管複合体

新生児の低酸素血症に対する呼吸応答は2相性である．最初は過呼吸になり，続いて低呼吸，低換気となる．この反応は，酸素や二酸化炭素の中枢および末梢化学受容器が正常であるにもかかわらず起こる．この過呼吸に続く低呼吸反応は，気道や呼吸の異常の早期発見と介入により，潜在的に予防可能である．

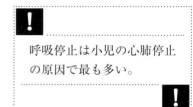

呼吸停止は小児の心肺停止の原因で最も多い．

A. 解剖学的徴候と生理学的徴候

胸郭は，乳幼児においては成人より軟骨質であるため，成人より胸郭のコンプライアンス（訳注：軟らかさ）が高い．呼吸促迫の乳児は，呼吸努力の増加による換気量の増加は期待できない．なぜならば，呼吸促迫で増加する胸腔内圧の陰圧下では，コンプライアンスの高い胸壁は内側に凹むからである．この結果，分時換気量は減少し，呼吸仕事量，軟部組織の陥没は間接的に増加する．さらに，乳児の肋骨はより水平に位置しており，前後方向の胸部の吸気可能な領域が狭いために，胸郭運動の効率が減少する．

胸郭において小児の横隔膜が水平に位置している点は，横隔膜の平抵化した閉塞性肺疾患の大人に似ている．したがって，下部胸郭は吸気中に内側に引き込まれ，吸気量を減少させる原因となる．生後数年間の未熟な肋間筋は積極的な換気補助ができないため，小児の呼吸はより横隔膜機能やその可動域に依存している．胃膨満，腹部膨満，手術，その他の要因による横隔膜可動域の制限は，呼吸機能の低下に直結しやすい．

小児肺は，生後6～8年までは完全に成熟しない．実質は小児期に，肺胞の大きさと数の増加が起こり，肺コンプライアンスも増加する．全肺気量のうち1回換気量の割合は6～8mL/kg（理想体重）であり，これは小児期を通してほぼ一定である．小児は吸気持続時間が短いため，内外から供給する高い空気流量は，換気量を得るのに必要である．さらに，炎症，浮腫，粘液，気管支痙攣，細気管支炎や他の条件によって気道が狭くなった場合に，本来気道が解剖学的に小さいため，高い気道抵抗となりうる．Poiseuilleの法則では，気道抵抗が半径の4乗に反比例する．このため，気道半径が50%小さくなると，抵抗は16倍となる．$1/(1/2)^4$（2章，図2-1）．このような高い末梢気道抵抗は，呼気時間を変化させ，動的な気道閉鎖やauto-PEEP（内因性呼気終末陽圧）を引き起こす．乳幼児におけるクロージングキャパシティ closing capacityは機能的残気量の範囲内であり，それゆえ，換気量が気道閉塞の影響をより受けやすくなっている．これらの要因が組み合わさっているため，小児患者の呼吸予備能は少ない．その結果，適切な介入がないままだと，急速に代償機構が破綻し，心停止に陥る可能性がある．

子どもの死亡の大半（特に1歳未満）は，感染症，中毒，外傷，水没，窒息，乳幼児突然死症候群に起因

する呼吸障害が関与している。

B. 身体診察

鼻翼呼吸（半径の4乗の抵抗を減らすために，鼻孔の半径を増加），頻呼吸，呻吟（肺胞虚脱を防ぐために部分的に声門の一部を閉じることに対する呼気），陥没は，肺や気道の障害に応じて適切な分時換気量や酸素化を維持するために患者が行う呼吸仕事量増加のサインである。小児の自然な胸壁コンプライアンスを考慮すると，肋骨下，肋間，胸骨上の陥没は深刻である。頻呼吸は幼児や若年小児の疾患の重要なサインであり，徐呼吸は呼吸停止が間近に迫っている前兆である。

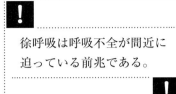

> 徐呼吸は呼吸不全が間近に迫っている前兆である。

> 呼吸困難は，鼻翼呼吸，頻呼吸，呻吟，陥没として現れる。

呼吸数の極端な変動には多くの病因がある（**表1-3**）。乳幼児，小児の呼吸数の正常値は，年齢に依存している（**付録1**）。無気力や呼びかけに反応のない小児では，呼吸数が正常でも注意が必要である。小児の脳は成人の脳よりも代謝活性がある。意識状態は，不十分な酸素化，換気，灌流の敏感な指標である。前述したように，患者にとっての快適な体位は，通常，適切なガス交換を可能にする。例えば，上気道閉塞（例：喉頭蓋炎）の小児は通常，仰向けに寝かされるのを嫌がり，手を前について，三脚のような体位をとろうとする。Poiseuilleの法則によれば，低流速と低粘性の吸気は乱流ではなく層流を促進し，それにより空気抵抗の減少，ひいては呼吸仕事量を減少させる。検査のために親から引き離した小児が不穏になると，気流の速度が増加（すなわち啼泣）して乱流が発生し，それにより気道抵抗が増加し，部分的に閉塞していた気道（例えば喉頭蓋炎や異物による閉塞）が完全閉塞しうる。

呼吸時の胸郭の形状や動きは，呼吸器系に問題があることを観察者に警告する。漏斗胸，鳩胸，脊柱側弯症などの胸郭変形は，拘束性肺疾患，肺低形成，および/または異常な呼吸ダイナミクスの存在を示唆している。胸郭挙上の非対称性は，視覚的に，または患者の胸部の左右に手をおき，手の上下動の差によりみつけられる。胸郭挙上の非対称性は，不均等な空気の流入と，深刻な基礎的病態があることを示している（**表1-4**）。呼吸音の聴診は，空気の流入の適切さと対称性を明確にし，wheezing（呼気性喘鳴）やクラックル，摩擦音のような他の音を発見できる。聴診は，一緒にいる周囲の小児や環境音に依存するため，難しくも簡単にもなりうる。小児の胸壁は大人よりも薄いので，呼吸音は簡単に聞こえるが，同時に局在化されやすく（にくく），他の音がしばしば伝わってしまうので，正確な聴診が妨害されることがある。気管挿管後の対称的な呼吸音のチェックの際は，対側の呼吸音を最小限にし，両側の呼吸音を均等に聴取するために，鎖骨中線より前腋窩線で聴診す

表1-3　呼吸数の変動の原因

頻呼吸	徐呼吸
・発熱	・低体温
・痛みや不安	・中枢神経損傷
・循環血液量減少	・薬物性うつ
・呼吸器疾患	・神経筋疾患
・代謝性アシドーシス	・重度のショック
・心不全	・代謝障害
・薬物の副作用	
・過粘稠症候群	

表1-4　非対称な胸郭運動の原因

- 片側の気胸
- 片側の胸水
- 異物誤飲による過膨張
- 主気管支の痰詰まり
- 大葉性無気肺

るのが最適である．それでも小児が不穏だったり啼泣していたりするときは，適切な聴診ができないこともある．

一般的に，皮膚や爪床のチアノーゼがある場合は，低酸素血症を示すものであるが，低酸素血症の小児をみつけるには遅すぎることがある．チアノーゼは 5g/dL 以上のヘモグロビンが不飽和化されると臨床的に観察されるので，患者の総ヘモグロビン濃度に依存している．小児は大人に比べてヘモグロビン濃度が低いため，外傷による出血の際，チアノーゼが臨床的に明らかになる前に血液の酸素含有量がかなり低くなっている可能性がある．酸素化は，平均気道内圧と吸気酸素濃度に依存している．

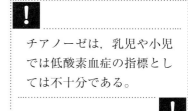

チアノーゼは，乳児や小児では低酸素血症の指標としては不十分である．

パルスオキシメータの出現により，ヘモグロビン酸素飽和度を非侵襲的に測定することが可能となった．パルスオキシメータでは正確な換気状態の評価はできないが，呼気終末二酸化炭素カプノグラフィはそれが可能である．カプノグラフィの利点については，**表 1-5** を参照のこと．

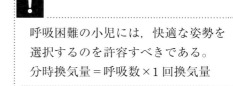

呼吸困難の小児には，快適な姿勢を選択するのを許容すべきである．
分時換気量＝呼吸数×1 回換気量

表 1-5　カプノグラフィの利点

- 換気の非侵襲的なモニタリング
- 呼吸数，呼吸の規則性の測定
- 挿管チューブが気管内に固定されているかのモニタリング
- 挿管チューブのずれや閉塞の最初のアラーム
- 動脈血 CO_2 と相関する肺胞 CO_2
- 波形による下気道閉塞の検出

肺胞の換気は CO_2 除去におもに関与しており，呼吸数と 1 回換気量の積である分時換気量によって表される．

酸素供給されているときは特に，分時換気量が適切でなくても酸素飽和度が維持されているかもしれない．そのため，意識状態，胸郭運動，呼吸数，呼吸仕事量，カプノグラフィへの注意を含む臨床的な評価は，分時換気量が十分かどうかを判断するために重要である．診察以外の他の必要不可欠なモニタリングとしては，動脈血ガスのサンプリングと，可能であれば経皮的 CO_2 モニタリングがある．

C. 気道評価

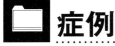 症例

15 カ月の男児が，窒息のエピソード後に，突然始まった頻呼吸（呼吸数 45 回/min），陥没呼吸，不穏により，救急外来に運ばれた．患者は聴診上，wheezing を聴取した．チアノーゼはなく，毛細血管再充満時間は 1〜2 秒である．右側臥位の前後方向での胸部 X 線では右肺が過膨張している．患者は異物の除去が可能か，気管支鏡検査を行うために手術室へ運ばれた．

Detection（発見）

　　——なぜ患者は wheezing を呈しているのか？

――患者のPEWSはどうか？

――この患者の評価に使用できる非侵襲的なモニタリングは何か？

Intervention（処置）

――患者自身が快適な姿勢をとることを妨げると何が起こるか？

――彼を落ち着かせるために，手術室への搬送ルートの間，親と一緒にすべきか？

Reassessment（再評価）

――気管支鏡が最もはじめに行うべき処置であるか？

Effective Communication（効果的なコミュニケーション）

――すべてのチームメンバーにとって，患者を落ち着かせ，自身が快適な姿勢をとることを許容することが重要である。

Teamwork（チームワーク）

――気道が完全閉塞にならいように，気道を確保するべきである。

――異物が気管支鏡によって除去できるまで，子どもの状態を安定させる。

このケースでは，患者のPEWSは4（行動：易刺激的＝2点，心血管系：ピンク＝0点，呼吸：陥没＝2点，計＝4点）である。このケースは異物を誤飲した結果，気道閉塞と呼吸困難をきたしている。時に，これらの徴候や症状が，喘息のような反応性気道疾患の指標として誤解されることがある。

最初に考慮することは，患者が快適な姿勢を見つけることを許容することである。切迫した気道閉塞（例えば化学熱傷）のある小児は，多くの場合で両腕を広げた状態で前かがみに座ることを好む（すなわち三脚の姿勢）。小児が意識不明か昏睡の場合は，頭部の位置が最も重要である。外傷において，頸椎の安定化，すなわち無駄な移動や過伸展，屈曲を避けることが，医原性脊髄損傷のリスク減少に必須である。2歳以下の小児は，比較的頭部が大きいので首が前方に屈曲する原因となる。よって，小児を硬いマットレスや硬いバックボードに寝かせると，潜在的に気道閉塞を起こしたり，頸髄損傷を悪化させうる。気道の開通性の保持にはスニッフィングポジションが好ましく，頭の後ろを少し傾ける，もしくは2歳以下の小児には肩の下に巻いたタオルをおくことで，この姿勢を達成できる。2歳以上の小児には，後頭部の下に折りたたんだタオルやシートをおくと，スニッフィングポジションをとることができる。2カ月以下の乳児は，鼻呼吸がほとんどである。特にRSウイルス感染乳児で起こるような気道閉塞を軽減するために，多くの場合，シンプルな吸引が重要な介入となる。先天性後鼻孔閉鎖症の場合，新生児は多くの場合食べるのが難しく，泣いたときにはピンクだが休息時にチアノーゼとなる。この異常が外科的に治療できるまで，口呼吸および腹臥位が，安静時に気道を開いた状態を保つのにしばしば必要である。外傷では，身長ベースの体重・器具・緊急薬物のテープ（例えば，Broselowテープ）が，緊急挿管を支援するために必要な，適切なサイズの器具や薬の投与量を確認するために非常に貴重である。スマートフォンのアプリケーションによる小児への薬の投与量や治療プロトコルについては，その質や臨床的な精度に注意が必要である。

呼吸困難（チアノーゼ，頻呼吸，鼻翼呼吸，胸壁陥没）への最初の介入は，酸素投与である。これにはさまざまなデバイスを使うことができる：非再呼吸マスク，フェイスマスク，ベンチュリーマスク，鼻カニューレ，酸素フード，顔テント（**2章**）。パルスオキシメータや動脈血ガス測定は，酸素供給量が適切か過剰

かを評価するのに用いられる。毛細血管の血液ガス測定は，動脈血ガスの pH と CO_2 レベルに近いが，正確な動脈血酸素含有量の参考にはならない。低酸素と著しい高酸素は有害であり，避けなければならない。

小児は大人の 2 〜 3 倍，酸素消費率と安静時エネルギー消費が多い。小児の呼吸困難が出現したとき，まずは非再呼吸マスクで 100％酸素を投与し，その後，供給する酸素のパーセンテージを適切に設定する必要がある。通常の動脈血酸素化の目標は，動脈血ガス分析で 80 〜 100mmHg であり，これはパルスオキシメータの 94 〜 98％と一致する。最適かつ最も許容されうる酸素供給デバイスを使用して，口・鼻咽頭粘膜の乾燥を避けるために，加温，加湿を行うべきである。気道閉塞，誤嚥，無呼吸は，呼吸機能の深刻な危機である。

鼻翼呼吸は，乳児の呼吸困難の鋭敏な指標である。鼻孔からの単純な吸引が，気道開存を確立するための重要な介入となりうる。

小児，特に乳幼児の気道の解剖学的な特徴から，これらの患者の不適切な体位は，気道閉塞を起こす素因となる。大きな後頭部に加えて，2 歳未満の小児は比較的に舌が大きく，喉頭蓋が大きくて緊張が弱く，喉頭が前方に位置している。これらの要因は，下咽頭の低緊張と組み合わさって，軟部組織構造と気道を分離することができなくなり，気道の開存性を失うことにつながる（小児の気管挿管に影響を与える要因については 2 章を参照）。

幼児では，気道閉塞の一般的な原因として，ウイルス性クループ，細菌性気管炎，異物があり，より頻度は低いが，b 型インフルエンザ桿菌の予防接種が実施されている国における喉頭蓋炎がある。診察は，閉塞部位を特定するのに役立つ。胸郭入口上部の気道閉塞は，ウイルス性クループまたは抜管後の喉頭浮腫と同じように，喘鳴（吸気音）が発生する傾向にある。これらの喘鳴の患者は，噴霧化されたラセミ体のアドレナリン吸入（0.05mg/kg，最大で 3mL 生理食塩液に 0.5mg）と，静注ステロイド（デキサメタゾン 0.5mg/kg，最大 10mg/6hr ごと）に反応する可能性がある。

喘息は，wheezing（呼気性喘鳴）や胸腔内の下気道閉塞の唯一の原因ではない。RS ウイルス細気管支炎の乳児は同様に発症し，ときには気管支拡張薬に反応することもある。喘息からの wheezing を起こしている小児は，酸素供給，β作動薬の吸入，コルチコステロイド（メチルプレドニゾロン 1 〜 2mg/kg，最大 60mg），場合により臭化イプラトロピウム，抗コリン薬吸入を受けるべきである。上・下気道閉塞の両方がある小児や低酸素要求がある小児（例えば喘息，気管支炎）は，狭い通り道を通過するヘリオックス，すなわち酸素とヘリウムの混合物（典型的には 30％酸素と 70％ヘリウム）の吸気により，層流に改善するかもしれない。吸入された混合物が，粘度が低く密度が低ければ低いほど，疾病により狭くなっている気道を通る際，より速い速度で流れるため，閉塞性乱流になりにくい。

これらの治療に反応がない場合，異物や，大動脈またはその分枝が気管を取り囲んでできる血管輪による閉塞を考慮しなければならない。血管輪は通常，生後 2 〜 5 年で起こる。異物は，ボール–弁作用により呼気時に肺が収縮できなくなり，その閉塞によって入り込んだ空気が出ていかなくなる。異物誤嚥や血管輪の両方とも，正しい診断を得るために，小児期の好発年齢を知る必要がある。

D. 呼吸不全

呼吸困難が呼吸不全へ進行する小児では，筋疲労を起こすか，もはや代償できなくなるまで呼吸仕事量が増加している。小児の呼吸不全の原因は，年齢ごとにグループ化することができる。未熟児では，サーファクタント不足や肺障害の結果，無気肺やガス交換不良により起こる，未熟児無呼吸発作または新生児呼吸促迫症候群から呼吸不全となる。正期産新生児では，細菌性肺炎，敗血症，胎便吸引，先天性気道異常が最も多い。乳幼児では，肺炎，気管支炎，喘息，異物誤嚥，感染に関連する上気道閉塞による下気道疾患が多い。年長児における呼吸不全の原因は，成人と同様である。呼吸不全の治療は，早期発見と気道を確保することからはじまる。必要なすべての機器やその機能を知り，挿管を安全に成功させるために機能を

チェックすることが，とても重要である（**2章**）。

非侵襲的なモニタリングは，呼吸不全の患者の評価に必要不可欠となっている。パルスオキシメータおよび呼気終末二酸化炭素カプノグラフィにより，酸素化と換気を客観的にモニターできる。胸部X線や動脈血ガス分析，および**表1-6**にまとめた他の検査のような補助的検査は，その病因を含む呼吸不全の確定と，治療に対する反応のモニタリングに役立つ。これらのツールは，身体診察の代替ではない。呼吸不全が間近に迫った患者を認識するには，医療従事者の臨床的な評価や判断が最も大切である。

表1-6　呼吸状態評価のための補助的検査

検査	評価
動脈血ガス（room air）	低酸素血症＝低いPa_{O_2}（＜60mmHg〔＜8.0kPa〕） 高二酸化炭素血症＝高いPa_{CO_2}（＞45mmHg〔＞6.0kPa〕） アシドーシス　＝pH＜7.35 アルカローシス＝pH＞7.45 Hgb低値であればPa_{O_2}は適切な酸素化を意味しない 呼吸仕事量が非常に増加した小児のpH＞7.35とPa_{CO_2} 35〜45mmHgは，呼吸不全への切迫したサインである
パルスオキシメータ（Sp_{O_2}）	酸素化ヘモグロビンの非侵襲的測定 酸素が供給されているときは目標94〜98％ 治療への反応としての酸素化モニター；低酸素，高酸素を避ける
ヘモグロビン	Ca_{O_2}＝（Hgb×1.34×Sa_{O_2}）＋溶存酸素（0.0031×Pa_{O_2}） Do_2＝Ca_{O_2}×心拍出量
カプノグラフィ	鼻カニューレ，ETT，気管切開チューブでの呼気CO_2測定 動脈血CO_2と相関する肺胞CO_2換気の適切さを示す非侵襲的なモニター ETTの気管位置の確認とモニター 波形による下気道閉塞の検知 生理学的死腔の決定
最大呼気速度	強制呼気中に最大流量を発生する 下気道閉塞疾患（喘息）で減少 気管支拡張薬治療のモニター 実施に協力が必要なので，高学年の小児しか測定できない
胸部X線	気道閉塞 気胸，胸水 実質性肺疾患 無気肺 容量損傷

Hgb：ヘモグロビン，ETT：気管挿管チューブ，Ca_{O_2}：動脈血酸素含有量，Sa_{O_2}：動脈血酸素飽和度，Do_2：酸素供給量

E. 人工呼吸器

陽圧バッグバルブマスクや人工呼吸器で酸素化や換気をサポートする際，容量損傷——肺の過膨張によって起こる肺障害——を避けなければならない。患者を低換気もしくは過換気にしてしまうのはとても簡単である。バッグバルブマスク／挿管チューブで換気サポートをしている間，胸郭挙上が過剰ではなく適切であることに細心の注意を払わなければならない。人工呼吸の1回換気量を決めるとき，特に肥満患者の場合は，理想体重を用いるべきである。さらに，最初は低めの換気量を選択し，胸郭挙上や，上葉から下

葉までの呼吸音の聴診により徐々に換気量を増やすことで容量損傷を避けながら，臨床的に改善させることが重要である。小児患者のための典型的な1回換気量は，6～8mg/kgの幅である。従来の人工換気は，圧もしくは容量換気の2つに分かれる。昔の人工呼吸器は少ない1回換気量を正確に提供できなかったため，伝統的に，小さな小児や新生児には圧換気が用いられた。小型化と技術の進歩により，とても小さな未熟児に対しても，3mL以下の1回換気量で，人工呼吸器で送気することが可能となった（**表1-7**）。さらに，圧換気がよいのか，容量換気がよいのかの線引きは，人工呼吸器関連肺損傷を最小化するためにそれぞれの利点をとる新しい換気方法（圧力調整容量換気）の登場で，曖昧になってきている（**5章**）。

表1-7　5kg未満の乳児の最初の人工呼吸器設定

最初のモード	量コントロールと圧制御の選択
1回換気量	量コントロールであれば理想体重をベースに4～6mg/kgに直接的に設定し，圧制御であれば最大吸気圧を通常は20～24cmH$_2$O以下になるように間接的に設定する
時間制御	吸気時間：新生児0.25～0.4秒，乳児0.5～0.6秒。硬い肺は呼気時間が短いため，コンプライアンスの低い肺は長い吸気時間を許容できる。
呼吸数	無呼吸時のバックアップの呼吸数は30～40回/min
呼吸終末陽圧	呼気終末の無気肺を避けるために5～7cmH$_2$O

小児患者において，ほとんどの心血管障害に先行して呼吸不全が起こるので，呼吸器系への注意が集中治療において最も重要である。小児の罹患率を最小化し死亡を防ぐために，医療チームが効果的にコミュニケーションをとり，継続的に小児の気道の問題検出，介入，再評価することがきわめて重要である。

IV. 心血管系

A. 解剖学的徴候と生理学的徴候

体重1kgあたりの循環血液量は，成人よりも小児のほうが多いが，絶対量は小さな体のサイズにより小児のほうが少ない。したがって，小児は成人に比べ，少ない出血量でも耐えられない。輸血施行は，患者の臨床状態，バイタルサイン，進行中の出血，濃厚赤血球輸血のリスク，予想されるヘマトクリット値と現在のヘマトクリット値の相対的関係などに依存する（**表1-8**）。

次の式に示すように，心拍出量は，心拍数および1回拍出量に依存する：心拍出量＝心拍数×1回拍出量。1回拍出量は，前負荷，収縮性，および後負荷に依存している。前負荷（静脈還流量）の変化に応答して収縮力を変化させる心臓の能力は，Frank-Starling曲線（**図1-2**）によって説明される。

迷走神経緊張は，小児の中でも特に1歳未満の乳児で増加する。喉頭鏡が後咽頭に触れるとき，または気管挿管チューブ内の吸引カテーテルが小児の気管分岐部に接触するとき，心臓の房室結節を支配している迷走神経を刺激する。この増加した迷走神経の副交感神経刺激は，心拍数の急激な低下を引き起こし，心拍出量を劇的に減少させ，その結果，突然の心停止を引き起こすかもしれない。挿管前のアトロピンの適切な使用や，気管挿管チューブ内の吸引カテーテルが気管挿管チューブの先端を超えないように注意することで，このリスクを最小限に抑えることができる。

生後8週間未満の乳児の心筋は伸縮性が限られており，前負荷を増やす反応における心拍出量の増加が制限されている。胎児の右心は子宮内で優性であり，動脈管を通じて全身の心拍出量の約60％を補う。生後，肺が拡張し，動脈管は通常2日以上かけて，徐々に閉じていく。右心の抵抗は，生後8週までに徐々に成人のレベルまで低下する。新生児の心筋の解剖としては，最初は大きな右室の質量が減少し，左室のサイ

表 1-8 年齢や性差による小児ヘモグロビン/ヘマトクリット値

ヘマトクリット
平均赤血球容積および赤血球数から計算（電子変位法やレーザー法）

年齢	基準値（標準） 赤血球の占める%（赤血球/全血球×100）	基準値（国際単位） 容積分率（赤血球/全血球）
0〜30日	44〜70%	0.44〜0.70
1〜23カ月	32〜42%	0.32〜0.42
2〜9歳	33〜43%	0.33〜0.43
10〜17歳（男児）	36〜47%	0.36〜0.47
10〜17歳（女児）	35〜45%	0.35〜0.45
＞18〜99歳（男）	42〜52%	0.42〜0.52
＞18〜99歳（女）	37〜47%	0.37〜0.47

ヘモグロビン

年齢	g/dL	mmol/L
0〜30日	15.0〜24.0	2.32〜3.72
1〜23カ月	10.5〜14.0	1.63〜2.17
2〜9歳	11.5〜14.5	1.78〜2.25
10〜17歳（男児）	12.5〜16.1	1.93〜2.50
10〜17歳（女児）	12.0〜15.0	1.86〜2.32
＞18〜99歳（男）	13.5〜18.0	2.09〜2.79
＞18〜99歳（女）	12.5〜16.0	1.93〜2.48

Adapted with permission. © 2011 Elsevier. Table 708-6. In: Kliegman RM, Stanton BF, Geme III JW, et al, eds. *Nelson Textbook of Pediatrics*. 19th ed. Philadelphia, PA: Saunders; 2011.

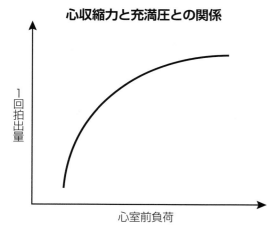

図 1-2 Frank-Starling 曲線：心収縮力と充満圧との関係

ズや質量が増加する。低酸素血症，低体温症，アシドーシス，または先天性心疾患などでは，高い肺動脈圧や動脈管開存により，この生理学的な変化が阻害されることがある。

新生児では，中心静脈圧モニタリングが必ずしも循環血液量または左室の効率を反映していないので，その解釈については注意が必要である。左右の心機能は本質的に異なり，それぞれが独立して機能不全となりえる。したがって，肺動脈カテーテルは，左右の心充満圧のモニターに必要となることがある。新生児の心筋は，交感神経系の神経支配の未熟さと β_1 受容体の数の少なさの両面でカテコールアミンへの反応は限定的である（これらは，両方とも生後最初の数週間で増加する）。よって，外因性のカテコールアミン投与の生理学的効果は非常にさまざまであり，個々の乳児の反応には慎重な投与量の設定が不可欠である。

小児心拍出量の増加は，心拍数と拡張充満時間に依存する。心拍出量の絶対量は少ない（〜600mL/min）。しかし，新生児の1kgあたりの心拍出量（＞200mL/kg/min）は，成人よりも多い。出生時の心係数（4L/min/m²）は徐々に低下し，青年期には成人の正常値（2.5〜3L/min/m²）まで低下する。この理由は，酸素消費量は心拍出量に依存し，体重1kgあたりの酸素消費量が成人よりも乳児で多いためである。心拍数の範囲は年齢により変化する（**付録1**）ため，心拍数の標準範囲に関する知識が重要である。持続する上

室性頻拍を除いて，心拍出量が大幅に変化する不整脈を起こすことはまれである。重度の頻脈は拡張期充満圧を低下させ，結果として1回拍出量が急速に低下する。心室性不整脈はまれであるが，先天性心疾患，心筋炎，心筋症，電解質異常においてみられる場合がある。徐脈は結果として心拍出量を減少させるため，酸素供給が減少し，ほとんどの場合，重篤な低酸素血症やアシドーシスの前兆である。

B. 身体診察

心血管系の身体診察は，循環に関係する組織灌流と末端器官機能の評価に焦点をあてるべきである。これは，意識状態，皮膚色，体温，毛細血管再充満，脈の性質，心拍数，リズム，血圧の評価を含む。

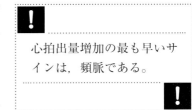

心拍出量増加の最も早いサインは，頻脈である。

小児，特に乳児の心拍出量は，患者の心拍数に依存している。血圧は，年齢，身長，性別によって異なる。低血圧は，収縮期血圧か平均動脈圧5パーセンタイル以下と定義される。身長に関して50パーセンタイルの1〜10歳の小児は，次の式を用いて，予測5パーセンタイル収縮期血圧および平均動脈圧を決定することができる：

$$収縮期血圧（mmHg）70 +（年齢 \times 2）$$
$$平均動脈圧（mmHg）< 40 +（年齢 \times 1.5）$$

身体のホメオスタシス機構として，脳や腎臓への灌流の維持が優先されるように，脳と腎臓は特別な臓器である。脳と腎臓の機能は，患者の精神状態や尿量の評価で判断される。臓器機能の低下が循環停止の前駆状態である。身体検査に加えて，いくつかの補助的な検査（**表1-9**）が，重篤な患者の十分な評価とモニターのために使用されるべきである。

C. ショック

ショックは，重要臓器や末梢組織の代謝の要求を満たすための，十分な酸素と栄養を供給できない心肺機能不全の状態として定義することができる。例えば，患者が出血し続けた場合，体には必要不可欠な臓器へ適切な灌流圧を維持しようとする代償機転が働く。末梢血管抵抗の代償的な増加によって静脈還流量が減ると，適切な心拍出量を維持しようとして心拍数が増える。この結果，ショックの初期段階（代償期）の間は正常血圧が維持されるが，出血が継続して循環代償のメカニズムが破綻すると低血圧が起こる。低血圧が生じるのはショックの末期段階（非代償期）であり，弱い脈，毛細血管再充満時間の延長，斑状皮膚，意識昏迷などを伴う。ショックの適時認識と積極的な介入は，よい転帰を得るためには必須である。ショックの診断を考慮し，早期に心肺モニタリング，静脈ルートの確保を行い，治療を提供できるようにする必要がある。

輸液蘇生は，ショックの形態のほとんどで最初に行うべき治療である。

終末器官の障害を避けるために，循環血液量の迅速な回復が重要である。肝腫大は小児患者において輸液過剰のサインである可能性があるので，注意が必要である。小児の一般的な疾患（喘息，RSウイルス感染症，気管支炎，肺炎など）の過程で，肺の過膨張が肝臓の下方への移動を引き起こす可能性がある。容量過剰の他の徴候には，それぞれの患者の評価を考慮すべきである。肝腫大のある小児が初期輸液に反応しない場合，胸部X線が心拡大を評価するために役立つ可能性がある。

ラ音は，うっ血状態に進展しつつある小児に遅れて発生する可能性があり，またギャロップ音は，乳児の速い脈拍数のために識別が困難なことがある（より広範な議論については**6章**を参照のこと）。

表 1-9　心血管系評価のための補助的な検査

検査	評価
血液ガス	もし必要なら動脈血ガスと静脈血ガスの両方を使うべきである 酸塩基平衡異常の検知
血清乳酸値	組織低酸素や嫌気性代謝の結果として現れる 低組織灌流を反映 治療の反応性を評価するための予後指標を提供
総血清 CO_2	CO_2（おもに重炭酸塩）のすべての形態を測定 代謝性アシドーシスの重症度を評価
ヘモグロビン濃度	動脈血酸素含有量とその結果として酸素供給の推測 出血性ショックにおける持続する失血のモニター
尿道カテーテル	尿量の持続的なモニター 小児：1〜2mL/kg/hr 青年期：0.5〜1mL/kg/hr
持続的血圧モニタリング	血圧の評価を持続的に供給 波形解析により全身血管抵抗と心拍出量の情報を供給 輸液蘇生と強心薬／血管収縮薬のモニター 動脈血ガスサンプリングを容易に行える
中心静脈圧モニタリング	前負荷の評価と輸液治療のガイド 閉塞性ショックのときに増加 中心静脈血酸素飽和度の測定 心拍出量と酸素供給の評価
胸部 X 線	うっ血性心不全の評価 心拡大 肺水腫 胸水貯留
心エコー	収縮力の評価 推定心室圧の測定 心室の大きさと壁肥厚の表示 先天性奇形の表示 心嚢液貯留の表示

1. 循環血液量減少性ショック

症例

健康な 4 カ月の女児が，4 日前からの嘔吐，水様性下痢，微熱で救急受診した。女児は 24 時間前からぐったりし，両親が与える水やお茶を飲むことを拒否している。心拍数は 200 回/min，毛細血管再充満時間は 4 秒と延長，呼吸数は 35 回/min である。

Detection（発見）

——このシナリオで，ショックの原因は何か？

——患者の PEWS はどうか？

Intervention（処置）

　——最もよい輸液は等張液（例えば，生理食塩液）か低張液（例えば，5％デキストロース）か？

　——経口補液はこの状態では適切か？

Reassessment（再評価）

　——大量の加温輸液が迅速に必要なときに，輸液を最も早く投与できる方法は？

Effective Communication（効果的なコミュニケーション）

　——どのようなタイプのルートが必要か？　末梢あるいは中心？　静脈内？　骨髄内？　組換え型ヒトヒアルロニダーゼを使用した皮下注？

Teamwork（チームワーク）

　——骨髄針を試す前に，チームメンバーが静脈ルートをどのくらいの時間，何回トライすべきか？（**付録2**を参照）

この患者のPEWSは5（行動：無気力＝3，心血管系：毛細血管再充満時間4秒＝2，呼吸：正常範囲＝0，合計＝5）である。小児患者におけるショックの最も一般的な原因は，体液および電解質喪失（胃腸障害）もしくは重症外傷による出血に起因する，急性の循環血液量減少である。世界的には，毎年約20億人の胃腸炎が発生している。世界全体では，急性胃腸炎は5歳未満の小児の死亡原因の第2位であり，200万人以上が死亡している。

詳細な病歴は，子どもの親や介護者，または教育機関に問い合わせることで得られる可能性がある。小児の循環血液量減少性ショックは，体液喪失量増加（下痢，嘔吐）の病歴，傾眠，尿量減少で発見される。循環血液量減少の際の血圧は，大人よりも小児のほうが長く維持される。このように，血圧は血液量や灌流の状態をはっきりと示すものではない。頻脈，意識状態，毛細血管再充満，尿量減少，末梢温は，低血圧よりもはるかに早く異常となる可能性があるため，循環血液量減少のより信頼できる指標である。まず行うべき治療は，等張液を用いた適切な血管内容量の回復である（**6章，8章**）。資源の限られた環境では，WHOが推奨している経口補水塩を用いた経口輸液治療が，特にコレラ菌による下痢の場合には有効であることがわかっている。

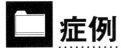

ヘルメットなしで自転車に乗っていた5歳の男児が自動車にはねられた。目撃者が彼を救助し，救急外来に車でつれてきた。男児の目は閉じている。彼はうめき声をあげ，言語による指示や痛み刺激（例；爪床への圧力）に反応がない。彼の体幹は著しく傷ついており，大腿骨開放骨折から大量の出血が続いている。心拍数は200回/min，血圧は70/30mmHg，毛細血管再充満時間は4秒と延長，室内気でパルスオキシメータは88％を示している。

Detection（発見）

　——最優先事項は何か？

　——患者の意識状態はどうか？

Intervention(処置)

——どのような医療器具が必要か？ どのようにして適切なサイズを決定するか？

——どのような輸液をどのように投与するべきか？

——ターニケットの使用は持続的な出血を適切にマネージメントできるか？ 彼はダメージコントロール蘇生 damage control resuscitation の候補となりうるか？

Reassessment(再評価)

——輸液投与に対する彼の反応はどうか？ 何か反応はあるか？

——現在の精神状態はどうか？

Effective Communication(効果的なコミュニケーション)

——問題の同定と特定の介入の成功は，チームメンバー間で伝達されなければならない。

——モニタリングシステムが取り付けられ，解釈されなければならない。

Teamwork(チームワーク)

——どのような内科的，外科的専門科が，この患者のケアに関与する必要があるか？

この患者は，外傷の結果として明らかな循環血液量減少性ショックを起こしている。primary survey として，多くの手順が並行して行われる必要がある(**表1-10**)。理想的には，受傷した男児が最も近い適切な施設で評価され，治療されることである。この判断は負傷の場面からはじまり，医療のレベルによって継続的に再評価される。このような場合，採血検査や放射線画像検査に時間をとられることによって，評価や治療，そして最終的に適切な医療を受けるための搬送を遅らせてはならない(**9章**)。

2. 心原性ショック

症例

普段は元気な9歳男児。10日前に軽い胃腸炎にかかっていた。急激な活動性の低下，発熱，呼吸困難，胸痛，下腿浮腫を呈している。身体所見で具合が悪そうに見え，皮膚色は灰色，倦怠感があり，35回/min の頻呼吸，肝腫大と新しい心雑音がある。

Detection(発見)

——患者の PEWS はどうか？

——診断を確定するためにどんな検査を行うべきか？

Intervention(処置)

——どのような薬物および投与手順が必要か？

1章　重篤な小児の評価

表 1-10　Primary Survey（初期評価）およびその補足，Secondary Survey（二次評価）の記憶法

Primary Survey：SCABDE
S ― Safety（安全）：標準防護，その場の安全性，患者と両親の安全
C ― Circulation（循環）：明らかな出血の止血（ターニケット）と輸液蘇生の開始
A ― Airway（気道）：頸椎保護を含めた気道確保
B ― Breathing（呼吸）：酸素化と換気；パルスオキシメータとカプノグラフィの適用
D ― Disability（身体の障害）：瞳孔所見，グラスゴー・コーマ・スケール，血糖測定
E ― Exposure（全身観察）：脱衣させ，ログロールを行い，頸椎カラー装着のまま背部観察，保温（毛布，加温輸液，放射ウォーマー，加温ブランケット）

Primary Survey の補足：FFG
F ― Foley（フォーリー）：尿道損傷を示唆する場合，男児では前立腺高位のチェックのため直腸診をした後に留置
F ― Focused Assessment Sonography in Trauma（FAST）テスト
G ― Gastric tube（胃管）：意識がなく顔面や頭蓋底骨折が否定できなければ，経口的に留置

Secondary Survey：HEELPP MEE!
H ― History（病歴）－AMPLE：アレルギー，服薬，既往歴，最終食事，イベントの詳細
E ― Electrocardiographic monitoring（心電図モニター）：できるだけ早く胸部誘導を確保
E ― End-tidal CO_2 monitoring（呼気終末二酸化炭素モニター）
L ― Laboratory tests（採血検査）：最低でも，プロトロンビン時間／部分トロンボプラスチン時間，血液型と交差試験，動脈血ガス
P ― Pulse oximetry（パルスオキシメータ）
P ― Photography（画像）：最低でも単純X線画像（胸部，骨盤の前後方向），必要であれば頭部，頸椎のCT
M ― Medications（薬物療法）：ワクチン接種の状況によって，破傷風ワクチンあるいは免疫グロブリンを投与。必要であれば，抗菌薬や他の薬物を考慮する
E ― Evaluate（評価）：患者の全身を調べる
E ― Evacuate（避難）：患者の重症度があなたや施設のキャパシティを超えた場合，搬送を考慮

Reproduced with permission. © 2009 Kristen B. Bruzzini, PhD, and Col. Daniel B. Bruzzini, MD.

Reassessment（再評価）

　　――どのようにこの患者の治療への反応を評価するか？

Effective Communication（効果的なコミュニケーション）

　　――チームは，最初に何を達成すべきか？

Teamwork（チームワーク）

　　――他にどのような専門家が関与すべきか？

この患者の PEWS は7（行動：倦怠感＝3，心血管系：灰色＝3，呼吸：普段より10回以上＝1，計＝7）である。小児のうっ血性心不全はほとんどの場合，先天性心奇形によるものであり，しばしば心原性ショックに先行する。これは多くの場合，心臓の前負荷，後負荷，収縮性，心拍数，および／またはリズムの，急性／慢性の変化の結果として起こる。先天性心疾患の場合には，徴候および症状は，病変の種類によってさまざまである（**16章**）。心筋炎は，新規発症したうっ血性心不全のすべての子どもに考慮されるべきである。心不全の通常の症状は，疲労感，労作性呼吸困難，乳児の哺乳不良，急性発症の浮腫，発熱である。この患者では，プレゼンテーションの2週間以内のウイルス性疾患（上気道感染または急性胃腸炎）の病歴もある。さらなるモニタリング，強心サポート，小児心臓病専門医による完全な評価のため，小児

集中治療室への早期転送を推奨する。心原性ショックに関するその他の一般的な病因として、急な生命にかかわるイベント、溺水、窒息などの後の、低酸素性虚血性のエピソードが含まれる。

3. 血液分布異常性ショック

 症例

誕生日のパーティーでピーナッツアレルギーを起こした7歳の女児。彼女はナッツの入ったチョコレートチップクッキーを食べていた。10分後、彼女は気分が悪くなり、呼吸困難を訴えた。救急車が呼ばれたが、救急隊到着時、彼女は呼びかけに反応がなく、努力呼吸、聴取可能な喘鳴があった。紅潮と蕁麻疹様皮疹がある。顔面の浮腫によって眼は開いていない。末梢は温かく、心拍数160回/minの頻脈と反跳脈がある。血圧は80/20mmHg。

Detection（発見）

——患者のPEWSはどうか？

——このシナリオのショックの原因は何か？

Intervention（処置）

——最初に行うべきことは何か？

——どのような薬物治療を必要としているか？

Reassessment（再評価）

——気道の確保は必要か？

——呼吸は改善しているか？

Effective Communication（効果的なコミュニケーション）

——患者のアナフィラキシー反応について誰に知らせる必要があるか？ 家族か？ 学校か？

——予防するためには家族に対してどのような援助ができるか？ 医療情報ブレスレットか？

Teamwork（チームワーク）

——多くの手順を同時に行い、循環系、気道、呼吸器系の迅速な評価と処置が必要である。

この患者のPEWSは、行動：意識なし＝3、心血管系：心拍数が普段より30回以上増加＝3、呼吸：努力呼吸＝2、計＝8である。血液分布異常性ショックは、血管運動神経性緊張の異常で起こる。循環血液の再分布と末梢への流入が起き、相対的に低循環となる。本態的には、血管内スペースの増加が、対応する血管内容量の増加なしに起こる。患者は、紅潮、反跳脈を伴った四肢の温感を呈する。患者は頻脈となり、脈圧の開大と毛細血管再充満時間の短縮が典型的な特徴である。アナフィラキシーでは、肺や胃腸管のマスト細胞や好塩基球からヒスタミンが放出される。アナフィラキシーの徴候には、喘鳴、呼吸促迫、蕁麻疹、嘔吐、顔や舌の浮腫、低血圧がある。神経原性ショックは交感神経緊張の喪失を伴い、末梢の血管運

動神経性緊張の減退，血管拡張，ショックに対する心拍数の代償性上昇の喪失が起こる。神経原性ショックは輸液蘇生に抵抗性であるが，適切なαアドレナリン作用薬（フェニレフリン 0.1〜0.5 μg/kg/min）には反応する。

アナフィラキシーは急性であり，炎症性メディエーターの急速な放出による多系統への症状が起き，致死的となる可能性もある症候群である。子どもにおいては，食物—特に牛乳，たまご，小麦，大豆など—が，免疫グロブリン E 媒介性のアナフィラキシーの引き金となることがある。ピーナッツや魚も原因としては多いが，その他にも，食物や薬物の保存料，処方薬（抗菌薬），昆虫毒（ハチ刺され），生理活性物質（血液製剤）などの刺激物も含まれる。

 症例

4歳の男児。発熱，呼吸促迫があり，インフルエンザ A 型肺炎で酸素が必要であるため 2 日前に入院していた病院から，小児集中治療室へ紹介転院となった。男児は当初，転院の日まで状態が改善していたが，その後，応答に反応が悪く，低体温，低血圧，頻脈となった。胸部 X 線では左大量胸水を認めた。血液培養ではクラスター状のグラム陽性球菌が検出され，黄色ブドウ球菌と一致した。

Detection（発見）

——この患者のショックの種類は何か？

Intervention（処置）

——どのようなモニタリング，点滴ルート，および薬が必要か？

Reassessment（再評価）

——血管作動薬の投与をはじめた後，どのようにその効果を判定するか？

Effective Communication（効果的なコミュニケーション）

——この生命を脅かす疾患を，患者の家族にどのように伝えればよいか？

Teamwork（チームワーク）

——この患者の救命と家族のために，できるだけ早く，輸液蘇生，血管作動薬投与のための中心静脈アクセス，可能ならば胸腔穿刺を行わなければならない。

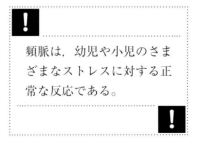

頻脈は，幼児や小児のさまざまなストレスに対する正常な反応である。

成人と同様に，小児患者における血液分布異常性ショックの最も一般的な原因は，敗血症である。敗血症性ショックの特徴は，意識状態の変化，発熱もしくは低体温，組織灌流異常などの早期に起こる warm shock による変化と，それに引き続く cold shock である。

"warm shock" の臨床症状は，血管拡張，頻脈，反跳脈，正常な毛細血管再充満時間，脈圧の開大である。これらの患者は低い全身血管抵抗と，高い心拍出量を示す。"cold shock" は，低い末梢灌流と高い全身血管抵抗のため，低い心拍出量となる。これが，頻脈，毛細血管再充満時間の延長，斑状皮膚として現れ，脈の触知が困難になる。敗血症性ショックの治療の目標は，正常な意識状態や適切な尿量（≧1mL/kg/hr）を

根拠とする最適な臓器灌流や酸素化を回復し，それを維持することである。ショックの小児は通常は重度な循環血液量減少があり，積極的な輸液蘇生に反応することが多い（**6章**）。20mL/kgの等張液のボーラス投与が，通常は有効である。晶質液（例，生理食塩液や乳酸リンゲル液）や膠質液（5%アルブミンやデキストラン）を使用する。蘇生の最初の段階で必要な輸液量は，通常，40〜200mL/kgの間である。

輸液蘇生後，warm shockに対して必要な血管収縮薬の第1選択はノルアドレナリン（0.05〜0.3μg/kg/min），それからアドレナリン（0.05〜0.3μg/kg/min）である。ドパミン（5〜10μg/kg/min）は輸液に不応性のcold shockの際に第1選択薬に推奨されており，さらにドパミンに反応しない場合はアドレナリンが推奨されている。ドブタミン，すなわちβ_1作動薬は，輸液蘇生後の低心拍出量と全身血管抵抗上昇（血管収縮）の際に投与することがある。これらの持続静注薬は，血管外漏出を避けるため末梢カテーテルからの投与ではなく中心静脈ラインから投与するのがよい。コルチコステロイド（ヒドロコルチゾン1〜2mg/kg/日）の使用は，血管収縮薬抵抗性ショック，電撃性紫斑病，副腎機能不全が疑われる場合（慢性的なコルチコステロイドの使用，悪性疾患，膠原病，挿管のためのetomidateの使用）に適応となる。敗血症性ショックの病態生理は複雑であり，循環血液量減少性，血液分布異常性，心原性，それぞれのショックの特徴を示す。敗血症性ショックの治療目標は，最適な臓器灌流を迅速に回復し，維持することである。

> ! ショックでは，患者の年齢にあった適切なヘモグロビン濃度を維持することが望ましい（最低10g/dL）。!

4. 閉塞性ショック

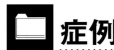
症例

正期産で出生した生後2週の新生児の男児。出生後10日間はよく哺乳していた。4日前から哺乳不良，オムツの濡れの減少，体重増加不良があった。身体所見で，頻呼吸，チアノーゼ，肝腫大，心雑音があり，大腿動脈触知は不良でぐったりしていた。小児科医は精査加療のために，すぐに病院に紹介した。

Detection（発見）

——患者のPEWSはどうか？

——診断を確定するためにどんな検査を行うべきか？

Intervention（処置）

——どのような薬および手順が必要か？

——プロスタグランジンE_1（PGE_1；アルプロスタジル）治療の副作用は何か？

Reassessment（再評価）

——どのようにこの患者の治療への反応を評価するか？

——PGE_1治療の結果としての有害な合併症をどのように防ぐか？

Effective Communication（効果的なコミュニケーション）

——チームは最初に何を達成すべきか？

Teamwork（チームワーク）

——他にどのような専門家が関与すべきか？

この患者の PEWS は 6（行動：無気力＝3，心血管系：チアノーゼ＝2，呼吸：頻呼吸＝1，計＝6）である。閉塞性ショックの患者は，血行動態の急速かつ多くの場合急激な悪化を示すことがある。動脈管依存性病変（例，大動脈縮窄症，左心低形成，大動脈縮窄症）のある新生児（28 日目まで）は，典型的には生後数週で深刻なショックとなり，哺乳不良，頻呼吸，無気力，チアノーゼ，触知しない大腿動脈，乏尿または無尿となる（閉塞性ショック）。PGE_1（アルプロスタジル 0.05 〜 0.1 μg/kg/min），強心薬，等張輸液の速やかな投与により救命される。心エコーによる確定診断を待つがために，これらの投与を遅らせてはならない。PGE_1 の一般的な副作用は，発熱，紅潮，無呼吸である。PGE_1 による無呼吸は，治療中に警告なしでいつでも発生する可能性がある。他施設に PGE_1 投与を受けている患者を転送する場合，気管挿管による気道確保を強く推奨する。動脈管が再び開けば，PGE_1 の量を減らすことができる。全身側（大動脈）から肺側（肺動脈）へ動脈管開存を通して肺動脈血流が優先されると過剰な肺血管床拡張が起こるので，これを防ぐために過換気および高酸素は避けなければならない。これらは全身灌流を悪化させ，全身性ショックを悪化させることがある。

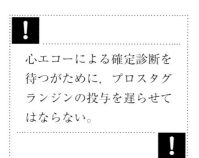

心エコーによる確定診断を待つがために，プロスタグランジンの投与を遅らせてはならない。

非動脈開存性の病変がある患者は，新生児期を過ぎてからの頻脈，奔馬性調律，心雑音，頻呼吸，肝腫大，発育不良の病歴で発症する。これらの患者は多くの場合，輸液蘇生よりも，ループ利尿薬（フロセミド 0.5 〜 1mg/kg），強心薬〔ミルリノン（アムリノン）0.5 〜 1 μg/kg/min，もしくはドブタミン 5 〜 10 μg/kg/min〕，アンジオテンシン変換酵素阻害薬による後負荷減少に反応を示す（**16 章**）。

V. 神経系

 ## 症例

疝痛の病歴がある 3 カ月の女児が，ベビーベッドから床に落ちた後，母親により救急外来につれられて来院した。身体所見では，患者は刺激に反応しない。患者は頭部，胸部，腹部に複数のあざがある。眼底検査では網膜出血があった。頭部 CT スキャンで左頭頂領域に硬膜下血腫があり，胸部 X 線では肋骨骨折が認められた。

Detection（発見）

——提供された病歴と臨床所見が一致しているか？

——生命を最も脅かす外傷は何か？

Intervention（処置）

——何のステップを最初に行わなければならないか？

Reassessment（再評価）

——患者は治療に反応するか？

――頭蓋内圧を直接モニターする必要があるか？

Effective Communication（効果的なコミュニケーション）

――チームはどのように両親や他の介護者と対話すべきか？

――プレゼンテーションと同時に行う文書化や記録は，何が必要で，誰によって行われるか？

Teamwork（チームワーク）

――事故でない外傷が疑われるケースでの，医療，介護関係者の役割は何か？

――事故でない外傷が疑われるケースでは，警察や児童相談所へのコンタクトはいつ行うべきか？

体表上，外傷の所見がなかったとしても，意識レベルの低下，痙攣，昏睡状態にある乳幼児においては，事故でない外傷（例えば，児童虐待，"乳幼児揺さぶられ症候群"など）の可能性を評価すべきである。小児は骨に柔軟性があるため，重度の外部の挫傷や肋骨骨折なしに，内部の損傷を起こすことがある。さらに，乳児は頭蓋内出血が多量だと，結果として循環血液量減少性ショックとなりうる。不幸なことに，このケースの乳児は虐待の被害者であり，事故でない頭部外傷の結果として閉鎖性頭部外傷を起こしていた。

グラスゴー・コーマ・スケールは，小児の神経学的状態や意識レベルの評価にしばしば用いられる。このスケールは，年齢に合うようにしたとしても，なかなか小児に適用することは難しい（**15章，表15-1**）。さらなる介入の必要性を評価する際には，気道確保能，瞳孔反応，言葉に対する応答，運動系の反応，乳児の大泉門の性状のような点に注意を払うべきである。通常24カ月で閉鎖する大泉門は，小児が穏やかに座っているときに最もよい状態で評価できる。小児が仰臥位や啼泣している場合，大泉門の緊張があるように触知されることがあり，そのことで，頭蓋内圧が上昇しているという誤った印象を受けることがある。

瞳孔反射は脳幹機能を迅速に評価するのに使うが，縮瞳や散瞳といった瞳孔反射の異常は，多くの中毒性疾患でも認められる。その他に関連する身体的な徴候としては，筋緊張，筋力や顔面の対称性の異常，運動失調，四肢や顔面の筋肉の異常運動などがある。乳児では，痙攣は，覚醒度の減少（乳児が視野を超えて対象となる両親を追視し認識することがなくなる），自律神経変化（頻脈，血圧上昇，散瞳），無呼吸，チアノーゼ，皮質下筋活動（足の自転車をこぐ動き，腕の水泳のような動き，おしゃぶり，舌をつく動き）などによって特徴づけられることがある。乳児は神経細胞のミエリン形成とその接続が十分に発達していないので，乳児の痙攣発作中には，強直間代性の筋肉の動きが起こらないこともある。痙攣の治療は**15章**で詳しく説明する。痙攣や痙攣に対する治療薬が患者の気道や呼吸を危うくするならば，気管挿管チューブを使用するべきである。筋弛緩薬は痙攣の治療ではなく，痙攣の身体的な症状を曖昧にさせうる。筋弛緩薬は，気管挿管を容易に行うためという目的にのみ使われるべきである。てんかん重積状態の治療には小児集中治療医や小児神経科医が早期にかかわるべきである。

> **!** 低ナトリウム血症，低血糖，低カルシウム血症は，痙攣発作や精神状態の変化を呈する乳幼児では考慮すべきである。**!**

昏睡や痙攣発作を呈する乳幼児においては，低ナトリウム血症と低血糖を考慮すべきである。primary surveyにおいてグルコースのポイントオブケア検査（POCT）が低血糖による意識状態の変化を除外するために必要である。低カルシウム血症は乳児の痙攣の原因となり，通常テタニーと関連する。重症な症状のある低カルシウム血症の治療として塩化カルシウムやグルコン酸カルシウムを静注する際は，末梢の皮下組織への血管外漏出やその結果としての損傷を避けるために，中心静脈カテーテルを通して行うのが望ましい。電解

質異常の治療については **8 章**を参照のこと。

VI. 敗血症

小児や新生児では，その不完全な免疫機能のため，成人より頻繁に経験的な抗菌薬治療が行われている。小児における血液培養の陽性適中率は限定的で，血液培養のセット数，血液量，含まれている病原体の量に依存している。新生児は特に脆弱であり，以下の因子は感染のリスクを増大させる。

- ■ 多形核白血球の機能や貯蔵量の減少

- ■ 抗体産生能が乏しい

- ■ 炎症部位への食細胞の遊走能の低下

- ■ 生後 6 カ月での受動母体免疫の消失

母親の抗体の多くは妊娠後期に胎盤を通じて提供され，未熟な新生児期の受動母体免疫は限定される。4〜7歳になるまでは，免疫グロブリンは成人レベルに達しない。

発熱は，重症な細菌感染症の可能性を示唆する。2カ月以下の乳児の発熱は，抗菌薬は緊急薬として考えなければならず，しばしば感染源が明らかになる前に開始することを考慮する。この年代の乳児では，米国において生命を脅かす細菌感染症の最も一般的な原因として，B群レンサ球菌（*Streptococcus agalactiae*），大腸菌，*Listeria monocytogenes*，腸球菌が挙げられる。3歳以前では，occult bacteremia（訳注：一見元気はいいが発熱のある小児で，局所感染巣の存在や敗血症の所見を欠く菌血症）のリスクは，体温＞104°F（＞40℃），白血球数＜500/mm^3 または＞15,000/mm^3 の場合に増加する。好中球数の絶対値＜1,000/mm^3 や，桿状好中球数の 25〜30％の大幅な増加は，小児において重症な細菌感染症のマーカーでもある。完全なワークアップが推奨される：血液培養，尿培養，臨床的に示唆されれば腰椎穿刺による髄液培養の採取。2カ月〜2歳の小児では，肺炎レンサ球菌，黄色ブドウ球菌（メチシリン感受性または抵抗性），インフルエンザ菌，髄膜炎菌，*Salmonella* が重篤な感染症に多く関連する微生物である。敗血症の臨床徴候は，呼吸促迫，体温不安定（低体温含む），胃腸障害などを含む可能性がある。

発疹や皮疹はよく認められ，その特徴的な色や分布パターンは，特定の感染症に特異的である可能性がある。このような発疹の例としては，髄膜炎菌を示唆する点状の紫斑，単純ヘルペスやコクサッキーウイルスを示唆する水疱性病変，ブドウ球菌やレンサ球菌を示唆する二次的剥離のある紅斑性発疹などがある。小児患者の敗血症の定義および臓器不全については，**7 章**で詳細に説明している。

本章で説明した治療に関する乳幼児特有の特徴は，重篤な傷病患者の治療における失敗へのマージンをかなり狭くしている。そのため，早期の専門家へのコンサルテーションが要求される。小児は，成人の反応と比べてより早く悪化し，より早く回復する傾向にある。重症な疾患の小児のために，**DIRECT 法**による治療は責務であると言えよう：重度の怪我や病気をもつ子どもを**発見する**；タイムリーに**処置する**；適切なモニタリングや診断検査と一緒に，各処置を**再評価する**；鍵となる情報を受け渡し，救命治療を実現するためにお互いに**効果的なコミュニケーションをとる**；重症な疾患や外傷の小児の治療において，1個人がすべての必要な知識，トレーニング，能力を伴っているわけではないので，**チームワーク**を実践する。

重篤な小児の評価

- すべての医療従事者が心の中で問うべき，そして答えるべき質問は，"この小児は具合が悪そうにみえるだろうか？"である。もし答えがイエスであれば，その小児は重篤な可能性が高い。

- 小児早期警告スコア Pediatric Early Warning Score（PEWS）は，切迫した臨床症状悪化の早期指標として評価するために使われるツールである。

- 小児が自然に快適に感じる姿勢を常に検討すべきである。小児の姿勢を強制的に妨げると，呼吸促迫を悪化させ，さらには呼吸停止を引き起こす可能性がある。

- 小児の呼吸促迫の初期の徴候には，頻呼吸，呻吟，鼻翼呼吸が含まれる。

- 気道確保が，呼吸困難のある小児の治療で最も重要な最初のステップである。胸郭運動は気道確保を保証するものではない。

- 小児の灌流状態は，意識状態，毛細血管再充満時間，尿量，末梢温によって，最初に評価される。小児のショックにおいて，低血圧は晩期に認められる。ショック状態のタイムリーな認識と積極的な介入が，最適な転帰を得るためには必要不可欠である。

- 痙攣発作を起こした乳児や小さな小児では，電解質不均衡や低血糖を評価するべきである。

- 乳児は，未熟な免疫系のため，感染症のリスク増加に直面している。2カ月以下の発熱のある乳児には，経験的抗菌薬投与が緊急薬として考慮される。

参考文献

1. Agency for HealthCare Research and Quality. TeamSTEPPS. http://teamstepps.ahrq.gov. Accessed May 13, 2013.
2. Akre M, Finkelstein M, Erickson M, Liu M, Vanderbilt L, Billman G. Sensitivity of the pediatric early warning score to identify patient deterioration. *Pediatrics*. 2010;125:e763-e769.
3. Allen CH, Etzwiler LS, Miller MK, et al. Recombinant human hyaluronidase-enabled subcutaneous pediatric rehydration. *Pediatrics*. 2009;124:e858-e867.
4. Borgman M, Spinella PC, Perkins JG, et al. The ratio of blood products transfused affects mortality in patients receiving massive transfusions at a combat support hospital. *J Trauma*. 2007;63: 805-813.
5. Frauenfelder C, Raith E, Griggs W. Damage control resuscitation of the exsanguinating trauma patient: pathophysiology and basic principles. *J Mil Veterans Health*. 2011;19.
6. Fuenfer M, Creamer K, Lenhart MK, eds. *Pediatric Surgery and Medicine for Hostile Environments*. Washington, DC: Office of the Surgeon General; 2010.
7. Haque IU, Zaritsky AL. Analysis of the evidence for the lower limit of systolic and mean arterial pressure in children. *Pediatr Crit Care Med*. 2007;8:138-144.
8. Hsu JM, Pham TN. Damage control in the injured patient. *Int J Crit Illn Inj Sci*. 2011;1:66-72.
9. Jansen J, Thomas R, Loudon MA, Brooks A. Damage control resuscitation for patients with major trauma. *BMJ*. 2009;338:b1778.
10. Steele SR, Peoples GE. Damage control in the war wounded. *Adv Wound Care (New Rochelle)*. 2012;1:31-37.

11. United States Army Institute of Surgical Research (USAISR). Damage Control Resuscitation: Joint Trauma System. http://www.usaisr.amedd.army.mil/clinical_practice_guidelines.html. Updated February 1, 2013. Accessed May 13, 2013.
12. World Health Organization Global Task Force on Cholera Control. First steps in managing an acute outbreak of diarrhoea. http://www.who.int/cholera/publications/firststeps/en/index.html. Accessed May 13, 2013.

2章
気道管理

目的

- 気道の不安定な状態における症状や徴候を知る。
- 呼吸不全の症状や徴候がわかる。
- 小児の気道管理をする際に必要となる，成人との解剖学的および生理学的な差異を把握する。
- 用手的な気道確保，およびデバイスを使用した気道確保の方法を知る。
- バッグマスク換気の方法がわかる。
- 小児患者への挿管の準備および手技の手順がわかる。
- 挿管困難の可能性の有無を判断し，気道確保の適切な方法を検討できる。

症例

犬吠様咳嗽が2日前からでている3歳男児が，この1時間のうちに陥没呼吸が増悪し，酸素飽和度が低下してきた。

Detection（発見）

──この患者の生理学的な状態はどうか？

──呼吸困難の徴候の症状は何か？

──最も可能性の高い診断と可能性のある最も重篤な診断は何か？

Intervention（処置）

──すぐに行う治療は何か？

──気道保持するためにまず何をするか？

――挿管すると決めたら，できるだけ安全に施行するためにはどうすればよいか？

――喉頭鏡ブレードはどの大きさ・タイプを選ぶか？

――挿管チューブはどのサイズを選び，適切なチューブ位置はどこか？

Reassessment（再評価）

――現行の治療は効果的か？

――他の治療的介入が必要か？

Effective Communication（効果的なコミュニケーション）

――患者の状態が変化した場合は，誰が情報を必要としており，どうやって伝達するか？

――この患者の治療を行うのに最も適している病棟はどこか？

Teamwork（チームワーク）

――どうやって治療を実行していくか？

――いつ誰が何を行うべきか？

I. はじめに

呼吸困難は小児ではよくみられる症状で，どの気道のレベルの問題でも生じる。小児における心停止のおもな原因は，呼吸不全といわれている。少し呼吸がおかしいという状態から呼吸不全に至るまでの認識と介入が，小児の気道管理の基礎である。呼吸に異変があるのではないかと認識ができる力と，患者の年齢（そして解剖学的な違い）にかかわらず，気道を確保し，保持できる能力が基本となる。

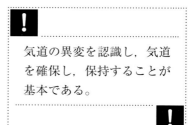

気道の異変を認識し，気道を確保し，保持することが基本である。

II. 解剖と生理

小児の気道は，生まれてから成人になるまでに劇的に変化する。気道に生じた緊急事態を判断し，管理するためには，小児の気道の解剖や発達について理解することが必要である。

■ 小児期では，鼻腔の抵抗が気道抵抗全体の約半分を占める。乳児の鼻腔は短く，軟らかく，かつ小さい。2カ月以下の乳児はほとんどが鼻呼吸をする。鼻腔の広さは生後6カ月までには倍になるが，浮腫や分泌物，外的な圧迫で簡単に閉塞する。乳児の呼吸状態を改善させるには，鼻腔吸引は有効である。

■ 小児の舌は，口腔の大きさに比して大きい。この相対的な不均衡は，Pierre Robin sequence や，重症の小顎症の症例ではさらに増すことになる。口腔が小さく，舌が異常に大きいと，喉頭鏡での喉頭の観察がかなり困難と

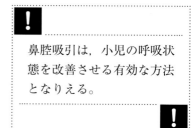

鼻腔吸引は，小児の呼吸状態を改善させる有効な方法となりえる。

なる。入眠中に筋緊張が低下したり，頭部外傷，鎮静，神経疾患で意識レベルが低下すると，舌根が沈下し，上気道狭窄が生じる。

- 頸部での喉頭の位置は，新生児期はC2，小児期ではC3～C4，成人ではC5～C6へと変化する。乳児では，喉頭蓋はC1の高さにあり，軟口蓋と重なる。喉頭の位置が高いのに加え，舌の大きさと顎の小ささが，乳児の気道閉塞の頻度を引き上げている。

喉頭が頸部の高い位置にあるということが，舌根と声門の間の角度をより急峻にしている。喉頭鏡で声帯を観察するのが難しいのはこのためである。Millerのような直型ブレードを使うと，口の入り口から声門までのまっすぐな面をつくることができる。

- 乳児の喉頭蓋は軟らかくて長く，Ω型をしている。成人の喉頭蓋はそれに比べると硬く短く，ひらひらしている。長く軟らかい喉頭蓋は，喉頭鏡を使用する際に処理しづらい。直型の喉頭鏡のブレードを使えば，喉頭蓋を直接持ち上げ，声帯を露出できるので，この問題は解決する。

- 小児の喉頭は 声門下腔が声門上部に向かって後方に曲がっており，漏斗型をしている。したがって，喉頭の最狭部は声門下となる。挿管チューブのカフを膨らませると声門下に浮腫が生じるのは，このためである。成人の喉頭は樽型で，最狭部は声帯の高さのために，挿管チューブのカフによる声門下狭窄は起こりにくい。

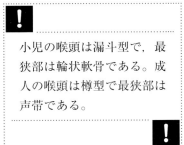

小児の喉頭は漏斗型で，最狭部は輪状軟骨である。成人の喉頭は樽型で最狭部は声帯である。

- 小児の気管の内径は，成人の約1/3である。このために気道抵抗が高い。気道抵抗は，気道の半径の4乗に反比例する。気道の直径が浮腫や分泌物によってわずかに小さくなったとしても，気道抵抗は著明に増大する。成人の場合とはまったく比べものにならない（図2-1）。

図2-1 気道半径に比例した気道抵抗

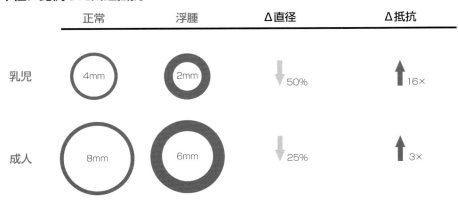

- 新生児の気管長は約5cmで，18カ月の乳児は約7cmである。この短さが，右主気管支への片肺挿管や，予定外抜管を容易に引き起こすことになる。

- 乳児の胸壁には軟骨があるため，弾性に富んでおり，容易に変形する。

　——腹筋を使ってシーソー呼吸や腹式呼吸をする。

　——肋間，季肋部，胸骨上窩の陥没呼吸は，気道閉塞もしくは肺疾患で呼吸努力が増加した状態である。

――呼吸筋疲労は呼吸努力の減少へとつながり，呼吸不全がさらに進行する。

III. 呼吸状態の評価

小児では成人と同じく，気道の開通性と自発呼吸努力の評価が，非常に重要な第1段階である。呼吸に伴う空気の動きの減少または消失を，見て，聞いて，感じて，呼吸困難の徴候を認識する。

A. 子どもの全身を観察する

以下のポイントを注意深く観察する：

- 筋緊張と，能動的な運動と受動的な運動
- 意識状態と周囲への関心の有無
- 激しい啼泣や興奮の度合い
- 話せるか，泣けるか（声を出したり泣いたりするには声門内を空気が動く必要がある）
- 気道損傷がないか，気道の評価と治療に影響するほかの状態はどうか（例：頸椎損傷や顔面熱傷）
- 気道の問題を引き起こす，顔面，口，舌などの先天奇形の徴候
- 意識レベル低下による気道閉塞の徴候

換気は最低限の胸郭の可動域で成立するものとされているが，呼吸筋の動きと胸郭の動きは，1回換気量が適切であることを担保するものではない。

B. 小児の呼吸回数の評価

以下のことに注意する：

- 正常呼吸数は年齢で変わる（**表2-1**と**付録1**）。
- 呼吸数は，経過観察による評価には最適である。子どもの胸部を見やすいようにし，胸部や腹部の上下を観察する。
- どの年齢の子どもでも，60回/minを超える呼吸数は異常である。
- 異常に少ない呼吸数は，呼吸不全の前兆の可能性がある。

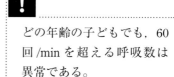

どの年齢の子どもでも，60回/minを超える呼吸数は異常である。

C. 呼吸努力

- 肋間，季肋部，胸骨上窩の陥没は，呼吸困難が進行すると増悪する。呼吸困難が続く小児での，呼吸数の減少と陥没呼吸の軽快は，重篤な疲労のサインの可能性がある。
- 吸気努力が増加すると気道抵抗が上がり，上気道を虚脱させたり上気道狭窄音が出現する。

- 鼻翼のぴくつきは気道の径を増やす努力であり，低酸素症の症状のことが多い。

- 呻吟は，PEEPによって気道が虚脱しないような努力の結果である。

- 胸腔外気道（鼻，後咽頭，喉頭，声門下腔）の閉塞や狭窄では，高調なstridor（吸気性喘鳴）と陥没呼吸が出現する。

- 胸腔内気道の閉塞や狭窄では，呼気優位の症状がでる。wheezing（呼気性喘鳴）は，呼気時の気道閉塞によって聴取される。

- 不完全閉塞（肺から呼気も吸気も制限された量の空気が出入りしている）は，咽頭の軟部組織の虚脱や，腫瘍や気道異物の存在によって生じ，いびき，stridor，ごろごろという音や，うるさい呼吸音に関連することもある。

- 完全閉塞（呼気も吸気もまったく空気が動かない）のときは，呼吸努力あるが呼吸音はしない。

- クラックル crackle は，吸気末に聴取される音で，通常は肺炎や細気管支炎のような肺実質の病変で聴取される。肺野の末梢側でよく聴取される。

- 非対称性の呼吸音は重要である。気胸や胸水貯留，片肺挿管のときには，片側の肺の呼吸音は減弱するか消失する。

表2-1 年齢別呼吸数の基準値

年齢	呼吸数（回/min）
新生児	30～60
乳児（1～12カ月）	30～60
幼児（1～2歳）	24～40
学前期（3～5歳）	22～34
学齢期（6～12歳）	18～30
思春期（13～17歳）	12～16

> 胸部の中枢側と末梢側を聴診するのと同様に，口や鼻や頸部も聴診すること。どんなタイプの音か，どんな高さか，左右同じ音がするか，音の大きさは，注意して聴くこと。

D. 意識状態を把握する

- 興奮状態や易刺激性が高い場合は，低酸素のことがある。周囲への関心が薄いようなときは，酸素飽和度に問題がなくても，二酸化炭素が貯留している場合がある。

- 気道防御反射（咳嗽や嘔吐反射）の存在や強さに，留意すべきである。それらの反射を確かめるために下咽頭を刺激しすぎると，嘔吐を誘発し，胃内容物を誤嚥する可能性がある。それ以上に，下咽頭への刺激は，上気道部分閉塞（喉頭蓋炎のような疾患による）を完全閉塞へと悪化させることがありうる。

> 興奮状態や易刺激性が高い場合は，低酸素のことがある。

呼吸努力が消失し，すぐに治療が可能な場合は，人工気道確保の準備の間，用手換気や補助換気を行う。

IV. 呼吸機能のモニタリング

A. 長期的な身体評価

いったん呼吸困難になると，呼吸機能を注意深くモニタリングすることが大切である。聴診と経過観察が重要な要素となる。換気と酸素化のアラームをしっかり気にかけるべきである。いったん挿管され，人工呼吸器を装着されたら，継続的な監視が必要である。

B. 動脈血ガス分析

動脈血ガス分析は，呼吸不全の程度や原因がわからないときは役に立つ。しかし，動脈穿刺は痛いために，穿刺によって大騒ぎすることで呼吸状態が悪化する子どもたちもいるということも熟慮すべきである。

動脈血ガスを包括的に評価するには：

- $Paco_2$ で肺胞換気の状態がわかる

- pH が $Paco_2$ のみによって規定されているか，代謝性の要因が関係しているか評価する

- 呼吸または代謝のイベントが一次性なのか二次性なのか考える

- 低酸素状態を効果的に補正する方法を検討する

動脈血ガスの異常は，おもに4つに分類できる。低換気，過換気，代謝性アシドーシス，代謝性アルカローシスである。

1. 低換気

低換気（呼吸性アシドーシス）は，Pco_2 が上昇した結果起こる。つまり，HCO_3^- ：Pco_2 比が下がり，結果として pH が下がる。二酸化炭素が低換気または換気血流不均衡で貯留する。多くの場合，換気増加で呼吸性アシドーシスを補正できる。患者が不安定なら，問題が解決するまで用手的にマスクバッグ換気をする。

呼吸性アシドーシスが（慢性換気不全のように）続いている場合は，腎臓は HCO_3^- を一定に保とうとする。しかし，腎臓の代償機構は完璧ではないために，pH は 7.4 に近づくが，十分戻ることはない。

2. 過換気

過換気（呼吸性アルカローシス）は Pco_2 が減少し，pH が上がる状態である。重炭酸と BE が正常範囲内におさまるのは，腎臓が適切な補正をする時間がないためである。小児では，痛みと不安が，急激な過呼吸とアルカローシスの原因となる。低酸素は，分時換気量増加と呼吸性アルカローシスを助長する。

3. 代謝性アシドーシス

HCO_3^- が減少すると，pH が下がる。重炭酸は血液中の酸の蓄積が減少するために低下する。例をあげると，コントロールの悪い糖尿病や，組織の低酸素状態により乳酸が産生される状態である。呼吸性の代償は換気を増やして Pco_2 を低下させ，pH を上げる。代謝性アシドーシスがある状態で呼吸状態が万全でないと，アシドーシスが進行する。つまり換気量が増やせない患者の場合はアシドーシスが進む。

4. 代謝性アルカローシス

HCO_3^- が増えている状態では、HCO_3^-：Pco_2 比と pH が上がる。低換気と CO_2 貯留によって代償する。代謝性アルカローシスは、小児では嘔吐によって大量の胃酸を喪失する幽門狭窄症で認められる。低換気によって代謝性アルカローシスを補正する子どもの能力は、低酸素に限られている。

さらなる情報は**付録3**を参照してほしい。

C. パルスオキシメータ

パルスオキシメータは、非侵襲的に動脈血酸素飽和度（Sao_2）を持続的に測定する。**図2-2**に、ヘモグロビン酸素解離曲線を示す。これは酸素分圧（Pao_2）と酸素飽和度のグラフである。通常は、Pao_2 が 60mmHg（8kPa）でヘモグロビンは90％酸素と結合している。Pao_2 が 60mmHg 以上になっても、酸素飽和度は著明な上昇はみせない。しかし、ヘモグロビン酸素解離曲線の形がS型であるために、Pao_2 が 60mmHg 以下になると、Pao_2 のわずかな変化で飽和度は急激に変化する。

> **!** 通常は、Pao_2 60mmHg（8kPa）でヘモグロビンは90％酸素と結合している。Pao_2 が 60mmHg 以上になっても飽和度はあまり上がらない。

図2-2 ヘモグロビン酸素解離曲線

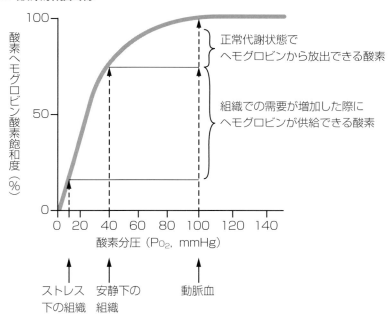

ヘモグロビン酸素解離曲線は、Po_2 と酸化ヘモグロビン酸素飽和度の関係を示している。Po_2 が 60mmHg（8kPa）で、ヘモグロビン酸素飽和度はほぼ最高値となる。Po_2 がこれ以上増加しても、ヘモグロビン酸素飽和度はあまり上昇しない。一方、Po_2 が 60mmHg（8kPa）以下に低下すると、酸素飽和度の急激な低下が起こることに注意する。

重症者を管理するうえでのパルスオキシメータの限界は、以下のとおりである：

- パルスオキシメータは、脈のある血流が必要である。ショック状態のときや血液還流の悪いときは、酸素飽和度の数値はあてにならない。

- 一酸化炭素中毒の場合、パルスオキシメータは実際の値より高値を示す。一酸化炭素結合ヘモグロビンは酸化ヘモグロビンと類似した波長で光を吸収するためである。酸素飽和度のモニターの

みならず，血液ガスを測定すると，真の酸化ヘモグロビン酸素飽和度と，一酸化炭素結合ヘモグロビン酸素飽和度がわかる。

- パルスオキシメータは，メトヘモグロビンがあると正しく測定できない。

- 酸素飽和度は，鎌状赤血球症や急性血管閉塞症では低く測定されることがある。

- 刺青やマニキュアは，見かけの酸素飽和度を低くする。

- 患者の外見や心拍数がパルスオキシメータと一致しない場合は，パルスオキシメータの値を疑うべきである。

- 酸素飽和度の上昇には疑念をはさみ，低下の場合は正確な値として認識しておくほうが安全である。

D. 呼気二酸化炭素

呼気終末二酸化炭素（$ETCO_2$）のモニタリングは，動脈血二酸化炭素を推定するのに用いられる。持続カプノグラフは，鼻カニューレを装着したり，挿管チューブに測定デバイスを装着して計測できる。排出されたガスに二酸化炭素が存在すれば色が変わるデバイスは，挿管チューブが気管に挿入されたときに使用される。詳細はこの後記載する。

換気血流不均衡の存在や，気道閉塞や挿管チューブのリークがある場合は，$ETCO_2$ は，動脈血二酸化炭素を反映しないことはいうまでもない。

V. 気道管理

A. 酸素投与システム

酸素は，呼吸困難に陥ることが予想される状況ではすぐに投与されるべきものである。乳児や小児は体調にかかわらず，興奮状態だったとしても成人の同様の状況に比べると，体重1kgあたり2～3倍の酸素を必要とする。小児への酸素投与時のキーポイントは，以下のとおりである。

- 元気な子どもに酸素を投与するときは，酸素需要を増加させる要因となる興奮の程度に合わせて，酸素投与を増やす必要がある。

- 一つの方法で酸素投与がうまくいかなかった場合には，別の方法に変えてみるのはよい選択肢である（例：鼻カニューレからフェイステントに変更）。保護者にだっこをしてもらったり，酸素投与のデバイスを一緒に持ってもらったりするのも効果的である（**付録4**）。

- 子どもは，最も気道が確保でき，努力呼吸を最少にする姿勢をとることがある。自身が楽な体勢のままにしておくべきである。

- 酸素投与をしていても，気道閉塞が存在すれば，その効果は制限される。鎮静薬や鎮痛薬投与を受けている子どもは，頸部の屈曲や下顎の位置，舌根沈下，下咽頭の扁平化などのために気道閉塞が生じやすい。エアウェイなどの器具を使用する前に，用手的に気道確保する必要がある。気道は，患者の呼吸努力が

> ! 呼吸困難が疑われる場合は，酸素投与を実施する。!

最大限に利用されるように，分泌物を吸引しておくとよい。

■ 十分な換気がされずに呼吸努力のみがある患者には，マスクバッグ換気でサポートする。このような場合は，非侵襲的もしくは侵襲的な換気方法へと移行していく可能性がある。気道確保についての詳細は**付録5**も参照してほしい。

1. 単純酸素マスク

単純酸素マスクは，6〜10L/minの低流量のものである。酸素濃度はマスクの呼気ポートから流入する大気のために，最高60％である。最低6L/minの流量で吸入酸素濃度を維持し，呼気二酸化炭素の再呼吸を防ぐことができる。

2. 部分再呼吸式マスク

部分再呼吸式マスクは，通常のフェイスマスクにリザーバーバッグがついている，シンプルなものである。酸素濃度は50〜60％程度が維持できる。吸気中は，患者はフレッシュ酸素とリザーバーマスクからのガスを吸入する。そのためポートを通ってくる大気の量はかなり少なくなる。通常は10〜12L/minの酸素流量が必要となる。

3. 非再呼吸マスク

非再呼吸マスクは，一方もしくは両方向弁とリザーバーバッグから成り立つフェイスマスクである。弁は，吸気中にマスクやリザーバーバッグ内に大気が流入するのを防ぐ。リザーバーバッグとマスクの間のもう1つの弁は，リザーバーバッグ内の呼気ガスがマスク内に戻ってくるのを防ぐ。10〜15mL/minの酸素流量でマスクをぴったり装着すると，吸入酸素濃度は95％となる。

4. フェイステント

フェイステントは，高流量のプラスチック製のバケツ型容器で，小児ではフェイスマスクより患者の受け入れがよいことが多い。高流量で酸素を流したとしても，吸気ガス濃度は40％以上にはならない。フェイステントでは酸素が直接顔にあたることになる。

5. 経鼻カニューレ

経鼻カニューレは，少量の酸素が必要な際に有用な，低流量酸素投与方法である。実際に吸入するFIO_2は，児の呼吸努力，身体の大きさ，経鼻カニューレの流量と比較した児の分時換気量によって決まってくる。

B. 気道確保と維持

気道は，口腔，咽頭，気管から成り立つ。気道の最大開口位は，これら3つの軸が**図2-3**のように重なった位置である。2歳以下の小児は，体のサイズに比べ相対的に頭部が大きい。このために，仰臥位をとると頸部が軽度屈曲する。このくらいの年齢の小児は，小さいロールを肩の下に入れると，頭部を適度に後屈させることができる。このためには，薄手のタオルや毛布が有用である。頭部の過伸展は気道閉塞を引き起こすので，避けることが大切である。小さいタオルのロールを頭部の両側におくと，左右に頭部がぐらつかずにすむ。年長児では，小さいロールを後頭部に入れると，口腔，咽頭，気管の3つの軸が重なる。

咽頭の軟部組織の虚脱状態や舌根沈下による，気道の部分もしくは完全閉塞は，通常，用手的な方法で解除することができる。用手的な方法とは，気道の最大開口位を維持する姿勢をとらせたり，下顎や頭部の位置を調整したりすることも含まれる。最も簡単なまずできる介入は，**図2-4**に描かれている下顎挙上

図2-3 口腔，咽頭，気管の軸の重なり

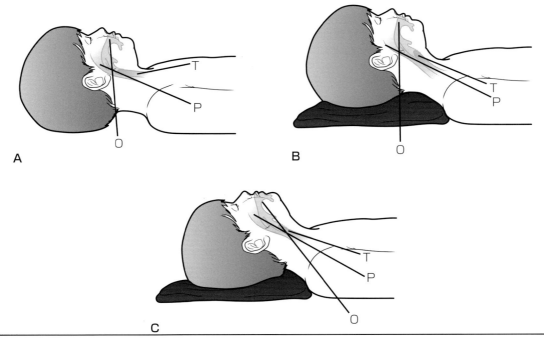

A. 気道の最大開口位をとり，声帯を直視するためには口腔軸（O），咽頭軸（P），気管軸（T）が重なる必要がある。スニッフィングポジションをとるとよい。B. 畳んだシーツやタオルを後頭部に入れて，咽頭軸と気管軸を直線上にそろえる。C. スニッフィングポジションになるように頸部を伸展させると，3つの軸がおおむね一直線上にそろう。適切な姿位は，外耳孔が肩関節より前方になる。2歳以下の小児では，相対的に前頭部から後頭部までの距離が大きいために，畳んだタオルやシーツは後頭部より肩の下においたほうがよい。

図2-4 下顎挙上法

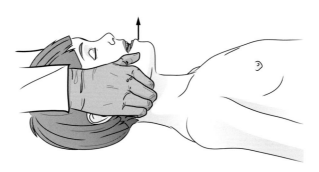

指を両側の下顎枝の後ろにおき，前方に押し出す。

法である。指を下顎枝の後方に沿って置き，下顎を前上方に持ち上げる。下顎挙上法は，頸部の軸を変化させないので，頸椎損傷患者でも実施できる。下顎挙上法は覚醒している患者には不快かもしれない。

閉塞した気道を開通させる他の方法として，頭部後屈顎先挙上法がある。頭部を軽度過伸展させ，スニッフィングポジションをとらせる。この姿勢では横から見ると，耳孔は肩関節と同じ高さか上方にくることになる。

下顎挙上法や顎先挙上法は，自発呼吸のある患者で閉塞を解除すること

> ❗ 咽頭の軟部組織の虚脱や舌根沈下に起因する気道閉塞は，通常，下顎挙上法や顎先挙上法で解除できる。

ができるが，バッグマスク換気で呼吸をサポートする際の気道保持にも用いられる。

頸椎損傷が疑われるときは，頭部は，必要があればカラーで固定するまで常に用手的にニュートラルポジションにしておく。頭部の左右への回転は避けなければならない。頸椎損傷の可能性がある場合や，実際に頸椎損傷がある場合でも，気道を保持する努力をする。

C. 経口エアウェイ・経鼻エアウェイ

経口エアウェイ（OP）は，つばの部分，短いバイトブロックの部分，彎曲した本体から構成されており，通常プラスチック製で，口からの空気の通り道と吸引をしやすくする役割をもつ。経口エアウェイのカーブは舌根沈下を防ぐために舌の構面に沿ってデザインされており，咽頭の後壁から下咽頭の軟部組織を離し，空間をつくる。プラスチックのつばは歯の外側表面におくと，遠位端は舌基部のあたりになる。もし経口エアウェイが小さすぎると，舌根部を押して声門開口部を塞ぐことになってしまう。大きすぎると悪心・嘔吐を誘発したり，喉頭蓋を押し下げたりして，気道閉塞を惹起させることがある。

経口エアウェイは，バッグマスク換気をする際にも気道の保持に使用できるが，意識のない患者に限定される。意識がある，もしくは朦朧としている患者の場合は，悪心・嘔吐を誘発し，喉頭攣縮の可能性もでてくる。経口エアウェイを入れる方法は，**表 2-2** と**図 2-5** を参照してほしい。

表 2-2 経口エアウェイの挿入方法

- 正しいサイズのエアウェイを選ぶ。**図 2-5** に示してあるように，正しいサイズは口角から耳朶まで。
- エアウェイが短すぎる場合は，舌を気道開口位にキープできない。
- 長すぎる場合は，気道閉塞が起こる可能性がある。
  ― 口をあける。
  ― 舌が気道を閉塞しないようにエアウェイを上下逆に入れる。
  ― エアウェイをそっと抵抗を感じるまで進める。
  ― エアウェイを 180°回転させて，エアウェイのつばが歯にあたるように入れる。

注意：乳幼児向けのほかの方法として，舌を舌圧子で前下方へ押し下げる。経口エアウェイを入れ，場所を決めたら舌の上に沿わせるというものがある。

経鼻エアウェイ（NP）は，軟らかいゴム製かプラスチック製のチューブで，外鼻腔と咽頭の間の空気の流れを保持するためのものである。気道閉塞をしないように，舌を前方へ押し上げる。経鼻エアウェイの直径は，鼻孔を簡単に通る最大径で，長さは外鼻孔から鼻咽頭までだが，口腔からの空気の流れを妨げたり喉頭蓋にあたらないような長さとする。

経鼻エアウェイは嘔吐刺激を起こしにくく，反応はあるが舌が気道閉塞の要因となり，これをよけておくために補助が必要な患者には使用しやすい。特に Pierre Robin sequence のような，顔貌や気道に異型性のある症例に有用である。

経鼻エアウェイの相対的禁忌は，凝固異常，頭蓋底骨折，鼻部の感染や形の異常である。経口エアウェイとは異なり，意識のある患者にも使用することができる。経鼻エアウェイの入れ方は**表 2-3** と**図 2-6** を参照してほしい。

図 2-5　経口エアウェイの位置

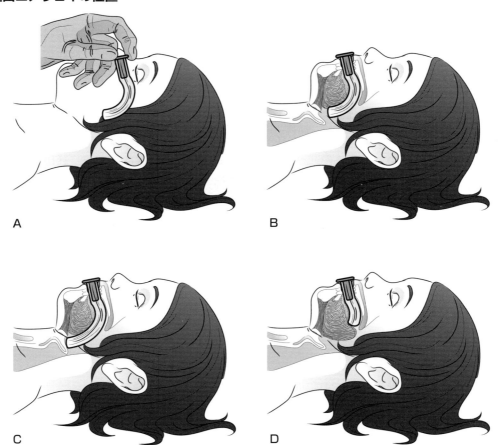

エアウェイの正しいサイズは，喉頭構造に影響を及ぼさずに気道閉塞を解除することができる大きさである。**A**. 適切なサイズは患者の顔にエアウェイをあてて推定することができる。エアウェイの先端は下顎角の頭側寄りがよい。**B**. 正しい位置の経口エアウェイの例と，気道構造の関係。**C**. エアウェイが大きすぎる場合，先端が喉頭蓋にあたり，下方へ押し下げ，声門の動きを妨げ閉塞させてしまう。**D**. エアウェイが小さすぎると舌を下咽頭へ押し込み，さらに気道閉塞を増悪させる結果となる。

表 2-3　経鼻エアウェイの挿入方法

- 正しいサイズのエアウェイを選択する。エアウェイの長さはだいたい鼻から外耳道孔まで。
- エアウェイに潤滑剤を塗布し入りやすくする。
- 鼻に異物を入れる際には，phenylephrine nose drop（患者が覚醒している場合はリドカインで表面麻酔をしてもいい）で血管収縮予防をする。緊急の場合には，リドカインクリームによる潤滑で十分である。
- エアウェイの先端を顔面に対して垂直に立てて挿入する。篩骨の篩板に向かって上方に挿入してはならない。先端の断端の斜めの面を鼻中隔に沿って入れる。片方から挿入できなければ反対の鼻孔でトライする。
- エアウェイを入れたら直に空気の動きを聞いてみるか，聴診器で確認する。チューブを通して空気の流れが確認されれば正しい位置にあることになる。
- エアウェイを保持するためには，チューブが開通していることと，挿入位置が保たれていることが大切である。経鼻エアウェイは挿管チューブのように，吸引ができ，気道を確保するものである。空気の動く音が聴取されなければ，チューブが詰まったか位置がずれたと判断する。
- **注意**：既成の経鼻エアウェイの大きさが合わない場合には，代わりに挿管チューブを使用することもできる。患者の鼻から外耳道孔までの距離を測り，挿入部位からどのくらい外に出すかを決めて余分な部分を切り，チューブの全長を決める。

図 2-6　挿管チューブを使用した経鼻エアウェイ

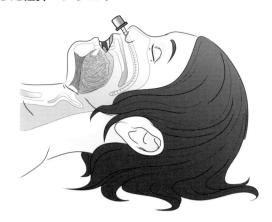

挿管チューブを使用した経鼻エアウェイの例。挿入方法は**表 2-3**のとおり。スリップジョイントをしっかりチューブに接続しておくことを忘れないようにする。自己抜去や誤挿入の予防にしっかりテープでチューブをとめるのも大切である。

D. バッグマスク換気

バッグマスク換気は，無呼吸のときや自発呼吸が不十分のときに施行する。適切なバッグマスク換気の仕方を知ることは，どんなヘルスケアプロバイダーでも経験できる，気道に関する最も重要な手技である。

患者の姿位をきちんととることが第1段階である。片手の中指，薬指，小指で下顎骨を把持し，下顎挙上をし，換気がしやすいようにする。気道閉塞を起こさないためには，下顎の軟部組織を指で圧迫しないようにする。気道の開通性を維持し，効果的な換気のためにちょうどいい体勢をとるために，患者の頭部や頸部を注意深く動かす必要がある。乳幼児には，頸部を過伸展せずに，ニュートラルなスニッフィングポジションが最適である。

> **!**
> 適切な換気には，3つのキーポイントがある：
> ■ 気道を確保する。
> ■ 患者の顔とマスクの間を密着させる。
> ■ マスクから末梢気道への最適な分時換気量を提供する。

バッグマスク換気の方法は，**図 2-7**を参照すること。この手の形を**E-Cクランプ法**という。母指と示指でCの形をつくってマスクを持ち，同じ手の残りの指でEの形をつくり，下顎を持ち上げマスクを顔に押しあてる。この方法でぴったりとマスクを顔につけることができる。マスクが適切な位置におさまったら，もう片方の手で胸が上がるまでバッグを押す。換気は，自発呼吸がある場合は，患者の呼吸努力にあわせる。そうすると嘔吐を防ぐことができる。マスクを顔に上から押しあてるより，顔をマスクに入れるような感じで挙上するほうがよい。

救助者2人による換気サポート（**図 2-8**）は，重症の気道閉塞や肺のコンプライアンスが乏しい場合にはより有効である。1人の救助者が両手の3本の指を患者の下顎の後ろにあて気道を確保し，マスクをしっかり顔に押しあてる。もう1人がバッグを押す。マスクを保持しているほうの救助者は顎を挙上し，マスクの中に顔を押し入れることに集中する。

> **!**
> 適切なバッグマスク換気をするために：
> ■ 胸壁の動きと両側の呼吸音を確認する。
> ■ 心拍数の改善や皮膚色の回復を含めた，臨床的な反応を確認する。
> ■ 酸素飽和度モニターを装着する。

2人法は，気道確保困難の小児の基本としてよいのかもしれない（例：喉頭蓋炎や完全閉塞の異物誤嚥）。患者がまっ

図2-7 バッグマスク換気

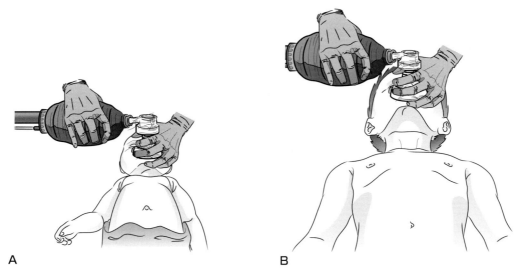

本文中のE-Cクランプ法を示した。ほかの救助者に輪状軟骨をそっと圧迫してもらうと（図2-11），バギングをしている間の胃の膨満を防ぎ，誤嚥のリスクを軽減させることができる。この手技は意識のない症例にのみ適応となる。押しすぎは禁忌である。小児や幼児では指1本で十分とされる。

図2-8 バッグマスク換気の2人法

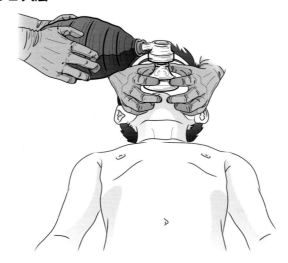

しっかりとマスクをフィットさせるには，顔面にマスクを押しつけないようにし，両手で下顎をマスクのほうに前方に引き上げる。

たく呼吸努力をしていなければ，定期的に換気する。呼気時間を十分にとることで，血行動態や酸素化の問題の原因となる肺の過膨張を防ぐ。胸壁を持ち上げるのに必要な，1回換気量が得られる力のみを使う。1回換気量が大きすぎると，心拍出量を減少させたり，胃を膨満させたり，嘔吐や誤嚥の危険性を増加させたり，圧損傷のリスクを増加させることになる。

E. 換気バッグ

換気バッグには2種類ある。自己膨張型と流量依存型である。蘇生に使用する換気バッグは，子どものサイズに合った自己膨張型がよい。新生児バッグ（250mL）は新生児のみ適応で，小児バッグ（450〜

500mL）は乳児と小児に適応がある。

多くの自己膨張型バッグは，35〜40cmH$_2$Oでセットされた圧限定ポップオフバルブがついている。重篤な肺疾患の場合や，解剖学的に気道閉塞のある場合で十分に胸壁を上げるには，このバルブを解除しなければならないこともある。流量依存型バッグは操作に熟練が必要である。

F. トラブルシューティング

胸が十分にあがらなかったら：

- 頭部の位置を変える。頭部と頸部は過伸展にならないよう，気道閉塞を起こさないようにする。
- 適切なサイズのマスクを使い，患者の顔にきちんとフィットさせる。
- 患者の下顎をマスク側に挙上する。マスクを患者の顔に押しつけてはいけない。
- 分泌物が多すぎるときは吸引する。
- 経口エアウェイを入れる。
- 換気バッグのポップオフバルブを解除する。
- 腹部膨満を軽減するために，輪状軟骨圧迫（Sellick法）法を使う。
- 胃を減圧させ，誤嚥を予防するために経鼻胃管を使用する。
- 異物の存在をチェックする。

胸郭はあがるが酸素飽和度が低いままなら：

- 酸素供給源にバッグがつながっているかチェックする。
- より高い圧が必要か，ポップオフバルブを無効にする必要があるか検討する。
- PEEP弁を使用するか否かを検討する。肺疾患のある場合は，酸素化を改善するためにはPEEPが必要な場合もある。
- 部分的に気道閉塞がある小児の場合には，気道開放性を維持するために5〜10cmH$_2$Oの持続陽圧をかけるとよいこともある。

VI. 気管挿管

より非侵襲的な気道管理の方法が不十分であるとされたときには，気管挿管が必要となる。挿管の適応は多岐にわたる。呼吸不全が最も一般的である。これは，細気管支炎や肺炎など，下気道や肺実質病変の典型であり，酸素化，換気，もしくはその両者が増悪する。異物や感染症，気管軟化，気管狭窄，外からの圧迫による上気道閉塞はすべて挿管が必要である。挿管は，心血管系や神経学的なサポートのために必要となることもある。気管挿管の適応を**表2-4**にまとめた。気管挿管についての話題は**付録6**を参照してほしい。

表2-4	気管挿管の適応

- 呼吸不全
- $Pa_{O_2}<60mmHg$（8.0kPa），$F_{I_{O_2}}>0.6$（チアノーゼ性心疾患を除く）
- $Pa_{CO_2}>55mmHg$（7.3kPa）
- 過度の呼吸努力
- 上気道閉塞
- 血行動態の破綻（ショック）
- 気道防御反射の減弱もしくは消失
- 神経筋疾患
- 重症代謝性アシドーシス
- 頭部外傷（頭蓋内圧亢進）
- 深鎮静が必要な場合
- 外からの圧迫などから気道を守るため
- 治療目的

A. 気管チューブ

挿管チューブは無菌の塩化ビニルチューブで，バッグマスクの接続や人工呼吸器のチューブと接続するための，通常15mmのアダプターがついている。挿管している間にチューブ位置を確認するために，チューブの先端にvocal code markがついており，またチューブの側面には1cmごとの目盛がついている。チューブは，カフ付き/カフなし多種にわたる。歴史的には，8歳以下の小児では，気管の最狭部が輪状軟骨であることから，これ以下の年齢ではカフなしチューブが推奨されてきた。カフなしチューブは，カフの過度の拡張による気管壁の損傷がなく，ぴったりフィットする。カフ付きチューブは，気管粘膜への負担をできるだけ抑えた，低圧カフが付いている。これらのチューブは，高い最高気道内圧 peak inspiratory pressure（PIP）あるいは呼気終末陽圧 positive end-expiratory pressure（PEEP）が必要な，重症肺疾患の症例には非常に有用である。カフ付きチューブは，チューブ周囲のリークが消える最低限の大きさだけ拡張させる。多くの症例ではカフを拡張させなくてもリークはない。

気管チューブがカフ付きでもカフなしでも，適切なフィットが基本である。挿入するときに，チューブは過度の力を加えずに，スムーズに通過するというより，気管内にぴたっとフィットするのが望ましい。患者の年齢や体格にもとづいて，適切なチューブサイズを決定するいくつかの方法がある。年齢からカフなしチューブのサイズを計算する方法がよく用いられる：

$$チューブサイズ（内径 mm）=[年齢（歳）]/4+4$$

カフ付きチューブでは，この計算式を使用する場合は0.5mm小さくする。深さは以下の式で推定する：

$$口唇での挿入長=選択したチューブの内径×3$$

これらの計算式は推定値を算出しており，患者ごとに調整する必要がある。すべてのケースで，挿管時には推定サイズの1つ上と1つ下を用意する。挿入長は，呼吸音を聴診したり，胸部X線写真を挿管後できるだけ早く撮影して調節する。

B. 喉頭鏡

喉頭鏡は舌をよけ，喉頭と声帯，気管を直視する。ハンドル（バッテリーが入っている）と，先端に光源がついたブレードから成る。2つのタイプのブレードがあり，1つは直型（例：Miller, Robertshaw），もう1つは曲型（例：Macintosh）で，図2-9に示した。それぞれ挿管のときにはやや方法が異なる。直型

ブレードは乳幼児で使用される。喉頭蓋を直接持ち上げ、喉頭と声帯を直視化できるようなデザインになっている。曲型ブレードは、年長児や成人で使用される。喉頭蓋谷に挿入する。ブレードを前方に引き上げ、間接的に喉頭蓋を押し上げ、声帯と周辺構造がみえるようにする。

図2-9 喉頭鏡のブレード

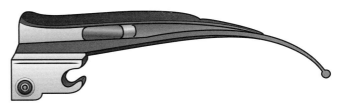

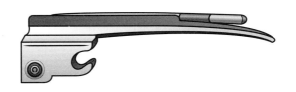

C. 鎮静と鎮痛

ほとんどの患者は、喉頭鏡使用や挿管のときには鎮静を必要とする。目標は、子どもの意識レベルを挿管ができる状態に抑制することである。その状態とは、適切な鎮静・鎮痛、気道への操作に対する健忘と生理学的な反応の鈍麻、血行動態的変化を最小限にすることである。鎮静薬の選択において役割を果たす要素は限られてはいないが、効果出現の迅速性、患者の血行動態、挿管操作による眼圧や頭蓋内圧亢進を防ぐ必要性の有無、絶食状態か否かなどが含まれる。多くのケースでは、挿管操作中は自発呼吸のドライブは保たれていると考えられている。鎮静に有効な多くの薬物が存在するが、それぞれ長所短所が存在する。一般的には、迅速に効果が出現し、消失するものが最適とされる。クリアランスが速ければ、合併症が出現する時間も限られる。しかし、効果時間が短い薬物では、（痛くて怖い）挿管をされた患者にとっては、不十分な鎮静および鎮痛となる。このように、小児の意識レベルは、挿管中も挿管後も必要があれば追加の薬物を投与しながら、持続的に評価されるべきである。プロバイダーは各施設で使用する薬物をよく知り、副作用を予測し、副作用が出た際には対処する準備をしておく。気管挿管で通常使用される薬物の一覧を**表2-5**にあげた（**付録7**参照）。

表2-5 気管挿管によく使われる薬物

薬物名	投与量	効果発現と効果持続期間	利点	注意
フェンタニル	1～2μg/kg ボーラスIV 効果が得られるまで2分ごとに追加	発現：直ちに 期間：30～60分	・作用発現が速い ・短時間作用型 ・拮抗される ・血行動態が比較的安定	・鉛管現象 ・呼吸抑制 ・健忘作用なし
ミダゾラム	0.05～1mg/kg ボーラスIV 作用が得られるまで5分ごとに追加	発現：1～5分 期間：20～30分	・作用発現が速い ・短時間作用型 ・健忘作用あり ・拮抗される	・鎮痛作用なし ・呼吸抑制 ・低血圧と徐脈
ケタミン	1mg/kg ボーラスIV 作用が得られるまで5分ごとに追加	発現：1～2分 期間：10～30分	・作用発現が速い ・咳嗽反射は残る ・血圧低下および徐脈なし	・血圧低下および徐脈なし ・頭蓋内圧と眼圧が上昇する ・幻覚が出現（ベンゾジアゼピンが効果あり）

（つづく）

表 2-5 気管挿管によく使われる薬物（続き）

薬物名	投与量	効果発現と効果持続期間	利点	注意
etomidate	0.3mg/kg ボーラス IV 初回投与 0.1mg/kg ボーラス IV，作用得られるまで5分ごと	発現：10〜20秒 期間：4〜10分	・作用発現が速い ・短時間作用型 ・血行動態安定	・副腎不全の可能性あり ・ミオクローヌス出現の可能性 ・10歳未満の子どもへの使用は推奨しない
チオペンタール	2〜3mg/kg ボーラス IV 必要に応じて反復投与可	発現30〜60秒 期間5〜30分	・超短時間作用型バルビツレート ・頭蓋内圧低下	・心血管および呼吸抑制 ・FDAにより小児には許可されず
プロポフォール	1〜3mg/kg ボーラス IV 初回投与 0.5〜2mg/kgボーラス IV，効果が得られるまで3〜5分ごと	発現：30〜60秒 期間：5〜10分	・静注用全身麻酔薬 ・作用発現・消失が速い	・心血管系および呼吸抑制 ・卵アレルギーには使用しない

FDA：米国食品医薬品局，IV：静注

D. 筋弛緩薬

十分な鎮静ではなく不十分な弛緩状態にある患者は，挿管をする際には筋弛緩薬が必要となる。筋弛緩薬の効力および危険性を理解することが，非常に重要である。筋弛緩薬を投与されると，すべての自発呼吸努力が消失する。それ以上に，気道の部分閉塞の症例では，筋弛緩薬投与で咽頭虚脱が増悪し，完全気道閉塞が起こる可能性が生じる。筋弛緩薬投与に先立ち，バッグマスク換気で気道の開通性を保持できることを確認するのは鉄則である。もしバッグマスク換気で十分な胸の上昇と酸素飽和度が得られなければ，さらに高度の気道管理ができる医師がくるまでは，投与はしてはならない。同様の理由から，可能なら作用発現時間が速く，短時間作用型の筋弛緩薬を使用するのが望ましい。**表 2-6** に使用頻度が高い筋弛緩薬を示す。

鎮静をするには，使用に先立ち，筋弛緩薬の効果や副作用をよく知っておく必要がある。特にスキサメトニウム（塩酸スキサメトニウム）は高カリウム血症や悪性高熱症を起こす可能性がある。筋弛緩薬には，鎮静も鎮痛の作用もない。ベクロニウムのような長時間作用型筋弛緩薬は，気管挿管の前に投与する短時間作用型の鎮静鎮痛薬より効果が持続する。筋弛緩が効いているうちに患者が覚醒しないよう，追加の鎮静をすることが大切である。

表2-6 筋弛緩薬

薬物名	投与量	効果発現と効果持続時間	利点	注意点
スキサメトニウム (脱分極性筋弛緩薬)	1mg/kg IV	発現：30〜60秒 持続：4〜6分	・迅速な効果発現 ・持続時間は短い	・筋線維束性収縮が起こる（低用量非脱分極性筋弛緩薬で軽減される） ・高カリウム血症の増悪（頭部外傷，圧挫損傷，熱傷，高カリウム血症では禁忌） ・神経弛緩薬性悪性症候群の可能性
ベクロニウム (非脱分極性筋弛緩薬)	0.1mg/kg IV	発現：1〜3分 持続：30〜40分	・筋線維束収縮なし	・作用発現が遅い ・作用時間が長い
ロクロニウム (非脱分極性筋弛緩薬)	0.6〜1.0mg/kg IV	発現：30〜60秒 持続：30〜40分	・筋線維束収縮なし	
cisatracurium (非脱分極性筋弛緩薬)	0.1〜0.2mg/kg IV	発現：2〜3分 持続：35〜45分	・腎不全でも使用可能 ・Hoffman脱離で代謝される	・ヒスタミン遊離作用あり
atracurium (非脱分極性筋弛緩薬)	0.3〜0.5mg/kg	発現：3〜5分 持続：20〜35分	・腎不全でも使用可能 ・Hoffman脱離で代謝される	・ヒスタミン遊離作用あり

IV：静注

E. 急速気管挿管

急速気管挿管は，誤嚥（例：十分な絶食時間がとれていない場合）が疑われるときや，挿管困難の可能性がないときに適応となる。できるだけ迅速に気管にチューブを挿入することが，誤嚥のリスクを減らすことにつながる。挿管に必要な物品と人員を準備し，作用発現時間の短い鎮静鎮痛薬と筋弛緩薬を，素早く投与する。輪状軟骨圧迫は，確実に挿管され，確認がとれるまで続ける。

> 急速気管挿管は，すべての所見で気道に異常がないときにのみ行う。挿管困難が示唆される場合には行わない。

F. 挿管に必要なもの

挿管に必要なもの（**表2-7**）は，挿管する前にはベッドサイドに準備しておかなくてはならない。心拍呼吸モニターやパルスオキシメータを装着する。太くて硬い吸引チューブ（Yankauer吸引チップのような）が，口咽頭の分泌物や血液などを吸引するために必要である。同様に，気管チューブを吸引するための，軟らかい吸引カテーテルも準備する。

スタイレットは，挿管チューブに固さを加えるために使用する。気道損傷を防ぐために，スタイレットの遠位端はチューブから突出しないようにする。挿管した後は簡単に抜けることが大切である。スタイレットがきついと，ちょうどいい位置に挿管できてもスタイレットを抜く途中で位置がずれることがある。

カプノメータは，正しい位置に挿管した後，挿管チューブに装着する。チューブが気管内に入っていて二酸化炭素が排出されていると，紫が黄色に変わる。挿管チューブは，挿入長に注意して，テープか固定具でしっかり固定する。チューブ位置が変わると，酸素化や換気が損なわれる可能性がある。

表2-7　挿管に必要な器具

器具	備考
心拍呼吸モニターとパルスオキシメータ	モニターは挿管前から挿管し終わるまで，ずっと装着しておく
吸引器具	手技がはじまる前に口腔内吸引チューブ（Yankauer）と気管吸引チューブが吸引できるかテストする
スタイレット	適切なサイズで抜きやすいものを選ぶ
バッグ，フェイスマスク，酸素供給器	事前にサイズと使用可能であることを確かめる
経口エアウェイ，経鼻エアウェイ	
気管チューブ	1つ上と1つ下のサイズのチューブも準備しておく
気管チューブのカフを膨らますため（3mL）のシリンジ	カフが膨らむことを確かめておく
喉頭鏡	ライトがつくことを確認する。さまざまなサイズと種類のブレードを用意する（MillerとMacintosh）
呼気二酸化炭素検出器	二酸化炭素を検出すると黄色に変わる
Magill鉗子	経鼻挿管の際に気管チューブを口腔内でつかんで気管に挿入する
酸素つきスタイレット	酸素投与ができ，気管チューブのガイドとして使う
気管チューブを固定するテープ，固定器具	しっかり固定
聴診器	
必要なら挿管のための薬物各種	

G. 挿管

あらゆる年齢に合ったものと用具を用意し，挿管をする前には作動点検をするのが大切である。喉頭鏡のブレードは各サイズ各形がすぐに使えるようにしておく。いったん挿管チューブのサイズを選んだら，ワンサイズ下と上のチューブも用意する。正しい姿勢が挿管成功の重要な要素となる。声門をはっきり見るためには，口腔，咽頭，気管の軸を迅速に直線化し，**図2-3** で示したように喉頭を展開する必要がある。気道の3つの軸を重なるようにするためには，頭部をスニッフィングポジションにしてやや過伸展にし，横から見て耳孔は肩関節の頂上よりも上かほぼ同じ高さになるようにする。

2歳以下の小児は，身体の大きさに対し頭部が相対的に大きい。このため，仰臥位をとった場合に，頸部が軽度前屈する。小さいロール（薄いタオルか毛布）を肩の下に入れると，前屈を避けることができる。過伸展を避けながら，頭部を落として正しい姿勢をとらせる。年長児では，小さいロールを後頭部に入れると，軸を一直線化することができる。頸椎損傷が疑われる患者の場合，頭部はニュートラルポジションに常に保持しなければならない。挿管の間も脊椎は守る必要がある。

可能であれば，挿管前にバッグマスク換気で酸素飽和度を100％にし，十分に酸素化をしておく。どの喉頭鏡も挿管チューブも，30秒以内に使用できるように準備しておく。介助者はバイタルサインをモニタリングする。あらゆる可能性にそなえる必要があり，挿管に時間がかかる場合，酸素飽和度が低下する前に中断すべきである。挿管に失敗した場合は，次のトライアルの前に，バッグマスク換気で再度十分な酸素化をする。挿管時のさまざまなトライアルが気道や声帯の浮腫を引き起こす可能性があり，それ以上の換気や挿管を断念せざるをえないこともある。

挿管できないとか気道確保困難の予想を立てることは，挿管前の重要な事項である。挿管困難歴があったり，閉塞性睡眠時無呼吸があったり，いびきがひどかったりする場合は，挿管困難の予測をすべきである。小顎症，顔の中心部低形成，小さな口，大きな舌，病的な肥満の場合などは，高率に挿管が難しい。側頭下顎骨の関節や頸椎の可動性が限られている場合は，上気道に出血や腫瘤，異物があるのと同様に，気管挿管は困難になる。

挿管前には常にバックアップの計画を立てておくとよい。いろいろな方法がとれるように準備し，さらに高度な技術の挿管や輪状甲状膜切開に対する準備もする（**表2-7**）。"換気不能"，"挿管不能"の対処方法のシナリオを検討しておくべきである（**付録8**）。挿管困難が予想され，患者の状態が許せば，手技の前に経験のある医師を呼ぶことを推奨する。小児麻酔科医や耳鼻科医にコンサルトするとよい。

経口挿管は，緊急時には最も一般的で好まれる方法である。**表2-8**と**図2-10**にまとめた。

> **表2-8** 経口挿管の方法
>
> - 患者を正しい体位にする。
> - 左手に喉頭鏡をもち，口の右側から舌根の方向にブレードを入れる。
> - 中心にブレードをずらし，視野から左側へ舌をよけ，チューブを進める右側の空間で喉頭の構造が直視できるようにする。舌の適切な位置，適切な視野の確保は挿管の成功を容易なものにする。
> - 直型ブレードを使うときは，ブレードの遠位端を喉頭蓋の下（後ろ側）におき，喉頭蓋を前方へ持ち上げる。直型ブレードは食道の上のほうに入ることがよくある。もしブレードの先端が食道に入ったら，ゆっくりブレードを引き抜き，食道の入り口からブレードが離れるのを確認する。曲型ブレードを使う際には，ブレードの先端を喉頭蓋の上（前方）の喉頭蓋谷の中に進める。直型と曲型のブレードは**図2-10**のように使用する。

図2-10 喉頭鏡のブレードの挿入方法

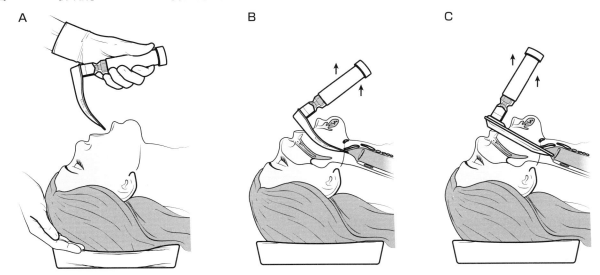

A, B. 曲型ブレードの挿入方法。**C.** 直型ブレードの挿入方法。挿入方法は**表2-8**にまとめた。

小児の気道は，成人に比べると前方に位置しているために，喉頭蓋と喉頭が見えづらくなる場合がある。軽く輪状軟骨を押す（Sellick法）と，喉頭と気道が後方へずれ，見えやすくなることもある（**図2-11**）。

直型ブレードでも曲型ブレードでも，正しい位置に挿入したら，喉頭鏡のハンドルはベッドから約45°の前方の軸で，喉頭の視野を妨げないようにもち上げる。ブレードをてこのように動かしてはならない。ブレードの近位側やハンドルで，口唇，歯肉，歯を損傷することになる。歯のない乳児でも，歯肉の直下に歯が成長していることを忘れてはならない。

喉頭がよくみえたら（**図2-12**），喉頭から目を離さないようにする。このために，介助者は，あらゆる必要物品を挿管する人の手の届くところに置くことが大切である。右の口角からチューブを進め，声帯を通す。喉頭鏡のブレードの縁を添わせてチューブを進めてはならない。そうすると，喉頭が見えなくなってしまう。挿管者自らが，チューブが声帯を通過するところを確認できなかった場合に挿管手技を中止することは適切な判断である。

挿管チューブの先端は，気管の真ん中あたりにする。カフなしチューブでは，先端の黒いマーカーを声帯のレベルにすると気管中央あたりに先端をおくことができる。カフ付きチューブでは，カフが声帯直下に

図2-11 輪状軟骨圧迫（Sellick法）

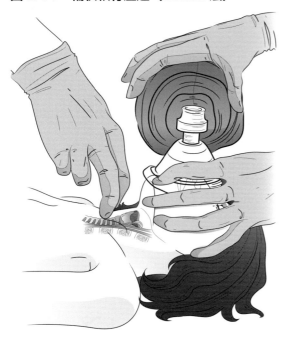

バギングをしていない人に輪状軟骨をやさしく圧迫してもらうと，胃の膨満やバギングをしている間の誤嚥のリスクを減らすことができる。幼児や小児では，輪状軟骨を迫圧すると，挿管者からの喉頭の見え方が改善する。

図2-12 喉頭鏡による喉頭の見え方

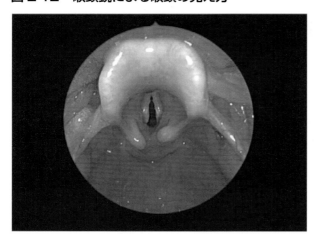

Sanjay Parikh, MD, FACS, University of Washington, Seattle, Washington, USA の厚意による。

なるようにする。

チューブを入れたら，先端が適切な位置にあることを確認する。挿管チューブが声門を過ぎ，気管に入るのを目視して確認するのが大切である。陽圧換気をしながら，胸郭の上昇に左右差がないことを観察し，呼吸音にも左右差がないことを聴診して確認する。チューブが右主気管支に入っていたら，呼吸音は右肺優位で聴診される。これはチューブ位置を修正する必要があることを示している。左肺を聴診しながら，ゆっくりチューブを引いてくる。左側でも呼吸音が聴診できるようになったら，チューブ位置が適切になったと判断する。上腹部を聴診する。チューブが気管に入っていれば，腹部では呼吸音はしない。小さい子どもでは，呼吸音は胸壁から容易に聴取されるので，チューブ位置を確認するための聴診をしている間は，換気量を少なくする。チューブ内のくもりの存在は，確定ではないが気管内にチューブがあることを示唆する。

カプノメータは，チューブが気管内にあることを証明するために使われる。心停止中や心拍出量が非常に少ない場合は，肺の毛細血管にごく少ない血液しか流れない，もしくはまったく血液が流れないこととなり，結果として呼気に排出されるCO_2が少なくなったり，まったく排出されなくなる。そういう場合は，チューブが適切な位置にあってもCO_2は検出されないので，ほかの方法での確認が必要である。どんな場面でも絶対的に信頼性のある単一の方法はないため，常に種々の方法で確認をする。挿管されていないのではと疑ったら，喉頭鏡で確認する。胸部X線写真は，適切な位置に挿入されたかを確認し，気胸のような合併症がないかを調べるために，できるだけすぐに撮影する。

気管チューブは自己抜管を避けるため，患者の顔にしっかりと固定しておく。これは，粘着剤（安息香チンキ）と，2つのテープを一部裂いてズボン型にしたもので行う。テープの"腰"の部分を患者の頬に置き，1つの"足"を上唇に沿わせ，もう1つの足はチューブに巻きつける。もう1つのテープは下唇に沿って同様に使用する。市販されているチューブホルダーも使用できる。

挿管後は，心電図，パルスオキシメータ，呼気終末二酸化炭素のモニタリングを継続する。患者が人工呼吸装置につながれた後は，動脈血ガス分析を可能な限り早く行う。

H. 合併症

陽圧換気を開始するときに起こる生理学的な変化は，予期することができ，迅速に治療すべき合併症を起こしうる。すなわち，バッグマスク換気をすると，陽圧換気をするためにいくらかの空気がそのたびに胃に入り，胃が膨満し（適切な換気をするのは難しいことだが），誤嚥へとつながる。誤嚥のリスクを軽減するために，胃管を経口か経鼻から入れ，胃を虚脱させ，胃の内容物を外に導出する。

気道への刺激は，迷走神経反射を起こす。挿管時には，患者は徐脈となる。アトロピン（0.01〜0.02mg/kg；最大1回投与量1mg；最少1回投与量0.1mg）を，この反射が起こったら投与するとよい。もともと徐脈の場合や迷走神経反射の徐脈が疑われる場合，挿管する前にアトロピンを投与するとよい。アトロピンは気道分泌物を減少させる役割もあり，特にケタミンで鎮静されている患者には有効である。

陽圧換気は肺胞への圧損傷の原因となり，時には気胸を起こすこともある。胸腔に空気が貯留すると，肺が圧排され，酸素化や換気に影響がでる。エアリークが続けば，胸腔内の圧が上昇し，緊張性気胸を起こす。緊張性気胸とは，縦隔が健側へシフトし，心臓への静脈還流が妨げられ，心拍出量が減少する状態である。緊張性気胸の徴候は，気胸側からの気管の偏移と呼吸音の減弱，頻脈，血圧低下である。治療は緊急性を要し，胸部X線写真撮影などで治療を遅らせてはならない。緊張性気胸は，鎖骨中線上第三肋骨上部から適切なサイズの点滴用エラスター針を清潔に挿入すると，減圧ができる。胸腔内から急激に排出される空気の音が聞こえることがある。確実な治療は，胸腔チューブを可及的速やかに留置することである。

陽圧換気をすることのそのほかの合併症は，心拍出量の減少である。胸腔内圧が上昇すると，右心系への静脈還流が減少し，前負荷が減少する。脱水や血行動態が不安定な患者では，この変化が心拍出量を減少させ，低血圧を引き起こす。補液をしながら1回換気量を少なくすると，前負荷を増加させ，心拍出量改善へとつながることが多い。

I. トラブルシューティング

挿管患者の急激な呼吸状態の悪化は，種々の理由で起こる。一般的にこの状態を各原因の頭文字をとってDOPEと呼ぶ。チューブ位置異常（dislodgement of the tube），チューブ閉塞（obstruction of the tube），気胸（pneumothorax），機械の故障（equipment failure）である。胸郭の挙上と聴診が，チューブ位置が正しいことを示唆する。呼吸音の左右差は，チューブ位置の異常や気胸を疑わせる。左右差があったときは，胸部X線写真が問題解決に役立つ。分泌物があったら，チューブ内を吸引する。患者が人工呼吸器を装着している場合は，呼吸器が正しく稼働しているかどうかをチェックする。よくわからない場合は，呼吸器をはずして用手的に100%酸素で換気するとよい。

> 呼吸状態の確認にはDOPEの語呂合わせを使う：
> **D**islodgement of the tube（チューブ位置異常）
> **O**bstruction of the tube（チューブ閉塞）
> **P**neumothorax（気胸）
> **E**quipment failure（機械の故障）

呼吸状態の悪化は，二次的なものとして起こることがある。人工呼吸器の適用やその他の呼吸器治療が，患者の呼吸状態改善のためには必要になる可能性がある。

VII. 挿管困難

呼吸不全が起こった場合，気管挿管は，気道をコントロールし肺機能をサポートする標準的な方法である。ときに気管挿管は，完全上気道閉塞や気道の解剖学的な異常，重篤な顔面外傷などの場合には不可能となる。挿管ができない場合にそなえて，次の一手を考えておくことは重要である。まず第1に，確実な気道

確保ができるまでは，バッグマスク換気ができることが必須となる。気道確保についてのさらなる議論は**付録5**を参照してほしい。

A. ラリンジアルマスク

挿管できない場合やマスクでの用手換気ができない場合，ラリンジアルマスクは，気道を確保し，ガス交換を可能にする便利なツールである。ラリンジアルマスクは，カフ付きチューブと，先端についたマスク様のものから構成されている。正しい位置に挿入されれば，開いた声門の直上にフィットすることになる。子どもの大きさによってラリンジアルマスクはサイズが異なる。この気道確保のデバイスでは，誤嚥を防ぐことはできない。また，挿管チューブや気管切開チューブのような気道確保の確実なツールではない。

任意のサイズに適した体重が，ラリンジアルマスク自体にプリントされている。**付録5**に挿入方法を示した。ラリンジアルマスクは，マスクの先端の開口部を術者側すなわち上側にして，鉛筆のように持つ（挿入されたときは前方に押しあてられるようになる）。バルーンは硬口蓋に押しつける。これはラリンジアルマスクを挿入するときに目安として使われる。抵抗を感じたら，バルーンを膨らませてバッグ換気を開始する。挿管患者と同様の対応をして，肺のふくらみに左右差がないか確認する。また，バギングをして，正常な呼吸音がするかを確認する。高い圧で換気をすると，肺だけではなく胃にも空気が入っていく可能性がある。

ラリンジアルマスクの特殊なタイプで，ラリンジアルマスクを通して挿管できるものがあり，体格の大きな患者に使用可能である。チューブの先端にバーがついていて，それが喉頭蓋を上げ，特殊なタイプの気管チューブを，ラリンジアルマスクのチューブの中を通して挿管できる。喉頭蓋を持ち上げるバーを引き上げ，喉頭蓋を上げると，気管内に挿管チューブが挿入できる。挿管後は挿管チューブはそのままにして，ラリンジアルチューブを引き抜く。

B. ダブルルーメンチューブ

120cm以上の身長があれば，ダブルルーメンチューブを使用することができる。このチューブは，2つの内腔と，口もとに近いバルーンと遠いバルーンから成り立つ。盲目的に口腔内に挿入すると，先端は通常食道に入る。その後に両方のバルーンを膨らませる。

正しい位置に挿入されていれば，遠位端のバルーンは食道を閉鎖し，近位のバルーンは下咽頭を閉鎖する。2つの内腔のうち片方は遠位端のバルーンの上に開放している。このようにして空気が気管に送りこまれる。もしチューブの先端が気管に入っていたら，2つの内腔のうち遠位端に開放しているほうの空間で換気できる。類似のデバイスで，1つしか内腔がないラリンジアルチューブもあり，種々のサイズがある。

C. スタイレット

声帯はよく見えるが挿管できない場合は，スタイレットの使用を検討する。スタイレットは内腔が開いており，酸素を流すことができ，またバッグマスクに接続することができる。気管内に入ったら，用手的に換気ができる。挿管チューブはスタイレットに沿わせて挿入し，挿管できたらスタイレットを抜去する。

D. ファイバー挿管

気管支鏡による挿管は，挿管困難の症例によく施行される。挿管チューブに気管支鏡を通してから，気管支鏡を直視下に，声帯を通して気管内に挿入する。その後に挿管チューブをすべらせ，気管支鏡をガイドにして気管内に挿入する。

E. 輪状甲状膜切開

究極の場合には，輪状甲状膜切開をする必要がある。輪状甲状膜は，患者の頸部を過伸展にし，甲状軟骨と輪状軟骨の間に触れる部分である。皮膚を消毒し，点滴針で軟骨に沿って気管を穿刺する。気管内の空気を確認したら，点滴針の内筒を抜いて外筒を進める。外筒にルアーロックを付けて，陽圧換気のできるデバイスにつなぐ。5mLのロックシリンジの外筒（内筒を除去）は口径15mmのアダプターと接続可能であり，用手換気が可能となる。市販の輪状甲状膜切開キットには，すべての必要物品がそろっている。ただし，年長児には使用可能かもしれないが，乳幼児の喉頭は解剖学的に独特であり，輪状甲状膜も小さく，正しい位置を見つけるのが難しい。新生児や乳幼児では，危険ではないとしても，市販のキットの使用は非現実的である。輪状甲状膜切開が必要な場合は，小児専門の耳鼻科医にコンサルトするのがよい。

F. 挿管困難症例に対する計画

挿管困難と判明した場合や，挿管困難が予想されるときは必ず，小児の気道管理に長けた人材を呼ぶ。麻酔科医，耳鼻科医，小児集中治療医は，気道確保困難の訓練を積んだエキスパートと考える。**付録8**に挿管困難のアルゴリズムを示した。

Key Points 気道管理

- 呼吸の様式，気道の開通性，呼吸ドライブ，意識状態への正しい評価が，呼吸困難の小児を管理するうえで重要な第1段階となる。

- 経口エアウェイや経鼻エアウェイのような用手的な方法で気道を確保することは，気道管理においては重要な技術である。

- 具合の悪い小児を診察する医療者はすべて，十分な酸素が供給でき，マスクバッグで換気ができる必要がある。

- 挿管する前にすべての必要物品，必要な人材が揃っていなければならない。

- 挿管には，鎮静薬，鎮痛薬，筋弛緩薬についての十分な知識が必要である。

- 挿管困難の可能性がある症例に挿管する前には，バックアッププランを立てておくことは大切である。ラリンジアルマスクのようなデバイスを使用したり，輪状甲状膜穿刺を行うと，挿管できなかった場合でも救命できることがある。

参考文献

1. American Heart Association. Respiratory management resources and procedures. In: *Pediatric Advanced Life Support*. Dallas, TX: American Heart Association; 2010.
2. American Society of Anesthesiologists. Practice guidelines for management of the difficult airway: an updated report by the American Society of Anesthesiologists Task Force on Management of the Difficult Airway. *Anesthesiology*. 2003;98:1269-1277.
3. Brain AIJ. *The Intavent Laryngeal Mask: Instruction Manual*. Berkshire, UK: Brain Medical Ltd.; 1992.
4. Cote CJ, Hartnick CJ. Pediatric transtracheal and cricothyrotomy airway devices for emergency use: which are appropriate for infants and children? *Paediatr Anaesth*. 2009;19 Suppl 1:66-76.

5. deCaen A, Duff J, Covadia AH, et al. Airway management. In: Nichols DG, ed. *Rogers' Textbook of Pediatric Intensive Care*. 4th ed. Philadelphia, PA: Lippincott Williams & Wilkins; 208:303–322.
6. Kremer B, Botos-Kremer AI, Eckel HE, Schlöndorff G. Indications, complications, and surgical techniques for pediatric tracheostomies–an update. *J Pediatr Surg*. 2002;37:1556–1562.
7. Mathur NN, Meyers AD. Pediatric tracheostomy. Updated December 2, 2011. Available at: http://emedicine.medscape.com/article/873805. Last accessed February 15, 2012.
8. Thompson AE. Pediatric airway management. In: Fuhrman BP, Zimmerman JJ, eds. *Pediatric Critical Care*. St. Louis, MO: Mosby; 2006:485.

3章
小児の心停止

 目的

- 心肺蘇生（CPR）を要する状態に直ちに気づき，心停止の予防および治療を行う。
- 質の高い CPR の重要なポイントを理解する。
- CPR の生理学を理解する。
- 心停止後の乳児や幼児に対する，質の高い，目標指向型の蘇生後ケアを実施する。

 症例

4日前から上気道の充血と閉塞が進行していた3歳児が，重症の呼吸困難となり救急外来にやってきた。パルスオキシメトリは，酸素非投与下で76％であった。診察中に，無呼吸，徐脈となり，強い刺激をしても反応しなくなった。加圧バッグと補助マスクによる換気および胸骨圧迫が開始されている。

Detection（発見）

——初期評価上，鍵となる所見は何か？

——考えられる診断は何か？

Intervention（処置）

——CPR の開始後，次に重要となるステップは何か？

Reassessment（再評価）

——患者の呼吸努力や循環状態の再評価は，どのタイミングが適切か？

Effective Communication（効果的なコミュニケーション）

——いつ患者の状態が変化したか，誰に知らせる必要があるか，どのように報告したらよいか？

——この患者の治療を行うのに最も適している病棟はどこか？

Teamwork（チームワーク）

　——どのような治療戦略を展開していくか？

　——いつ誰が何を行うべきか？

I. はじめに

小児を心停止からうまく蘇生させるためには，直ちに質の高いCPRを開始し，迅速に原因を発見して治療し，積極的に蘇生後ケアを行う必要がある。小児が心停止を起こしたときの環境，既応疾患，CPR前の脈の触れていない時間，心停止時の初期心電図リズム所見，一次および二次救命処置の質，蘇生後の治療目標（例えば，体温，酸素化，換気，血圧，血糖，痙攣のコントロールに気を配ること）が，蘇生後の転帰に大きな影響を及ぼす。

小児の院内CPR救命率は良好である。院内心停止の約2/3では，自己心拍再開（ROSC）が得られ，1/4以上が生存退院できている。生存者の大半（>75%）は，神経学的予後は良好である。

小児の院外心停止後の予後は，前者ほど良好ではない。生存退院率は通常10%以下であり，多くは重篤な神経学的後遺症を残す。院外の小児心停止の予後が不良である理由の1つには，多くの場合目撃がなく，バイスタンダーCPRが30%にしか施行されておらず，血流途絶時間が長いことがあげられている。1歳以下の院外心停止の原因は，乳児突然死症候群（SIDS）が最も多く，引き続いて外傷，気道閉塞，溺水があげられる。

II. 予防／発見

院内心停止の原因は，たいてい急性呼吸機能障害かショックである。このような患者は，急変1時間前以内に，生理学的パラメータの異常を呈していることが多い。心停止前の段階でDIRECT法（1章）を利用すれば，死亡率および傷病率を減らすことが可能である。

一連のバイタルサインを，再評価したり振り返ることは，とても重要である。乏尿，意識の変容，および毛細血管再充満時間の延長といった終末臓器の灌流異常が起これば，ショックが差し迫っている可能性がある。喘ぎ呼吸，徐脈，非常にぐったりしている（意識消失）状態は，ショックの晩期所見であり，心停止が迫っている。

差し迫った代償不全の危機に瀕している患者をみつけて対応し，心停止に至らないようにするために，早期警告スコア（1章のPEWSを参照）と院内救急対応チーム（RRT），またはメディカルエマージェンシーチーム（MET）といった急変対応チームが，院内救急システムとして構築されてきている。RRTで，すべての心停止を予防できているわけではない。しかし，RRTの活動により重篤な疾病を有する小児を，より質の高いモニタリングと積極的な治療を行えるように，または仮に心停止に至った場合でも，直ちに二次救命処置が施行できるように，ICUに移すことができる。したがって，モニターできない場所で心停止が起こったら，RRTの介入により回避できる可能性はなかったか，重大な医療安全イベントとして振り返る必要がある。

III. 心停止の診断

有効な呼吸の徴候がなく（ときおり喘ぎ呼吸がある以外は無呼吸），強い刺激に対して体動あるいは反応

がなくなれば，心停止として扱うべきである。中枢の脈の触知やその他の徴候は，あてにはならない。高度なモニターが心停止時に使用されていたら（パルスオキシメトリ，呼気中二酸化炭素，動脈ライン），診断の補助となりうる。

蘇生開始数分以内に，心停止の原因を判定すべきである。焦点を絞った診察と，簡潔な病歴聴取を行うべきである。心肺機能モニターを装着し，心電図波形の評価を行うべきである。血液ガス分析と一緒に，電解質（Na^+，K^+，Ca^{2+}）のチェックを，随時必要に応じて行うべきである。

A. 脈のチェック

無脈，無呼吸，無反応は，心停止の臨床的三徴である。医療従事者は，10秒以内であれば中枢の脈触知を確認してよいが，明らかに生命徴候のない小児（強い刺激に対して無反応で，正常の呼吸もしていない）に対しては，経験的に脈触知をせずに胸骨圧迫を開始してもかまわない。

B. 呼吸

何十年もの間，International Liaison Committee on Resuscitation（ILCOR）によるガイドラインでは，心停止を疑った場合，気道（A）-呼吸（B）-循環（C）の順番で，評価・介入する手順（A-B-C記憶法）が使用されてきた。このA-B-CをC-A-B（C：胸骨圧迫-A：気道-B：呼吸）に変更することで，目の前で倒れた人の評価の最初の段階で，気道を確保し，呼吸の有無の評価で10秒を費やすことはなくなった。代わりに，第1印象で有効な呼吸の消失に注意を向け，直ちに胸骨圧迫の適応を判断しなければならない。不規則または死戦期呼吸（喘ぎ呼吸）は，安定した呼吸と判断してはならず，反応のない患者がこのような呼吸になったら，直ちに胸骨圧迫を開始すべきである。

IV. 血流のメカニズム

A. 冠血流の生理学

大動脈基部から冠動脈を介して，心筋に血流が供給される。正常拍動の心臓では，おもに拡張期に冠血流の供給を受ける。心停止し，大動脈への血流がなくなったら，冠血流はなくなる。胸骨圧迫時は，大動脈圧が右房圧と同時に上昇する。圧迫解除時には，右房圧のほうがより早く低下し，かつ大動脈圧より低くなり，酸素化された血液を心筋に灌流する圧較差が生じる。このCPR時の冠灌流圧が15mmHg以下では，自己心拍再開（ROSC）を得にくい。

B. 換気の生理学

静脈還流，および冠動脈灌流圧，心筋血流に関して，CPR時胸腔内圧を陰圧にする重要性が，再認識されてきている。非圧迫相（胸骨圧迫解除）には，胸腔内圧が陰圧となり，心臓への静脈還流を促進し，冠動脈血流が改善する。能動的に圧迫解除（上方に吸引，用手的または機械的に）したり，間欠的に肺への気流を遮断することにより（吸気インピーダンス閾値装置：ITDを使用），実験上この作用を増強できている。胸腔内圧の陰圧が増強すると，静脈還流，心拍出量，および平均動脈圧が上昇する。

V. 心肺蘇生法

2010年，American Heart Association（AHA）は，心停止症例に対する救命の手順のアルゴリズムに関し，A-B-CからC-A-B（圧迫-気道-呼吸）への変更を勧告した。心停止中の血流は胸骨圧迫により生み出され，気道と呼吸の評価が血流再開を遅らせることになるからである。成人における胸骨圧迫のみの

CPR（人工呼吸なし）の成功で，このアプローチの真価が最も顕著に発揮された．C-A-B は成人に推奨されている手順であるが，訓練を容易にするため，小児にも同じアプローチを用いている．特に，心停止が突然起こりかつ目撃がある場合（つまり心原性心停止らしい場合）には，推奨される．加えて，小児心肺蘇生を胸骨圧迫から先に開始しても，最初の人工呼吸の遅れはわずかである．チームで心停止に対応する医療現場では，多数の作業が同時に行われる．胸骨圧迫は直ちに開始できるが，陽圧換気は器具などの準備を要するので，最終的に C-A-B アプローチが，院内心停止の予後に悪い影響を与える可能性は少ない．

> ❗ 心停止症例に対する救命の手順のアルゴリズムは，A-B-C から C-A-B（圧迫-気道-呼吸）に変更となった．

C-A-B アプローチは，心原性心停止が想定される症例に適応される．低酸素血症や徐脈に至る障害の救助には，心停止前に気道，換気，酸素化への配慮をすることで救命が可能となり，推奨されている．

A. 循環

心停止時，早期の有効な絶え間のない胸骨圧迫による一次救命処置が，循環を生み出す最善の方法となる．**強く速く圧迫すること**が，最も重要である．胸骨圧迫がないと，血流はなくなるため，**中断を最小限にすること**が重要となる．圧迫解除時，良好な静脈還流を促す目的で，圧迫と圧迫の間の**胸骨の位置が完全にもとの位置に戻るようにする．過換気を回避する**，というのも，過換気は胸腔内圧を上げ，静脈還流を阻害する可能性があるからである．

> ❗ 質の高い CPR の鍵
> - 強く圧迫する
> - 速く圧迫する
> - 中断を最小限にする
> - 胸骨の位置を完全にもとの位置に戻す
> - 過換気を避ける

標準的閉胸式 CPR では，安静時心筋血流の約 10 ～ 25％ および正常脳血流の約 50％ が生み出される．対照的に，開胸式 CPR では，脳血流は正常値まで達することが可能である．開胸式 CPR では，冠動脈灌流圧が改善し，除細動の成功率も上昇するが，多くの場合で外科的開胸術は実診療的ではなく，コストばかりかかり長期延命効果はない．穿通性外傷などの限られた蘇生状況にしか，早期の開胸式 CPR の適応はないのかもしれない．

B. 気道

気道確保は大切であるが，気管挿管には高度な技術が必要であり，しばしば胸骨圧迫の開始を遅らせたり，中断させたりする．自己心拍再開（ROSC）には，有効な血流が必要であり，まず胸骨圧迫や除細動を急ぐ必要がある．補助換気はバッグマスクで行う．心室細動（VF）に気管挿管は必要ではなく，心拍再開のチャンスを担保するためにも，除細動を最優先にすべきである．

1. 心室細動時，気管挿管を遅らせてもよい理由

目撃のある突然の虚脱（心室細動性心停止）時は，肺内に予備の酸素が残っている．人工呼吸なしで，胸骨圧迫だけで 4 ～ 8 分は，Pao_2 と $Paco_2$ 値は許容範囲内にとどまる．大動脈の酸素および二酸化炭素の濃度は，血流が遮断され酸素消費が最小限であるため，胸骨圧迫がなくとも心停止前と変わらない．CPR 中は，低血流状態であり，肺に酸素の予備があるため，人工呼吸なしで十分な酸素化と換気が維持可能である．対照的に，小児心停止のよくある原因である窒息時には，組織への血流は持続し，動静脈の酸素飽和度は低下し，二酸化炭素濃度および乳酸値は上昇する．加えて，心停止に至るまで，肺への血流が持続し，予備の酸素を使い果たす．そのため，窒息後の心停止に対しては，人工呼吸が必須である．その理由は，CPR 開始前に，著明な低酸素血症およびアシドーシスが起こっているからである．

C. 呼吸

1. 換気と圧迫-換気の比率

生理学的評価により，CPR 中に必要な換気量は，正常心拍調律時の必要量よりはるかに低値であることが示された。というのも，CPR 時の心拍出量は，正常洞調律心拍時のわずか 10 ～ 25％にすぎないからである。胸骨圧迫と換気の比が，15：2 の場合と 5：1 の場合とでは，CPR 中の分時換気量は同じになるが，圧迫の数は，15：2 のほうが 50％増えることになる（訳注：これは以前のガイドラインに基づく考え方で，二人法の場合と考えられる）（表 3-1）。

表 3-1　蘇生の構成要素：年齢別胸骨圧迫と換気の比

換気様式	人工呼吸	胸骨圧迫	注意
バックマスク換気	・15 回の胸骨圧迫 ・各圧迫終了後に 2 回の人工呼吸 ・救助者が 1 人しかいない場合，胸骨圧迫 30 回後に，2 回の人工呼吸	＞100 回 /min	胃膨満とならないよう，胃を減圧する。
気管挿管	8 ～ 10 回 /min の人工呼吸	＞100 回 /min	・人工呼吸で胸骨圧迫を遮らないこと。 ・気管挿管チューブが適切な位置にあることを確認する。
新生児	3：1 の圧迫と人工呼吸比	90/min	

胸骨圧迫により，大動脈圧および冠動脈灌流圧の上昇が維持される。胸骨圧迫が中断されると，大動脈拡張期圧が急激に低下し，冠動脈灌流圧が低下する。人工呼吸に対する胸骨圧迫の比率が上がると，圧迫の中断が最小限となり，冠動脈灌流圧（血流）が上昇してくる。陽圧換気の利点（動脈酸素運搬能と二酸化炭素排出量の増加）と，静脈還流および心拍出量を妨げる欠点との，バランスを考慮する必要がある。

2. 換気の速度

小児の CPR 時に推奨されている人工呼吸速度は，気管挿管されていなければ胸骨圧迫に同期させて 8 ～ 10 回 /min（訳注：最新のガイドラインも参照），挿管されていれば非同期（胸骨圧迫に合わせることなく）で 8 ～ 10 回 /min である。医療安全従事者であっても，小児心停止の極端なストレスにさらされると，推奨速度よりはるかに速い換気速度で人工呼吸をしてしまうミスをよく犯してしまう。前述したように，人工呼吸の速度が速くなると，胸腔内圧が上昇し，静脈還流や冠動脈灌流を妨げ，自己心拍再開（ROSC）の可能性を低下させる。それゆえ，人工呼吸の速度をモニターすることは，重要である。

D. 酸素療法およびモニタリング

小児心停止の蘇生は，大気ではなく，手もとにあれば 100％酸素を用いて開始すべきである。新生児および動物実験での蘇生研究においては，大気より 100％酸素を用いた蘇生後のほうが，神経学的予後が不良となるエビデンスが示されてきているが，同様なデータは，小児のほかの年齢相では見あたらない。重要なのは，自己心拍再開（ROSC）した小児に酸素投与する場合，高酸素血症にならないよう蘇生直後の吸入気酸素濃度（F_{IO_2}）を，積極的に調節することである。最近のガイドラインでは，可能な限り低い吸入気酸素濃度（F_{IO_2}）にて，血中酸素飽和度を（100％以下になるよう）94 ～ 99％に維持することが推奨されている。この推奨は，酸化ヘモグロビンの濃度が 100％の状態では，Pa_{O_2} の値が 50mmHg ～ ＞600mmHg と，さまざまな範囲で認められうる事実にもとづいている。

VI. CPRの質

A. モニタリング

CPRの目的は，重要臓器にほぼ絶え間なく血流を届け，還流させることである。臨床上，心停止時のCPRの質がよければ，体動が出たり，喘ぎ呼吸の遷延や開眼がみられることがある。

動物実験や人体の研究によれば，ショックや心停止からの蘇生中の心拍出量の変化は，呼気終末二酸化炭素（$ETCO_2$）と密接に関連していることが示されている。波形表示$ETCO_2$の持続モニタリングは，CPR中の肺血流量の有用なマーカーであり，突然かつ持続的に$ETCO_2$が40mmHg以上に著明に上昇したら，胸骨圧迫を中断することなくROSCの早期認識が可能となる。成人における多数の研究から，$ETCO_2$が15mmHg未満では，ROSCの可能性が低くなることわかってきた。

> CPRの目的は，重要臓器にほぼ絶え間なく血流を届け，還流させること。

CPR施行中に持続波形表示$ETCO_2$カプノグラフィが装着され，$ETCO_2$値が15mmHg未満であったら，救助者に一貫して15mmHg以上になるように，胸骨圧迫の質を上げるように促したり，または人工呼吸が不適切に過換気になっていないか，注意を払うべきである。

予後を予測したり，蘇生努力の終了のタイミングを適切に判断する目的で$ETCO_2$を利用することは，心停止症例の初期$ETCO_2$値がさまざまであるため，限界がある。

B. CPRの質のモニタリング

> 圧迫の深さ，速さ，胸骨の戻り，および人工呼吸の速さは，絶えずモニターすべきである。

補助器具の有無にかかわらず，圧迫の深さ，速さ，胸骨の戻り，継続，および人工呼吸の速さは，絶えずモニターすべきである。CPRの質が悪いと転帰が不良となり，除細動の成功率も下がるので，救助者はCPRの質にこだわるべきである。CPRの質およびガイドラインへの順守を改善するための，自動フィードバック装置が手に入るようになった。

1. 血管確保

迅速な血管確保は，心停止または心停止が迫った患者に必須である。心停止患者の静脈確保は，困難である可能性がある。骨髄路確保が，小児および成人に安全かつ迅速に実行でき，合併症の頻度もごくわずかであることがわかってきた。最新の勧告では，小児心停止例の血管確保として，骨髄路を第1選択に考慮してもよいことになっている（**付録2**）。多数の機械的補助器具により，骨髄路確保が小児に簡単確実に利用できるようになった。

> 静脈ラインが直ちに確保できなければ，骨髄針を挿入する。

蘇生薬物（アドレナリン，アトロピンなど）のいくつかは，気管挿管チューブを介して投与すると，気管気管支から中心循環に到達することがわかっていたが，薬物の吸収が不確実であった。骨髄路が広く普及することにより，経気管チューブ投与の必要がなくなり，このアプローチは，もはやルーチンに推奨されなくなった。

VII. 小児の心室細動と除細動

A. 推奨される通電エネルギー量

心室細動性心停止からうまく蘇生させるためには，除細動が必要である（付録9）。心臓カテーテル検査室で，心室細動誘発後，直ちに除細動が施行されると，除細動成功率および救命率は100%に達する。一般に，除細動が1分遅れるごとに，死亡率が5〜10%増す。小児心停止は，もっぱら呼吸障害やショックの進行（もしくは両方）が原因であるため，初期対応は迅速なCPRに重点がおかれる。突発的な心室細動性心停止では，小児でも迅速な除細動が第1選択となる。小児でも心室細動はまれではなく，不整脈による心室細動性心停止のほうが他の原因より予後が良好であることが徐々に明らかとなり，CPRが先か除細動が先かという，治療上の優先順位のバランスをとる必要があり，したがって早期の心リズムチェックが適切な治療をするうえで必要となってきている。

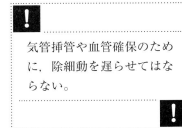
気管挿管や血管確保のために，除細動を遅らせてはならない。

小児の突然の心室細動性心停止に対しては，迅速な除細動を行う。

小児において，ショック適応リズムがまれではないことが徐々に認識されてきたため，小児の除細動に必要なエネルギー量に，より注目が集まってきている。推奨されているショックエネルギー量は，2〜4J/kgである。2J/kgではしばしば無効で，より高いエネルギー量が除細動に必要なことがあり，最近の推奨エネルギー量は，2〜4J/kgから開始し，除細動できなければ，次は4J/kgで，それでも除細動できなければ10J/kgまで，成人の極量を超えない範囲で，エネルギー量を上げることを考慮できるようになった。

B. 自動体外式除細動器（AED）

エネルギー減衰装置をそなえた（患者に通電されるエネルギー総量を減少させる）AEDが，1〜8歳（体重25kg以下）の幼児に推奨されている。1歳以下の乳児に対しては，用手的除細動器が推奨される。これらの装置がない状況では，乳幼児に通常のAEDを使用してもよい。心室細動は，ショックなしでは必ず死を迎えるからである。

大きな除細動パドルは，10kg以上の小児に使用すべき。利用可能であれば，粘着型パッド（手放しでの除細動用）の使用を推奨。

VIII. 薬物

A. アドレナリン

CPR時，アドレナリンは，αアドレナリン作用により，全身血管抵抗を上げ，拡張期血圧を上げ，その結果，冠灌流圧および血流を増やし，自己心拍再開（ROSC）の可能性を上げる（表3-2）。アドレナリンは，CPR時の脳血流も増やす。というのも，末梢血管を収縮させ，多くの血流を脳循環にまわすからである。βアドレナリン作用は，心筋の収縮力や心拍数を上げ，骨格筋の血管床や気管支の平滑筋を弛緩させるが，この作用はさほど重要ではない。アドレナリンは，心室細動の性状（振幅を増幅し，より粗い形状にする）も変化させ，除細動の成功率を上げる。

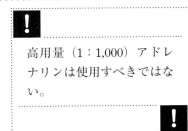
高用量（1:1,000）アドレナリンは使用すべきではない。

表3-2　薬物投与用量

薬物	用量
アドレナリン	無脈性心停止時 ・0.01mg/kg（1：10,000 を 0.1mL/kg）を 3〜5 分ごと IV/IO（1 回投与極量は 1mg まで）
アミオダロン	無脈性心停止時 ・5mg/kg（1 回投与極量 300mg）急速投与 IV/IO ・SVT/VT（脈あり） ・5mg/kg（1 回投与極量 300mg）を 20〜60 分かけて IV/IO
リドカイン	VF/無脈性 VT ・1mg/kg 急速投与 IV/IO
バソプレシン	無脈性心停止 ・0.4〜1U/kg 急速投与（1 回投与極量 40U）
アトロピン	農薬中毒の拮抗薬として使用
炭酸水素ナトリウム	高カリウム血症または記録上著明な代謝性アシドーシス ・1mEq/kg 急速投与 IV/IO
塩化カルシウム	心停止時の測定記録のある，著明な低カルシウム血症または高カリウム血症 ・20mg/kg（0.2mL/kg）緩徐投与 IV/IO，心停止時

IV：静脈ライン投与，IO：骨髄路投与，SVT：上室性頻脈，VT：心室頻拍，VF：心室細動

前向きおよび後ろ向きの双方の研究とも，高用量のアドレナリンは成人や小児（0.05〜0.2mg/kg）の救命率を改善せず，かえって神経学的予後を悪化させる可能性を示している．したがって，CPR時，ルーチンに高用量使用することは推奨されない．

B. アミオダロンとリドカイン

アミオダロンは，成人の除細動抵抗性の難治性心室細動/無脈性心室頻拍に対する第1選択薬として推奨されている．データによるとアミオダロンは，リドカインに比しROSCおよび生存入院率を改善させた．

小児のデータでは，アミオダロンおよびリドカインとも，心室細動/無脈性心室頻拍に対する有効性を支持する結論はでていない．小児では，非心停止例で，アミオダロンが致死的心室性不整脈を止める効果を示した報告はある．小児の不整脈に対するガイドラインは，成人のデータを参考にしたものであり，心室細動/無脈性心室頻拍による心停止症例に対しては，5mg/kgのアミオダロンが推奨され，もしくは，（アミオダロンが手もとにない場合）1mg/kgのリドカインを代わりに使用してよいことになっている．

C. バソプレシン

バソプレシン（非カテコールアミン性昇圧薬）は，成人の心停止時の有効な補助的または初期に使用すべき血管作動薬であることがわかってきている．本剤の小児の心停止時における効果に関しては，研究に限りがある．ある後ろ向き研究では，バソプレシンによるROSC率の低下が示されたが，一方，標準的治療が無効であった成人および小児心停止症例のROSCに成功した多数の症例報告があり，データが一定していない．公表されている小児のバソプレシンの投与用量は，0.4〜1U/kgである．小児心停止に対するバソプレシンのエビデンスは，使用推奨の可否に至っていない．

D. その他の薬剤

1. アトロピン

小児心停止に対し，アトロピンを使用すべきか否かは，十分なエビデンスが出ていない。症候性徐脈には，使用が認められている。例えば，迷走神経過緊張，コリン作動性過剰状態となる薬物や環境中毒（有機リン，サリン，VXガス，その他の神経毒）によるものである。アドレナリンは，小児における症候性徐脈の第1選択薬のままである。

> ！ アドレナリンは，依然として，小児における症候性徐脈の第1選択薬である。！

2. 重炭酸

炭酸水素ナトリウムの小児心停止でのルーチン使用は，推奨されてない。無作為化試験は存在しないが，他の潜在的交絡因子を制御したとしても，炭酸水素ナトリウムの使用と救命率の低下に関連があることを，いくつかの研究が示している。この推奨の例外に，重炭酸の使用が標準的かつ特異的治療の一部となっている特別な状況による心停止（心室性不整脈を起こした三環系抗うつ薬の過量服用，致死的高カリウム血症，アシドーシスを合併した著明な肺高血圧症など）がある。

3. カルシウム

心停止時のカルシウム剤のルーチン使用を支持するデータはない。2つの多施設対照試験によって小児のCPR中にカルシウム剤を投与すると，生存退院率が著明に低下することが示された。複数病院データによるコントロールされた解析が2つある。CPR時にカルシウム剤の使用が推奨されるのは，測定記録のある低カルシウム血症，高カリウム血症，既知のまたは疑わしいカルシウム拮抗薬中毒などの，特殊な蘇生事例に限定される。

4. マグネシウム

マグネシウムは，成人のトルサデポアン型不整脈に推薦される第1選択薬である。小児心停止での使用に関しては，特に勧告はない。マグネシウムは，検査にて判明した低マグネシウム血症に対して使用すべきである。なぜならマグネシウムには血管拡張作用があり，投与時に血圧低下が起こる可能性があるからである。

5. ブドウ糖

心停止蘇生時のブドウ糖含有輸液のルーチン使用は，推奨されない。測定記録のある低血糖時は，ブドウ糖を0.5mg/kgの用量で投与すべきである（「50のルール」によってすぐに算出できる：50％ブドウ糖では1mL/kg，25％ブドウ糖では2mL/kgまたは10％ブドウ糖では5mL/kg）。小児心停止時に，ブドウ糖を経験則に従い投与することは，推奨されない。

IX. 特定の心電図波形

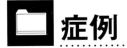
症例

9歳の男児が，胸に野球ボールがあたり，その直後その場に倒れこんだ。コーチがそばに行ったときには，意識はなく，呼吸が停止していた。CPRが開始され，直ちに緊急通報された。

Detection（発見）

——救急隊が現着してAEDを装着し，ショックの適応となった。1回目のショック後，CPRが再開され，2分後かすかに上腕動脈が触知可能となった。自発呼吸と開眼が認められはじめた。

Intervention（処置）

——今，直ちに行うべき適切な処置とは何か？

Reassessment（再評価）

——1回のショックで除細動できなければ，次に何をしたらよいか？

——患者が脈も意識も呼吸もないままだったら，どんな薬物の使用が推奨されるか？

Effective Communication（効果的なコミュニケーション）

——いつ患者の状態が変化したか，誰に知らせる必要があるか，どのように報告したらよいか？

——この患者の治療を行うのに最も適している病棟はどこか？

Teamwork（チームワーク）

——どのような治療戦略を展開していくか？

——いつ誰が何を行うべきか？

これは心臓振盪の症例であり，胸部への突然の強力な衝撃により心室細動が起こり，虚脱を引き起こす病態である。

A. 心室細動／無脈性心室頻拍（ショック適応リズム）

小児の院外心停止時の心リズムで，心室細動は多くはないが，まれではない（**付録10**）。発生頻度は，状況と年齢によりさまざまである。心臓振盪，三環系抗うつ薬過量摂取，心筋症，心臓手術の術後，QT延長症候群などの特殊な状況では，心室細動性心停止となりやすい。心臓振盪または機械誘発性心室細動は，再分極（ブタの実験モデルでは，T波ピークの前の10〜30msec）の狭い期間に，比較的低エネルギーの胸壁への衝撃があると起こる可能性があり，おもに4〜16歳の小児に報告がある。院外心室細動性心停止は，乳児では多くないが，幼児および思春期には頻度が増してくる。心室細動は，基礎に心臓病をよく合併しており，一般に急激に起こる心停止（すなわち，不整脈原性心停止）の原因と考えられているが，蘇生努力の経過中に，続発性心室細動〔初期リズムが心静止または無脈性電気活動（PEA）の後〕が起こることもある。以前から，心室細動／無脈性心室頻拍は「良性」の心停止リズムで，心静止やPEAより良好な転帰をとると考えられてきた。退院生存率は，蘇生中に続発性にショック可能なリズムになる小児症例より，初期心電図でショック可能なリズムである症例のほうが，はるかに良好である。データによると，初期心電図が心室細動／無脈性心室頻拍であれば予後良好であるが，経過中に心室細動／無脈性心室頻拍となる例は，心静止やPEAのままの例と比較しても，かなり予後不良である。

除細動（心室細動の消失と定義）は，心室細動性心停止からの蘇生成功の必要条件である。除細動の結果，心静止，PEAまたは心拍調律となりうる。除細動の目的は，組織化された心電図を呈する心拍再開である。心臓カテーテル室で心室細動が誘発され，直ちに除細動が施行されれば，除細動および救命率はほぼ

100％に達する。成人の目撃のある心室細動症例にAEDが3分以内に使用されれば，長期生存率は70％以上となる。早期の有効かつほぼ中断のない胸骨圧迫により，除細動の遅延による死亡率の漸増を抑制できる。小児心停止は，呼吸障害およびショックの進展が原因であることが一般的であるので，対応の第1選択は迅速なCPRとなる。そのため，リズム認識は成人の心停止ほどは，強調されていない。心室細動は，診断対応が速いほど，成功率が向上しうる。

小児心停止は，呼吸障害・ショックの進展が原因であることが一般的。対応の第1選択は迅速なCPRである。

B. 徐脈：低酸素症と循環不全の徴候

 症例

16カ月の女児が，駐車場で意識を失っているところを発見され，救急隊により救急外来に搬送された。搬送途中，1分間に6回程度の呼吸しかしていないのに気づかれ，補助換気を施行されている。

Detection（発見）

――到着時，心電図上は幅の狭いQRS波形で，心拍数38回/minを呈しており，脈は弱く血圧測定ができない。

――このシナリオで，考えうる原因はなにか？

Intervention（処置）

――最も重要となる次のステップは何か？

Reassessment（再評価）

――介入後，心リズムはどうなるか？

Effective Communication（効果的なコミュニケーション）

――いつ患者の状態が変化したか，誰に知らせる必要があるか，どのように報告したらよいか？

――この患者の治療を行うのに最も適している病棟はどこか？

Teamwork（チームワーク）

――どのような治療戦略を展開していくか？

――いつ誰が何を行うべきか？

新生児，乳児，幼児の心拍出量は，おもに心拍数に依存して維持されている。心ブロックや心原性疾患で徐脈になることは，まれである。乳幼児の徐脈の主たる原因は，低酸素症および循環不全である。1回心拍出量を増やす能力が乏しいため，心拍出量を増やすような生理的または病的状態になると，頻拍となる特徴を有する。逆にいえば，陰性変時作用（例えば，心臓ブロック，βまたはカルシウム拮抗薬中毒）を起こす疾患あるいは傷病は，小児では成人に比べ，重篤なショックや循環不全となる傾向がある。

Pediatric Fundamental Critical Care Support

重篤な小児が，循環不全（脈あり）を伴う徐脈となった場合は，心停止が迫っている状態と一般的に考えられる。動物モデルにおける血行動態によれば，呼吸障害から血圧が低下し，頻脈から徐脈となり，さらにPEA，心静止となることが予測できている。この経過中に，CPRが早く施行されれば，予後が良好となる。心停止の大多数の小児が，脈を触れなくなる前に呼吸不全，循環不全となっているとすれば，**ショックを伴う徐脈の小児は，心停止が迫っている**と考えるべきである。多数の治療可能な原因が考えられるが，まずは迅速な心血管系の補助が必須である（**付録11**）。新生児蘇生アルゴリズムでは，呼吸および心臓サポートの段階的な拡大が推奨されている。心拍が60回/min以下の新生児には，有効な換気と酸素化を行っても徐脈が改善しない場合，胸骨圧迫を開始する。複数の研究で，入院している患者は多くの場合，徐脈または循環不全になった時点でCPRを開始し，心停止前に胸骨圧迫を開始すると予後が良好となることが示された。最新のAHAのガイドラインでは，循環不全を呈し，心拍数が60回/min以下になった場合，直ちに胸骨圧迫を考慮することが推奨されている

C. 上室頻拍

 症例

2カ月の乳児が，救急外来に連れて来られた。親の話では，1時間前まで問題なかったが，次第にぐったりとなり，現在は反応がなくなってきた。初期評価では，不規則な喘ぎ呼吸を認め，脈は非常に弱く，速く，かろうじて触知可能で，心電図は250回/minの心拍を呈している。バッグマスク換気が開始され，胸部上昇は良好，そして胸骨圧迫が開始された。

Detection（発見）

——初期評価上，鍵となる所見は何か？

——考えられる診断は何か？

Intervention（処置）

——最も重要となる次のステップは何か？

Reassessment（再評価）

——介入後，次に何を行うか？

Effective Communication（効果的なコミュニケーション）

——いつ患者の状態が変化したか，誰に知らせる必要があるか，どのように報告したらよいか？

——この患者の治療を行うのに最も適している病棟はどこか？

Teamwork（チームワーク）

——どのような治療戦略を展開していくか？

——いつ誰が何を行うべきか？

上室頻拍（乳幼児によくみられる不整脈であるが）は，重篤な循環障害，さらには心停止さえ起こす場合

がある。この不整脈の治療は，血行動態の安定度にもとづいて行うべきである。血行動態的に不安定な上室頻拍の場合，直ちに0.5J/kgの同期電気ショックを行う。電気量は必要に応じて1J/kgまで上げてもよい。静脈ラインの確保が必要となるが，アデノシンも第1選択薬になりうる。状態が不安定な場合は，血管確保のために同期電気ショックを遅らせてはならない。

アデノシンの初回投与量は，0.1mg/kgを急速静注にて投与する。本剤は赤血球アデノシンデアミナーゼによって急速に代謝され，半減期が10秒未満であるので，中心静脈投与が好まれる。本剤の投与時は，直ちにカテーテルを留置し，少なくとも10mLの生理食塩液で急速にフラッシュすべきである。

D. 無脈性電気活動（PEA）

 症例

壊死性肺炎と敗血症性ショックの6歳の女児が，陽圧換気と10μg/kg/minのドパミンで管理されている。血圧は許容範囲であったが，パルスオキシメータは90％半ばを示しており，呼気終末二酸化炭素（$ETCO_2$）は40mmHgを示していた。

Detection（発見）

——急にSpO_2値が70％に下がり，指尖脈波が消失し，$ETCO_2$値は0となり，動脈ライン波形は平坦となった。意識もない状態である。

Intervention（処置）

——直ちに行うべき最も重要となるステップは何か？

——気道および換気の評価をしたところ，右肺野の呼吸音が消失している。

——鎖骨中線第2肋間より穿刺脱気したところ，直ちに自己心拍再開した。

Reassessment（再評価）

——次の段階で行う治療は何か？

Effective Communication（効果的なコミュニケーション）

——いつ患者の状態が変化したか，誰に知らせる必要があるか，どのように報告したらよいか？

——この患者の治療を行うのに最も適している病棟はどこか？

Teamwork（チームワーク）

——どのような治療戦略を展開していくか？

——いつ誰が何を行うべきか？

PEAは，脈の触知できないまたは臨床的に心筋収縮を認めない，心室細動や心室頻拍以外の組織化された心電図波形と定義される。**表3-3**に要約されるように，最も可能性の高いPEAの原因は，6つのHと

6つのTとして記憶できる。これらのPEAの原因すべてが治療可能であるため、すぐにみつけて治療するようつとめるべきである。原因検索中は、アドレナリン10μg/kgを5分ごとに投与してもよい。PEAの原因がわからず、薬物にも反応しないときには、急速輸液投与、気胸を除外するために胸腔へのカテーテルの挿入、心タンポナーデを除外するために心膜腔へのカテーテル挿入を考慮すべきである。

表3-3　治療可能な心停止の原因：6Hと6T

6H	6T
Hypovolemia（循環血液量減少）	Tension pneumothorax（緊張性気胸）
Hypoxia（低酸素症）	Tamponade, cardiac（心タンポナーデ）
Hydrogen ion (acidosis)〔水素イオン（アシドーシス）〕	Toxins（毒物）
Hypoglycemia（低血糖）	Thrombosis, pulmonary（血栓症、肺動脈）
Hypo-/hyperkalemia（低/高カリウム血症）	Thrombosis, coronary（血栓症、冠動脈）
Hypothermia（低体温）	Trauma（外傷）

X. 特殊な蘇生状況

A. 新生児

世界中で、約400万人の新生児が出生時仮死に罹患し、約100万人が死亡し、さらに約100万人が神経学的後遺症を残す。新生児の蘇生研究は、効果的な蘇生方法や、神経学的後遺症と死亡率のリスクを低下させる方法に重点をおいてきている。要点は、傷害をこうむった乳児を蘇生するために、気道を吸引し開通させ、最初に数回呼吸をさせることである。さらに、必要に応じて陽圧または持続性気道内陽圧（CPAP）を加えることである。心拍数が100回/min以下に低下したら、人工呼吸をすべきである。必要に応じ、利用できれば酸素投与を加えながら30秒補助換気し、それでも心拍数が60回/min以下に低下するなら、胸骨圧迫を開始し、気管挿管を考慮すべきである。CPRは3：1の比率で、1分間に90回の胸骨圧迫と、30回の人工呼吸を目標に同期して行う。最新の新生児ガイドラインでは、高酸素血症にならないよう室内気による蘇生方法に重点がおかれている。室内気による蘇生方法は、広く検討され、死亡率全体の改善をみている。はじめは室内空気による蘇生を行い、90秒以上60回/min以下の徐脈が持続する場合は、心拍数が正常化するまで100%酸素を使用するよう推奨されている。

B. 先天性心疾患／肺高血圧症

先天性心疾患の小児が、心停止になったり、心停止の前段階にあるときには、標準的蘇生術を行うべきである。生後数週の新生児や乳児が、循環不全あるいは心停止になったりしたら、小児心停止の一般的な原因以外に、動脈管依存性の先天性心疾患も考慮すべきである。

単心室状態と、大動脈から肺動脈へのシャントに依存する肺血流を有する患者が、遷延性低酸素血症または完全な心停止状態となった場合、シャント血栓症が進行している可能性がある。血栓形成の進行を抑制するためにヘパリンの全身投与を行い、肺血流を促進するために全身血管抵抗を上げる（大量輸液やフェニレフリンの使用）ことにより、治療が可能である。すでに肺高血圧があり、右室機能不全を合併している場合は、心停止のリスクが高くなる。陽圧換気にて胸腔内圧が上がると、心拍出量が不十分となり、心停止に至る可能性がある。心停止時、アシドーシスを補正し、全身循環系の心室の前負荷として輸液を行うことが有用かもしれない。これらのような特別な状況でも、臨床医は蘇生のために、標準的なPediatric Advanced Life Support（PALS）に従うべきである（図3-1）。このような患者の治療にあたって、小児循環器または循環器集中治療医にコンサルトすることは、重要であろう。

図 3-1 American Heart Association の小児心停止アルゴリズム

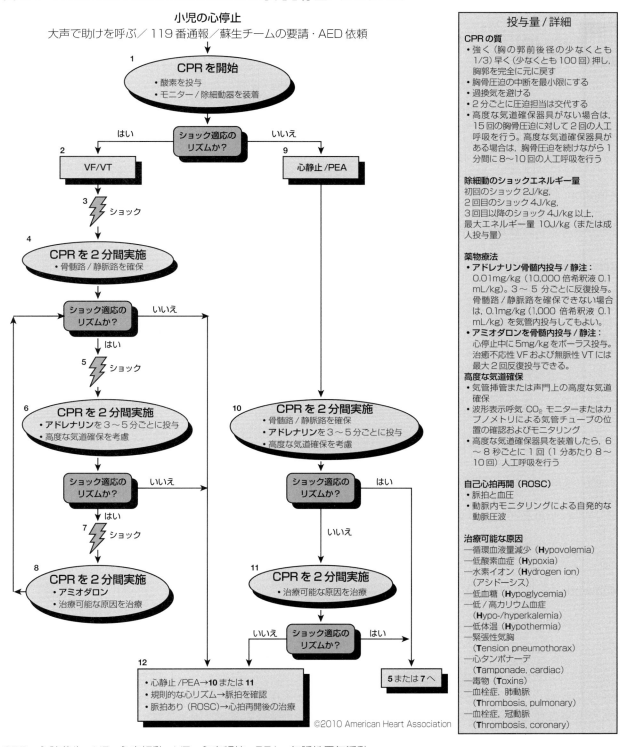

CPR：心肺蘇生，VF：心室細動，VT：心室頻拍，PEA：無脈性電気活動

Reprinted with permission. © 2010 American Heart Association, Inc. Kleinman ME, Chameides L, Schexnayder SM, et al. Part 14: Pediatric advanced life support: 2010 American Heart Association Guidelines for Cardiopulmonary Resuscitation and Emergency Cardiovascular Care. *Circulation*. 2010;122(18 Suppl 3):S876-S908.

C. アナフィラキシー

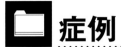 症例

ピーナッツアレルギーの既往のある 15 歳の女児が，クッキーを食べた数分以内に，呼吸困難，唇の腫脹，蕁麻疹，皮膚の潮紅とめまいが出現してきた。彼女は「今にも倒れそうだ」と訴え，エピペン（アドレナリン自己注射器）を使用し，緊急通報した。10 分後救急隊が到着した際には，重篤な呼吸困難状態でほとんど意識がなく，チアノーゼを呈していた。現場にて，緊急気管挿管が施行された。病院搬送途中，徐脈と低酸素症が進行し，心肺停止状態となった。

Detection（発見）

──患者に，臨床的に何が起こっているか？

Intervention（処置）

──まず最初に行うべき治療は何か？

Reassessment（再評価）

──治療に対する患者の反応はどうであったか？

──他の心停止例と比較した場合にどのように治療が異なるか？

──次に行うべき治療は何か？

Effective Communication（効果的なコミュニケーション）

──いつ患者の状態が変化したか，誰に知らせる必要があるか，どのように報告したらよいか？

──この患者の治療を行うのに最も適している病棟はどこか？

Teamwork（チームワーク）

──どのような治療戦略を展開していくか？

──いつ誰が何を行うべきか？

アナフィラキシーは，迅速かつ適切な治療で解除できる重篤な全身性アレルギー性反応であるが，十分な介入なしでは致命的となりうる。頻拍，皮膚潮紅，下痢，気管支攣縮，血管浮腫や蕁麻疹といった症状が出現し，重篤な血圧低下や心血管虚脱に至る。血管拡張や毛細血管透過性の亢進により，相対的な血管内容量の低下や血圧低下を引き起こし，循環不良から心停止へと進展する可能性がある。標準的な一次および二次救命処置を心停止に対し行うべきであるが，特にアナフィラキシーに対しては，投与すべき具体的な補助薬物がある。

口唇や咽頭，喉頭蓋の浮腫が多くの場合で出現し，早期に高度な気道管理技術を有する医療従事者が必要となるかもしれないし，気道確保が困難になる可能性もある。直ちにアドレナリンの筋注をすべきであり，かつ何回か繰り返し行う可能性もある。血圧低下を治療するために，20mL/kg の晶質液ボーラス投与を繰

り返す，輸液蘇生を行うべきである．低血圧が遷延するときは，輸液蘇生を継続し，アドレナリンの投与を行うべきである．持続する症状に対し，さらなる治療と症状を軽減する目的で，ステロイド静注，抗ヒスタミン剤（ジフェンヒドラミン，H₂拮抗薬）静注，β作動薬の吸入（ラセミ体アドレナリンやサルブタモール）を行うべきである．

D. 外傷

外傷性（特に鈍的外傷）心停止の死亡率は高いが，心停止を回避できる原因を探し，治療できる可能性を逃してはならない．一次および二次救命処置を直ちに行うべきである．頸部損傷の可能性を考慮し，頸椎を保持しながら下顎挙上法にて気道を確保する．外傷性心停止の最もよくある原因は，止まらない出血による血液容量減少，露出による低体温，胸部外傷による心タンポナーデまたは血気胸である．血液容量の正常化を目標に，晶質液・血液製剤による積極的な輸液蘇生を行い，深部体温を測定，管理すべきである．呼吸音の聴診と胸部X線にて，血気胸の有無を評価し，血気胸があれば胸腔チューブ留置を考慮すべきである．もう1つ外傷性心停止の回避可能な原因として，心タンポナーデがあげられるが，これは心嚢穿刺または緊急開胸術にて治療可能である．脊髄損傷では，反射性頻拍のない低血圧ショックとなりうる．輸液蘇生を行いながら，血管運動緊張の亢進と変時作用および血管収縮作用薬の補充に重点をおいた，特異的な治療を行うべきである．

XI. 蘇生後の管理

蘇生後管理の目的は，心停止の基礎疾患の診断と治療を行い，二次性脳損傷を最小限にし，終末臓器の灌流および機能を補助することである．積極的な蘇生後管理により，生存率と神経学的転帰は改善する可能性がある．そして，重要な終末臓器組織の需要に合った十分な基質を送れるよう，酸素化，換気，体温管理，痙攣のコントロール，血糖，電解質および血行動態に，特に注意を払うべきである（**表3-4**）．

蘇生後管理の目的は，心停止の基礎疾患の診断と治療を行い，二次性脳損傷を最小限にし，終末臓器の灌流および機能を補助することである．

表3-4　心停止治療のタイムライン

最初の5分間
- 質の高いCPRを開始する
- 治療可能な原因をみつける

最初の30分間
- ROSC後は，蘇生後の管理を考える．体温，パルスオキシメトリ，検査結果をチェックする．低血圧をモニターし治療する
- 蘇生継続中であれば，複数の基準にもとづき，蘇生を継続するかどうか，判断する

最初の3時間
- 低血圧の治療をする
- 発熱を回避する
- 酸素化，換気，電解質，糖の値を正常に維持する

最初の48時間
- 低血圧を治療する
- 発熱を回避する
- 痙攣をモニターする
- 体温，酸素化，換気，電解質を管理する

CPR：心肺蘇生，ROSC：自己心拍再開

A. 酸素化

自己心拍再開（ROSC）後，遷延性の低酸素血症（PaO_2 低値）と高酸素血症（PaO_2 高値）は両方とも，不良な神経学的転帰との関連が指摘されてきており，再灌流時の高酸素症は，酸化損傷を悪化させうる懸念がある。したがって，蘇生後治療の目的の1つは，酸化ストレスの進行リスクを最小限に抑えながら，十分な酸素を患者に供給することである。蘇生直後は多くの場合，動脈モニタリングは行われていないが，患者の酸素飽和度が100%であれば，担当医は，酸素投与量を酸素飽和度が94〜99%になるよう減らすべきである。

B. 換気

健康人では，$PaCO_2$ 値は，脳血管の緊張に直接影響を及ぼす。心停止後では，脳浮腫を起こしている可能性があり，$PaCO_2$ 値のわずかな変動でも，脳血流量に大きな影響を与える可能性がある。$PaCO_2$ 値が35mmHg以下になるよう，患者を過換気にすると，脳血管収縮を起こし，すでに障害を受けている脳が低灌流となり，胸腔内圧上昇から心拍出量の制限を引き起こす可能性がある。同様に，低換気により，脳血管が拡張し，すでに高い頭蓋内圧をさらに亢進させる可能性がある。心停止後は，生理学的変化に個人差が大きく，頭蓋内圧や脳血流モニタリングは標準的ではないが，患者の $PaCO_2$ 値を35〜45mmHgに維持すべきである。動脈ラインが挿入されていなければ，呼気終末二酸化炭素（$ETCO_2$）モニターを用いてもよいが，死腔換気量および $PaCO_2$ 値と $ETCO_2$ 値の格差は，患者間で個人差が大きいため，$PaCO_2$ 値と $ETCO_2$ 値を相関させておくべきである。

C. 心血管系の補助

心停止後の心筋収縮能低下や低血圧性ショックは，小児および成人の蘇生成功例には普通に認められるが，長期生存者においては通常回復してくる。心停止後の心筋収縮能低下は，病態生理学的には敗血症関連性または人工心肺後心機能障害に類似しており，炎症性メディエータやNO産生の亢進を伴う。心停止後の低血圧および心機能障害に対する対策は確立されていないが，成人のデータによれば，自己心拍再開（ROSC）後6時間の早期に低血圧を呈していると死亡率が高くなるため，積極的な循環管理で改善する可能性がある。

低血圧に対してまずは，輸液蘇生を行うべきである。輸液量は，モニターしてあれば，中心静脈圧が十分に上がるように調節すべきである。心機能障害や血管拡張による低血圧には，強心薬・血管収縮薬を補充すべきである。中心静脈圧，中心静脈酸素飽和度，乳酸値および尿量のモニタリングが，治療の有効性の指標として役立つ可能性がある。集中治療の一般原則によれば，適切な治療目標とは，血圧，酸素運搬能，全身への血流を適切化することである。中心静脈圧が低下している血管拡張性ショックに対する合理的な治療は，輸液蘇生および血管作動薬の投与となる。左室機能障害があれば，体液量が過不足ないように輸液し，強心薬を投与し，後負荷を軽減するように適切に配慮する。心エコー検査は，治療指標として補助データとなりうる。

D. 体温

小児の心停止後，高体温はよくみられる現象である。ヒトおよび動物のデータによると，脳損傷後の発熱により神経学的転帰はさらに悪化するため，心停止後の発熱は積極的に治療すべきである。成人では，心室細動による目撃のある心停止後の低体温療法（89.6〜93.2°F，32〜34℃）は，生存率および神経学転帰を改善するため，小児の心停止後に昏睡状態が持続する例でも考慮してもよいが，その有効性を示した小児の前向き調査はない。

自己心拍再開（ROSC）後，担当医は患者の深部体温（直腸，膀胱，または食道温）を持続的に測定すべきである。小柄な小児では，蘇生が長引けば，低体温になりがちである。三次救命センターにおいては，担当医は目標深部体温を設定しておくべきである。最低でも，高体温（＞100.4または＞38℃）は，解熱薬および冷却ブランケットを用いて回避すべきである。同様に，低体温（≦89.6または＜32℃）は補正すべきである。というのも著しい低体温は，不整脈を誘発し，心停止を繰り返す可能性があるからである。

E. 血糖

成人では，心停止後に高血糖または低血糖になると，神経学的転帰が悪化する。小児では，エビデンスにもとづいた具体的な血糖コントロール目標値に関するデータはない。したがって，担当医は頻回に血糖値をチェックし，低血糖の治療をすべきである。

F. 痙攣

心停止後の痙攣はよく認められ，しばしば脳波所見でしかわからないこともある。このような痙攣（臨床的に顕在性または非顕在性）は，重篤な脳損傷の結果なのか原因なのか，それともその両方なのか不明であるが，神経学的転帰を悪化させる。顕在性痙攣は，積極的に加療すべきであり，治療可能な原因も検索すべきである（低血糖，低ナトリウム血症，低カルシウム血症，低マグネシウム血症など）。筋弛緩薬で不動化されていないにもかかわらず，脳波上てんかん波がでているが，臨床的に気がつかない例が多くある。したがって担当医は，意識のない蘇生後の患者に対しルーチンに脳波モニターを考慮したほうがよい。患者に筋弛緩薬が使用されていたら，脳波モニターだけが，虚血後痙攣をみつける唯一の手段となる。

XII. 突然死の原因検索

乳幼児および思春期の子どもの突然死は，基礎に心臓の異常がある可能性がある。例えば，チャネロパチー，心筋症，冠動脈異常などである。チャネロパチーに至る遺伝子変異は，乳幼児の院外心停止例に比較的よくみられる。小児や青年期の成人が原因不明の突然死を起こしたら，既往歴，家族歴を漏れのないように聴取し，チャネロパチーの可能性を考え，家族の精査，紹介をすべきである。患者は，機能，構造を含め全心房心室の評価をしておくべきで，死亡した場合は剖検を推奨し，可能であれば組織の遺伝的評価をしておくべきである。

XIII. 倫理上の問題

A. 家族の立ち合い

蘇生中に，家族をベッドサイドに立ち会わせることが，徐々にあたり前になってきている。蘇生に立ち会った家族たちは，行われた蘇生努力をみることができ，死亡した際には，それに立ち会った事実が，悲しみを和らげ，不安やうつになりにくくするのに役立つことがわかってきている。家族が蘇生現場の立ち会いを，希望するかどうかは予測できないが，いつでも選択できるようにしておくべきである。蘇生中，医療チームメンバーの1人が家族支援を担当するのがよい。もし，家族がいることが差し触りとなるような場合は，丁重にいったん席を外してもらうようご案内する。

B. 転帰

心停止蘇生後の転帰を予測することは，困難な作業である。関連のあるデータの多くは，成人由来であり，小児とは心停止の原因が異なり，また神経機能の発達に差異がある。心停止24時間以内の早期予後予測には限界がある。というのは，不良な予後に100％の感受性のある因子が，1つとしてないからである。さらには，良好な予後を予測できるのに役立つデータもほとんどない状態である。通常ならば神経学的診察で，瞳孔反射や運動反射が消失したら予後が予測できるが，心停止3日以内では，予後を予測できない。脳波や体性感覚誘発電位といった神経生理学的診断検査が役に立つかもしれないが，小児科では標準的な検査ではなく，すべての医療施設で利用できるわけではない。CT検査では，早期の神経損傷をみつけることができないが，頭蓋内出血や脳圧亢進といった院外心停止の原因を判定するのには有用かもしれない。MRIの拡散強調画像は，亜急性から回復期の低酸素性・虚血性脳損傷（損傷後5～7日）に関する貴重

な情報を提供してくれる。このように小児では，心停止になる前の神経機能との比較が困難であるうえに，蘇生後の神経機能の評価および予測の困難さがさらに加わってくる。低体温療法が行われていなかった時代に評価が下されたすべての予後に関するマーカーは，もはや信用できない可能性があり，再評価が必要である。担当医は治療撤退の勧告をする前に，低体温のことを考慮に入れるべきであり，さらに神経学的コンサルテーションも求めるべきである。

C. 蘇生努力の終了

蘇生努力をいつやめるべきかを判断可能にする，信頼できる予後予測因子は1つもない。心停止後の生存の可能性を示す因子は，いくつかある。例えば心停止のメカニズム（外傷性，窒息性，ショックの進行），発症した場所（院内か？　院外か？），対応（目撃の有無，バイスタンダーCPRの有無），基礎にある病態生理（心筋症，先天的欠損，薬物中毒，代謝障害など），そして原因疾患の治癒の可能性である。目撃のある心停止で，バイスタンダーCPR，あるいは高度な医療を虚脱直後に受けていると，予後が良好である可能性がある。質の高いCPRが施され，ECMO（体外式膜型人工肺）によるレスキューがあれば，1時間経過したCPRでも良好な神経学的予後をもたらす可能性がある。したがって，このことは，蘇生努力をいつ中止すべきかを判断するうえでの多数の変数の中で，重要な因子となる。

Key Points 小児の心停止

- 心停止を予防するうえで，代償機能を失った小児を早くみつけることが，非常に重要である。

- 血流を再開するために，胸骨圧迫を迅速に開始することが重要である。

- 質の高いCPRを施行するうえで，胸骨圧迫を強く，速く，中断を最小限にし，胸骨の位置をもとに戻すことに留意し，過換気を避けることが必須である。

- 静脈ラインの確保が難しければ，直ちに骨髄路を確保すべきである。

- 心室細動に対しては，気管挿管のために除細動を遅らせてはならない。

- 手動式除細動器がなければ，小児の除細動に際しAEDの使用を考慮してもよい。

- 蘇生後，体温，血糖，酸素飽和度，$Paco_2$および血圧を評価し，管理することで，心停止後の転帰が改善する可能性がある。

参考文献

1. Atkins DL, Everson-Stewart S, Sears GK, et al. Epidemiology and outcomes from out-of-hospital cardiac arrest in children: the Resuscitation Outcomes Consortium Epistry-Cardiac Arrest. *Circulation*. 2009; 119:1484–1491.
2. Berg MD, Schexnayder SM, Chameides L, et al. Part 13: pediatric basic life support: 2010 American Heart Association Guidelines for Cardiopulmonary Resuscitation and Emergency Cardiovascular Care. *Circulation*. 2010;122(18 Suppl 3):S862–S875.
3. Brilli RJ, Gibson R, Luria JW, et al. Implementation of a medical emergency team in a large pediatric teaching hospital prevents respiratory and cardiopulmonary arrests outside the intensive care unit. *Pediatr Crit Care Med*. 2007;8:236–246.

4. Donoghue AJ, Nadkarni VM, Elliott M, Durbin D. Effect of hospital characteristics on outcomes from pediatric cardiopulmonary resuscitation: a report from the national registry of cardiopulmonary resuscitation. *Pediatrics*. 2006;118:995–1001.
5. Kleinman ME, de Caen AR, Chameides L, et al. Part 14: pediatric advanced life support: 2010 American Heart Association Guidelines for Cardiopulmonary Resuscitation and Emergency Cardiovascular Care. *Circulation*. 2010;122(18 Suppl 3):S876–S908.
6. Meert KL, Donaldson A, Nadkarni V, et al. Multicenter cohort study of in-hospital pediatric cardiac arrest. *Pediatr Crit Care Med*. 2009;10:544–553.
7. Nadkarni VM, Larkin GL, Peberdy MA, et al. First documented rhythm and clinical outcome from in-hospital cardiac arrest among children and adults. *JAMA*. 2006;295:50–57.
8. Perondi MB, Reis AG, Paiva EF, Nadkarni VM, Berg RA. A comparison of high-dose and standard-dose adrenaline in children with cardiac arrest. *N Engl J Med*. 2004;350:1722–1730.
9. Samson RA, Nadkarni VM, Meaney PA, et al. Outcomes of in-hospital ventricular fibrillation in children. *N Engl J Med*. 2006;354:2328–2339.
10. Sanders AB, Kern KB, Otto CW, Milander MM, Ewy GA. End-tidal carbon dioxide monitoring during cardiopulmonary resuscitation. A prognostic indicator for survival. *JAMA*. 1989;262:1347–1351.
11. Tibballs J, Kinney S. Reduction of hospital mortality and of preventable cardiac arrest and death on introduction of a pediatric medical emergency team. *Pediatr Crit Care Med*. 2009;10:306–312.

4章
小児での急性上気道・下気道疾患の診断と管理

✓ 目的

- 乳幼児や小児が上気道障害を生じやすい解剖学的，発達的特徴を説明する。
- 上気道障害のある患者の評価方法を述べる。
- 上気道障害のある患者の診断と治療を要約する。
- 上気道障害をきたす一般的な原因を理解する。
- 急性下気道疾患の病態生理を概説する。
- 呼吸困難の有無にかかわらず呼吸不全に気づく。
- さまざまな下気道疾患に対し，適切な診断と治療介入を開始する。

症例

あなたは，犬吠様咳嗽が増悪し，呼吸困難のある生後6カ月の男児のベッドサイドに呼ばれた。あなたが患者を診たところ，深い肋骨下陥没呼吸が観察され，聴診にて高調性の吸気性雑音を聴取した。

Detection（発見）

——鑑別診断は？

——高調性雑音は何を意味するか？

Intervention（処置）

——速やかに行うべき行動は何か？

Reassessment（再評価）

——行った処置が効果的であったかをどのように知るか？

——患者をどのようにモニターすべきか？

Effective Communication（効果的なコミュニケーション）

——患者の臨床症状の変化について誰に伝える必要があるか？

——この患者の治療を行うのに最も適している病棟はどこか？

Teamwork（チームワーク）

——治療戦略をどのように実施するか？

——いつ誰が何を行うべきか？

I. 上気道疾患

乳幼児や小児において，上気道に関連した問題はしばしば起こる。これらの問題は，大部分のウイルス性クループのように良性で自然軽快するものから，異物の誤嚥による急性上気道閉塞のような急速に生命を脅かすものまで，多岐にわたる。上気道関連障害に対する治療戦略は，静観するものから直ちに救命処置を行うものまである。小児の上気道疾患をきたす原因を知ること，重症度の評価方法，そして治療へのアプローチが，重症入院患者を治療するうえで重要である。

II. 小児と成人での解剖学的差異

A. 気道

小児の気道は，出生後から大体8歳くらいまで常に変化しており，8歳で解剖学的に成人の気道に類似するようになる。正常な解剖学的発達をしていても，そのサイズが小さいことに関連する気道障害に加えて，先天的な奇形も気道に影響する。小児患者は，ウイルス性クループのような疾患により罹患しやすいが，成人では気道が大きいためさほど問題にならない。8歳になれば，小児の上気道の問題は成人に類似する。

2章に，多くの新生児や乳幼児，小児，そして成人の気道に関する発達の違いや，それらの違いが気道管理に与える影響について記載している。表4-1に，乳幼児と成人の気道の違いについて示す。

出生時とその後しばらくは，乳幼児は鼻呼吸優位であるため，先天性あるいは後天性の鼻閉により，容易に呼吸困難をきたす。鼻閉の先天的な要因には，片側性あるいは両側性の後鼻孔狭窄がある。後天性の要因は，RSウイルスやその他のウイルスによる，上気道感染に伴う粘液栓や浮腫がある。吸引にて鼻腔をきれいにすることにより，呼吸状態の大幅な改善につながる。年を重ねるごとに口呼吸が可能となるが，鼻呼吸を好む傾向がある。

小顎は，経腟分娩や母乳育児を容易にするといった点で，出生時においては発達学的に適切な状態である。解剖学的に小顎は，下顎枝が短く，顎から舌骨の距離が短いことで証明される。小顎により顎腔はより小さくなり，その結果，周産期には舌が口腔のサイズに比して相対的に大きくなる。舌の口に対する割合が相対的に大きいため，必然的に鼻呼吸が促進され，よって小児は誤嚥することなく授乳できる。舌の口腔に対する大きさの割合は，成長とともに減少する。小さな口に対する大きな舌

> ❗ 吸引で乳児の鼻道をきれいにすることは，呼吸状態の大幅な改善につながる。❗

表4-1　乳幼児，小児，成人の気道の解剖学的差異

特徴	新生児	小児（1歳）	成人
呼吸	鼻呼吸優位	口鼻呼吸	口鼻呼吸
気道径	4mm	5〜6mm	18mm
喉頭の形態	漏斗状	漏斗状	円筒状
最狭部	輪状軟骨部	輪状軟骨部	喉頭入口部
喉頭蓋	長く軟らかい（Ω型）	長く軟らかい（Ω型）	短く硬い
喉頭入口部の高さ	C1	C3〜C4	C5〜C6
顎に対する舌の占める割合	口腔（下顎スペース）に比して舌は大きい	顎に対する舌の占める割合は約8歳まで変化し続ける	舌は容易に下顎スペースに移動できる
喉頭鏡における喉頭の位置	前方，頭側	乳児と成人の位置の間を推移する	後方，尾側
気管	軟らかい軟骨	より硬いが虚脱しやすい軟骨	固定されておりより硬い気管軟骨

は，解剖学的には正常であるが，意識低下した乳幼児では，舌根沈下による上気道閉塞を起こしやすくする。

Pierre Robin sequence（小顎症，相対的巨舌，口蓋裂）では，舌と口のサイズの重度の不均衡により，舌が咽頭に落ちこみ，空気の移動を閉塞する可能性がある。乳幼児のオトガイ下腔は小さいので，喉頭鏡にて舌を移動できるスペースがほとんどなく，挿管を困難にする。喉頭鏡による気道の視覚化は，小顎や巨舌，あるいは両者が存在すれば，さらに困難である。

8歳に近づくにつれて気道の最狭部位は，声門下腔から，成人気道と同じく声門となる。新生児，乳幼児，そして小児の気道径は10代半ばまで成長し，そこでほぼ成人の気道径に達する。乳幼児や小児のより小さな気道径は，気流の抵抗を増す。気流の抵抗は数学的にHagen–Poiseuilleの式により表される。

$$R = 8\,\eta\,l/r^4$$

この式で，Rは抵抗であり，ηは気体の粘性，lは気体が流れる筒の長さ，そしてrは気道の半径である。この式により，気道径（半径の2倍）が減るにつれて，気道抵抗はその4乗増加することが示される。それゆえ相対的に気流が成人より少なくとも，乳幼児や小児では気流抵抗は大きくなる（**2章**）。

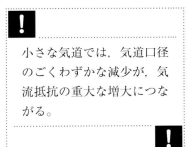

小さな気道では，気道口径のごくわずかな減少が，気流抵抗の重大な増大につながる。

2章の**図2-1**に，4mm径の乳幼児の気道に1mmの気道周囲浮腫が生じた場合の抵抗の増加と，年長児や10代の小児の8mm径の気道に同程度の気道周囲浮腫が生じた場合の，抵抗の増加を比較して示している。1mmの気道周囲浮腫は，Poiseuilleの法則により2mmの気道径の減少となることを思い出すと，気道径と抵抗のl/r^4の関係により，4mmの気道では気流抵抗が16倍になるのに比べて，8mmの気道では3倍の増加にしかならないことがわかる。

およそ8歳に到達するまでは，気道の最も狭い部位は声門下である。乳幼児と小児の喉頭は，成人が円筒型であるのに対し，漏斗型である。そのため，成人の気道は声門が最狭部であるのに対し，乳幼児や小児の気道は，声帯下から最狭部である輪状軟骨レベルまで狭くなり続ける。上気道の最狭部が声門下腔であることにより，乳幼児は軽微な組織の浮腫でさえ，重大な気流の妨害となりやすい。気道径は発達とともに増すので，気道浮腫に伴う抵抗の増加は，次第にさほど重要ではなくなる。

気管挿管チューブを声門に通過させることは，常に患者を声門損傷という危険にさらすことになるが，狭い声門下腔をもつ乳幼児や小児では，同様に声門下損傷の危険にもさらされる。

不適切な大きい気管挿管チューブ，繰り返す気管挿管，時間のかけすぎ，そして無理な気管挿管手技は，声門下損傷や浮腫をきたし，声門下狭窄へと至る瘢痕組織を形成する。

B. 喉頭蓋

乳幼児や年少児の喉頭蓋は，成人とは形態と硬度が異なる。乳幼児や小児では，喉頭蓋は成人より長く，軟らかく，オメガ型（Ω）をしている。それに対して，成人の喉頭蓋は，小児に比べて短く，硬く，四角い。この乳幼児の喉頭の特徴のため，気管挿管の喉頭展開の際には，喉頭蓋を積極的に操作する必要性がある。乳幼児の喉頭蓋の型は，誇張して言うなら，喉頭軟化症の一因となる。喉頭軟化の乳幼児では，吸気時に喉頭入口部において喉頭蓋と喉頭構成物が引き込まれるため，吸気性の上気道閉塞の徴候を示す。

C. 喉頭

乳幼児と年少児の喉頭は，成人と比べて前方頭側に位置する。気管挿管の際に気道を直視する必要のあるときに，この位置関係がどのような影響を与えるかは **2章** で述べた。

D. 気管

乳幼児期は，気管軟骨が軟らかく虚脱しやすい。軟骨気管輪は成長とともに硬くなる。この結果，閉塞した上気道に対して息を吸うことによって陰性吸気力が生じると，胸郭外気管壁が内部に引き込まれる。**図4-1**でこの要点を説明する。

図4-1　声門下閉塞に対する吸気努力による胸郭外気管の虚脱

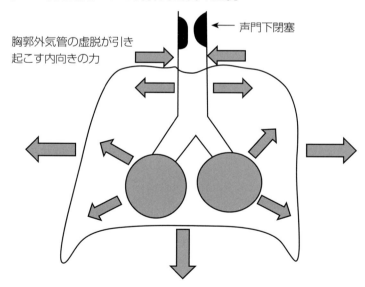

気管は，胸郭外と胸郭内の部分それぞれにおいて，呼吸により発生する力によって異なる動きをする。声門下腔から胸郭入口部までの気管が，胸郭外気管である。胸郭入口部から気管分岐部までの気管が胸郭内気管である。胸郭内気管は胸郭内に位置しており，肺と胸膜に囲まれ，呼吸の間に胸郭内で発生する力に影響を受けやすい。気管とそれより遠位の気道と同様に，胸郭内気管は周囲の肺実質と結合しており，臓側胸膜に覆われている。肺の臓側胸膜は**粘弾性連結**として知られる機序により，胸郭内側の壁側胸膜と接して存在する。自然に外に向かう胸郭の弾性反跳力は，横隔膜の一定の緊張とともに胸腔内に力を伝達し，

その結果，胸腔内圧は常に陰圧に保たれる。胸郭の外に向かう力と，横隔膜の下方への緊張，そして胸腔内陰圧は，すべては安静時に起こるが，総じて肺の拡張を維持することに寄与し，また気道は肺実質に結合しているため，気道も開通される。

胸腔内圧は測定が困難であるが，胸郭内圧に近似する。安静吸気時に胸腔（胸郭）内圧は，横隔膜が収縮したときに，より陰圧になる。胸腔内圧が陰性になることで，肺胞（最も陰圧の部位）から口腔（圧はほとんどゼロ）への圧勾配を生じる。圧勾配により，気体の流れは肺に向かう。横隔膜が収縮したとき（呼吸困難時は呼吸補助筋も同様に収縮する），胸腔内の陰圧は気管外に伝わり，胸腔内気道の開存を維持するための膨張力として作用する。部分あるいは完全気道閉塞による吸気時の気道抵抗上昇は，横隔膜をさらに強力に収縮させ，さらに（外肋間筋や斜角筋，胸鎖乳突筋といった）呼吸補助筋の使用を引き起こす。胸腔・胸郭内の陰圧は，閉塞部位に空気を通すためにさらに強くなる。気道は（**相互依存として知られるように**）肺実質に繋がっており，また肺は胸膜に繋がっているため，胸腔内，胸郭内の陰圧は胸腔内気道の開通を維持することに寄与するが，同時に胸郭外の気道は周囲に気道を牽引して開く役目を果たす肺実質組織がないため，閉塞しやすくなる。

胸腔内圧，胸郭内圧は，気管支喘息などの疾患の際に起こるような強制的な呼気においては，強い陽圧となる。胸腔内圧が陽圧になったとき，気道圧勾配は肺胞で陽圧となり，圧がゼロである口腔に向かって移動するにつれて減少する。この圧勾配は，空気の移動が起こるためには必要である。圧勾配は口腔に向かうにつれて減少するので，気道内圧が胸腔内圧に等しくなる点（等圧点）が気道のどこかに生じる。等圧点より口側のどの点においても，力の総和が気道の閉塞を引き起こしうるのである。

このように，胸郭内気管を含んだ胸郭内気道は，吸気努力が増大したときは開通しているが，呼気努力が増大したときには閉鎖する傾向にある。胸郭外気管は，胸郭内気管とは正反対の振る舞いをする。胸郭外気管においては，気管外部は肺や胸膜とつながっていないため，吸気時に発生する気管内陰圧につり合う支持力がない。それでも安静時の呼吸で気管軟骨の形成が正常であれば，吸気時に重大な気管の虚脱は起こらない。しかしながら，患者が喉頭軟化症やウイルス性クループでみられるような部分的な上気道狭窄に対して呼吸しているときは，気管壁が部分的に虚脱して気道抵抗が増す。吸気時の胸郭外気管ならびに呼気時の胸郭内気管の虚脱は，気管軟化症でみられるような，軟骨輪の発達が乏しい状態ではさらに悪化する。

胸郭外気管は，努力呼気時には虚脱しにくい。下気道（胸郭内）の問題が呼気に大きな影響を与える一方で，鼻，咽頭，喉頭，そして声門下気管の問題が吸気時に大きな影響を与えるメカニズムは，胸郭内外の気道の違いにより根本的に理解することができる。胸郭外の声門下気管は，胸腔内圧が陰圧のときに狭窄あるいは閉塞しやすくなる傾向があるので，患者が興奮しているときになぜ上気道閉塞が悪化するかが説明できる（図 4-1 参照）。

> **!**
> 部分閉塞による小児の気道の変化
> 気流の制限は狭窄部位に関係する。
> **胸郭外狭窄→吸気時気道虚脱→ Stridor**（吸気性喘鳴）
> **胸郭内狭窄→呼気時気道虚脱→ Wheezing**（呼気性喘鳴）
> 重篤な場合（例：喉頭気管気管支炎）では
> 両者が存在することもある。
> **!**

III. 小児の気道に影響を及ぼす異常

表 4-2 に，小児の気道に影響を及ぼす疾患と，部分あるいは完全上気道閉塞をきたすものを挙げる。原因は，特別な管理方法に沿った範疇ごとにまとめ，以下で述べる。一般的な管理方法は後の章にて詳しく述べる。

表4-2　小児の気道に影響する障害の原因

解剖学的異常
- 意識レベル変容（気道筋の弛緩）
- 扁桃肥大
- 声門下狭窄（後天性あるいは先天性）
- 巨舌
- 声門麻痺
- 小顎
- 後鼻孔狭窄
- Pierre Robin sequence

感染性疾患
- 喉頭気管気管支炎（クループ）
- 喉頭蓋炎（上喉頭蓋炎）
- 細菌性気管炎
- 後咽頭（傍咽頭）膿瘍
- 扁桃周囲膿瘍
- 伝染性単核球症

外部あるいは内部圧迫による異常
- 腫瘍
- 血管腫
- 血腫
- 嚢胞
- 乳頭腫
- 血管輪とスリング

その他の障害
- 気道外傷
- 抜管後気道閉塞
- 血管浮腫
- 痙性クループ
- 異物誤嚥
- 温熱あるいは化学熱傷

A. 解剖学的異常

1. 意識レベルの変容

意識レベルの囊変容は，全年齢層においてしばしば上気道閉塞の原因となる。前述した気道の発達に伴う理由から，若年患者はより意識低下に関連した上気道閉塞をきたしやすい。例えば痙攣発作後，特にバルビツール酸系睡眠薬やベンゾジアゼピン系薬を投与されたときの意識レベルの低下は，上気道閉塞をきたしうる。鎮静中の酸素飽和度の低下は，上気道閉塞に関連することが多い。自動車や自転車の衝突による外傷で意識レベルの低下をきたした小児は，部分的な上気道狭窄をきたしやすく，頸椎を保護している間は気道を開通させる手技が非常に有益である可能性がある（2章と9章）。

2. 扁桃アデノイド過形成

扁桃アデノイド過形成やさらに肥満の合併により，閉塞性睡眠時無呼吸をきたし，急性上気道閉塞の原因になる。閉塞性睡眠時無呼吸は，通常は慢性的な問題となることが多いが，そのような患者が急性上気道閉塞に発展する可能性もある。持続性気道内陽圧（CPAP）やバイレベル気道内陽圧（BiPAP）による陽圧換気は，しばしば役に立つ。緊急事態には鼻咽頭エアウェイが役に立つことがある。減量と並んで，扁桃摘除術やアデノイド切除術は根治的である。扁桃摘除術やアデノイド切除術後もしばらくは，気道内陽圧が必要になるかもしれない。急性期では，コルチコステロイドが扁桃組織の大きさを減少するのに有益なことがある。特に原因が伝染性単核球症の場合はそうである。

3. 声門下狭窄

声門下狭窄（SGS）は，先天性と後天性のものがある。後天性SGSは，早産によりNICUにおいて気管挿管の既往のある小児によくみられる。とりわけRSウイルスのような急性ウイルス気道感染を併発することは，SGSを慢性的に代償されていた状態から非代償性の呼吸不全へと速やかに変化させる。ラセミ体アドレナリンやデキサメタゾン，そしてヘリオックスは，すべてこの重大な事象を改善するのに有益な介入であるが，重症SGS患者は最終的には気道内視鏡にて確定診断し，将来的に咽頭気管再建を必要とする。

4. 巨舌と小顎症

巨舌（大きな舌）と小顎症（小さなオトガイや顎）は，先天性頭蓋顔面奇形の一種である。上気道狭窄における巨舌や小顎症のもつ意味は前述した。重度の巨舌や小顎症は，結果的に周産期における気道緊急の問題へと結びつく。周産期以降は，これらの問題は，処置のための鎮静や気管挿管の際の麻酔が必要なときに問題となる。

5. 声帯麻痺

声帯麻痺は，片側性と両側性がある。片側性声帯麻痺は，弱い泣き声やときどきStridor（吸気性喘鳴）が聴取されるといった症状があるが，たいていは許容範囲である。片側性声帯麻痺の原因は，しばしば特発性であるが，ときおり胸部の手術における反回神経の損傷に関連することもある。両側声帯麻痺は，通常は普通の啼泣であるが，重度のStridorや重度の呼吸困難を呈することもある。両側性声帯麻痺は，中枢神経の損傷や疾病に関連することが多い。両側声帯麻痺の小児は，緊急の気道管理を要することが多い。

6. 後鼻腔狭窄と後鼻腔閉鎖

後鼻腔狭窄と後鼻腔閉鎖は，片側性と両側性がある。乳幼児は鼻呼吸が主であることを考慮すると，たいていの後鼻腔狭窄をもつ小児は，さまざまな程度の呼吸困難や哺乳不良を呈する。両側性後鼻腔狭窄は，おおむね新生児期に顕在化する。軟らかいカテーテルを鼻に通すことにより，診断は確定する。CTにより，鼻と鼻咽頭を評価することは診断確定の助けとなり，狭窄の範囲を決定できる。後鼻腔閉鎖をもつ乳幼児の20〜50％に関連した奇形が存在する。**CHARGE**連合として知られる奇形症候群には，眼科的欠損や奇形，心疾患，後鼻腔閉鎖，発達遅滞，性器の低形成，そして耳介奇形が含まれる。後鼻腔狭窄と後鼻腔閉鎖は，外科的に治療される。

片側性後鼻腔狭窄において，閉塞した鼻腔にNGチューブを通すのは困難か不可能かもしれない。チューブを閉塞していない前鼻孔に入れると，開通側を閉塞することになり呼吸困難が発生する。

7. Pierre Robin sequence

Pierre Robin sequenceは，上気道閉塞が頻発し，生命を脅かしうる先天性症候群の一例である。原発性の奇形は子宮内での下顎の低形成であり，その結果，小顎症，口蓋裂，舌根沈下（舌の後方変位あるいは後退）へと至る。舌に対する口腔の広さが狭いが，舌はたいてい正常の大きさである。舌と顎のサイズの不均衡の結果として，罹患した小児は後咽頭壁に対する舌の後方移動により，気道閉塞をきたしやすい。管理の方法として，舌を前方に移動させ，咽頭から離すための腹臥位療法がある。適正なサイズの気管チューブより作成した鼻咽頭（NP）チューブの留置は，救命の手立てとなりうる。NPチューブの一般的な技術は**2章**に示しているが，**図4-2**には，Pierre Robin sequenceに特徴的な違いに注目した方法を示す。

NPチューブを通して空気の動きが聞こえ，感じられたら，チューブは適正な位置にある。しかも，患者の呼吸困難感はさほどない。チューブは気管チューブと同じ方法で，テープと粘着剤を用いて適正な位置に固定すべきである。声門は越えず，気管内に挿入されていないが，それにもかかわらずNPチューブは患者が空気の移動を行える生命線である。開通を維持できるよう，必要に応じて吸引をすべきである。NPチューブを挿入されたPierre Robin sequenceの患者が呼吸困難をきたしたら，吸引を行い，必要であれば空気の動きが再び聞こえるまでチューブの位置を再調整すべきである。チューブ挿入には2つの目的があり，空気を通す導管というだけでなく，舌を後咽頭壁から少し前方へ離し，閉塞の程度を軽減するという意味もある。

Pierre Robin sequenceの重篤な気道閉塞に対するこれまでに記載されている以外の救命処置として，布鉗子や類似した器具を用いて用手的に舌を前に引き出す方法がある。0サイズの絹糸を通した針を舌の先端

図4-2 Pierre Robin sequenceによる気道閉塞に対する鼻咽頭チューブ留置

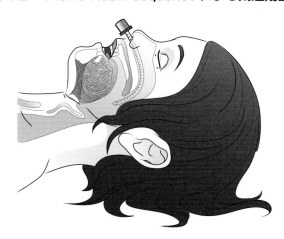

1. 前鼻孔に合ったカフなし気管チューブを使用。
2. チューブの長さを，鼻孔から耳珠までのだいたいの距離に合わせる。
3. 外科潤滑剤を用いてチューブを潤滑にする。
4. チューブを挿入し，気体の動く音が聞こえる間は進める。
5. テープと粘着剤を用いてチューブを注意深く保持する。
6. 気道開通のために吸引を頻回に行う。
7. もしチューブから気体の動く音が聞こえなくなれば，聞こえるようになるまでチューブの位置調整を行う。

に通して，前方に引き出し，口腔外へ出すのは類似した手技である。Pierre Robin sequenceの重症例に対する最終的な治療は外科治療であり，時として気管切開術が必要となる。

B. 外部あるいは内部からの圧迫による障害

 症例

生来健康な10歳の少女が，新しく発症した喘鳴，呼吸仕事量の増加，仰臥位での呼吸困難の増悪にて救急外来で評価されている。母によると，39℃の発熱があり，体重減少，寝汗がある。その子どもは坐位を好み，不安そうにしている。バイタルサインを以下に示す：心拍数120回/min，呼吸数25回/min，血圧130/75mmHg，パルスオキシメトリは室内気で91％であった。聴診では，胸部右上葉に吸気と呼気性の喘鳴が，呼吸音減弱とともに聴取された。あなたの指示にもかかわらず，患者は仰臥位で寝かされている。患者はさらに不安になり，酸素飽和度は低下し，頸静脈の怒張は増大している。

Detection（発見）

――この患者に何が起きているか？

――鑑別診断は？

――仰臥位でなぜ悪化したか？

――この患者を評価するのに有用な検査は？

Intervention（処置）

――速やかに行うべき処置は？

Reassessment（再評価）

――行った処置が効果的であったかをどのように知るか？

――患者をどのようにモニターしたいか？

――どのような血液検査を提出したいか？

Effective Communication（効果的なコミュニケーション）

――患者の臨床症状の変化について誰に伝える必要があるか？

――病院において各々の診療の段階で有効な意思疎通を図るためには，どのような情報が必要か？

――この患者の治療を行うのに最も適している病棟はどこか？

Teamwork（チームワーク）

――この患者のためにどのような役割分担を行うか？

1. 腫瘍性病変による気道閉塞の診断

気道の外部あるいは内部からの圧迫による障害は，気道閉塞を起こしうる。腫瘍，血管腫，血腫，嚢胞，乳頭腫，そして血管輪やスリングはすべて，上気道閉塞の徴候を示す。小児におけるリンパ腫（Hodgkinリンパ腫と非Hodgkinリンパ腫）や白血病では，前あるいは中縦隔に腫瘍が存在するかもしれない。この位置の腫瘍は上大静脈閉塞や，気管，主気管支，肺静脈，大動脈といった，他の縦隔構造物の圧迫をきたす。進行性の静脈うっ滞と気道の圧迫は，上大静脈閉塞でよくみられる症状へと至る。すなわち，顔面うっ血，頭痛，多血症，チアノーゼ顔貌，咳嗽，呼吸困難，起坐呼吸，嗄声，嚥下障害などである。

腫瘍性の気道閉塞のある小児への鎮静や気管挿管などは，経験のある麻酔科医もしくは集中治療医が行うべきである。鎮静薬や筋弛緩薬は，気道全体の虚脱を起こすことがある。

前方，後方，そして側方からの胸部X線では，気管偏位や圧迫を伴った縦隔の拡大がみられる。

2. 腫瘍性病変による気道閉塞の治療

しばしばCPAPやBiPAPは一時的に気道閉塞の程度を軽減し，気流を改善する。どちらかが開始されると，気道が開通するための圧を見つけるために，使用中に肺野で呼吸音を聴取することは助けになる。前縦隔洞腫瘍の患者を直立させたり，腹臥位や横位にすることによって，気管から前部腫瘍の圧を逃がし，閉塞を解除することができる。気管挿管が必要なときには，経験のある麻酔科医や耳鼻科医が対応できるようにしておくべきである。患者の気道は，自発呼吸のときが最も安全であり，その一方で，有害な気道閉塞は，深い鎮静時や麻痺のときに起こる。

C. 上気道閉塞の感染因子

感染因子による上気道閉塞は，あらゆる年齢層の患者でよく経験する。この20年で大きく変化したことの1つは，米国や他の先進国において，乳児のワクチンのスケジュールで，b型インフルエンザ桿菌（Hib）ワクチンが追加されたことにより，喉頭蓋炎がまれになったことである。米国でワクチン導入前は，喉頭蓋炎の頻度は5歳以下の小児10万人あたり5人であったが，ワクチンスケジュールにHibワクチンが追加された後は，10万人あたり0.6～0.8人まで減少している。インフルエンザ桿菌はたいへん電撃的で致命的な感染症であるため，診断と治療を知っておくことが重要である。さらに喉頭蓋炎の患者の評価と管理は，重篤な上気道閉塞に至る可能性のあるさまざまな問題への対処方法の模範としてしばしば役立つ。

表4-3で，上気道狭窄の原因となる頻度の高い感染症を4つ比較する。

表 4-3	上気道閉塞の原因となる一般的な感染症の比較			
特徴	クループ	喉頭蓋炎	細菌性気管炎	後咽頭膿瘍
発症	徐々に，ウイルス性前駆症状，1～7日	急速発症，6～12時間	ウイルス性前駆症状後に急速悪化	ウイルス性前駆症状後に急速悪化
好発年齢	6カ月～4歳	2～8歳	6カ月～8歳	5歳未満
季節性	晩秋～冬	通年	秋～冬	通年
原因微生物	パラインフルエンザ，RSウイルス，インフルエンザA	b型インフルエンザ桿菌（昔），肺炎レンサ球菌，GABHS	黄色ブドウ球菌（昔），GABHS，肺炎レンサ球菌	嫌気性菌，GABHS，黄色ブドウ球菌
病理	声門下浮腫	炎症性声門上浮腫	厚く，粘液膿性の膜性気管分泌物	深頸部筋膜の膿瘍形成
発熱	微熱	高熱	高熱	高熱
咳嗽	犬吠様またはオットセイ様	なし	通常は欠如	通常は欠如
咽頭痛	なし	高度	なし	高度
流涎	なし	しばしばあり	なし	しばしばあり
体位	特になし	前傾坐位，開口あり，頸部進展（三脚体位）	特になし	前傾坐位，開口あり，頸部進展（三脚体位）
声	正常あるいは嗄声	こもった声	正常あるいは嗄声	こもった声
患者の見かけ	病的ではない	病的	病的	病的

GABHS：A群β溶血レンサ球菌

1. ウイルス性喉頭気管気管支炎（クループ）

ウイルス性喉頭気管気管支炎（クループ）は，小児において上気道閉塞をきたす最もありふれた感染要因であり，北米ではおもに6カ月～4歳の小児が罹患し，1～2歳の間にピークがある。クループの症例は年中みられるが，初秋と冬にピークがある。クループは，パラインフルエンザウイルス1型により最も多く引き起こされるが，パラインフルエンザウイルス2型と3型，インフルエンザ桿菌A型とB型，RSウイルス，アデノウイルス，マイコプラズマも同様にクループを発症する。クループの小児はほとんどが外来受診で治療可能であるが，入院を要するものもあり，入院患者の約1％が気管挿管や人工呼吸を要する。クループの小児はウイルス感染様の症状（咳嗽，鼻かぜ，鼻水，微熱）が数日先行し，嗄声が進行性に悪化し，結果として古くはオットセイ様といわれた犬吠様嗽咳と喘鳴が出現する。喘鳴は典型的には吸気性であるが，二相性であることもあり，声門下領域を越えて胸腔内気管や気管支に至る気道浮腫の存在を意味する。気道のX線撮影では（**図 4-3**），尖塔サイン（声門気管狭窄が声帯のレベルに達する）を示す。クループでの頸部側面像は，声帯レベルの上で気道の拡張を示す。

クループは一般的には自然治癒するが，患者が水分摂取困難であれば，吸入や点滴といった補助的な治療を必要とすることがある。ラセミ体アドレナリンの吸入は，速やかに気道浮腫を軽減し，症状を改善する。しかしながら，浮腫の軽減は薬物効果の持続時間に限られ，通常は2時間以内に症状が再現する。コルチコステロイドはかなりの改善を示すので，しばしば処方される。ヘリオックスも本章の後半で記載したとおり，効果があるかもしれない。鼻CPAPやBiPAPが奏効する場合もあり，気管挿管を免れる可能性もある。挿管が必要な場合は，通常よりも細いチューブを使うべきであり，チューブ周囲から生じる人工呼吸の送気の漏れがでるまでは，挿管管理を行うべきである。クループの治療は**表 4-4**にまとめた。

図4-3 喉頭気管気管支炎（クループ）

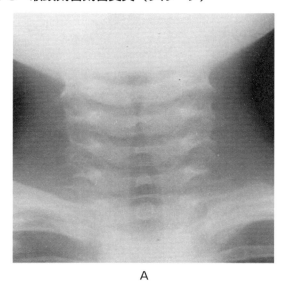
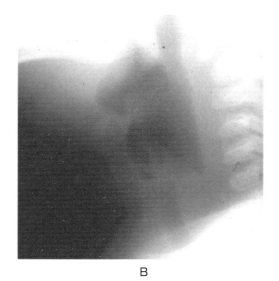

A, 気道の前後X線写真ではウイルス性喉頭気管気管支炎に特徴的な尖塔型となった狭窄した気道を呈する。B, ウイルス性クループ患者の側面X線では, 鋭い喉頭蓋, 特徴的な声門上レベルでの空隙の拡大, そして声門下空気柱の狭窄を認める。
Courtesy of Terry L. Levin, MD, Children's Hospital at Montefiore Medical Center, New York, New York, USA.

表4-4　クループの治療

1. 両親から隔離して侵襲的な検査や処置を行うといった, 小児に呼吸困難を引き起こしうる状況を避ける。
2. 酸素飽和度の低下やチアノーゼが存在すれば, 酸素投与を行う。
3. 経口, 筋注, あるいは静注で, デキサメタソン 0.6mg/kg を投与する。
4. 2.25%ラセミ体アドレナリン, 0.5mL を生理食塩液 2.5mL に混入し, 吸入する。
5. 吸入に反応がよければ, 患者を2時間観察する。
6. 反応が悪いか吸気性喘鳴がすぐに再現すれば, 経過観察のため患者をICU入室とする。
7. ヘリオックス 60：40 か 70：30 混合を考慮する（国内未承認）。
8. 経鼻 CPAP か BiPAP を考慮する。
9. 挿管が必要なら, 年齢相応よりも小さなサイズのチューブを選択する。

2. 喉頭蓋炎（声門上炎, 汎声門炎）

喉頭蓋炎は真の緊急疾患である。Hibワクチンの普及により喉頭蓋炎はまれなものとなったが, この致死的な感染症を知っておくことは今なお重要である。疾患名からは喉頭蓋のみの炎症であるように思われるが, 声門上のすべての構造が巻き込まれるので, "**声門上炎**" あるいは "**汎声門炎**" と呼ぶほうが適切である。歴史的に, 喉頭蓋炎はたいていb型インフルエンザ桿菌（Hib）により引き起こされ, 菌血症をはじめ重篤な病態を引き起こす。しかしながらHibワクチンの普及により, 肺炎レンサ球菌やA群β溶血レンサ球菌（GABHS）, 黄色ブドウ球菌のほうがより原因菌として多くなった。

声門上炎の小児は通常, 高熱, 易刺激性, 流涎, 嚥下困難, 呼吸困難, そして発声困難といった急速な徴候と症状を呈する。これらの小児の見た目は重症感があり, 手を前について体重をかけるような体位（三脚体位）を好む。喘鳴は経過が進行すると出現し, クループでみられる大きな喘鳴と比べて軟らかい音がする。喉頭蓋炎の疑いが比較的低いが否定できないときは, 頸部側面X線の撮影がすすめられるが, それによって子どもの不安が増強する場合や, 確定診断と治療が遅れる場合は控えるべきである。側面像にて喉頭蓋炎は, 形がとがったような正常な喉頭と比べて丸く, 大きく, 親指の形のようにみえる（**図4-4**）。

図4-4 健常人と喉頭蓋患者の頸部側面X線

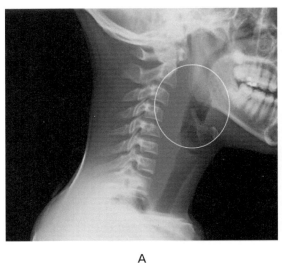
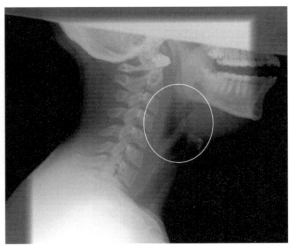

A　　　　　　　　　　　　　　　　　　　　B

A．健常人のX線写真では，鮮明な輪郭の喉頭蓋（丸の部分）を認める．B．喉頭蓋炎患者のX線写真では，浮腫状のやや不鮮明な親指様の喉頭蓋（丸の部分）を認める．さらに，披裂喉頭蓋ひだと声門上を構成するその他の声門上組織の浮腫を認める．
Courtesy of Terry L. Levin, MD, Children's Hospital at Montefiore Medical Center, New York, New York, USA.

喉頭蓋炎の可能性が低いとしても，頸部側面像撮影のためにX線室に向かう際には気道の保持に熟練した医療従事者が同行し，バッグマスク換気用の器具を携帯すべきである．問診や診察により喉頭蓋炎が疑われたら，X線撮影はせず，気道管理に熟練した医師を呼び，すべての必要な気道補助器具を用意して，手術室で気道確保すべきである．喉頭蓋炎疑いの管理は，**表4-5**にまとめた．

表4-5　喉頭蓋炎

- 喉頭蓋炎の疑いが低い場合→頸部側面X線撮影を行う
- 喉頭蓋炎の疑いが高い場合→全身麻酔のもとで，診断と気道確保を行うため患者を手術室に送る
- 疑いが低い場合でも高い場合でも，患者には以下の対応を取る：
  - 気道管理に熟練した医師が同行する
  - 安楽な体位をとらせる
  - バッグマスク換気ができる状態で搬送し，マスクは適切なサイズで，できればPEEPバルブの付いたものが好ましい

静脈穿刺や血液検査，咽頭の診察といったあらゆる侵襲的な介入は，小児が手術室で眠り，気管挿管により気道が確保されるまでは行うべきではない．手術室までの搬送時や，麻酔のマスク導入のときでさえも，小児に楽な体位をとらせるべきである．直接喉頭鏡で喉頭を観察する前に，自発呼吸を残して麻酔のかかった状態にする．もし喉頭蓋炎が存在すれば，気管挿管すべきである．集中治療室に入室するまで，挿管チューブを安全な状態に保つべきである．喉頭蓋，気管分泌物，血液の培養を採取すると同時に，輸液路を確保し，血液検査を行う．βラクタマーゼ産生菌にも効果のある，広域の抗菌薬を投与すべきである．抗菌薬の選択は，セフロキシムやセフトリアキソンなどの第2あるいは第3世代のセファロスポリンか，あるいはその代わりとしてアンピシリン-スルバクタムを選択する．抗菌薬投与が開始されれば，たいてい改善は速やかである．気管チューブ周囲から空気の漏れが確認できれば抜管可能である．

3. 細菌性気管炎

細菌性気管炎は比較的まれであるが，小児において潜在的に致死的な上気道閉塞の原因となることがあり，集中治療室に入院が必要になる小児気道緊急のよくある原因の1つである。細菌性気管炎では，厚い粘液膿性の膜性分泌物が気道を閉塞し，咳では除去できない。よって，ほとんどの場合で気管挿管が必要となる。典型例では，ウイルス性の前駆症状が数日あり，微熱，咳嗽，喘鳴を伴ったクループ様の疾患へと進行する。この疾患は急速に増悪し，高熱や呼吸困難があり，分泌物を排泄できず重篤な様相を呈する。X線ではクループ様の尖塔サインを呈する。クループと細菌性気管炎の前駆症状は似通っているので，細菌性気管炎は，ウイルス性クループの細菌重複感染という印象をもたらす。米国，豪州，そして英国からのデータでは，細菌性気管炎は6カ月〜8歳の小児に罹患し，ウイルス感染の流行時期である秋と冬にピークがある。

細菌性気管炎で救急外来を受診した小児は，喉頭蓋炎と鑑別困難であり，それゆえ前述したような喉頭蓋炎が疑われる場合のプロトコルに準じて管理すべきである。気道の直視にて，気管の潰瘍形成，発赤，偽膜形成を伴った声門下浮腫が観察される。歴史的にブドウ球菌が最も頻度の高い原因菌であるが，肺炎レンサ球菌やGABHS，ウイルスもこれまでに同定されている。ときおり，クループ様症状のある集中治療室の患者が急速に悪化し，気管挿管が必要となり，多量の濃い分泌物が挿管チューブに吹き上げてくることがあるが，これも細菌性気管炎の診断の助けとなる。

肺と気管の洗浄，気管挿管，そしてブドウ球菌やレンサ球菌を標的とした広域スペクトルの抗菌薬が治療の基本である。セフロキシムのような第2世代セファロスポリンは理にかなった抗菌薬の選択である。臨床的な改善と気管チューブ周囲の空気の漏れが増えれば，抜管を試みる。抜管までには通常は3〜5日を要する。

4. 後咽頭膿瘍（傍咽頭膿瘍）

後咽頭膿瘍は，咽頭後壁の軟部組織感染である。咽頭の後壁は，鼻咽頭，副鼻腔，中耳，歯，そして顔面骨から続く，疎な網状構造の結合組織とリンパ節で構成される。この部位での感染と膿瘍形成は，リンパ流からの伝播，あるいは鼻咽頭，副鼻腔，内耳からの直接浸潤である。これらの部位のリンパ節は幼少期に萎縮し，学童期や青年期では罹患の危険性は減る。そのため，口にくわえた鉛筆や棒，あるいは異物による後咽頭への直接的な損傷が，学童期や青年期の後咽頭膿瘍のほとんどの原因となる。たいていは5歳未満の小児に発症し，喉頭蓋炎や細菌性気管炎の好発年齢と重複する。

後咽頭膿瘍の小児に特徴的な症状はなく，最終的に高熱，嗄声，項部硬直を合併する。症状は喉頭蓋炎に類似しており，診察にて膨隆した片側性頸部腫瘤を認めることがある。項部硬直は，髄膜炎でみられるものに類似する。確定診断は，側面頸部X線にて前椎骨軟部組織間隙の拡大を認めることによりなされる（図4-5）。X線にて，正常の頸椎の前彎の消失だけでなく，咽頭後隙に気体や液体貯留を認める。咽頭後隙膿瘍は，通常は複数菌の感染である。培養ではプレボテラ，ポルフィロモナス，フソバクテリウム，そしてペプトストレプトコッカスといった嫌気性菌が発育する。さらに，黄色ブドウ球菌やGABHS，そしてインフルエンザ桿菌が同定されることもある。

後咽頭膿瘍の管理は，注意深い経過観察と，嫌気性菌をカバーする広域スペクトルの抗菌薬である。排膿は抗菌薬に抵抗性の場合に推奨される。早期発見と適切な抗菌薬投与により合併症はまれであるが，重篤な合併症として，後咽頭への膿の破裂（感染物の誤嚥につながる），感染の側方への拡大，筋膜面を破断しての後縦隔への波及がある。死亡例も報告されている。

5. 扁桃周囲膿瘍（化膿性扁桃炎）

扁桃周囲膿瘍（化膿性扁桃炎）は，小児における最も頻度の多い頭頸部深部感染症である。扁桃からの直

図4-5 後咽頭膿瘍

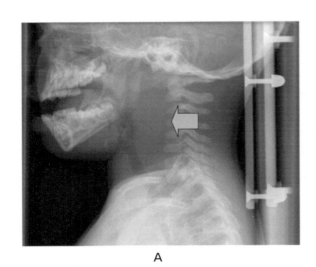
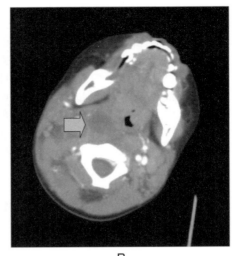

A、X線写真での矢印は空気柱と椎体前面の距離（椎体前間隙）の拡大を指し示す。B、CTでの矢印は、後咽頭膿瘍を指し示す。
Courtesy of Terry L. Levin, MD, Children's Hospital at Montefiore Medical Center, New York, New York, USA.

接接触による感染である。季節性なく年長児や青年期が最も罹患しやすい。扁桃周囲膿瘍の小児は、咽頭痛や頸部痛、嚥下痛や嚥下困難、そして発熱といった症状を呈する。身体所見では、頸部リンパ節腫脹、口蓋垂の偏位、こもった声（"ホットポテトボイス"）を呈する。治療は、広域スペクトルの抗菌薬、膿を開放するための穿刺吸引、切開排膿、そして扁桃摘出術がある。合併症には感染の拡大があり、まれに上気道閉塞をきたし、膿の破裂による膿性物の誤嚥がある。

6. 伝染性単核球症

伝染性単核球症の3徴は、発熱、リンパ節腫脹、扁桃咽頭炎である。扁桃やアデノイドの拡大により、上気道閉塞をきたすこともある。この合併症は年少児に好発するが、幸運なことにまれである。コルチコステロイドの経口あるいは経静脈投与が効果的なことがある。気管挿管や、CPAPやBiPAPといった非侵襲的陽圧人工呼吸管理が必要となることもある。

7. その他の障害

a. 気道外傷

上気道の外傷は、異物、熱や化学傷害、あるいは直接的な鈍的外傷や穿通性外傷により引き起こされる。異物誤嚥が、年少児における偶発的な死亡や重篤な神経学的後遺症の最多の原因である。乳幼児は手にするものを何でも口に入れる傾向があるので、異物誤嚥の危険性が高い。誤嚥された異物は声門を通り、遠位気道にとどまる。咽頭にとどまったあらゆる異物は、急速に生命を脅かす。実際の誤嚥の場面はほとんど目撃されていないため、強く疑うことが常に必要である。窒息の既往や呼吸困難がある小児は、診断と治療のために速やかに気管支鏡を行うべきである。

生命を脅かす気道閉塞は、吸入による気道傷害、すなわち喉頭熱傷や腐食物の摂取により引き起こされることもある。顔面や頸部熱傷の小児はすべて、潜在的な気道傷害の確認のため気管支鏡で評価すべきである。痰や吐物、すすの混入、焦げた鼻毛、顔面熱傷、口唇熱傷、Wheezing（呼気性喘鳴）、Stridor、広範囲熱傷があれば、気道傷害を疑う。早期の気管支鏡による評価は、気道傷害の存在と範囲を決定するのに役立つ。気道管理は早期の気管挿管が含まれる。なぜなら気道熱傷は、回復し始める数日前から

浮腫により悪化する傾向があるからである（**10章**）。

頸部の鈍的外傷は浮腫や血腫を形成し，その結果，上気道閉塞をきたしうる。穿通性損傷は小児ではまれである。画像診断と外科的診察が必要である。

b. 抜管後気道閉塞

抜管後の患者はときおり気道閉塞の徴候と症状を呈し，**抜管後喘鳴**と呼ばれる。この状態は，以下のようないくつかの因子に関連がある。それには，既存の胃食道逆流性疾患による気管炎症，不適切な気管チューブのサイズ，外傷的気管挿管，挿管期間，全身浮腫，そして気管チューブの不安定な固定が含まれる。抜管後喘鳴はたいてい自然軽快し，通常は 12 ～ 24 時間で回復するが，本章の最後に記述したような介入を要することもある。ときとして再挿管が必要となる。評価と治療はウイルス性クループに類似する。抜管後気道閉塞が起こることが疑われたら，治療と予防の 2 つの意味で，デキサメタゾンが投与される。再挿管を要する繰り返す抜管後気道閉塞や，抜管後の遷延する喘鳴には，気管支鏡の適応がある。

c. 血管浮腫

血管浮腫は免疫介在性の急性浮腫であり，上気道閉塞をきたす。浮腫は喉頭のみでなく頭部組織，頸部，顔面，口唇，舌，そして咽頭にも起こる。通常，血管浮腫は，食事や薬物摂取，上気道感染，虫刺されに対するアレルギー反応として起こる。コルチコステロイドや抗ヒスタミン剤の静注や，アドレナリンの筋注により，速やかに症状は改善する。上気道閉塞症状が急速に進行する小児で，これらの薬物による介入で改善がないか，速やかに十分な効果がみられない場合，気道確保を行うべきである。

d. 攣縮性クループ

攣縮性クループは，おそらく感染が原因でないアレルギー疾患である。典型的には，乳幼児が突然の呼吸困難，Stridor，そして大きなクループ様の咳で目覚めてしまう。軽度の上気道疾患が合併しているかもしれず，また，しばしば気管支喘息の既往やアレルギーの家族歴がある。その発作は毎晩出現することもある。しかし，患者が病院に到着するまでに症状はたいてい軽快している。よくある家族からの報告は，車に乗せたり，タクシーを待ったり，救急車を待つために冷たい夜の空気の中に子どもをつれだすと，症状が和らぐというものである。攣縮性クループでは，嚥下困難，流涎，高熱，重篤感は認められない。

IV. 理学所見と評価

A. 病歴

簡単な病歴と丁寧な診察により，診断に至る多くの情報を得ることができる。重度の呼吸困難や切迫した上気道閉塞に直面した際には，病歴聴取は省いて緊急の治療介入をまず行う。

症状の持続期間と発症の速さは，病巣の部位を知る鍵となる。ウイルス性クループの小児患者は，喘鳴に先行して 1 日程度の上気道感染症状がある。異物誤嚥による上気道閉塞は，即時の発症である。喉頭蓋炎は急速な発症であり，前駆症状のない発熱や呼吸困難を伴う。咽頭周囲の膿瘍は，典型的には数日の咽頭痛やそれに関連した症状があり，その後に上気道閉塞をきたす。NICUにおける挿管期間によっては，声門下狭窄の存在が想定される。

病歴でカバーすべき追加点として，呼吸困難は落ち着いているか増悪しているか，症状は間欠的か持続的か，体位により症状は変化するか，発熱の有無，外傷の既往，アレルゲンや煙，化学蒸気やスチームへの曝露，声質の変化，窒息のエピソードや異物誤嚥の可能性の有無，などがある。

B. 観察と外観

呼吸困難の程度と気道閉塞の重症度は，観察により把握できる。耳で聴くことのできる喘鳴は狭窄部位での乱気流を示すが，音が聴こえるということは気流が存在するということである。部分的な上気道の問題をもつ乳幼児や年少児はおとなしくしているかもしれない一方で，同じ問題をもつ年長児や成人は落ち着きがないか，かなり怯えている可能性がある。小児のうちで，とりわけ慢性的に上気道閉塞のある児は，呼吸の困難さのわりにはおどろくほど落ち着いているようにみえるものもいる。呼吸補助筋の使用を観察すべきである。何年もの間，部分的な気道閉塞をもちながら呼吸をしている小児は，しばしば呼吸補助筋が目にみえて肥大している。

> 呼吸困難の程度と気道閉塞の重症度は観察により把握できる。

急性の気道の問題をもつ小児は，しばしば気道開通と気流が最大限になるように，みずから楽な姿勢をとる。この体位を知り，その体位を維持させるようにつとめることが大切である。例えば，介護者の腕の中で楽そうな小児を，そこから動かすべきではない。最も楽な体位は通常，起坐位であり，この体位から動かされることに頑なに抵抗するかもしれない。快適な体位から小児を動かすことにより，不必要な恐怖を生じさせ，気道閉塞の程度を悪化させる。前述したように，上気道閉塞に対する呼吸努力の増大により，気管の虚脱が生じ，気道閉塞をより悪化させる。このように，上気道狭窄の徴候や症状がある患者は，できるだけ安静にしておくことが重要である。部分的な上気道閉塞がある小児に対し，挿管前に鎮静することや，気管挿管を容易にするための体位をとらせることにより，完全気道閉塞を引き起こす可能性がある。

> 急性の気道に関連した問題をもつ小児は，しばしば気道開通と気流が最大限になるように楽な姿勢をとる。

> 部分的な上気道閉塞がある小児に対し，挿管前に鎮静することや，気管挿管を容易にするための体位をとらせることにより，完全気道閉塞を引き起こす可能性がある。

三脚体位，すなわち小児がまっすぐに座り，腕をいっぱいに伸ばし前傾になる姿勢は，上気道閉塞のサインである。前傾姿勢になると，拡大した扁桃や過剰な咽頭組織，腫脹した喉頭蓋が重力により前に動き，気道から除去され，気道が開通することで患者は上気道閉塞から解放される。三脚体位では顎を前につきだす，これは患者が下顎挙上法により咽頭の内容物を前に動かすよう試みているのである。

喉頭軟化症では，喉頭蓋は長く軟らかく，吸気時に喉頭入口部が塞がれる。喉頭蓋は喉頭の前方構成物であるため，乳児を腹臥位にすることで重力により喉頭蓋が気道からはずれる。しばしば喉頭軟化症の乳児は，仰臥位より腹臥位のほうが楽そうに呼吸をする。

元気のない外観は呼吸障害による疲労を示唆し，呼吸や心停止の前触れである可能性がある。チアノーゼを観察し，咳や声の質に注意する。そうすることによって診断へと導かれる。

C. 診察

診察では，気流の量と質を重視すべきである。正常では吸気・呼気とも静かである。雑音や呼吸補助筋の使用，そして患者の不安の接続は，病的な状態と考えられる。鼻や咽頭から発する吸気性雑音は，**ステルター（いびき呼吸）**と呼ばれる。部分的な鼻閉や扁桃アデノイド肥大（感染性あるいは非感染性），扁桃周囲膿瘍，そして傍咽頭膿瘍は，すべてこの音の原因となる。空気の移動なく雑音は発生しない。呼吸雑音の欠如あるいは消失は，異常が解決したか，完全上気道閉

> 呼吸雑音の欠如あるいは消失は，異常が解決したか，完全上気道閉塞に変化したことを示す。

塞に変化したことを示す。

1. 吸気と呼気での雑音

吸気性雑音は鼻から声門下までの，胸腔外の気道閉塞の特徴である。呼気性要素の存在は，病変が胸部にまで及んでいることを示唆する。例えば，ウイルス性喉頭気管気管支炎は，声門下領域（胸腔外）から気管支（胸腔内）まで影響を及ぼす。重症クループに関連した浮腫や粘液貯留では，胸腔外気道を含むことによる Stridor から，胸腔内気道からの Wheezing まで引き起こしうる。喉頭蓋，披裂軟骨，そして喉頭構造を巻き込む喉頭軟化症は，胸腔外病変であり，吸気性雑音を生じる。気管軟化症は気管組織は虚脱しやすく，胸腔内と胸腔外気管の両方に関連する。胸腔外気管は吸気時に虚脱しやすい一方で，胸腔内気管は呼気時に虚脱しやすく，こうして重症気管軟化症に特徴的な二相性喘鳴は説明しうるのである。

Stridor は軋るような高調性雑音であり，空気が声門上や声門，そして声門下の狭い部位を通るときに発生する。Stridor はおもに吸気時に発生し，ウイルス性クループや声門下狭窄，喉頭蓋炎，そして抜管後気道浮腫にしばしばみられる。Stridor は安静時にも興奮時にも生じる。気道浮腫がラセミ体アドレナリンの吸入で治療されると，Stridor は消失するが，治療を中止すると再発することがある。

十分な気流が生じるだけの大きさの小児や乳幼児では，ウイルス性クループでは特徴的な犬吠様あるいはオットセイ様咳嗽がみられる。咳をするには十分な気流が必要であり，咳がないことは必ずしも安心できる状態ではない。ウイルス性クループの小さな乳児では，古典的なクループ様咳嗽がみられないこともある。

扁桃周囲膿瘍は，くぐもった声を呈する。これは，扁桃周囲組織の浮腫や疼痛により，はっきりと発音するのが困難な状態である。

大きないびき様雑音は，通常は鼻や後咽頭の閉塞により起こる。開口可能な患者では，閉塞性の扁桃組織や伝染性単核球症に伴う滲出性咽頭炎が観察できるかもしれない。拒否する小児に口を開けさせることにこだわるのは賢明ではない。部分上気道閉塞を完全閉塞に至らしめる危険性があるので，喉頭蓋炎が疑われる小児の咽頭診察には舌圧子を用いてはならない。

鼻腔の聴診で気流の有無を確認できる。咽頭の高調性雑音は，気道狭窄の徴候である。胸部聴診を行いながら，副雑音が呼気か吸気か，それとも両方で聴こえるか，そしてどちらのほうが大きく聴こえるかに注意を払うべきである。気管や気管支由来の雑音ははっきりと大きく聴こえる一方で，小さく末梢の気道で聴こえる雑音は末梢肺で目立つ。

2. 発熱

発熱の有無は，気道の問題の原因による。喉頭軟化症や声門下狭窄のような先天性や後天性の障害は，発熱を伴わない。原因としてウイルス性喉頭気管気管支炎があれば，微熱は存在することがある。高熱は，傍咽頭膿瘍や喉頭蓋炎，細菌性気管炎のような気道の細菌感染症に合併する。

D. 計測と画像

パルスオキシメータは恐怖感や苦痛がなく，急性上気道障害の患者の評価に有用である。許容範囲の酸素飽和度であるなら，臨床的に目にみえる呼吸困難があったとしても，血液に適切な酸素を付加するだけのガス交換はできている。酸素飽和度の低下は，閉塞の増悪，あるいは呼吸筋疲労により呼吸停止の一歩手前であることを示している。

上気道疾患は，必ずしもガス交換を担っている肺領域に影響を及ぼすわけではないが，気道閉塞により適切な酸素が肺胞に達することができないくらいの気流に制限された場合は，酸素飽和度の低下をきたす。

酸素飽和度が低下する別の機序は，閉塞に対する吸気努力が改善されずに呼吸筋疲労をきたした際に生じる，無気肺による換気・血流不均衡である。患者が部分気道閉塞の存在下で呼吸をするとき，横隔膜と呼吸補助筋を補助するのに必要な呼吸仕事量と酸素消費は，非常に大きい。不適切なガス交換により横隔膜が必要とするだけの酸素が供給されないときは，最終的には嫌気性代謝が進み，乳酸アシドーシスとなる。

> ❗ 動脈血ガス分析により，上気道疾患の患者の重要で有益な情報を得ることができるが，処置が不快であり，処置時の不穏により採取が困難となるため，有益性は相殺される。❗

動脈血ガス分析により，上気道疾患の患者の重要で有益な情報を得ることができるが，処置が不快であり，処置時の不穏により採取が困難となるため，有益性は相殺される。上気道閉塞患者の管理の重要な方法の1つとして，有害な刺激を避けることがあり，動脈血ガス分析は，動脈ラインがない状態では有害である。

鼻カニューレ使用中のサイドストリーム型の呼気終末二酸化炭素（$ETCO_2$）モニターは，上気道閉塞患者の換気を適切に評価する方法として有益である。しかしながら，まだ広く使用されてはいない。

放射線画像は，気道が保たれていれば，有益な情報を得ることができる。軟線撮影による頸部の前後・側面像が示すことができるのは，以下のとおりである：

- ウイルス性クループによる声門下狭窄（尖塔サイン）（**図4-3**）

- 放射線を通さない異物

- 喉頭蓋炎による拡大し，腫れた喉頭蓋（母指圧痕像サイン）（**図4-4**）

- 肥大したアデノイドと扁桃組織

- 腫瘍や後咽頭/傍咽頭膿瘍による異常に広い後咽頭や椎体前組織（**図4-5**）

比較例として，正常気道解剖の患者のフィルムを**図4-6**に示す。胸部単純X線では，偏位または狭窄した気管空気柱像，圧迫または狭窄した気管，あるいは無気肺や肺炎像を認めることができる。透視検査や3D構築の可能なCTスキャンといった技術による，さらに進んだ気道の画像は，より重要な情報を与えてくれる。あらゆる放射線検査を計画するうえで，患者の安定と気道の維持が最優先されるべきである。

> ❗ 上気道に問題のある全年齢層の呼吸困難患者において，最も安全で効果的な診断は，モニター装着のうえで手術室や集中治療室に移動し，診断を始めることである。❗

上気道に問題のある全年齢層の呼吸困難患者において，最も安全で効果的な診断は，モニター装着のうえで手術室や集中治療室に移動し，診断を始めることである。これらの場所では，内科的外科的気道管理の技術をもったスタッフが集まって，喉頭鏡や気管支鏡を用いて注意深く気道の検査を行うことが可能である。この気道閉塞への集学的アプローチは，小児を扱うどの施設においても注意深く決定され，標準的な処置とされるべきである。

いくつかの臨床スコアリングシステムが，呼吸状態の程度を評価する助けとなってきた。Westleyクループスコアは，これまでに広く使用され，研究されてきた。スコア項目（**表4-6**）は，Stridor，陥没呼吸，エア入り，チアノーゼ，そして患者の意識状態の存在と程度で構成される。Westleyクループスコアで3点未満は軽症で，3〜6点は中等症，6点より高いものは重症である。

図 4-6 正常気道

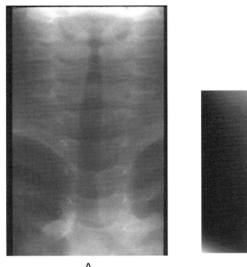
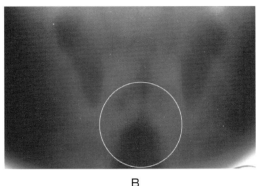

A、正常気管気道の正面X線写真では声門レベルでいくぶんか狭くなっている、広く開通した空気柱を認める。B、気道断層X線写真では、声門レベルまで至る広く開通した空気柱（丸の部分）を認め、正常気道では典型的な"肩"を認める。
Courtesy of Terry L. Levin, MD, Children's Hospital at Montefiore Medical Center, New York, New York, USA.

表 4-6 Westley クループスコア

所見	0	1	2	3	4	5
喘鳴	なし	興奮時	安静時			
陥没呼吸	なし	軽度	中等度	重度		
エア入り	正常	軽度減少	著しく減少			
チアノーゼ	なし				興奮時	安静時
意識レベル	正常					低下

3点未満：軽症
4-6点：中等症
＞6点：重症

V. 急性上気道疾患の管理

上気道閉塞のある患者はたいへん怯えており、不安であり、不快な状態である。どの程度の介入を行うかは、呼吸困難の程度や臨床症状の重症度に比例して決定されるべきである。例えば、水分摂取が可能で、酸素吸入の吹流しで介護者の腕の中で機嫌よくしている軽症から中等症のウイルス性クループの患者には、動脈血ガス分析、その他の血液検査、そして静脈内注射でさえも必ずしも必要ない。上気道障害では、不安や不穏が患者の臨床症状を悪化させる。介入は必要最小限なものから集中治療まで、段階を踏んで行われるべきである。一般的に、必要最小限の処置が最善であるが、最終的な行動が必要とされ、遅れてはいけない場合も起こりうるということを銘記しておいてほしい。

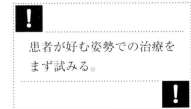

患者が好む姿勢での治療をまず試みる。

覚醒している小児は，自分の気道の維持を最大限にする安楽な姿勢をみつけようとする。これを許容し，患者が好む姿勢での介入を試みるべきである。喉頭蓋炎が疑われる場合は，乳幼児や小児は介護者の腕の中で顎を上げ，顎を前につきだして自然に下顎挙上位になっており，腫脹した喉頭蓋が存在する気道をみずから開通させようとしている。このような患者への一般的なアプローチの1つは，マスク導入や気管挿管のために手術室につれていくまで，介護者の腕の中で安静を保つことである。

患者の意識レベル低下があれば，気流が最大限となり，閉塞が最小限となる姿勢をみつける。Pierre Robin sequence のような，顎や舌に障害のある乳幼児では，仰臥位にすると完全気道閉塞をきたすが，腹臥位では楽に息をすることがある。自発呼吸のある小児では，気管挿管の際のように，口腔，咽頭，気管の軸を一列になるようにすると，気道を最大限にできるかもしれない。2章で述べたように，乳児では肩の下に，年長児では後頭部の下に小さく丸めたものをおくことにより，気道の軸が一列になり，その後，スニッフィングポジションをとらせるために注意深く頸部を伸展させる。鼻や口を通しての気流の変化を監視することや，酸素飽和度をみることで，これらの手技が有効かどうかの評価の助けとなる。重症扁桃アデノイド過形成の患者は，直立位で空気の移動がより容易になる。

舌根沈下による部分上気道閉塞や下咽頭の緊張低下は，しばしば意識の低下した小児にみられる。例えば，閉鎖性頭部外傷を受傷し，手術麻酔から回復途中であったり，処置上の鎮静を施された患者でみられることがある。この状況では，酸素投与が機能的残気量を補充し，酸素飽和度低下を遅らせるが，酸素そのものは上気道閉塞に対する治療ではない。鎮静に関連した上気道閉塞が起こったとき，可逆性の酸素飽和度低下に対しては，顎先挙上法や下顎挙上法や両者の併用で気道を開通させることが，酸素補充よりも治療的である。患者が無呼吸でなければ，通常であれば気道開通後速やかに酸素飽和度は上昇する。顎先挙上法や下顎挙上法にて気道開通した状態を保つことは，重症の小児が関連する医療施設で働くものにとっては習得すべき技術である。これらの気道管理に関する手技は，2章に詳細に述べている。

> **!** 鎮静に関連した上気道閉塞では，可逆性酸素飽和度低下に対して顎先挙上法や下顎挙上法や両者の併用で気道を開通させることが，酸素補充よりも効果的である。 **!**

A. 医学的処置

1. ヘリオックス

ヘリオックスとして知られるヘリウムと酸素の混合ガスは，いかなる閉塞が気流を制限しているときにでも非常に有用である。ヘリオックスは，ヘリウム：酸素比が60：40，70：30，そして80：20のものがある。非再呼吸マスクあるいは経鼻カニューレにて投与可能である。ヘリオックス治療開始後に，呼吸状態の改善がよくみられる。ヘリオックスにおいては，供給される酸素濃度は高くなく，80：20の混合ガスでは室内気より酸素濃度は低くなる。このため，ヘリオックス単独療法は，肺実質病変により酸素を必要としている患者には適切でない。

ヘリオックスは酸素や空気より低密度であり，層流を形成しやすいため効果がある。浮腫や圧迫，解剖学的異常で気道が狭窄しているとき，気流は速度の急激な変化により乱流となる。クループでは，声門下腔での収縮により気流は乱流となる。

ヘリオックスは非常に軽く，狭所の通過性に富んだガスであり，気道の問題にも同様に作用する性質がある。しっかりとフィットするフェイスマスクを使用し，接続を確実にすることで，適切なガスの運搬が保証される。

2. ラセミ体アドレナリン

ラセミ体アドレナリン（噴霧器で2.25％）は，喘鳴の治療において局所血管収縮薬として頻繁に使用されるが，抜管後喘鳴に対しても同様に効果がある。4歳未満の小児では，使用量は0.05mL/kgで，3mLの生理食塩液と混合して，噴霧器を用いて2～4時間ごとに投与する。4歳かそれ以上の小児では，使用量は0.5mLで，3mLの生理食塩液と混合して2～3時間ごとに投与する。最大投与量は0.5mLを1,2時間ごとである。効果の発現は約1～5分で，効果持続は1～3時間である。ラセミ体アドレナリンは，通常はクループに処方されるが，組織浮腫の関与が考えられる他の上気道障害に使用することも考慮される。治療のリバウンドは2,3時間で起こり，これが救急外来でラセミ体アドレナリンの処置を受けた小児が入院する理由となる。ウイルス性クループによる声門下狭窄の罹病期間は，ラセミ体アドレナリンの半減期よりも長い。

ラセミ体アドレナリンの持続吸入に対する情報はほとんどないが，気道に合併症をもった患者がラセミ体アドレナリンに効果を示した場合は，持続吸入は助けとなるかもしれない。

3. デキサメタゾン

デキサメタゾンは，経口あるいは静脈注射による投与があるが，ウイルス性喉頭気管気管支炎にこれまで効果を示してきた。文献的な投与量は0.6mg/kgを1日1回である。抜管後気管狭窄に対しては，0.5～2mg/kg/日を6時間ごとに，筋肉注射か静脈注射で投与する。抜管後喘鳴の予防に用いられるときは，デキサメタゾンは抜管の24時間前から投与開始し，抜管後も4～6回続ける。

4. 非侵襲的陽圧換気

持続性気道内陽圧（CPAP）やバイレベル気道内陽圧（BiPAP）による非侵襲的陽圧換気（NPPV）は，上気道閉塞に有益なことがある。気道に陽圧を与えることで，部分狭窄に対し吸気時に生じる気管虚脱の程度を改善する。扁桃アデノイド過形成による上気道閉塞患者では，NPPV使用による閉塞からの改善を経験できる。NPPVは有益かもしれないが，気管に分泌物を落とし，気道のクリアランスを低下させる可能性もある。

重症吸入困難，完全気道閉塞，あるいは呼吸停止では，通常はバッグマスク換気による補助は可能である。気道閉塞があれば，効果的な換気の達成は困難である。医療従事者は，気道を開通し続けなければならない。2人法のマスクバッグ換気がより効果的であるかもしれない（**2章**）；1人が患者へのマスクのフィットを確実にし，もう1人がバッグを押して，適切な胸部挙上を確実にする。マスクバッグ換気にPEEPバルブを付加することで，呼気終末の気道の虚脱を防ぎ，換気が容易になることがある。

異物誤嚥が疑われ，一次救命処置に反応しなくなれば，喉頭鏡での直視観察を考慮すべきである。

!

噴霧器による
2.25％ラセミ体アドレナリン投与
4歳未満：0.05mL/kgを生理食塩液3mLと混ぜて2～4時間ごと
4歳以上：0.5mLを生理食塩液3mLと混ぜて2～4時間ごと
最大投与量：0.5mLを1～2時間ごと
作用発現：1～5分
作用持続：1～3時間
反跳の可能性：2～3時間

デキサメタゾン
ウイルス性クループ→0.6mg/kg（経口，筋注，静注）1回
抜管後喘鳴→0.5～2mg/kg/日（筋注，静注）を6時間ごと，抜管24時間前より開始し，抜管後4～6回投与を続ける

!

VI. 急性下気道疾患

症例

2歳より喘息の既往がある5歳の少女が，自宅にてアルブテロールを頻回に吸入するも改善なく，頻呼吸と喘鳴が徐々に増悪するため救急外来につれてこられた。彼女のバイタルサインを以下に示す：心拍数135回/min，呼吸数40回/min，室内気でパルスオキシメータ89％。彼女は不安な様子である。深い肋骨間陥没呼吸が観察され，聴診にて両側肺にWheezingを聴取した。アルブテロール吸入施行後にフェイスマスクにて酸素投与がされた。彼女の治療について，あなたは助言を求められた。

Detection（発見）

――あなたの診断は？

――患者の生理学的所見は？

――患者は呼吸窮迫か呼吸不全か？

Intervention（処置）

――次に行うべき介入は？

Reassessment（再評価）

――あなたは治療に対する反応をどのように評価するか？

――患者をどのようにモニターするか？

Effective Communication（効果的なコミュニケーション）

――臨床症状悪化のサインという観点から，あなたは初療チームにどう指示するか？

――医療スタッフが患者の再評価を目的として，あなたを呼び戻す理由で考えられることは何か？

Teamwork（チームワーク）

――どのような治療戦略を行うか？

――いつ誰が何を行うべきか？

呼吸不全は，肺機能が身体の代謝需要に追いつかなくなる状態である。肺機能には，きわめて重要な2つの代謝に関する役割がある。すなわち，血液の酸素化と二酸化炭素の排泄である。呼吸不全には3つの型がある：低酸素血症，高二酸化炭素血症，そして混合型である。低酸素血症型呼吸不全は，室内気で$PaO_2 \leq 60mmHg$（$\leq 8.0kPa$）と定義される。以下の状態によって引き起こされる：

- 換気血流不均等

- 肺胞毛細血管を通じての酸素の拡散減少

- 肺胞低換気

- 高地や他の原因による吸入酸素濃度の低下

高二酸化炭素血症型呼吸不全は，$Paco_2 \geq 50mmHg$（>6.7kPa）で，アシドーシス（pH<7.35）を伴うと定義される。以下の状態によって引き起こされる：

- 1回換気量の低下

- 呼吸数の低下

- 生理学的死腔の増加

- 二酸化炭素産生の増加（重度の高二酸化炭素血症を呈することはほとんどない）

これらの呼吸不全の両者において，ある程度低酸素血症は存在する。動脈血ガス分析による呼吸不全の診断は，患者の初診時にすぐに利用できないこともあるので，臨床医は臨床指標に頼る必要がある（**表4-7**）。

表4-7	呼吸不全の臨床指標
	・著明な頻呼吸（呼吸数>60回/minはどの年齢でも異常） ・徐呼吸かつ/あるいは無呼吸 ・チアノーゼ ・介入に反応しない酸素飽和度の悪化 ・頻脈あるいは徐脈 ・末梢呼吸音の減弱あるいは消失 ・活気低下，昏迷，昏睡

VII. 呼吸不全の治療

呼吸不全の治療の初期目標は，換気と酸素化の再構築と安定化である。焦点がおかれるべき介入は，正確な原因よりも，呼吸不全のタイプと重症度の速やかな評価である。直接的な治療の行動計画に引き続き，治療に対する再評価を頻回に行うことを強調し，必要に応じてさらなる介入を計画する。

治療における最も重要な一面は，患者の気道を守ることである。気道の確立を試みている間に，バッグマスクで換気の補助を行う必要があるかもしれない（**2章**）。酸素飽和度，呼気終末二酸化炭素（$ETCO_2$），そして心血管モニタリングが開始されるべきである。

VIII. 急性呼吸不全の原因

急性呼吸不全は，さまざまな臨床状況において進展しうる。小児では，典型的には，上気道，下気道，そして肺実質に影響する疾患が原因となる。本章で述べられている上下気道疾患のすべての原因で，呼吸不全に至る可能性がある。心血管系や中枢神経系を含む，他の臓器に影響する疾患は，呼吸困難なく急性呼吸不全に至ることもある。

A. 喘息

1. 喘息の病態生理

喘息は，気流閉塞を特徴とする炎症疾患である。この閉塞は，気管攣縮（気道の過敏性亢進による）と粘液栓を伴う粘膜浮腫の両者の結果として，小〜中間径気道の狭窄が起こることに起因する。喘息は小児の慢性疾患の中で最もよくみられ，学校欠席の最多の理由であり，入院数は毎年増え続けている。喘息発作は，刺激物の吸引（タバコの煙）や運動，胃食道逆流，アレルゲンへの曝露，呼吸器ウイルス感染症，そして精神的ストレスなどが引き金となる。気道閉塞は，平滑筋攣縮，粘膜の炎症，粘液栓の三者が原因となる。気管支攣縮と気道浮腫による閉塞と気道抵抗の上昇は，気流（吸気よりも呼気）を妨げ，その結果，エアートラッピング，過膨張，そして換気血流不均等が引き起こされる。肺機能は，過膨張や横隔膜の平坦化にてさらに妨害を受ける。呼気は活動的な過程となり，呼吸補助筋の使用が必要となる。呼吸仕事量の増加は，組織酸素需要を増やすが，換気血流不均等からの低酸素血症により，十分な供給ができない。これらの因子が絡み合い，組織低酸素状態，呼吸筋疲労，そして呼吸不全へと至るのである。

2. 喘息の臨床症状と診断

咳嗽，呼吸苦，そして喘鳴が，喘息におけるおもな臨床症状であるが，年齢により症状は変化する。夜間と運動中に遷延する咳嗽をおもに訴える小児もいれば，息切れが優位な症状であるという小児もいる。乳児では，初回の喘息のエピソードはしばしばウイルス感染に関連する。それより年上の小児では，上気道感染症状がたいてい先行する（例えば，鼻水や咳嗽の後に，喘鳴が続く）。急性発作時は，咳嗽は乾いた音を呈し，通常は湿性ではない。喘鳴の程度は重症度には相関しないが，呼吸困難があるにもかかわらず喘鳴が消失していたり，肺の聴診でエア入りが乏しい場合は，重度の気流閉塞を示唆する。呼吸補助筋の使用と奇脈の存在は，呼吸機能が重度の危険に陥っていることを示す。

重症急性喘息の小児は，通常は多呼吸，過呼吸，陥没呼吸，そして鼻翼呼吸を呈する。これらの患者は不安そうである；彼らは手を前についた前傾姿勢を好み，息をすることに集中し，十分に会話をすることができない。

a. 臨床検査

通常の全血球計算値は正常であることが多く，急性喘息の評価に有用であることはまれである。血算値の上昇は，通常は好酸球増加か白血球増加であり，後者はおそらくストレスかコルチコステロイドの投与により引き起こされる。それゆえ，白血球増加は必ずしも感染の存在を示さない。

> ! 非常に気流が制限された"silent chest"は，喘息の小児において，重症を示す所見である。!

胸部X線は，患者が気管支拡張剤に対する反応が不十分なときに検討される。X線は他の肺実質に関連した病変や，合併症（例えば，気胸），そして気道異物を同定しうる。喘息患者のX線は，しばしば過膨張と気管支壁の肥厚を呈する。急性発作時には，小さな区域性の無気肺がしばしば観察され，肺炎として誤って解釈されることがある。

合併症のない急性喘息発作の典型的な血液ガス所見は，PaO_2の低下，$PaCO_2$の低下，そして呼吸性アルカローシスである。低酸素血症は換気血流不均等により起こり，$PaCO_2$の低下は過換気が原因である。気道閉塞が悪化している患者の$PaCO_2$の正常化は，呼吸筋が疲労し，今にも呼吸不全が起ころうとしているサインとして解釈されるべきである。低酸素血症は急性喘息においてさらに悪い徴候であり，迅速な介入が要求される。代謝性アシドーシスの有無にかかわらず，呼吸性アシドーシスのある患者では，集中治療室で厳重に観察を行うべきである。患者が治療に反応し，意識清明で，かつ血行動態も安定していれば，高二酸化炭素血症そのものは挿管の適応にはならない。逆に，低酸素血症や意識低下，血行

動態が不安定な患者であれば，二酸化炭素は正常であっても速やかな挿管と，人工呼吸器管理を必要とする。

b. 喘息の鑑別診断

先天奇形。呼吸器，心血管，そして消化管の奇形は，喘息に類似した気道閉塞を，さまざまな程度で引き起こしうる。よくみられるものとして，喉頭気管軟化症，声帯麻痺，気管や気管支の狭窄，肺葉気腫，肺嚢胞，血管輪，そして胃食道逆流がある。

異物。元気であった小児に突然，呼吸苦や咳嗽，呼吸困難を認め，過去にも繰り返すエピソードがない場合は，気管か気管支の異物が示唆される。診断の助けとして，強く疑うこと，胸部聴診における左右差，そして吸気時と呼気時および側臥位での胸部X線がある。

クループ。再燃性のクループ患者における上・下気道の気道過敏亢進の遷延する状態がよくみられるようになったのと同様に，喘息の小児における再燃性クループ患者の頻度は増えている。

急性細気管支炎。RSウイルスや他の呼吸器ウイルスによって引き起こされる症候群であり，乳児から2歳までの小児が罹患する。臨床症状としては，咳嗽，鼻かぜ，喘鳴，そして進行性の呼吸苦がある。呼吸不全に進行することもあるが，患者はすでに呼吸不全の状態で受診するかもしれない。この症候群を喘息と鑑別するのは困難である。胸部X線では，細気管支全般の閉塞や，ところどころの肺浸潤，そして無気肺に起因する過膨張を呈する。

3. 喘息の治療

喘息発作の重症患者は，入院前の経口摂取減少と，分時換気量の増加（頻呼吸）からの不感蒸泄の増加により，しばしば脱水をきたしている。適切な輸液蘇生と維持輸液を行うことが必要不可欠である。

a. コルチコステロイド

コルチコステロイドは急性，そして慢性喘息治療の軸となる。グルココルチコイドは，サイトカイン産生，顆粒球/マクロファージコロニー刺激因子，そして誘導型一酸化窒素合成酵素活性を抑制するが，これらはすべて喘息の炎症機序の構成要素である。メチルプレドニゾロンは，重篤な喘息発作に最もよく使用される。開始量は2mg/kgであり，維持は1回あたり0.5～1mg/kgを6時間ごとに経静脈投与する。コルチコステロイドの効果発現は1～3時間で，最大効果は4～8時間後に現れる。治療期間は，臨床反応により決定される。ステロイド治療が5～7日以上必要となれば，コルチコステロイドは漸減を考慮すべきである。

b. 吸入β作動薬

β作動薬は，直接気管支平滑筋を弛緩させ，急性かつ慢性喘息の治療の鍵となる薬物である。アルブテロール（サルブタモール）は0.05～0.15mg/kgの量を20分ごとに3回の吸入が推奨されている。アルブテロールの持続ネブライザーによる吸入は効果があり，間欠治療に反応しない患者に考慮されるべきである。持続アルブテロールの推奨投与量は0.15～0.45mg/kg/hrであり，最大量は20mg/hrである。レバルブテロールの推奨投与量は，0.075mg/kg（最小量1.25mg）を20分ごとに3回投与し，0.075～0.15mg/kg（5mgを超えないように）を必要に応じて1～4時間ごとで維持する。持続吸入を受けている患者では細胞内カリウムの移動により低カリウム血症をきたすので，血清カリウム値をモニターすることが重要である。脱水患者に大量のβ作動薬を頻回に吸入させると，重度の頻脈を引き起こすが，適切な輸液蘇生により改善される。

c. β作動薬の経静脈投与と皮下投与

β作動薬の経静脈投与と皮下投与は，重度の喘息発作の小児に対し有用である。この状態では呼吸気流が減少しており，吸入薬の拡散が制限されるからである。テルブタリンは選択的β_2作動薬である。皮

下注射は静脈ラインが確保されていない患者で最初に使用する。吸入β作動薬の補助療法として，速やかに使用可能である。テルブタリンの皮下投与量は1回あたり0.01mg/kgであり，最大量は0.3mgである。その投与量を15〜20分ごとに3回まで繰り返す。テルブタリンの静脈投与もまた，重症喘息発作に有効であり，初回の負荷量として10μg/kgを10分かけて投与し，0.1〜1μg/kg/minで維持する。4μg/kg/min以上必要になることはまれである。

d. 抗コリン薬

イプラトロピウムは，喘息の治療に用いられる抗コリン薬の中で最も使用されている。粘膜線毛のクリアランスを阻害せずに，気管支拡張を促進する。エアゾールや定量噴霧器により投与可能である。投与量は125〜500μg（ネブライザー），あるいは4〜8パフ（MDI）を20分ごとに3回まで投与する。その後の推奨される投与間隔は，4〜6時間ごとである。

e. 硫酸マグネシウム製剤

マグネシウムは，平滑筋細胞におけるアデニル酸シクラーゼを活性化する役割を通して，気管支拡張剤として作用する。その結果，カルシウムを介した平滑筋収縮を抑制し，気管支拡張を促進する。マグネシウムの通常投与量は1回20〜50mg/kgを30分かけて静脈内投与し，4時間ごとに投与する。10〜20mg/kg/hrでの持続投与も可能である。高マグネシウム血症の症状としては，低血圧，悪心，顔面紅潮がある。高用量（通常は濃度が10〜12mg/dLを超える）は，不整脈，筋力低下，深部腱反射の消失，そして呼吸機能低下といった重篤な毒性が起こりうる。血清マグネシウム濃度は定期的に測定すべきである。

f. メチルキサンチン

メチルキサンチンは，気管支平滑筋の弛緩を促進する。正確な機序は議論の余地が残るが，推測されている機序は，ホスホジエステラーゼ4の阻害による細胞内サイクリックAMPの濃度上昇，カルシウム流入の調節，内因性カルシウム放出の抑制，そしてプロスタグランジン阻害がある。米国の国立心肺血液研究所の急性喘息治療ガイドラインでは推奨されていないが，テオフィリンによる治療は，ステロイドやβ作動薬に反応が乏しい重症小児患者では，助けになりうる。アミノフィリンとテオフィリンは，重症患者においてしばしば効果的であるが，複雑な薬物動態を示し，重篤な副作用の報告もある。薬物の合併症については，十分な注意が払われるべきである。アミノフィリンは，5〜7mg/kgの負荷を20分以上かけて投与し，その後，持続点滴を行う。持続点滴は負荷終了後，0.5〜0.9mg/kg/hrですぐに始めるべきである。負荷後2〜4時間の間と，持続点滴開始後6〜8時間後に，血清テオフィリン値を測定すべきである。アミノフィリンの薬物動態は，通常は信頼できるものであり，投与量から血清濃度を予測するためには，0.5L/kgの平均分布用量を用いてよい。しかしながら，20〜25μg/mL（20〜25mg/L）を超える血清濃度では，基質濃度と無関係に反応速度が一定となり，血中濃度は投与量と固定した相関を示さない。最大の治療効果のためには，テオフィリンの血清濃度は10〜20μg/mL（10〜20mg/L）を目標とする。β作動薬やアミノフィリンの持続投与を受けている患者は，持続心電図モニタリングにより観察すべきである。

g. ヘリオックス

ヘリウムと酸素が80：20，あるいは70：30で混合されたヘリオックスは，重症喘息における補助療法として有用である。気体としての密度が低いため，層流のガスを気道抵抗の高い部位に送りこむことによって，呼吸仕事量を潜在的に改善し，アルブテロールの運搬を助けることが可能になる。ヘリオックスは通常の治療に反応しない，低酸素血症のない患者に推奨される。低いF_{IO_2}のヘリオックスは，低酸素血症の患者での使用は限定される。

h. 非侵襲的陽圧換気

NPPV（CPAPとBiPAP）は，喘息の成人と小児において，呼吸仕事量を軽減し，気流を改善することがこれまでに示されている。浮腫性の狭窄気道を開大し，呼気気道虚脱を制限することで，NPPVは呼吸仕事量を減らし，呼吸苦を軽減し，低酸素血症を改善する。症例によっては，気管挿管や人工呼吸の

必要性を減らすことができるかもしれない。呼吸苦があり，呼吸仕事量の増加のサイン（肋間や肋骨下陥没呼吸）がある患者には，合理的な介入である。NPPV により速やかな呼吸仕事量の軽減が得られ，小児でも一般的によく受け入れられる。ネブライザーによる間欠的あるいは持続的投薬は，NPPV の使用中も施行可能である。

うまく密着する鼻あるいはフルフェイスマスクが必要である。窮迫症状が軽度の患者では，鼻マスクでも快適であるかもしれない。治療開始時には，ピーク圧は 10 〜 12cmH$_2$O で，PEEP は 5 〜 6cmH$_2$O という初期設定が合理的である。

i. 侵襲的人工呼吸

小児喘息患者に対し，気管挿管は必要最小限にとどめるという努力が常に払われるべきであるが，気管挿管が絶対的適応となる場面は存在するので，遅れるべきではない。気管挿管は，難治性の低酸素血症や高二酸化炭素血症（BiPAP や NPPV に反応しない），重度の呼吸性代謝性アシドーシス，意識状態の悪化といった，心停止につながる状態の小児に適応がある。原因となる疾患の解決の間，人工呼吸により，安定した気道，酸素供給，そして重度のアシドーシスを軽減するために適切な換気が供給される。最も重要なことは，人工呼吸は，喘息発作により引き起こされる重度の呼吸仕事量を軽減するのに役立つということである。

喘息発作における人工呼吸サポートの目的は，適切な酸素化を維持し，pH＞7.2 を維持するように分時換気量（ピーク圧，1 回換気量，呼吸回数）を調節することで，高二酸化炭素血症（中等度の呼吸性アシドーシス）を許容することである。人工呼吸療法の戦略は，エアートラッピングによる動的な肺の過膨張の最小化である。呼気時間を長くとり，吸気時間を短くしつつ（低い吸気-呼気比），呼吸回数を少なくすることで，次の吸気開始前に呼気流速がゼロに戻ることが保証され，エアートラッピングを最小限にすることができる。次の呼吸開始前の呼気終了を保証するために，身体所見に加えて，人工呼吸器のグラフィックを利用することは，肺の過膨張を最小限にする助けになる。PEEP（5 〜 10cmH$_2$O）の適切な使用は，呼気相での気道虚脱を抑制することにより，呼気気流を促進することができる。換気回数を増やすことにより Pco$_2$ を正常化しようとすると，通常はさらに Pco$_2$ を上昇させ，胸腔内圧を上昇させることになる。

> 挿管過程においては，動的な肺の過膨張に対する十分な注意が要求される。喘息患者において，気管挿管前後での過剰なバッグバルブマスク換気は，重度の過膨張，低血圧を伴う重度の心拍出量低下，気胸，そして心停止にまで至る可能性もある。

一度気管挿管し，人工呼吸器にのせた後は，非脱分極性神経筋遮断薬の使用は最小限にとどめるべきである。この薬物は，高用量コルチコステロイドとの併用時に起こりうる，重篤で遷延するミオパチーの危険性を増大させる。

B. 細気管支炎

 症例

これまで健康であった，在胎週数 34 週で出生した生後 1 カ月の男児が，母親とともに救急外来を受診した。母親によれば，1 週間前から鼻汁と咳嗽が少しみられた。6 時間ごとにアルブテロールの吸入を行うも，症状は改善しない。この 12 時間で，呻吟，鼻翼呼吸，陥没呼吸が出現している。活動性も低下し，哺乳も減少している。母親は，男児が間欠的に呼吸を止めることを心配している。

Detection（発見）

――最も考えられる診断は？

――他の鑑別疾患は？

――患者の重症度を評価するのにどんな検査が有用か？

Intervention（処置）

――どのような薬物的治療を開始すべきか？

Reassessment（再評価）

――どのようなモニターをどこで行うか？

――間欠的無呼吸が持続すれば，他に試すべき介入はあるか？

Effective Communication（効果的なコミュニケーション）

――あなたは患者がどのような状況になれば再診のためにコールをしてほしいか？

――患者について看護師チームに何を伝えたいか？

Teamwork（チームワーク）

――いつ誰が何を行うべきか？

――あなたは治療戦略をどのように実行するか？

> ❗ 退院後に無呼吸のある新生児では，細気管支炎の診断も考慮されなければならない。

1. 細気管支炎の病態生理

細気管支炎は下気道の急性炎症性疾患であり，末梢気道の閉塞をきたす。生後2カ月未満の無呼吸という症状では最も多い原因疾患である。RSウイルス，ヒトメタニューモウイルス，ライノウイルス，そしてコロナウイルスが最もよくみられる原因ウイルスであり，冬から春にかけて流行する傾向がある。細気管支炎は他にも，アデノウイルス，インフルエンザウイルス，パラインフルエンザウイルスなどでも起こりうる。

早産児や，チアノーゼ性あるいは非チアノーゼ性先天性心疾患，気管支肺異型性の乳児，そして免疫不全や免疫抑制状態の小児は，細気管支炎に罹患しやすく，重症化しやすい。

2. 細気管支炎の臨床症状

乳児は，一般的に，上気道感染症に罹患した成人や他の小児から感染する。初発症状としては，咳嗽，くしゃみ，鼻汁，そしてしばしば微熱を伴う。その後，頻呼吸，鼻翼呼吸，陥没呼吸，喘鳴，易刺激性といった症状に発展する。チアノーゼも起こりうる。胸郭腹部非協調性呼吸は，気道閉塞の程度に相関する。肺所見では，びまん性喘鳴，呼気延長，ラ音が聴取される。無呼吸は現在の症状として現れる他に，疾患後

期にも出現する。

3. 細気管支炎の診断

重症細気管支炎の患者に対する適切な検査としては，胸部X線，全血球計算値，RSウイルスやインフルエンザの迅速蛍光抗体法，そして可能であれば，よくみられるウイルスに対するポリメラーゼ連鎖反応法がある。細気管支炎の乳児のほとんどで，胸部X線ではエアートラッピングによる過膨張を呈し，ところどころに浸潤影がみられることもよくある。突然の呼吸状態の悪化を呈した細気管支炎の乳児において，しばしばX線で新たな無気肺の形成が確認できる。全血球計算値は通常は正常である。

4. 細気管支炎の治療

a. 輸液と酸素

輸液と酸素は，細気管支炎の乳児の治療における基礎をなす。経口による水分投与を試みるべきであるが，呼吸困難により十分な経口摂取が困難な場合は，経鼻胃管チューブからの投与か，静脈内輸液も考慮される。人工乳にシリアルを混ぜることは，呼吸困難の小児において容認できる方法かもしれない（訳注：米国では一般的な方法）。酸素飽和度を92％以上に保つために，さまざまな形態での酸素投与（例えば，経鼻カニューレやフェイスマスク）を行うべきである。酸素の加湿吸入は，気道分泌物の乾燥を防ぐ方法である。

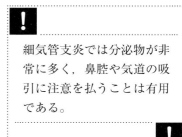

細気管支炎では分泌物が非常に多く，鼻腔や気道の吸引に注意を払うことは有用である。

b. β_2作動薬

細気管支炎において，β作動薬吸入の利点は示されていない。しかしながら，臨床では少なくとも試みにネブライザーを用いた，β作動薬の投与がよく行われている。臨床的に改善を認めない場合や悪化する場合は，これらの薬物は中止されるべきである。

c. ラセミ体アドレナリン

ラセミ体アドレナリンはこれまでに研究が行われてきており，ラセミ体アドレナリン（2.25％溶液：生理食塩液3mLに1回0.05mL/kgを溶解し，ネブライザーを用いて投与）を試みてもよい。ただし，改善がない場合は中止すべきである。リバウンドが2～3時間で起こることがあり，吸入後の再増悪は救急外来でラセミ体アドレナリン治療を受けた小児の入院理由となる。

d. ステロイドの吸入と全身投与

ステロイドの吸入と全身投与は議論の余地があり，これまで急性細気管支炎に対する効果は示されていない。ウイルス性細気管支炎と喘息による再発性喘鳴の鑑別が困難なときは，治療的介入としてステロイドを試みてもよい。

C. 肺炎

1. 肺炎の病態生理と分類

肺炎は，細菌やウイルス感染によって引き起こされる肺実質の炎症であり，コンプライアンスが低下し，全肺容量が減少するという特徴がある。呼気流量比は通常は保たれ，大きな閉塞性障害はまれである。進行性に肺胞を巻き込み，ガス交換の低下により，呼吸困難，そして呼吸不全に至る。

肺炎は，解剖学的部位（大葉，小葉，肺胞，間質），感染場所（市中，院内），原因微生物により分類可能である。普遍的な定義には欠けるが，市中肺炎は通常は急性症状（発熱，咳嗽，呼吸苦）を伴う肺の炎症として定義され，生来健康であった小児で，異常な肺聴診音（クラックル）や胸部X線での急性浸潤影

といった変化を呈する状態である。入院後48〜72時間以降に発症した肺炎は院内肺炎と考える。

小児が肺炎を繰り返す場合は，基礎疾患（例えば，後天性や先天性の肺の解剖学的奇形，免疫不全，気管食道瘻，異物，囊胞性線維症，心不全，未治療の喘息，気管支拡張症，線毛機能不全，好中球減少，そして肺血流の増加）の存在を考慮すべきである。

2. 肺炎の診断

実質性肺疾患の診断は，なかなか難しい。かなりの硬化像や小気道病変（ファインクラックルを吸気終末に認める）が存在するにもかかわらず，聴診上は完全に正常であるかもしれない。胸部X線は，肺炎の診断と治療の両方において重要である。

発熱と咳嗽がしばしばみられ，呼吸補助筋の陥没や異常な肺聴診音は，下気道障害において最も特異的な指標である。肺炎でみられる通常の徴候や症状には，発熱，無気力，食欲低下，蒼白やチアノーゼ，ぐったりして重篤な外見，腹部膨満などがある。右下葉の肺炎は，虫垂炎と誤って診断されることもある。呼吸状態の危険な徴候として，肋間や肋骨下の陥没呼吸，鼻翼呼吸，胸痛が含まれる。聴診所見はさまざまであり，気管支声やクラックルのような呼吸音の変化を示す可能性がある。

3. 肺炎の治療

a. 支持療法

支持療法には，水分や電解質，酸塩基平衡といった栄養状態の維持，吸入酸素療法，分泌物の軽減，そして理学療法が含まれる。呼吸不全を伴った重篤な場合には，気管挿管のうえ，人工呼吸が必要になる。

b. 抗菌薬療法

グループB溶血レンサ球菌とグラム陰性菌は，生後3週までの新生児に多くみられるため，これらのほとんどの症例でアンピシリンとゲンタマイシンの静脈投与を行うべきである。重症例では，第3世代セファロスポリン（セフォタキシム）を使い，*Listeria monocytogenes*の可能性をカバーするために，アンピシリンも併用するべきである。生後4カ月〜4歳の小児では，アンピシリン200mg/kg/日を6時間ごとに投与すべきである。セフトリアキソンは重症例に用いるべきである。抗菌薬の選択の際には，地域の細菌感受性パターンに注意を払うべきである。

5歳以上の小児では，非定型細菌，特に肺炎マイコプラズマの決まった治療として，5日間のアジスロマイシン投与を行うことができる。推奨投与量は，初日は10mg/kg，引き続き5mg/kg/日を4日間投与する。セフトリアキソンは，マクロライドの有無にかかわらず，さらに具合の悪い急性期の小児で使用される。すべての年齢で，臨床症状から黄色ブドウ球菌の存在が疑われるとき，その地域でのメチシリン耐性黄色ブドウ球菌の頻度に応じて，オキサシリンかバンコマイシンを使用すべきである。

c. 陽圧換気

CPAPやBiPAPといったNPPVは，高濃度酸素投与にもかかわらず低酸素血症が遷延する患者に対して使用すべきである。肺炎における挿管の適応は，重度の低酸素血症を伴う呼吸不全，呼吸筋疲労の悪化，そして意識状態の変容である。気管挿管が必要となれば，挿管前にバッグバルブマスクにPEEPバルブを付加することを考慮すべきである，なぜならPEEPは酸素化を改善し，虚脱した肺胞をリクルートできるからである。

4. 合併症

肺炎の合併症には，胸水，膿胸，肺外感染症と敗血症，急性呼吸促迫症候群，ショック，肺膿瘍，気胸，無気肺，そして多臓器不全が含まれる。胸水と膿胸が最も多くみられる合併症である。

小児患者では，胸水はしばしば細菌性肺炎に合併する。肺炎レンサ球菌が原因菌として最多で，米国では22％を占める。黄色ブドウ球菌や化膿レンサ球菌もまた，胸水と膿胸の発症に高率に関連している。肺実質壊死は，小児細菌肺炎のよくみられる合併症として増加傾向にある。

胸部X線は，胸水の量や移動性があるかどうかの診断のためには，右および左側臥位像が撮影される。最近では，胸水の貯留部位や線維成分を含むかどうかを評価するために胸部超音波を使用する機会が増えてきており，胸水穿刺による排液を困難にする胸腔内の隔壁形成を確認することができる。膿胸では，白血球が多く，低pHの膿を含んだ胸水が排液され，傍肺滲出液とは区別する。膿胸は隔壁での発生頻度が高く，移動する傾向は低い。

胸水と膿胸の治療の選択肢には，酸素投与と抗菌薬，これらの補助治療に加え，胸腔ドレーンによる胸水ドレナージ（これには胸腔内血栓溶解療法を加えることがある），あるいはビデオ補助下胸腔鏡手術のような技術を用いた，さらに積極的な胸水ドレナージがある。傍肺滲出液の小児患者に胸腔ドレナージを行うかどうかの決定は，臨床症状によって決定する。重大な胸水貯留のケースでは，胸腔ドレーンからの排液を促進するために，胸腔内血栓溶解剤の投与が行われることもある。この治療の効果を検討した研究では，結論の一致をみていない。最近では，ビデオ補助下胸腔鏡手術は，胸腔スペースの直接観察や，癒着の機械的剥離，効果的な部位への胸腔ドレーンの留置を可能にするなど，胸腔ドレナージを促進する方法として広く行われるようになった。

D. 嚢胞性線維症

 症例

17歳の嚢胞性線維症の女性患者に，1週間続く咳嗽，喘鳴，痰の量と性状の変化がみられたため，救急外来を受診した。当日の朝から，胸痛と呼吸努力の増悪を認めた。SpO_2は89％であり，通常よりはかなり低い値である。

Detection（発見）

　　——患者の臨床症状をどのように説明したらよいか？

　　——どのような検査を行うべきか？

　　——患者の重症度を評価するのにどんな検査が有用か？

Intervention（処置）

　　——どのような治療介入を開始すべきか？

Reassessment（再評価）

　　——どのくらいの頻度で患者の状態を再評価すべきか？

　　——どのような臨床的指標を追っていくべきか？

Effective Communication（効果的なコミュニケーション）

　　——この患者の状態を誰に報告すべきか？

――担当の看護スタッフにこの患者について何を伝えるべきか？

Teamwork（チームワーク）

――あなたは治療戦略をどのようにして実行するか？

――いつ誰が何を行うべきか？

1. 囊胞性線維症の病態生理

囊胞性線維症（CF）は，7番染色体長腕における突然変異を含む常染色体劣性遺伝疾患であり，上皮表面を介した塩化物イオンとナトリウムイオンの輸送の異常を引き起こし，粘着性のある分泌物の産生を促し，その結果，気道閉塞に至る。下気道は，出生時は正常であるが，時間がたつと，再発性気道炎症，慢性粘液産生，そして再発性感染症の結果として，閉塞性肺疾患に発展する。小児では通常，再発性の咳嗽や喘鳴，細気管支炎，喘息，そして肺炎として発症する。最終的には，慢性びまん性気管支拡張症へと至る。患者の10％に気胸が起こり，胸痛や呼吸不全のよくある原因となりうる。

2. 囊胞性線維症の診断

CFの患者では，汎副鼻腔炎や鼻ポリープといった上気道の疾患を合併する傾向にある。病期の初期で悪化に関連する細菌は，黄色ブドウ球菌やインフルエンザ桿菌，クレブシエラ類である。緑膿菌（ムコイドタイプ），*Aspergillus fumigatus*，*Burkholderia cepacia*，そして*Stenotrophomonas maltophilia*は，病期の後半で問題となる細菌である。

汗試験は，以下の患者で考慮すべきである：

- 新生児期に遷延性黄疸を合併した胎便性イレウスの既往
- 直腸脱や，脂肪便を伴う慢性下痢症
- 鼻ポリープと重症の副鼻腔炎
- 慢性咳嗽と喘鳴
- 培養陽性の黄色ブドウ球菌肺炎や，喀痰での緑膿菌の検出
- 成長不全
- ばち指
- CFの家族歴

3. 囊胞性線維症の治療

呼吸不全は，比較的CFの小児には珍しい。しかしながら，ウイルス性あるいは細菌性肺炎を呈している未診断の小児，肺炎や急性の気胸を呈している進行したCF，右心不全を呈している末期のCF患者は，呼吸不全になりうる。

CF患者にとって利益になること：

- 肺理学療法と体位ドレナージ

- 気管支拡張薬の吸入

- 粘液溶解薬（N-アセチルシステイン20％溶液を3〜5mL，ネブライザーで1日3回吸入）

- 組換えヒトDNA分解酵素

- 血管収縮薬

抗菌薬治療は，早期の症例での単剤・短期間の治療から，複雑化した症例での多剤併用，長期間にわたる治療まで多岐にわたる。治療はまず，緑膿菌を標的にすべきである。推奨される静脈投与治療は，セフェピムを150mg/kg/日，あるいはセフタジジム150mg/kg/日を行い，トブラマイシンを7.5mg/kg/日を併用する。ブドウ球菌感染症が疑われる患者では，バンコマイシン45mg/kg/日の静脈内投与を考慮すべきである。

E. 急性呼吸促迫症候群

1. 急性呼吸促迫症候群の定義と病態生理

急性呼吸促迫症候群（ARDS）は，X線での両側肺陰影を伴う非心原性肺水腫であり，重度の低酸素血症を引き起こす。2012年，国際コンセンサス会議により，新しい診断基準がだされた（**表4-8**）。動脈血ガス測定ができないときは，軽症ARDSでは，酸素化は酸素飽和度（Sao_2）と吸入酸素濃度（Fio_2）の比が263以下で診断基準を満たす。中等度のARDSでは，PEEPやCPAPを必要とし，比が201以下で診断される。

表4-8　急性呼吸促迫症候群（ARDS）の診断基準（2012年ベルリンコンセンサス会議）

経過	既知の危険因子による侵襲，もしくは呼吸症状の出現あるいは増悪から，1週間以内
胸部X線	胸水や肺の虚脱，結節性陰影では説明のつかない両側の透過性低下
肺水腫の成因	心不全や輸液過多では説明しきれない呼吸不全
酸素化	軽症：200≦Pao_2/Fio_2≦300mmHg（PEEP/持続PEEP≧5cmH$_2$O） 中等症：100＜Pao_2/Fio_2≦200mmHg（PEEP≧5cmH$_2$O） 重症：Pao_2/Fio_2：≦100mmHg（PEEP≧5cmH$_2$O）

ARDSは，直接的あるいは間接的肺損傷に引き続き発症する。通常は，肺炎や誤嚥が直接的な肺損傷を引き起こし，ARDSを発症する原因であるが，外傷性肺挫傷，脂肪塞栓，溺水，そして吸入による気道傷害も，比較的よくみられる。間接的肺損傷としては，敗血症性ショック，心肺バイパス後，輸血関連肺障害といった全身性疾患が含まれる。直接損傷は，肺胞構造の破壊に伴う部分的な肺胞硬化により引き起こされると推測されており，一方で間接損傷は，肺血管うっ血，間質浮腫，あるいはそこまで重度ではない肺胞合併症と関連していると考えられている。ARDSは，臨床的，X線写真上の，そして病理組織学的な特徴の変化により規定された病期を通じて経過する。初期の滲出性の時期は，肺コンプライアンスの低下と低酸素血症の急激な進展により特徴づけられる。これに対する肺メカニクスの代償機構として，頻呼吸が生じる。典型的には，動脈血ガスで高二酸化炭素血症を呈し，胸部X線では，肺水腫からびまん性肺胞浸潤を呈する。

> ！可能であれば，肺実質疾患の患者には，カフ付き気管チューブを使用すべきである。！

病態は浸出期における炎症前の状態から、線維増殖期へと移行し、その間に、慢性炎症と肺胞毛細血管単位の瘢痕化の結果として、肺胞死腔の増加と難治性の肺高血圧が引き起こされる。多くの患者では、線維増殖期は回復期に移行し、そこで肺胞上皮バリアの回復と、肺コンプライアンスの段階的な回復が起こり、動脈血低酸素血症が改善し、そして最終的に発症前の肺機能に戻る。

2. 急性呼吸促迫症候群の治療

ARDS治療の主軸は支持療法であり、その中でもきわめて重要なものは陽圧換気である。ARDSにおける肺胞毛細血管バリアの破綻は、サーファクタント機能不全と同様に、肺コンプライアンスと肺容量の重篤な低下へと至り、換気血流不均等へと至る。これにより、ARDSにおける低酸素血症は通常、酸素投与単独では改善せず、陽圧換気が適応になる。BiPAPの使用は正当であるが、重篤な低酸素血症では、侵襲的人工呼吸管理が第1選択の補助治療として必要になることがある。ARDSにおける人工呼吸管理の戦略は、低い1回換気量（4〜6mL/kg）を用いて人工呼吸器プラトー圧を30cmH$_2$O以下に保ち、人工呼吸関連肺損傷を減らす積極的な努力と、PEEPを積極的に使用し、肺胞肺単位の開通を改善し維持することで、酸素投与量を減らすことである。ARDSNet研究では、これらの戦略により治療されたARDSの成人症例において、予後の改善が報告されているが、小児患者での同様の報告はこれまでにはない。

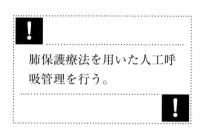

肺保護療法を用いた人工呼吸管理を行う。

補助療法として、腹臥位や、サーファクタントおよび副腎皮質ステロイドの投与がある。肺胞硬化は、急性肺傷害やARDSでは重力軸方向に沿って形成され、肺血流は優先的に背側（下部）肺領域に分配される。よって、理論上では、損傷肺での換気血流比は、体位変換にて改善することができると推測される。しかし、腹臥位で死亡率が減らせたという研究は示されていない。しかし、ときおり、ある程度のガス交換の改善により、潜在的に肺傷害の可能性のある膨張圧や高濃度酸素から、ウィーニングが可能になることがある。

成人患者における剖検例での気管支肺胞洗浄液や肺組織において、内因性サーファクタントの脂質蛋白比の変化が認められることがあり、その場合、サーファクタントは潜在的には有効である可能性があるといえる。成人患者における無作為化比較試験では、ARDSへのサーファクタント投与で死亡率の改善は示されなかったが、1つの小児研究で、サーファクタントの投与によっても著明な死亡率の低下が示されている。

副腎皮質ステロイドは、毛細血管上皮における血漿の漏出を制限し、抗炎症作用も併せもつ。高用量副腎皮質ステロイドの初期ARDS患者への短期間投与を評価した研究では、結果に利益をもたらさなかった。

F. 肺水腫

1. 肺水腫の病態生理

肺水腫には2種類ある。高圧型肺水腫と透過型肺水腫である。前者はしばしば心原性であり、後者は典型的に肺胞毛細血管間膜の破壊により引き起こされる。高圧型肺水腫に関連した毛細血管圧の上昇は、左房に流入する血流の途絶（肺静脈閉塞）、あるいは左心を通過する血流の途絶（左心機能障害や僧帽弁狭窄症）により引き起こされる。僧帽弁逆流や左心機能低下による左房圧上昇は、肺静脈を逆流して肺毛細血管床に伝わり、肺胞周囲間質腔への水分流入を増やす。この水分流入の全体量が、リンパ系の水分排泄能を凌駕する。浮腫を生じる過剰体液は硬い肺胞上皮の壁を通過し、肺胞空気間隙を水で満たし、低酸素血症を引き起こし、肺胞コンプライアンスを低下させる。気管支周囲の浮腫は、小気道の閉鎖を起こし、さらに肺コンプライアンスを低下させ、呼吸努力を増悪させる。静水圧の上昇が、心原性肺水腫における間質と肺胞の水分過多のおもな発生機序である。血漿蛋白の低い患者では、正常の膠質浸透圧を保持できている

患者よりも低い左房圧で肺水腫をきたしやすい。

肺胞毛細血管間膜が毒性物質により直接的に損傷を受けた場合や，肺サーファクタントが量的に不十分な場合および適切に作用しない場合に，透過型肺水腫，つまり非心原性肺水腫は発生する。

閉塞後肺水腫は，重度の上気道狭窄が解除された患者にときおり発症する。挿管された後に気管チューブからピンクの泡沫液が吸引される上気道閉塞患者だけでなく，扁桃摘出術やアデノイド摘出術を受けたり，突然術後低酸素血症を起こした重度の閉塞性睡眠時無呼吸の患者でも，閉塞後肺水腫は起こりうる。

2. 肺水腫の診断

小児では，軽度の呼吸困難や成長障害が唯一の症状ということもある。症状の悪化に伴って，胸部X線では，肺血流の再分布，肺うっ血，Kerley Bラインの鮮明化がみられる。直接的な肺水腫の証明は，患者が挿管されて，ピンクの泡沫液が吸引されるときまでわからない場合もある。

3. 肺水腫の治療

肺水腫の患者にとって利益になること：

- 心原性，高圧性の原因と考えられたときは，適切なときに循環器科医に相談する。

- 細胞外液量を減らし，全身性静脈還流を減らすためのフロセミド（1〜2mg/kg/日を6〜12時間ごとに分けて投与）。機序は，心房充満圧を低下させ，心機能を改善する。肺うっ血からの速やかな解除は，おそらく静脈拡張作用による。毛細血管を通じて間質腔からの水分の移動を促進する作用もある。

- 頭位を30〜45°挙上し，半坐位でのベッド上安静。

- 肺静脈還流（前負荷）と，全身性血管抵抗（後負荷）の減少。

- 静脈容量の増加により前負荷を減少させるためのモルヒネ（1回あたり0.1〜0.2mg/kg）。モルヒネは静脈還流を低下させ，全末梢抵抗を減少させる。

- 高体温を治療することによる心筋代謝需要の減少。

- 肺水腫に対するNPPVもしくは侵襲的な陽圧換気。呼吸仕事量の増加と低酸素血症を改善するには，酸素投与よりも効果的である。

心原性あるいは高圧型肺水腫の患者には，大量酸素投与を行うべきではない。なぜなら，肺血管抵抗の減少は，肺静脈系の拡張により肺水腫を悪化させるからである。

最大限に非侵襲性酸素投与を行っているにもかかわらず低酸素血症が遷延し，呼吸不全をきたす患者や，循環不全の患者には，気管挿管を考慮すべきである。ときおりみられる気管挿管と用手バッグバルブ換気後の循環虚脱は，陽圧換気による静脈還流の減少の結果である可能性がある。

さらに，吸気時間の短縮，1回換気量の抑制，そしてPEEPの最小化といった，胸腔内圧の上昇因子を最小限にすることを考慮すべきである。心肺蘇生が必要になることもあり，医療従事者は常にこの可能性に対し，準備しておかなければならない。

G. 鎌状赤血球症における急性胸部症候群

急性胸部症候群（ACS）は，鎌状赤血球症の患者に頻発する急性肺傷害である。この肺傷害は，胸部X線像での無気肺ではない肺胞硬化像を示す新規の肺浸潤と定義され，少なくとも1つの全肺区域を含むものである。胸部X線の所見とともに，胸痛や発熱，頻呼吸，喘鳴，咳嗽，あるいは低酸素血症を伴う。しばしば自然に軽快するが，急速に急性呼吸不全に進行する症例もあり，高率に後遺症を残し，死亡することもある。

ACSを引き起こすと想定されている3つの機序は，肺炎および全身感染症，脂肪塞栓，そして鎌状ヘモグロビン含有赤血球による直接的な肺梗塞である。鎌状赤血球症の患者では，肺塞栓症の危険性は高いが，ACSにおける肺塞栓の役割は解明されていない。鎌状赤血球症における肺病変の進行に伴う全身性の低酸素血症は，全般的に赤血球の鎌状化を悪化させるが，それは特に損傷を受けた肺領域で顕著である。ACSは，鎌状赤血球静脈閉塞症で入院している患者の入院後1～3日後に発症することもあるが，また入院の直接の原因となることもある。

ACSにおいて有効である治療介入：

1. 静脈内点滴による水分負荷

2. 低酸素に対する酸素投与

3. 繊毛運動改善のためのマクロライド治療と同様に，細菌性肺炎の起因菌に対する抗菌薬

4. 深呼吸やインセンティブ・スパイロメトリーが十分可能である程度の鎮痛

5. ヘモグロビンが10g/dL未満であれば，赤血球輸血

6. ヘモグロビンが10g/dL以上で重篤な症状が持続すれば，部分あるいは全血交換輸血

7. 低酸素を改善するためのNPPV

たいていの場合，輸血あるいは交換輸血により酸素化の改善と苦痛の除去が達成される

小児での急性上気道・下気道疾患の診断と管理

Key Points

- 下顎挙上や顎先挙上のような気道確保の手技により，意識レベル低下に伴う上気道閉塞による低酸素血症を改善する。

- 鼻咽頭エアウェイは，Pierre Robin sequenceの重篤な上気道閉塞のある患者を救命しうる。

- 可能なかぎり，小児が最も落ち着く体位をとらせるべきである。

- 喉頭蓋炎や他の重篤な上気道閉塞が疑われる場合には，内科的あるいは外科的気道管理に熟練した集学的チームを集めるべきである。

- 重篤な上気道閉塞を診断する正当な方法は，手術室における，熟練した麻酔科医や耳鼻咽喉科医による気道の直接評価である。放射線検査は，比較的安定しており，診断がついていない小児に対して行われるべきである。

- バッグマスク換気により，救命に不可欠な酸素化を実現することができる。喉頭蓋炎による完全気道閉塞でさえも換気しうる。

- ヘリオックスはあらゆるタイプの上気道閉塞に有用である。

- どのような介入でも，正確な原因の究明よりも，まず呼吸不全のタイプと重症度の迅速な評価に焦点をおくべきである。

- 治療に対する反応に対し，再評価を繰り返すことが，よい結果を生み出す。

- 呼吸困難の有無にかかわらず，呼吸不全は存在しうる。

- 喘息の患者では，喘鳴の程度は重症度に相関しない。空気の出入りがかなり制限されたサイレントチェストは懸念すべき所見である。

- 疾患の進行や予期せぬ病態の変化がないことを確認するために，胸部X線は，治療開始後6〜24時間の間に繰り返し行うべきである。

- 肺コンプライアンスの変化が大きいと予想される場合は，カフ付き気管チューブを用いるべきである。

参考文献

1. Backofen JE, Rogers MC. Upper airway disease. In: Rogers MC, ed. *Textbook of Pediatric Intensive Care*. 2nd ed. Baltimore, MD: Williams & Wilkins; 1992:231–257.
2. Cherry JD. Clinical practice. Croup. *N Engl J Med*. 2008;358:384–391.
3. Cote CJ, Todres ID, Ryan JF, Goudsouzian NG. *A Practice of Anesthesia for Infants and Children*. 3rd ed. Philadelphia, PA: Saunders; 2001.
4. deCaen A, Duff J, Couvadia AH, et al. Airway management. In: Nichols DG, ed. *Rogers' Textbook of Pediatric Intensive Care*. 4th ed. Philadelphia, PA: Lippincott Williams & Wilkins; 2008:303–322.
5. Fraser RS. Histology and gross anatomy of the respiratory tract. In: Martin JG, Hamid Q, Shannon J, eds. *Physiologic Basis of Respiratory Disease*. Ontario, BC, Canada: Decker; 2005:1–14.
6. Gupta VK, Cheifetz IM. Heliox administration in the pediatric intensive care unit: an evidence-based review. *Pediatr Crit Care Med*. 2005;6:204–211.
7. Khemani RG, Patel NR, Bart RD, Newth CJL. Comparison of the pulse oximetric saturation/fraction of inspired oxygen ratio and the Pao$_2$/fraction of inspired oxygen ratio in children. *Chest*. 2009;135:662–668.
8. McBride TP, Davis HW, Reilly JS. Otolaryngology. In: Zitelli BJ, Davis HW, eds. *Atlas of Pediatric Physical Diagnosis*. 3rd ed. St. Louis, MO: Mosby; 1997:683–728.
9. Mercier J, Dauger S, Durand P, et al. Acute respiratory syndrome in children. In: Fuhrman BP, Zimmerman JJ, eds. *Pediatric Critical Care*. 3rd ed. Philadelphia, PA: Mosby; 2006:731–743.
10. Miller AC, Gladwin MT. Pulmonary complications of sickle cell disease. *Am J Respir Crit Care Med*. 2012;185:1154–1165.
11. Ralston M, Hazinski MF, Zaritsky AL. Management of respiratory distress and failure. In: Ralston M, Hazinski MF, Zaritsky AL, eds. *Pediatric Advanced Life Support*. Dallas, TX: American Heart Association; 2006:45–59.
12. Ralston M, Hazinski MF, Zaritsky AL. Recognition of respiratory distress and failure. In: Ralston M, Hazinski MF, Zaritsky AL, eds. *Pediatric Advanced Life Support*. Wheeling, IL: World Point; 2006:33–43.

13. Rotta A. Asthma. In: Fuhrman BP, Zimmerman JJ, eds. *Pediatric Critical Care*. 3rd ed. Philadelphia, PA: Mosby; 2006:588–607.
14. Scharf S. Mechanical cardiopulmonary interactions in critical care. In: Dantzker DR, Scharf SM, eds. *Cardiopulmonary Critical Care*. 3rd ed. Philadelphia, PA: Saunders; 1998:75–91.
15. Shah RK, Roberson DW, Jones DT. Epiglottitis in the Hemophilus influenza type B vaccine era: changing trends. *Laryngoscope*. 2004;114:557–560.
16. Soroksky A, Stav D, Shpirer I. A pilot prospective randomized placebo-controlled trial of bilevel positive airway pressure in acute asthma attack. *Chest*. 2003;123:1018–1025.
17. Teague WG. Noninvasive ventilation in the pediatric intensive care unit for children with acute respiratory failure. *Pediatr Pulmonol*. 2003;35:418–426.
18. The Acute Respiratory Distress Syndrome Network. Ventilation with lower tidal volumes as compared with traditional tidal volumes for acute lung injury and the acute respiratory distress syndrome. *N Engl J Med*. 2000;342:1301–1308.
19. Thill PJ, McGuire JK, Baden HP, Green TP, Checchia PA. Noninvasive positive-pressure ventilation in children with lower airway obstruction. *Pediatr Crit Care Med*. 2004;5:337–342 (published erratum appears in *Pediatr Crit Care Med*. 2004;5:590).
20. Ventre KM, Wolf GK, Arnold JH. Pediatric respiratory diseases: 2011 updated for the Rogers' Textbook of Pediatric Intensive Care. *Pediatr Crit Care Med*. 2011;12:325–338.
21. Ware LB, Matthay MA. The acute respiratory distress syndrome. *N Engl J Med*. 2000;342: 1334–1349.
22. Westley CR, Ross EK, Brooks JG. Nebulized racemic epinephrine by IPPB for the treatment of croup. *Am J Dis Child*. 1978;132:484–487.
23. Wheeler DS. The pediatric airway. In: Conway EE, Relvas MS, eds. *Pediatric Multiprofessional Critical Care Review*. Chicago, IL: Society of Critical Care Medicine; 2006:37–51.
24. Woods CR. Clinical features, evaluation, and diagnosis of croup. www.UpToDate.com. Updated November 6, 2012. Accessed April 18, 2013.

5章
人工呼吸

✓ 目的

- 非侵襲的陽圧換気（NPPV）の適応，利点，欠点について理解する。
- 人工呼吸器やモードごとの特徴，特性について説明できる。
- 人工呼吸開始時の換気モード，設定，モニタリング項目を選択することができる。
- 人工呼吸器のパラメータと人工呼吸管理による有害事象を避けるための変更点について，説明できる。
- 人工呼吸管理からのウィーニング法の概要について議論する。
- 急性呼吸不全，急性呼吸促迫症候群（ARDS）患者に対する肺保護戦略の使用法の要点を述べる。

📁 症例

6歳の男児。2日前に，膿胸に対する開胸術とドレナージ術を受けた。左の胸腔チューブが留置された。術後経過は良好であり，術後1日目に問題なくチューブは抜去した。今朝になり，呼吸仕事量は増加し，酸素飽和度はフェイスマスク 5L/min の酸素投与にて 92% であった。胸部 X 線写真では，左肺の完全な無気肺を認めた。次の設定で非侵襲的陽圧換気（NPPV）が開始された：最高吸気圧 12cmH$_2$O，呼気終末陽圧（PEEP）6cmH$_2$O，吸入酸素濃度（F$_{IO_2}$）0.5，バックアップ換気回数 20 回。4 時間後に再検した胸部 X 線では左肺にほぼ完全な再膨張を認めた。

Detection（発見）

——NPPV 開始前の胸部 X 線写真の最も可能性の高い原因は何か？

——この状況での NPPV 療法の利点と欠点は何か？

Intervention（処置）

——現時点で，どのように NPPV 設定を管理し，どのような検査やアセスメントを行うことが適切か？

Reassessment（再評価）

——現在の治療戦略は有効か？

——この患者に役立つ可能性のある他の介入はあるか？

——もし再検した胸部X線写真で改善が得られなかった場合，肺を再膨張させるためにどのような対応をとればよいか？

Effective Communication（効果的なコミュニケーション）

——この患者の治療を行うのに最も適している病棟はどこか？

——状態の変化をスタッフにどのように伝えるか？ 誰がケアプランを知っておく必要があるか？ その情報はどのように伝わっていくか？

Teamwork（チームワーク）

——どのように治療計画を実施していくか？

——換気設定の変更を行うのは誰か？

I. はじめに

呼吸不全の認識とその対応は常に，重症な小児患者の診療で最優先の管理事項である。新生児や小児の呼吸器系の解剖学的な特徴から考えると，もともと呼吸予備力が乏しく，このような緊急事態の侵襲時には医療者への困難な課題となる。いずれにしろ，常に目標は同じである。すなわち，さらなる傷害を避け，患者の快適性を実現し，適切な酸素化と換気を回復させ，維持することである。この目標が達成できないと，心肺停止や死亡なども含めた壊滅的な結果となってしまう。

本章では，正常な肺や軽度の肺疾患をもつ小児が人工呼吸を必要とするような臨床状況に焦点をあて，人工呼吸を受ける小児を管理するための一般的なアプローチの概要について簡単に説明する。従来の換気法を概説するとともに，さらに発展した新しい呼吸サポートについても紹介する。

これらは，継続したケアが必要な，より重症な肺疾患を抱えた小児における集中治療でも必須事項となる。

II. 非侵襲的陽圧換気（NPPV）

NPPVにより，人工気道の挿入をせずに，酸素化と換気を増大させることができる。NPPVの一形態である2相性の陽圧換気（BiPAP）は，フェイスマスク，鼻マスク，マウスピースを通じて加圧した空気を送り，換気の増大を行うものである。鼻マスクもフェイスマスクも，リークを避けるためには密着して装着しておかなくてはならない。ヘルメット型の装置は，患者のNPPVへの親和性を向上させるかもしれないが，小児ではまだ一般的には使用されていない（図5-1）。

陽圧の吸気圧を提供するNPPVの，慢性閉塞性肺疾患，神経筋疾患，閉塞性睡眠時無呼吸，嚢胞性線維症，上気道閉塞，胸郭形成異常を有する患者への有用性が見出されている。また，軽度から中等度の急性呼吸不全患者での挿管を回避する手段としても使用されている。NPPVは急性期状態の呼吸数，心拍数，呼吸

図5-1　非侵襲的陽圧換気を行うための各種デバイス

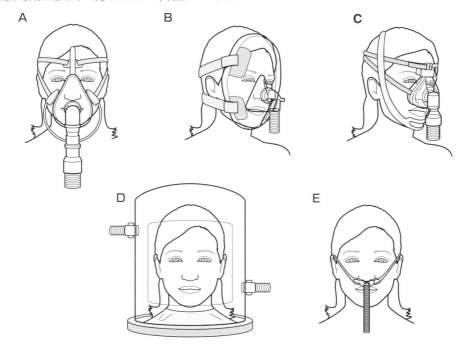

A）フェイスマスク，B）トータルフェイスマスク，C）顎ひも付き鼻マスク，D）ヘルメット型，E）鼻クッション型。

仕事量，呼吸困難スコアを有意に改善させ，特にもともとが健常な小児の，長期挿管管理後の呼吸筋萎縮による急性呼吸障害に有用である。

NPPVは以下のような患者には禁忌である：

- 急速に進行する呼吸不全
- 血行動態が不安定
- 誤嚥のリスクがきわめて高い
- 気道保護のための反射が低下，または多量の口腔咽頭分泌物を除去することができない
- 適切にマスクをフィットすることができない

NPPVによる呼吸サポートは，無鎮静もしくはごく軽い鎮静による忍容を含む，患者の協力を必要とする。初期設定を**表5-1**に示す。

人工呼吸器は，さまざまな換気モードのNPPVを提供できるように設計されている：

1. **自発**：吸気・呼気の圧サイクル，呼吸回数，呼吸の深さを患者が起動する。
2. **自発／時間規定**：自発モードと似ているが，断続的に無呼吸となった場合に，設定された頻度での機械式換気が行われる。
3. **時間規定陽圧**：設定された頻度で機械式換気が供給されるが，患者は自発的に呼吸をすることができる。

表5-1	非侵襲的陽圧換気（NPPV）の初期設定 [a]
年齢	初期設定
新生児<12カ月	経鼻的CPAPを最初に試みるべきである。もしCPAPで十分なサポートが得られない場合，気管挿管の適応である。
幼児1～2歳	Ppeak 8cmH$_2$O，PEEP 4cmH$_2$O，F$_{IO_2}$ 1.0；±バックアップ呼吸回数を年齢，病態に合わせて決定する。
幼児>2歳	Ppeak 10cmH$_2$O，PEEP 5cmH$_2$O，F$_{IO_2}$ 1.0；±バックアップ呼吸回数を年齢，病態に合わせて決定する。

CPAP：持続性気道内陽圧，Ppeak：最高吸気圧，PEEP：呼気終末陽圧
[a] 注意：最大設定は患者，年齢に依存し，効果的な送気は設定よりもマスクの密着度に多少なりとも依存する。最高吸気圧（Ppeak）が18～20cmH$_2$Oを超えるか，PEEPが12～15cmH$_2$Oを超える設定で，呼吸仕事量の改善，十分な酸素化の改善，呼吸不全の改善が得られない場合には気管挿管の適応となる。

4. **持続性気道内陽圧**：ベースラインのシステム圧は供給されるが（通常，小児では4～8cmH$_2$O），呼吸ドライブや呼吸努力は患者が維持する必要がある。

適切な設定は，患者の呼吸不全の種類や重症度にもとづく。注意点：NPPVは時に，小さな患者の呼吸努力に対する感度が不十分なことがある。不適切なタイミングでの機械式呼吸や，機械式呼吸との非同期による逆効果（すなわち同調不良）を防ぐために，注意深い観察が必要である。

A. 利点と欠点

NPPVの利点には，喉頭の損傷の減少，人工呼吸器関連肺炎の危険性軽減，気管の炎症の減少，鎮静薬と鎮痛薬の必要性減少などが挙げられる。加えて，鼻マスクが使用される場合，患者は会話や咳嗽，気道分泌物の吸引への協力，水分摂取を行うことができる。

小児のNPPVの欠点として，鼻梁の皮膚損傷の危険性，胃の膨満による誤嚥リスクの増加などが挙げられる。特に小さな子どもでは，マスクがしっかりと装着できず，効果的な換気が行えないことがある。最適なマスクの位置を維持するためには，しばしば抑制が必要となる。気管吸引の際にマスクをとりはずす必要があり，呼吸の代償不全を引き起こすことがある。

! NPPV管理中の小児は，小児集中治療室または中間ケア室での緻密な観察が必要である。!

B. 持続性気道内陽圧（CPAP）

CPAPは，自発呼吸におけるベースラインの圧（大気圧よりも高い）を上昇させ，遠位の末梢気道と肺胞の虚脱を防ぐ。これは，鼻カニューレやマスク，気管切開や気管チューブを介して行うことができる。吸気時に，呼気終末の気道内圧（PEEP）以上の陽圧での換気が付加されていないため，CPAPは正確には換気モードではない。CPAPを用いることによって，自発呼吸患者でPEEPを適用することができる。呼吸回数と1回換気量（V$_T$）は，患者の吸気努力に依存する。

! CPAPは，自発呼吸患者でのPEEPの適用を可能にする。!

III. 機械的換気補助

A. 適応

気管挿管の適応については2章で扱った。低酸素血症性もしくは高二酸化炭素血症性の呼吸不全で、他の手段によって治療不能な場合、表5-2で示すような機械的換気補助開始の適応が、一般的には受け入れられている。

表5-2	機械的人工呼吸の適応
換気の異常	呼吸筋の機能異常 ・呼吸筋疲労 ・胸郭の異常 ・神経筋疾患 換気応答の低下 気道抵抗の上昇もしくは閉塞
酸素化の異常	難治性低酸素血症 肺水腫や肺胞出血などにより呼気終末陽圧（PEEP）が必要な状態 呼吸仕事量の異常な上昇

人工呼吸は以下のような目的で行われる：

- 深い鎮静および/または筋弛緩を可能とするため

- 全身性もしくは心筋の酸素消費量を減少させるため

- 危機的に上昇した頭蓋内圧に対して、一時的な過換気管理を可能とするため

- 肺胞のリクルートを促進し、無気肺を予防するため

- 酸素供給/需要が不適切な状態（ショック、敗血症、心肺停止）において、酸素供給を増加させるため

- 気道防御反射が減弱している患者の誤嚥を防ぐため

B. 人工呼吸の変数

1. 時相の変数

人工呼吸器とそのモードは、トリガー、リミット、サイクルといった、各呼吸の吸気の特性を調節している時相変数によって識別することができる。トリガーは、各呼吸の開始を調節する。リミットは、吸気を維持する。サイクルは、吸気の終了を調節する。

初期の陽圧換気の人工呼吸器には、患者の吸気努力を検出する機構がなかった。これはときに非同調を引き起こした

> ! 小児のPFCCS（Pediatric Fundamental Critical Care Support）コースの目的のためには、従圧式換気よりも、適切な換気量の調節が維持される従量式換気が一般的に好ましい。

り，患者の忍容性を下げるものであった。より新しい人工呼吸器は，患者が息を吸ったことによる気流の変化を検出することができる。

2. 量と圧

一般的な人工呼吸器のモードは，量または圧のどちらかによって調節される。一般的に，従圧式換気よりも，換気量を指標とした従量式換気が好ましいとされる。過去には，乳児はおもに，古い人工呼吸器の不正確な換気量測定と流量供給によって調節された従圧式の換気モードで管理されていた。新しい人工呼吸器を用いることによって，早産児を含むほぼすべての患者を従量式換気モードで管理できるようになった。

3. 時間サイクル，流量サイクル，その他

人工呼吸器のモードは，典型的には時間サイクルであり，指定された時間で吸気は終了する。流量サイクルは，プレッシャーサポートのような特殊な換気モードで使用される。

IV. 人工呼吸器のモード

人工呼吸器のモード選択は，患者自身のガス交換がどの程度維持されているか，人工呼吸器によるガス交換がどの程度必要かによって決まる。状況によっては，NPPVを試すことを考慮する（詳細は本章の前半）。よく使われる人工呼吸器のモードには，調節機械式換気（CMV），補助-調節（AC）換気，同期式間欠的強制換気（SIMV），プレッシャーサポート換気などがある（**図5-2**）。おのおのの利点と欠点を，**表5-3**にまとめた。換気モードを選択するにあたっては，治療目標について考えることが重要である：（1）適切な酸素化と換気を提供する，（2）呼吸仕事量を軽減する，（3）患者の快適性と人工呼吸器との同調性を確保する。

図5-2　気道内圧と流量波形

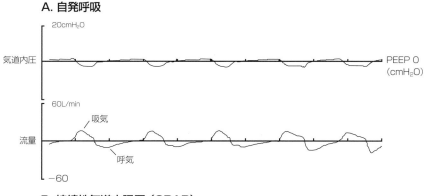

A. 自発呼吸

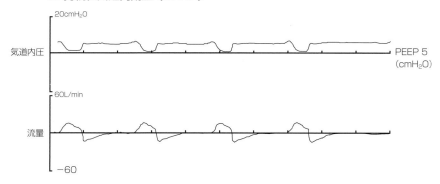

B. 持続性気道内陽圧（CPAP）

図 5-2 気道内圧と流量波形（続き）

C. 従量式補助-調節換気

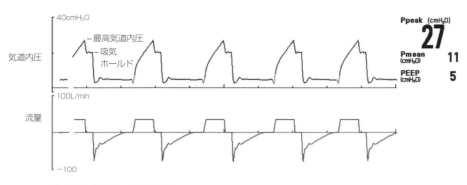

D. 従圧式補助-調節換気

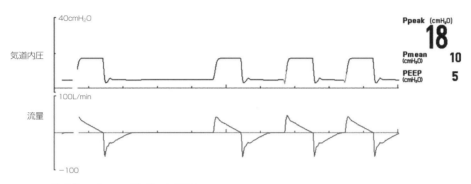

E. プレッシャーサポート換気

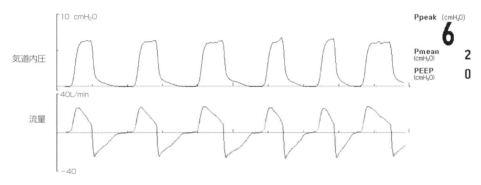

F. プレッシャーサポートを併用しない同期式間欠的強制換気（SIMV）

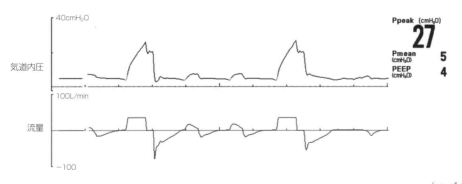

（つづく）

図5-2 気道内圧と流量波形（続き）

G. プレッシャーサポートを併用した同期式間欠的強制換気（SIMV）

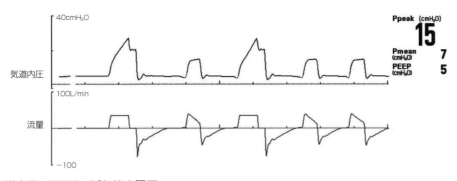

Ppeak：最高気道内圧，PEEP：呼気終末陽圧
時間を横軸，気道内圧または流量を縦軸に示している。
〔Tracings provided courtesy of Paul Oullet, PhD(c), RRT, FCCM.〕

表5-3　人工呼吸器モード選択の潜在的な利点と欠点

モード	利点	欠点
調節機械式換気（CMV）	呼吸筋の休息安静	鎮静薬／筋弛緩薬を使用する必要性がある；潜在的な血行動態への悪影響
補助-調節（AC）換気	患者はみずから換気補助を増やすことができる；自発呼吸に比べて呼吸仕事量を軽減	潜在的な血行動態への悪影響；患者の呼吸努力すべてに対して完全な換気を提供するため，不適切な過換気や，呼吸のオーバーラップ，予期せぬ高い呼気終末陽圧を引き起こすことがある
補助-調節（AC）従量式換気	設定された換気量の保証（気道内圧上限値を超えない限り）	過度に高い吸気圧となる可能性がある
補助-調節（AC）従圧式換気	最高気道内圧を制限できる	肺の抵抗／コンプライアンスの変化によって，過換気や低換気の可能性がある
同期式間欠的強制換気（SIMV）	心血管系機能への影響が少ない	補助-調節換気に比べて呼吸仕事量が増加する；患者-人工呼吸器の同調性を増強
プレッシャーサポート換気（PSV）	患者の快適性，患者と人工呼吸器の関係性の改善，呼吸仕事量の軽減	無呼吸アラームが唯一のバックアップ；患者の忍容性はさまざま

A. 調節機械式換気（CMV）

調節機械式換気（CMV）は，設定された呼吸回数で人工呼吸を行う。各呼吸は，換気量制御もしくは圧制御いずれかであり，時間サイクルである。あらかじめ設定された換気量（従量式換気）もしくはあらかじめ設定された換気圧と吸気時間（従圧式換気）を，設定された呼吸回数分提供する。調節機械式換気は，深く鎮静された患者や，薬物により筋弛緩された患者でのみ効果的に使用される。

B. 補助-調節換気

補助-調節（AC）換気は，患者の吸気努力への同期が可能となるトリガー機構を有した調節呼吸である。あらかじめ設定された換気量もしくは吸気圧が，少なくとも設定された呼吸回数分提供される。すべての

自発的な呼吸努力に対して，完全な人工呼吸が行われる。そのため，この換気モードでは，疾病そのものや譫妄により頻呼吸のある患者では過換気となりやすい。補助-調節（AC）換気はおもに，肺のコンプライアンスが明らかな異常を呈していない，急性呼吸不全患者の初期対応として使用される。

補助-調節（AC）換気の適切な使用により，呼吸仕事量を大幅に減少させることができる。しかしながら，人工呼吸器と患者が同調していない場合や，吸気流量が患者の要求に対して十分でない場合には，この換気モードでは実際の呼吸仕事量を増加させる可能性がある。

> ！
> 換気モードを選ぶときには，以下の目的について考慮する
> (1) 適切な換気と酸素化を提供する
> (2) 呼吸仕事量を軽減する
> (3) 患者の快適性と人工呼吸器との同調性を確保する
> ！

呼吸仕事量を軽減することは，心拍出量が十分でない状態に対して有用かもしれない。横隔膜と呼吸筋の安静を保つことによって，血流の再分布を改善させ，重要臓器への酸素運搬を改善させる可能性がある。

C. 同期式間欠的強制換気（SIMV）

同期式間欠的強制換気（SIMV）では，あらかじめ設定された換気量もしくは吸気圧いずれかを，設定された呼吸回数分供給する。SIMV は，容量サイクルモードで最も頻繁に使用される。補助-調節（AC）換気と異なり，設定された呼吸回数を超えて，追加で機械式呼吸を行うことはない。設定された呼吸回数以上の自発呼吸を行うことは可能であるが，その分の換気量は患者が生み出せるものに限られる。同期を行うことによって，設定された人工呼吸器による呼吸と患者の吸気努力の協調が得られ，患者と人工呼吸器の相互の関係が強化される。また，患者の吸気努力がない場合には，人工呼吸器はあらかじめ設定された呼吸回数と換気量を供給する。SIMV では通常，自発呼吸の際の換気量を増加させるために，プレッシャーサポート換気（後述）を併用する。適切な換気量を得るためと，気管チューブ（ETT）の気道抵抗を相殺するために，プレッシャーサポートは通常 5～10cmH$_2$O で設定される。

患者が自発的な陰圧呼吸で分時換気量を調節することができるようになることは，SIMV モードの1つの利点である。陰圧の吸気圧（大気圧ではなく，PEEP に対して）は，右心系への静脈還流を増加させ，心拍出量と心血管機能を改善させる可能性がある。

D. プレッシャーサポート換気（PSV）

プレッシャーサポート換気（PSV）では，すべての自発呼吸に対し，あらかじめ設定した吸気圧を提供する。すべての呼吸が圧制御で，流量サイクルである。この吸気における補助は一般的に，疾病の経過による呼吸筋疲労や，気管チューブ，人工呼吸器の吸気バルブ，その他の機械的要因によって上昇した呼吸仕事量を打ち消すために適応される。プレッシャーサポートは，患者によって生み出されたすべての自発呼吸を増大させる。患者は呼吸数を制御し，吸気の持続時間，吸気流量，換気量にも影響を与える。供給される1回換気量は，肺のコンプライアンス，気道抵抗により影響を受ける。これらのパラメータの急激な変化は，分時換気量と呼吸仕事量を変化させることがある。PSV はまた，おもに自発呼吸中の呼吸仕事量を軽減させるための手段として，SIMV と併用することができる。

人工呼吸中に設定したプレッシャーサポートは，患者の呼気の1回換気量で調整を行う。これは，十分なガス交換を達成し，患者の快適性が保たれるように設定されるべきである。PSV は自発呼吸のみを補助する。そのため，PSV を単独で使用した場合，患者の自発呼吸がない状態では換気が行われない。ゆえに，多くの人工呼吸器では，バックアップための強制換気設定を標準的に装備している。PSV の潜在的な利点は，快適性の向上や覚醒時の忍容性の改善，患者の自発的な呼吸の促進，患者と人工呼吸器の同調性の改善による呼吸仕事量の軽減などがある。典型的には，肺疾患を有する患者では，プレッシャーサポートによって，患者の呼吸仕事量と呼吸回数は減り，1回換気量は増加する。初期に高いレベルのプレッシャー

サポートで管理がされていた，重症の肺疾患から回復した患者では，徐々にプレッシャーサポートを減じることによって，効果的に人工呼吸器からのウィーニングを進めることができる。既定の圧に達することができず，呼吸筋の筋力が減弱している場合，徐々に負荷を増やす必要がある。気管支胸腔瘻や気管チューブのカフリークがあると，この換気モードではガスが漏れて適切な患者の吸気に同調した送気が妨げられるかもしれない。

V. 人工呼吸器初期設定

人工呼吸器によるサポート開始時には，陽圧換気への移行までの間に最大限の酸素化が得られるように，また，呼吸もしくは循環動態が不安定な時期を補うために，一般的にF_{IO_2}は1.0で用いられる（ただし，先天的に心臓に異常があるような小児は除く）。肺のコンプライアンスが正常に近い小児の1回換気量は，6〜8mL/kgで設定する。より小さい換気量は，肺のコンプライアンスが低下している状況（詳細は後述）や新生児で考慮を要する（1章参照）。肺傷害のリスクを減らすためにも，より大きい換気量は，一般的に避ける必要がある。小児の初期の呼吸回数の選択は，通常，年齢と疾患経過に依存する。その後に，まずは測定したpH，次いで$Paco_2$を最適化するように調整する。人工呼吸器初期設定のガイドラインを表5-4に示す。

>
> 一般的な原則として，F_{IO_2}，平均気道内圧，PEEPがPao_2に影響し，呼吸回数，死腔量，1回換気量が肺胞分時換気量と$Paco_2$を決定する。

VI. 人工呼吸管理中のケアの継続

人工呼吸が開始されたのち，人工呼吸器の設定変更の参考のために，以下に示すパラメータを頻回に評価すべきである。1つのパラメータを調整しても，その他の項目に影響する可能性があり，変更が行われたときには注意が必要である。この相互性は，ある変更で有用な一面が得られる一方，他の面では有害となってしまう可能性がある。本章の後半で述べるような複雑な状況では，集中治療専門家へのコンサルテーションを行うべきである。

A. 吸入酸素濃度（F_{IO_2}）

酸素吸入は毒性のある酸素ラジカルの生成物に長時間曝露させることによって，肺実質に有害な作用をする可能性がある。この問題の正確な閾値は不明だが，理想的には最初の24時間以内に，できるだけ早くF_{IO_2}を0.5（酸素濃度50％）以下に軽減することが好ましい。ただし，酸素毒性が同等の障害を与えうる未熟児を除いては，低酸素血症はたいてい，高いF_{IO_2}以上の高リスクであると考えられてはいる。

人工呼吸中の酸素化の主要な決定因子は，F_{IO_2}と平均気道内圧（$\overline{Paw}$）である。急性肺損傷もしくは急性呼吸促迫症候群の患者では，PEEPが追加の独立決定因子となる。1回換気量（V_T），吸気時間と呼気時間の関係（I：E比），PEEP，それ以外の本章で扱う範疇を超えたいくつかの因子，これらすべてが平均気道内圧（$\overline{Paw}$）に相互作用する。人工呼吸のための計画を立てるときには，前述したように，これらの因子の相互作用を考慮しなくてはならない。

B. 加湿

人工呼吸器が提供するガスは通常乾燥しており，また上気道は人工気道によってバイパスされている。このような状況によって，気道からの熱と湿気は喪失する。人工呼吸を行っている間，粘膜損傷を防ぎ，分泌物の濃縮が最小限に抑えられるよう，ガスは加温され，加湿されなければならない。受動的な加湿（人工鼻）や，マイクロプロセッサーで調節された積極的な加温加湿システム（加温加湿器）などが利用可能

表5-4　人工呼吸器初期設定のためのガイドライン

1. 慣れた換気モードを選択する。最初の換気サポートの目標は、酸素化，換気を適正にし，呼吸仕事量を軽減し，人工呼吸器と患者を同調させ，高い吸気終末の肺胞圧を避けることである（プラトー圧を30cmH$_2$O未満に管理）。

2. F$_{IO_2}$は1.0から開始する。その後，Sp$_{O_2}$が92〜94%となるようにF$_{IO_2}$を下げる。重症のARDSでは，人工呼吸器関連肺損傷を最小限に抑えるために，Sp$_{O_2}$ 88%以上を低めの治療目標として許容する場合もある。

3. 初期の1回換気量（V$_T$）は6〜8mL/kgで設定し，血液ガス分析結果をもとに調整する。神経筋疾患を有する患者では，しばしば呼吸飢餓感（air hunger）を満たすために，10〜12mL/kg程度の1回換気量を要する。一部のARDSの患者には，高いプラトー圧（>30cmH$_2$O）を避けるために，4〜6mL/kgの1回換気量が推奨される。

4. 特定の状況に見合った呼吸回数と分時換気量を選択する。呼吸回数は，年齢と疾患経過に依存するが，一般的には12回/min（青年）から24回/min（新生児）である。第1の標的はpHであり，Pa$_{CO_2}$はその次である。

5. 患者の年齢と疾患経過に応じて，各呼吸の吸気時間（TI）を設定する。正常な肺機能の新生児は0.35〜0.6秒の吸気時間が必要であり，2歳以上の小児では0.85〜1.0秒の吸気時間を要する。また，I:E比は患者の状態に応じて設定すべきと考える。健常な肺の患者では，I:E比は1:2で開始する。厳しい酸素化を特徴とするような呼吸器疾患（ARDS）の患者では，吸気時間>1秒で，I:E比>1:1を必要とするのに対し，排出障害を有する患者（気管支喘息や気管支肺異形成のような）ではauto-PEEP（下記参照）を避けるために十二分な呼気時間（I:E比が1:3.5〜1:4）が必要となる。吸気と呼気のパラメータは呼吸回数にある程度依存する。

6. 最適な肺胞リクルートメントを達成し，維持するために，PEEPを用いる。びまん性の肺傷害では，PEEPにより酸素化は改善し，F$_{IO_2}$を減じることができる可能性がある（**表5-5**）。換気量が一定に固定されている場合，PEEPは平均気道内圧を上げ，最高気道内圧も上げる。これは，換気モードにもよるが，ARDSでは潜在的に望ましくない肺傷害をもたらす可能性がある。健常な肺の小児に対する人工呼吸器初期設定では，PEEPは5cmH$_2$Oに設定する。15cmH$_2$Oより高いPEEPが必要となる頻度は低い。

7. 最小限の患者吸気努力で吸気が始められるように，適切なトリガー感度を設定する。トリガー設定が鋭敏すぎると，オートサイクリングを起こすので注意する。

8. 酸素化不良，換気不十分，もしくは過剰に高い最高気道内圧，これらが患者の人工呼吸器設定への非同調が原因と考えられ，人工呼吸器の調整では是正できない場合，鎮静，鎮痛，場合によっては筋弛緩薬について検討する。

9. 小児集中治療医もしくは呼吸ケアの専門家に助けを求める。

Sp$_{O_2}$：経皮的酸素飽和度，ARDS：急性呼吸促迫症候群，PEEP：呼気終末陽圧
酸素投与によって肺血管抵抗が低下し，状態が悪化するような先天性心疾患を有する患者は，この推奨の例外となる。

である。受動的な加湿器は，大量の分泌物，分時換気量>12L/min，気道内出血では禁忌である。

C. 吸気圧

陽圧換気を行っている間，気道内圧は最高気道内圧（Ppeak）まで徐々に上昇し，そして吸気の終末に達する。PpeakはPIPとも略され，**ピーク圧**や**最高気道内圧**と記される。Ppeakは，以下の2つの圧を足したものである：気道抵抗を克服するために必要な圧と，肺および胸壁の弾性的性質を克服するために必要な圧。吸気終末に吸気を一時停止させると（気道を閉じ，ガスの流量をゼロにする），Ppeakより気道内圧が少し下がり，吸気プラトー圧（Pplat）になる（**図5-3**）。Pplatは，弾性収縮力に打ち勝つために必要な圧を反映し，最高肺胞内圧の最適な推定指標であり，肺胞の膨張の重要な指標である。Ppeakの正確な測定には，吸気や呼気の間に，いかなる患者の呼吸努力もないことが必要である。

高い吸気圧がもたらす潜在的な有害性には，圧外傷，容量外傷，そして心拍出量の低下などがある。圧外傷（気胸，縦隔気腫），容量外傷（過膨張による肺実質損傷）は高いPpeakと関係があるが，よりよい肺胞圧の測定であるPplatと最もよく相関する。PpeakとPplatの肺胞膨張への関連性は，実例としてPpeakとPplatにおける気管チューブサイズの影響によって証明されている。従量式換気を受けている患者の気

図5-3 最高気道内圧とプラトー圧の関係性

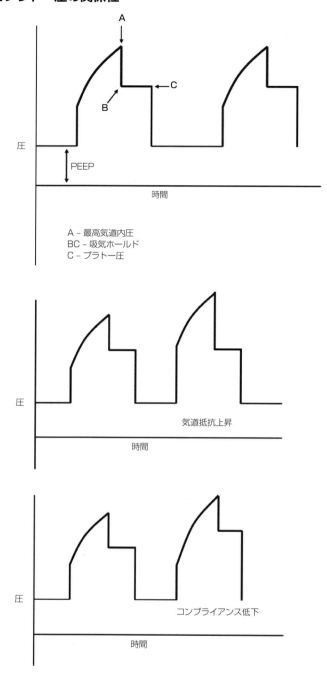

A – 最高気道内圧
BC – 吸気ホールド
C – プラトー圧

気道抵抗上昇

コンプライアンス低下

管チューブの内径が減ると，同じ換気量でもPpeakは高くなるが，圧は気管チューブで消費されてしまうため，Pplatと肺胞膨張は変化しない。呼吸のタイプにかかわらず，換気量が同一であれば，吸気の終末で同じ肺胞膨張となる。吸気のプラトー圧は，理想的には<30cmH$_2$Oでなければならない。

> ❗ 理想的には，Pplat<30cmH$_2$Oでなくてはならない。❗

酸素化が悪化する可能性があるものの，PEEPを減らすと上昇したPplatは低下しうる。もしくは，1回換気量を減らすことにより，分時換気量は低下するが，Pplatは低下しうる。高いPplatを下げなければならないときには，高二酸化炭素血症を許容し，pHをコントロール

しながら低下させることを時に行わなければならない。Paco₂＞35〜40mmHg（＞4.7〜5.3kPa）では，脳血液流量と頭蓋内血液容積が増加し，頭蓋内圧上昇を助長させうるため，高二酸化炭素許容人工換気法は頭蓋内圧の上昇している患者では使用すべきでない。

D. 吸気時間と呼気時間の関係と auto-PEEP

総吸気サイクル時間は，60秒を呼吸回数で割ることによって計算することができる。

$$総呼吸サイクル時間 = \frac{60秒}{呼吸回数}$$

吸入のための時間（吸気時間）と呼出のための時間（呼気時間）は，総呼吸サイクル時間内にあり，その比率はI：E比と呼ばれる。通常の患者の正常のI：E比は〜1：2であり，自発呼吸での呼気時間は吸気時間の2倍の長さである。慢性肺疾患やそれ以外の，気管支喘息のような呼気流量の障害に関連する状況では，呼気時間は延長し，I：E比は変化する（例えば1：2.5，もしくは1：3）。このような変化は，肺疾患の病態生理を反映し，人工呼吸中に用いる技術にも影響を与える。

従量式換気（ACもしくはSIMVモード）における吸気時間は，多くの場合1回換気量（V_T）と吸気のガス流量によって決まってくる（流量×吸気時間＝1回換気量）。流量が一定であれば，大きな1回換気量を入れるためにはより長くの時間がかかり，流量を減らすと，同じ1回換気量を入れるのにより長い時間がかかる。これらいずれの場合も，吸気時間は延長する。しかしながら，呼吸回数が一定であれば，総サイクル時間が変わらないため，呼気に使える時間（呼気時間）はサイクル時間におさまるように短くする必要がある。このような状況では，1回換気量と吸気流量，あるいは人工呼吸器の吸気のポーズ時間を調整し，積極的に吸気時間を設定する。呼気時間は受動的に決定され（例：人工呼吸や自発呼吸で，サイクル時間のうちで次の吸気サイクルまでに残されたものが呼気時間），人工呼吸器に設定された呼吸回数に反比例して変化する。

呼気時間が短すぎて，すべての呼出が行えない場合，次の肺の膨張が肺の残留ガスに加えて積み重なってしまい，肺は過膨張し，人工呼吸器に設定したPEEPレベルを上回るPEEPが発生する。この呼気終末圧の増加は，auto-PEEP，もしくは内因性PEEP（intrinsic PEEP），予期せぬPEEP（inadvertent PEEP），隠れたPEEP（occult PEEP）などと呼ばれる。auto-PEEPは，手動的な方法を用いたり，人工呼吸器によっては電子的プログラムによって定量化することができる。多くの人工呼吸器で得ることができる流量-時間のグラフィック波形を用いることによって，最も簡単にauto-PEEPの質の判断をすることができる（**図5-4**）。auto-PEEPの，Ppeak，Pplat，P̄aw，肺，心血管機能への潜在的に有害な生理学的影響は，通常設定するPEEPと同様である（**表5-5**）。設定したPEEP以上のauto-PEEPに打ち勝って新鮮なガス流量を得ねばならず，auto-PEEPは呼吸仕事量を増加させうる。

auto-PEEPを減少させるためには：

■ 吸気時間を短縮する。これは，1回換気量（V_T）を完全に呼出するための呼気時間を延長する。しかしながら，肺胞の膨張が長時間にわたり不完全な状態となる可能性がある。

■ 呼吸回数を減少させる。これは，auto-PEEPを減少させる最も効果的な方法である。

■ 1回換気量を減らす。吸気流量が不適切に低い場合を除いて，吸気流量を増やしてもあまり効果がないことが多い（従量式換気）。呼吸数と1回換気量を減らしたことによるPaco₂，pH，分時換気量への影響を考慮しなくてはならない。

図 5-4　流量-時間波形でみる auto-PEEP

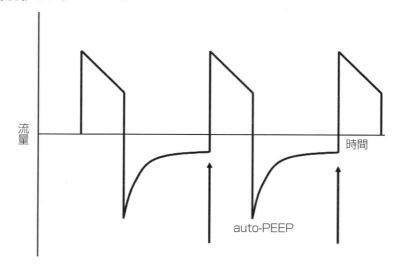

PEEP：呼気終末陽圧

表 5-5　ALI/ARDS に対する呼気終末陽圧（PEEP）の使用

ARDS に対する初期の PEEP
- PEEP を 5cmH$_2$O から開始し，2～3cmH$_2$O ずつ増加させて調節する
- 最大のリクルートメント効果が得るまでに数時間を要する
- PEEP 療法を受けている患者は，PEEP 調整時およびその間の血圧，心拍数，Pa$_{O_2}$ をモニタリングする
- 最良の PEEP 設定は典型的には 8～15cmH$_2$O である

PEEP の有害性
- 圧損傷（barotrauma）
- 静脈還流の減少，前負荷の減少，心拍出量の減少，低血圧
- Pa$_{CO_2}$ 上昇（死腔の増大による）
- 健常肺における過膨張による酸素化の悪化（とりわけ，非対称性の ALI）

ALI：急性肺損傷，ARDS：急性呼吸促迫症候群，PEEP：呼気終末陽圧

E. 分時換気量

人工呼吸における CO$_2$ 交換の主要な決定因子は肺胞分時換気量（V$_A$）であり，次式で計算される：

$$V_A = (V_T - V_D) \times f$$

V$_D$ は死腔，f は呼吸回数，V$_T$ は 1 回換気量であり，その他の換気パラメータとこれらの関係性はすでに述べたとおりである。一般的に，生理学的死腔は，相対的に換気はされるものの血液灌流の悪い肺容積を意味する。死腔増大による生理学的な影響として，高二酸化炭素血症がある。生理学的死腔の増加は，人工呼吸に関連する高い気道内圧や血管内容量の低下，心拍出量の低下といった肺における病理学的な過程に起因する可能性がある。適切な 1 回換気量，呼吸回数を用いたにもかかわらず，高二酸化炭素血症が持続する場合，小児集中治療医への相談を考慮すべきである。

高い気道内圧と auto-PEEP を避けるために，より高い Pa$_{CO_2}$ を許容する必要がある場合が存在する。この高二酸化炭素血症を許容する手法は，適切な小児集中治療専門家の支援を受けた状況でのみ開始されるべ

きである。

前述したように，適切な換気とは，$Paco_2$ と pH の両方を考慮することによって評価される。低 $Paco_2$ をきたす過換気は，一時的な原因が是正されるまでの，急性代謝性アシドーシスの適切な代償の可能性がある。同様に，腎代償（重炭酸の保持）により正常に近い pH を維持している慢性の高二酸化炭素血症で，$Paco_2$ がベースラインから上昇している患者には，正常な pH を維持するだけの十分な分時換気量が提供されるべきである。慢性の CO_2 貯留のある患者の $Paco_2$ を正常値に調節すると，重篤なアルカレミアを引き起こし，貯留させていた重炭酸を喪失し，患者の呼吸応答を鈍らせる可能性がある。

VII. 鎮静薬，鎮痛薬，筋弛緩薬（神経筋遮断薬）

気管挿管や人工呼吸は，痛み，恐ろしさ，不安を生じさせるものである。患者の快適性を向上させ，不安を和らげ，呼吸仕事量を軽減させるために，抗不安薬，鎮静薬，鎮痛薬，筋弛緩薬がしばしば投与される。これらの薬物使用のためのガイドラインは，**20 章**および**付録 7** に概説されている。

VIII. 特定の臨床状況での換気ガイドライン

A. 急性肺損傷（ALI）/ 急性呼吸促迫症候群（ARDS）

 症例

2 カ月前に脾摘術を受けた 16 歳の男児が，3 日前からの発熱〔101.8°F（38.8℃）〕，ふるえ，悪寒，息切れの増悪で救急医療室を訪れた。室内気での酸素飽和度は 86％であり，100％の非再呼吸マスクにて，酸素飽和度は 90％まで上昇した。呼吸回数は 24 回/min であり，両側の肺で水泡性ラ音を聴取した。すべての四肢は蒼白で冷たく，末梢血管再充満時間は約 4 秒であった。患者は傾眠がちで，見当識障害を認めた。非再呼吸マスクをした状態での動脈血ガス分析：pH 7.26，$Paco_2$ 54mmHg（7.1kPa），Pao_2 62mmHg（8.1kPa），BE −5mEq/L，動脈血酸素飽和度 88％。胸部 X 線写真では，両側性にまだら状の浸潤影を認めた。

Detection（発見）

——この患者で最も可能性が高い診断は何か？

——この患者の脾摘術の既往の意味するところは何か？

Intervention（処置）

——この患者に対して最適な次の介入は何か？

——この患者は NPPV のよい適応か？ その理由は？

Reassessment（再評価）

——現在の酸素化，換気の戦略は効果的か？

——どのような評価を行う必要があるか？

――この時点であなたはどのような治療方針の変更を行うか？

Effective Communication（効果的なコミュニケーション）

――治療方針の変更が行われたり患者の状態が変化したときに，情報はどのように誰に伝達されるべきか？

――この患者の治療を行うのに最も適している病棟はどこか？

Teamwork（チームワーク）

――だれが患者のケアにかかわるか？

――どのようにしてこの患者のための治療を実行に移すか？

急激に発症する重篤な酸素化の障害は，急性呼吸促迫症候群（ARDS）の特徴であり，**急性低酸素血症性呼吸不全**ともいわれる。肺内の感染症および/または炎症は，ケミカルメディエータの放出を誘発し，正常の肺機能を妨げ，毛細血管での漏出，肺内シャントの増加を引き起こし，その結果，換気血流不均等は増悪する。肺コンプライアンスの低下と気道抵抗の上昇は，人工呼吸中の十分なガス交換を得るために，高い気道内圧の使用を必要とする。そして，ARDSにおける人工呼吸管理の課題は，肺への傷害を最小限にとどめながら，最良の呼吸サポートを提供する方法である。2000年に公開されたARDSネットワークの有名な研究は，成人のARDSと急性肺損傷の患者に対して小さい1回換気量（6mL/kg）を用いることによって，標準的な1回換気量（12mL/kg）に比べて死亡率を下げ，人工呼吸器離脱期間を延長させることを示した。同様の戦略は，小児集中治療においても，世界的に広く採用されている。新生児における肺硝子膜症の経験から取り入れた，高頻度振動換気，サーファクタント注入，一酸化窒素吸入などの戦略は，小児のARDS患者に使用されてきたが，いずれも大規模な前向き無作為化臨床試験での転帰の改善は示されていない。

PEEPはガス交換を最適化するために，肺胞をリクルートし，肺区画開存の維持に役立つ。

ARDS患者に対する人工呼吸戦略は，酸素化を最適化することに焦点をあてはするが，延長した吸気時間とI：E比の逆転に起因する肺の過膨張と意図しないauto-PEEPを避けることに注意しなくてはならない。

B. 閉塞性気道疾患

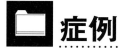

軽度の断続的な喘息の既往のある50kgの11歳女児が，2日前からの胸痛と息切れで救急部門を訪れた。呼吸数は36回/min，酸素飽和度は室内気で92％であった。診察では，軽度の胸骨上陥凹，聴診でわずかな空気流入を認めるのみであった。吸入気管支拡張薬とメチルプレドニゾロンの投与が続けられたが改善なく，急いで小児集中治療室に移された。テルブタリンの投与が開始されたが，心拍数は180回/minまで増加し，ST波が上昇した。到着後すぐに，患者は傾眠がちになり，見当識障害となった。気管挿管の準備がなされ，そのときの動脈血ガス分析結果は以下のとおりであった：pH 7.14，$PaCO_2$ 80mmHg（10.7kPa），PaO_2 76mmHg（10.1kPa），BE −8mEq/L，動脈血酸素飽和度88％。緊急で気管挿管が施行，次に示す設定で，従量式換気によるSIMVモードで陽圧換気が開始された：呼吸回数12回/min，1回換気量350mL，FiO_2 1.0，PEEP 5cmH$_2$O，吸気時間1秒，I：E比 1：4。

Detection（発見）

——重症な喘息重積状態のこの患者に対する，気管挿管と人工呼吸の潜在的な危険性と利点とは何か？

Intervention（処置）

——この患者の人工呼吸器の項目を設定するにあたり最重要の考慮事項は何か？

——すでに過膨張をきたしている閉塞性肺疾患者に対するPEEPの適応は何か？

Reassessment（再評価）

——重症の喘息重積発作患者では何をモニタリングするか？

——もしauto-PEEPを認めた場合，どのような人工呼吸管理戦略の変更が必要か？

Effective Communication（効果的なコミュニケーション）

——どのような臨床的変更に対してコミュニケーションが必要となるか？

——この患者にはどの程度のケアが必要か？

Teamwork（チームワーク）

——どのようなチームメンバーの関与が必要か？

——どのように治療計画を実施していくか？

喘息重積状態の患者への気管挿管と人工呼吸は，その他の手段が尽くされた後でのみ行われる最後の手段の介入でなければならない。喉頭鏡の使用は重篤な気管支痙攣を引き起こす可能性があり，できる限り，最も手技に長け，経験のある医療者が行うべきである。気管支喘息による呼吸不全患者の肺は，一般的に過膨張しており，気胸や縦隔気腫の危険性が高い。

> **!** 喘息重積発作の患者への換気方法は，肺が呼吸の合間にしっかりと脱気できるように，中等度の1回換気量を用い，呼吸回数を下げ，呼気時間の延長を行う。

このような患者におけるPEEPの使用については，議論の余地があり，さまざまである。重症な喘息のために人工呼吸を受けている小児に対する，生理的なPEEPとPEEPをかけない管理を比較した，大規模な無作為化比較対照試験は行われていない。気管支喘息患者が高二酸化炭素性の呼吸不全で気管挿管された場合，それは低換気というよりも肺の過膨張によるもののことが多く，CO_2を発散させるために人工呼吸器設定で呼吸回数を多くしても望ましい結果にならない。気管支痙攣と末梢気道閉塞に対しては，閉塞を軽減するために，静注もしくは吸入の気管支拡張薬と副腎皮質ステロイドを用いて積極的に治療すべきである。喘息重積状態で気管挿管となった患者は，気管支痙攣がコントロールされ，抜管の臨床基準を満たし次第，速やかに抜管されるべきである。

近年の症例報告によると，激しい呼吸性アシドーシス〔$Paco_2$＞100mmHg（13.3kPa）〕で脳浮腫を呈している小児患者は，喘息重積発作に関連していた。高二酸化炭素性呼吸不全で気管挿管を受けている患者では，脳圧亢進の徴候に気をつけながら，十分に監視を行わなければならない。

C. 非対称性肺疾患

非対称性肺疾患もしくは誤嚥や挫傷，局在的な肺炎の後に起こった肺損傷，肺出血では，人工呼吸中に，換気とガス交換の分布異常が引き起こされる可能性がある。人工呼吸器により調節されたガスは，気管支に沿って最も抵抗の少ない経路をたどるため，換気のはじめは，影響の少ない（より入りやすい）肺に分布し，過膨張となる可能性がある。最も影響の少ない肺の過膨張と，病的もしくは傷害肺の伸展不良は，両側肺の換気血流関係の悪化をきたし，低酸素血症と高二酸化炭素血症が引き起こされ，呼吸障害は持続または悪化する。まず，人工呼吸は標準的な設定と，基本的な換気サポートで開始すべきである。もし，この試みが不成功だった場合，その先の患者管理については専門家に相談することが好ましい。健側で換気が良好な肺を重力側（病側が上）にすることは，換気血流を改善させる単純な戦略であり，酸素化の改善を得るはずである。分離肺換気のような，その他の手技が必要なこともある。

D. 心疾患

 症例

トリソミー21（Down症候群）および完全心房管欠損の3カ月男児が，ジゴキシンとフロセミドが開始された3週間後，かかりつけの循環器専門医のもとを訪れた。母親は，30mLのミルクを摂取するのに45分かかり，その後は疲れてしまって，それ以上は摂取できないと訴えた。患者の体重は出生から150gしか増えておらず，成長曲線から急落している。診察では，深い胸骨上陥凹を伴う，72回/minの呼吸が認められた。男児の肝辺縁は右肋骨縁下4cmでしっかりと触知した。四肢は青ざめて冷たく，脈は弱かった。

Detection（発見）

——どのような呼吸のサインや症状を重視するか？

——この患者の呼吸困難の原因は何が疑わしいか？

Intervention（処置）

——この患者はNPPVのよい適応か？ その理由は？

——もし患者が従来の換気法で管理されている場合，どのような設定が適切か？

——その他にどのような介入が必要か？

Reassessment（再評価）

——この患者の管理をするときに，どのような追加の評価を集めなければならないか？

——pHの最適な範囲とは？

——陽圧換気の開始は，この患者の循環動態にどのような影響を与えるか？

Effective Communication（効果的なコミュニケーション）

——この患者の治療を行うのに最も適している病棟はどこか？

——もし患者の臨床状態が悪化した場合，誰に連絡をとる必要があるか？

Teamwork（チームワーク）

——治療戦略を実践するのは誰か？

——責任はどのように分担すべきか？

心筋虚血もしくは心不全患者の換気サポートのおもな目的は，呼吸仕事量を軽減させ，それによって心筋への酸素供給を確保することである。呼吸仕事量の減少により，呼吸筋における酸素消費量を低下させ，心臓や末梢組織で利用可能な酸素の量を増加させる。心原性肺水腫の患者は，陽圧換気による胸腔内圧の上昇によって，両室の充満を減少させ（肺毛細血管圧を低下させる），左室の負荷を軽減する（1回拍出量は増加する），といった恩恵を受ける。

人工呼吸管理中の高い平均気道内圧は，右室の後負荷を増加させ，静脈還流を減少させ，心仕事量に悪影響を起こす。したがって，平均気道内圧に影響を与えるパラメータを監視し，適正な心機能を維持するように調整すべきである。

E. 神経筋疾患

 症例

9歳の男児が，一続きの階段からの転落後の経過観察のために，小児集中治療室に入院となった。転落の現場にいた両親は，男児の膝が本人の体の下になり，圧迫されていたと述べた。全身の系統的レビューでは，2週間前の非定型肺炎に関するものが認められたのみであり，順調に回復した。診察では，両方の下肢の圧痛と，膝蓋腱反射の消失と，筋緊張の低下を認めた。入院同日の夜間に，嚥下障害が出現し，呼吸困難に続いて緊急気管挿管と陽圧換気が必要となった。

Detection（発見）

——神経筋疾患の小児の換気を行うときに，どのような特有の考慮事項に対処しなければならないか？

Intervention（処置）

——この患者はNPPVのよい適応だろうか？　その理由は？

——患者が従来の換気で管理されている場合，どのような設定が適切か？

Reassessment（再評価）

——どのような追加の評価を集める必要があるか？

——最良のpHの目標幅はどのくらいか？

Effective Communication（効果的なコミュニケーション）

——この患者の治療を行うのに最も適している病棟はどこか？

——患者の臨床状態が悪化した場合，誰に連絡をとる必要があるか？

Teamwork（チームワーク）

——誰が治療戦略を実践するか？

——どのように責任を分担すべきか？

末梢性神経筋疾患の患者は，一般的に呼吸ドライブに損傷はなく，正常肺を有している。これらの患者は，呼吸困難感を回避するために，より多くの1回換気量が必要となる可能性がある。正常な動脈血pHを確保するために，その他の換気パラメータの調整が必要である可能性がある。可能ならいつでも，呼吸筋機能のさらなる悪化を防ぐために，自発呼吸をサポートする呼吸管理をすすめるべきである。

IX. 人工呼吸サポートのモニタリング

人工呼吸サポートを受ける患者は，治療の効果を評価するために，持続的なモニタリングを受けるべきである（**表5-6**）。動脈血ガス分析は，酸素化，換気，そして酸塩基平衡の妥当性に関する貴重な情報を提供する（**付録3**）。この情報は，換気サポートの開始時，患者が不安定になったとき，人工呼吸器から離脱を進めるときに必須である。

人工呼吸器には，洗練されたアラームと，患者管理と有害事象の検出を支援するためのモニターが搭載されている。人工呼吸器サポートを開始するときに，呼吸ケア実施者は通常，低分時換気量，分時換気量上限，気道内圧上限，低呼気換気量，低呼気圧のアラーム項目を設定する。さらに，多くの人工呼吸器では，auto-PEEPの測定が可能である。

表5-6	人工呼吸サポートのモニタリングの推奨事項
1.	気管挿管後に加え，気管チューブの位置確認と状態悪化の評価のために必要に応じて胸部X線写真を撮影する。
2.	人工呼吸開始後に加えて，患者の状態に基づいて間欠的に動脈血ガス分析を行う。
3.	バイタルサインを間欠的に測定する：頻回に直に患者の観察をする（患者と人工呼吸器の関係性の評価を含む）。
4.	臨床的に適切かどうか，吸気プラトー圧を測定する。
5.	酸素化の測定のために，連続パルスオキシメータを使用する。
6.	人工呼吸器のアラームを用い，重要な生理学的パラメータや人工呼吸器パラメータを監視する。

低圧アラームは，回路のリークや人工呼吸器回路のはずれを警告することを目的としている。高圧アラームは，最高気道内圧が設定した気道内圧上限値を超えていることを警告する。このアラームは通常，患者のベースラインの最高気道内圧よりも5～10cmH_2O高く設定されている。従量式換気を受けている患者の高圧アラームは，粘液栓の存在，分泌物貯留による気道もしくは肺のコンプライアンスの急激な変化，気管チューブの位置の変化を示唆している可能性がある。気道内圧が上限値を超えた場合，機械の吸気は終了してしまうので，患者は設定した1回換気量のすべては享受できていない可能性がある。このため，頻回な人工呼吸器の警報を，機械の故障のせいにするべきではなく，決して無視したり無効にしたりしてはならない。

X. 人工呼吸開始後の低血圧

A. 緊張性気胸

人工呼吸を開始した直後に低血圧が発生した場合，緊張性気胸の可能性がある。この状況での診断は身体

所見に基づいて行うが，呼吸音の低下や消失，気胸側の打診上の鼓音を認める。患者が自発呼吸をしている場合，酸素飽和度の低下，頻脈，頻呼吸などのバイタルサインの変化が認められる。まれではあるが，気管チューブ留置後に，緊張性気胸側とは反対側への気管の偏位を認めることもある。

治療は，鎖骨中線上の第2あるいは第3肋間への大口径のカテーテル挿入，あるいは穿刺による緊急減圧が不可欠である（**付録12**）。X線撮影による診断の確認を待って治療が遅れることがないようにする。減圧は診断的治療であり，血圧とバイタルサインを正常な状態に回復させるだろう。カテーテルや穿刺針の挿入後は，気胸の再発を防ぐために胸腔ドレーンを留置しなくてはならない。

B. 胸腔内圧の陰圧から陽圧への変化

正常の胸腔内圧は，大気圧に比べてわずかに陰圧である。陽圧換気が開始されると，胸腔内圧は陽圧となる。胸腔内圧が上昇すると，右房圧が上昇し，胸郭外からの右心への血液還流のための血管内圧勾配が減少する。結果として，全身の心臓への静脈還流が減少する。左室前負荷，1回拍出量，心拍出量，血圧は順に減少する。潜在する血管内容量の減少は，心拍出量と血圧低下という有害事象に悪影響を及ぼす。

この一般的な合併症の治療は，10または20mL/kgの分量の急速な輸液のボーラス投与により，胸腔外の静脈圧を上昇させ，血圧が上昇するまで右心系への静脈還流を増加させるための輸液蘇生を必要とする。過度の輸液蘇生を避けるために，酸素飽和度をモニターすべきである。高い気道内圧での換気は，陽圧換気による有害な血行動態への影響を悪化させる可能性がある。

C. auto-PEEP

次の呼吸の開始の前に肺内のガスが完全に呼出されないとき，auto-PEEPが発生する。肺の閉塞性病変か過剰に長い吸気時間という要因を背景として，患者の生理機能の組み合わせと適切ではない人工呼吸器の設定は，不適切な呼気時間につながる（**図5-4**）。過度なauto-PEEPは胸腔内圧を高め，心臓への静脈還流の減少によって低血圧が引き起こされる。auto-PEEPはどの患者にも発生することがあるが，閉塞性肺疾患を有する患者では特にこの条件にあてはまりやすい。auto-PEEPの評価と治療は，前述のように行う。

D. 急性心筋虚血，急性心筋梗塞

心筋酸素需要を増加させる可能性のある要因は以下のようなものである。急性呼吸不全，気管挿管，陽圧換気への移行のストレス，βアドレナリン作動薬（例：アドレナリン，ドブタミン），いつくかの鎮静薬（ケタミン）。これは，心臓予備力の不十分な年上の子どもたちや成人では，急性心筋虚血とそれに引き続く低血圧を引き起こしうる。

XI. 人工呼吸からのウィーニング

この基本的なコースの範疇を超えているが，人工呼吸器からのウィーニングの最新の（現在の）やり方の短いレビューなしには，人工呼吸器に関する議論は成り立たない。呼吸機能が改善しはじめ次第，早期にこのプロセスについて考慮すべきである。ウィーニングに関する決断は，抜管に関する決断とは切り離して区別する。

人工呼吸器からのウィーニングの際には，患者はより多くのガス交換能を担うことになり，人工呼吸器の分時換気量への寄与は少なくなる。機械式人工呼吸が必要になった病

> ！
>
> 目標指向型の換気プロトコルは，ウィーニングの失敗の徴候をモニタリングしながら，患者に繰り返し，より多くの呼吸仕事量を負荷していくため，最も成功しやすい。
>
> ！

態の改善が，もちろん図られなければならない。加えて，患者は積極的にウィーニングのプロセスに参加しなければならず，主観的および客観的基準により，このプロセスの成否を判断するモニターを設定しなければならない。人工呼吸からのウィーニングに影響を与える因子は，患者の意識レベル，鎮静薬の必要量，呼吸ドライブ，直近の血行動態もしくは呼吸の代償不全の病歴からの経過日数などである。

成人および小児に対する，いくつかのウィーニングの手法が提唱されている。それらには，ウィーニングを進めること，そして最終的には抜管のための患者の準備ができていることを証明することが含まれており，ほぼ例外なく自発呼吸トライアルが含まれている。トライアルが行われる状況はさまざまであるが，人工呼吸器回路の抵抗による患者の呼吸仕事量を防ぐために，プレッシャーサポートを用いることが重要である。3.5mm未満の内径の気管チューブを用いている小さな小児では，サポートされていない自発呼吸はストローを通して呼吸をするようなものである。もし呼吸筋力が減退している場合，その患者の呼吸努力だけでは，気管チューブの抵抗に打ち勝つには不十分かもしれない。プレッシャーサポートが追加されていなければ，疲労と呼吸困難が起こる可能性がある。

患者の人工呼吸からのウィーニング率は，患者の身体的な状態や人工呼吸を受けている期間などの多くの要因に関連する。待期的外科手術の間の通常の麻酔のために人工呼吸を受ける，正常な肺の患者は，麻酔科医がよく手術室で行っているように，速やかにウィーニングと抜管ができる。対照的に，重症の全身性疾患で数日から数週間にわたり気管挿管を受けた患者は，もっと段階的で厳重な監視のもとでのウィーニング計画を要する。まずはウィーニングの前に，全身状態を最適化させるべきである。これには，鎮静薬の調整や筋弛緩薬の中断，栄養の最適化，正の窒素バランスの確保，水分バランスと酸塩基平衡の最適化などが含まれる。重症な代謝性アルカローシス（積極的な利尿療法でしばしば認められる）の患者は，最適な呼吸ドライブを確保するために，抜管の前には酸塩基平衡を正常化させなければならない。

ウィーニング開始時におけるバイタルサインの変化（心拍数や呼吸回数の増加，血圧の上昇や低下など）は，患者がウィーニングの経過に耐えられないことを示唆している可能性がある。奇異呼吸や呼吸補助筋の使用，発汗，譫妄などの疲労の臨床徴候は，患者がさらにウィーニングを進めるための準備ができていないことを示唆する。空気飢餓（エアー・ハンガー）となった患者は，次の呼吸以外に何も関心を払うことができなくなるので，容易に判別することができる。もっと頻呼吸になり，陥没呼吸が発生し，一定の酸素飽和度を維持するために多くの酸素が必要となった患者は，ウィーニングは失敗であり，もとのレベルもしくはより高いレベルのサポートに戻す必要がある。動脈血ガス分析は，患者が人工呼吸からのウィーニングをどの程度うまく容認できているかを確認するよい客観的指標である。$Pao_2>60mmHg$（$>8.0kPa$）を達成するために50％以上のF_{IO_2}を要する場合や，$Paco_2>50mmHg$（$>6.7kPa$）の場合には，通常，患者はさらなるウィーニングの候補ではないことを表す。胸部X線写真は，無気肺や気胸などの抜管における有意な禁忌がないことを確認するために，ウィーニングの最終段階で行うべきである。

人工呼吸

Key Points

- 人工呼吸は，低酸素性もしくは高二酸化炭素性の呼吸不全に対して，より侵襲の少ない介入で改善が得られなかった場合に適応となる。

- 人工呼吸の第1の目標は，患者の快適性を確保しつつ，換気と酸素化の補助と，呼吸仕事量の軽減を行うことである。

- 患者と人工呼吸器の同調性を促進するために，さまざまな換気モードと呼吸の様式を利用することができる。

- 従量式換気を開始する場合，次のガイドラインが利用可能である。F_{IO_2}は1.0，年齢に応じた呼吸回数で通常12〜24回/min，十分な胸郭の挙上が得られる1回換気量6〜8mL/kg（コンプラ

イアンスの低い肺では1回換気量4〜6mL/kg），PEEPは2〜5cmH$_2$O。吸気時間は通常0.5〜1.0秒で，患者の年齢や疾病経過による。

- 吸気圧，I：E比，F$_{IO_2}$，PEEPの間の複雑な相互作用については，予期される潜在的な患者ごとの有用性と有害性を，十分理解する必要がある。

- 酸素化の主要な決定因子はF$_{IO_2}$と平均気道内圧であり，肺胞分時換気量（呼吸回数と1回換気量の積）はおもにCO$_2$交換に影響を与える。急性肺損傷もしくはARDSの患者では，PEEPはもうひとつの独立した酸素化の決定因子となる。

- 人工呼吸中の綿密な患者モニタリングの重要性は，どんなに強調してもしすぎることはない。これは，適切な人工呼吸器アラーム機能の設定と，アラーム機能への注意，持続パルスオキシメトリ，ベッドサイドにおける頻回な患者評価，そして動脈血ガスと胸部X線を必要に応じて得ること，などが含まれる。

- 人工呼吸からのウィーニングは，人工呼吸が必要となった症候が回復しはじめてから，速やかに開始されるべき積極的なプロセスである。ウィーニング過程における綿密なモニタリングは，余計なストレスの負荷を避け，患者の快適性を確保するために必要となる。

参考文献

1. Acute Respiratory Distress System Network. Ventilation with lower tidal volumes as compared with traditional tidal volumes for acute lung injury and the acute respiratory distress syndrome. *N Engl J Med*. 2000;342:1301-1308.
2. Arnold JH, Anas NG, Luckett P, et al. High-frequency oscillatory ventilation in pediatric respiratory failure: a multicenter experience. *Crit Care Med*. 2000;28:3913-3919.
3. Cheifetz I. Invasive and noninvasive pediatric mechanical ventilation. *Respir Care*. 2003;48:453-458.
4. Dekel B, Segal E, Perel A. Pressure support ventilation. *Arch Intern Med*. 1996;156:369-373.
5. Dick CR, Sassoon CSH. Patient-ventilator interactions. *Clin Chest Med*. 1996;17:423-438.
6. Fortenberry JD, Del Toro J, Jefferson LS, Evey L, Haase D. Management of pediatric acute hypoxemic respiratory insufficiency with bilevel positive pressure (BiPAP) nasal mask ventilation. *Chest*. 1995;108:1059-1064.
7. Habashi NM. Other approaches to open-lung ventilation: airway pressure release ventilation. *Crit Care Med*. 2005;33(3 suppl):S228-S240.
8. Jubran A, Tobin MJ. Monitoring during mechanical ventilation. *Clin Chest Med*. 1996;17:453-473.
9. Kaplan LJ, Bailey H, Formosa V. Airway pressure release ventilation increases cardiac performance in patients with acute lung injury/acute respiratory distress syndrome. *Crit Care*. 2001;5:221-226.
10. Keith RL, Pierson DJ. Complications of mechanical ventilation: a bedside approach. *Clin Chest Med*. 1996;17:439-451.
11. Padman R, Lawless ST, Kettrick R. Noninvasive ventilation via bilevel positive airway pressure support in pediatric practice. *Crit Care Med*. 1998;26:169-173.
12. Schultz TR, Costarino AT, Durning SM, et al. Airway pressure release ventilation in pediatrics. *Pediatr Crit Care Med*. 2001;2:243-246.
13. Venkataraman ST. Mechanical ventilation and respiratory care. In: Fuhrman BP, Zimmerman J, eds. *Pediatric Critical Care*. 3rd ed. Philadelphia, PA: Mosby;2006:683-718.

6章
ショックの診断と治療

✓ 目標

- ショックを定義する。
- ショックを大きく5つに分類し，それぞれの典型的な症状について見分ける。
- 小児のショックに対する初期評価と管理を決定する。
- 小児ショック患者における輸液蘇生の目標について検討する。
- 血管収縮薬と強心薬の生理的作用について説明できる。

I. はじめに

ショックは，酸素と栄養が主要臓器に十分量供給されない状態と簡潔に定義できるが，この状態は急性期においてよく認められる問題である。ショック状態では，酸素供給（D_{O_2}）は損なわれる。酸素供給は，動脈血酸素含量（Ca_{O_2}）と心拍出量（CO）に密接に関係しており，心拍出量は，心拍数と1回拍出量（1回の心収縮において左室から拍出される血液量）によって決定される。動脈血酸素含量は，ヘモグロビンに結合した酸素量と，動脈血に溶解したごく少量の酸素量によって決まる。

$$D_{O_2} = Ca_{O_2} \times CO$$
$$Ca_{O_2} = (ヘモグロビン \times 1.34 \times Sa_{O_2}) + (0.003 \times Pa_{O_2})$$
$$CO = 心拍数 \times 1回拍出量$$

1回拍出量は，前負荷（拡張末期の左室内血液量），後負荷（心拍出時の抵抗），心筋収縮力（心筋による収縮の強さ）によって規定される。不十分な心拍出量は，前負荷，後負荷，心筋収縮力の最適化，そしていくつかのケースでは心拍数を増加させることによって補正することができる。また酸素供給は，赤血球輸血によってヘモグロビン濃度を上昇させ，ヘモグロビン酸素飽和度を補正することによって増加させることができる。

ガイドラインの確立により，ショックに対して迅速な診断と管理が行われるようになり，近年ショックに関連した死亡率は劇的に減少している。このガイドラインでは，ショックを早期に診断し，バイタルサインの改善やショック徴候からの速やかな離脱を目標とした，目標指向型の介入

> ! ショックの5つの主要な分類：循環量減少性，血液分布異常性，心原性，閉塞性，貧血性。

が重要視されている。Hanらは，市中病院到着後1時間以内にショックから離脱させることが，死亡率と機能予後を劇的に改善することを明らかにした（図6-1）。

小児と成人における発達の違いが，管理方針の決定に強く影響する。通常，成人患者では，心拍数と心収縮力が急性疾患時に増加するが，乳児の心室機能は比較的固定されており，心拍数の減少は心拍出量を致死的に減少させる。幼児や小児も一般的に心拍数は高めであり，心拍数を増加させることによって心拍出量を改善するには限界がある。急性期の病的患者では，全身の血管抵抗は著明に増加し，血圧は非代償性ショックになるまで正常範囲内にとどまってしまう。循環血液量が減少している場合や心筋機能が低下している場合，全身の血管抵抗の上昇は心拍出量を低下させてしまう。

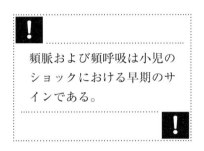

頻脈および頻呼吸は小児のショックにおける早期のサインである。

図6-1 小児のショック患者の生存率（ショックから離脱 vs. 継続）

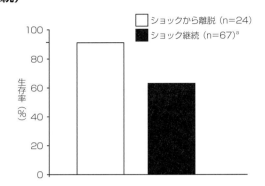

a p<0.05。
市中病院の医師による蘇生処置後，ショックから離脱した場合の生存率は96%であり，ショックが継続した場合の生存率は63%であった。
Data were derived from Han YY, Carcillo JA, Dragotta MA, et al. Early reversal of pediatric-neonatal septic shock by community physicians is associated with improved outcome. *Pediatrics*. 2003;112:793-799.

小児患者におけるショックの初期では，わずかな徴候しか認められないことがあり，頻脈や頻呼吸が唯一の異常所見のこともある。これらのショックを示唆する徴候を，認識，改善させなければ，管理が容易な代償性ショックから不可逆的な臓器不全へと進展してしまう。

II. ショックの分類

A. 循環血液量減少性ショック

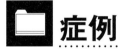 症例

生来健康な2歳男児が救急外来へ搬送されてきた。大量の下痢を認め，嘔吐のため十分な水分摂取ができていなかった。来院時の心拍数は172回/min，血圧は92/70mmHg，体表は冷たく皮膚色はまだらであり，脈拍は微弱であった。毛細血管再充満時間はひどく遅延しており，患者は静脈ライン確保時にわずかに反応するのみであった。

Detection（発見）

——この小児はどのような状態か？

Intervention（処置）

——この状況ではどのような機序が働いているか？

——この小児のショックに対してどのように対処すべきか？

6章 ショックの診断と治療

Reassessment（再評価）

——等張晶質液を 40mL/kg 投与されたところ，この男児は座ることができるようになり，また保護者へ適切な反応を示すようになった。

——現在の治療戦略は有効か？

——この男児に対してより多くの輸液蘇生，もしくはその他の治療的介入は必要か？

Effective Communication（効果的なコミュニケーション）

——患者の臨床症状が変化した場合，誰が情報を知っている必要があり，またどのようにその情報を伝達するか？

——この患者の治療を行うのに最も適している病棟はどこか？

Teamwork（チームワーク）

——どのように治療戦略を実行するか？

——いつ誰が何を行うべきか？

循環血液量減少性ショックは小児において最もよくみられるタイプのショックであり，循環血液量が適切な組織灌流を維持できなくなるまで減少した場合に発症する。循環血液量が減少すると前負荷は低下し，心拍出量に悪影響がでてしまう。循環血液量減少に対する最初の反応は，末梢および中枢にある血圧受容体が活性化し，カテコールアミン放出から血管の収縮と頻脈が起こる。これらの代償機構によって，30％程度の循環血液量の喪失でも十分な血圧と循環を保つことができる。しかし，循環血液量の喪失が30％を超えると，重篤な組織障害を引き起こす可能性が高くなる。

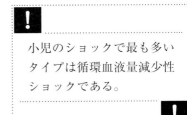

小児のショックで最も多いタイプは循環血液量減少性ショックである。

循環血液量減少の最も一般的な原因は下痢であり，嘔吐によって経口補水ができない患者では急速に発症する可能性がある。下痢以外では，外傷による大量出血や進行性の出血などが，救急現場で遭遇する原因である。典型的な症状として，頻脈，脈圧の狭小化，毛細血管再充満時間の遅延，起立性変化を示し，晩期において低血圧を認める。浸透圧負荷がない状況での尿量低下や意識障害などは，終末器官の灌流低下を示す一般的な徴候である。

B. 心原性ショック

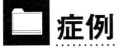
症例

生後 8 カ月の男児が細気管支炎の暫定診断のもと，救急外来にて治療を受けているが，男児の担当看護師が，男児の病状がよくなるどころか徐々に悪化してきていると報告してきた。数時間にわたるアルブテロールの持続吸入にても喘鳴は改善せず，また周囲への反応が乏しくなっている。モニター上 wide-complex な頻脈が出現したため，患者のベッドサイドに医師が呼ばれた。

Detection（発見）

——男児の脈拍はかろうじて触知，毛細血管再充満時間は遅延，そして奔馬性調律を認める。湿性ラ音と肝腫大がある。

——どのような身体診察所見が正しい診断を示唆しているか？

Intervention（処置）

——精査によって，心拡大，心室性頻脈，終末器官の虚血が認められた。患者はPICUに入室後すぐに心停止となった。

——即時介入すべきことは何か？

——小児のショックに対する一般的な管理の原則は何か？

Reassessment（再評価）

——現在の治療戦略は有効か？

——他に何がこの男児に必要か？ また他の治療介入は必要か？

Effective Communication（効果的なコミュニケーション）

——患者の臨床症状が変化した場合，誰が情報を知っている必要があり，またどのようにその情報を伝達するか？

——この患者の治療を行うのに最も適している病棟はどこか？

Teamwork（チームワーク）

——どのように治療戦略を実行するか？

——いつ誰が何を行うべきか？

心原性ショックは心拍出量の著明な低下を特徴とし，最も多い原因は心筋の機能障害である。多くの原因によって心筋機能障害をきたすが，例えば一次性もしくは家族性の心筋症，感染性心筋炎や敗血症などに伴った全身性の炎症，自己免疫疾患，不適切な冠動脈循環，心肺バイパスの使用後，アシドーシス，低酸素性虚血性イベントなどがある。また，完全房室ブロックにおける重篤な徐脈，心室頻拍や上室頻拍などによる高度な頻脈など，心拍数の異常も心原性ショックの原因になりうる。

乳児の急性疾患を診察する場合，心原性ショックを鑑別する必要がある。新生児は，上室頻拍やその他の頻脈性不整脈によって，容易に心不全となりうる。同様に，動脈管依存性心疾患を有する乳児では，生後2カ月以内に心原性ショックを呈することがある。上肢と下肢に有意な血圧差を認めた場合，体循環を動脈管に依存する先天性心疾患が考えられ，動脈管閉鎖から臓器不全と致死的なショックへと急速に進行する。心臓超音波検査によって動脈管依存性先天性心疾患が除外されるまで，プロスタグランジンE_1の投与を即座に開始，継続すべきである。

心原性ショックの患者では一般的に（しかし常にとは限らないが），末梢冷感を伴う頻脈，脈圧の狭小化，

呼吸困難を伴う。ラ音やギャロップリズム（奔馬性調律）を聴取でき，また腫大した肝臓を触知することがある。頸静脈怒張は，小児においては視覚的に判断するのは難しいことがある。通常，胸部X線検査において心拡大を認める。

心原性ショックの治療は，血管内容量の最適化，強心薬による心収縮力の改善，血管拡張薬による後負荷の軽減に集約される。一般的な支持療法はきわめて重要である。医療提供者は，うっ血性心不全児における過剰な輸液蘇生が臨床状態を増悪させうることを念頭におき，注意深く輸液管理を行う必要がある。

> ! 心原性ショックを呈する生後2カ月未満の小児では，プロスタグランジンE_1の投与を考慮する。!

C. 血液分布異常性ショック

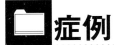症例

両親と口論になった後に，13歳の女児が三環系抗うつ薬を含む多種薬物を服薬した。現在は傾眠傾向であり，低血圧（70/35mmHg）を示し，皮膚は紅潮している。毛細血管再充満は迅速。心電図上，QRS幅の軽度拡大とQT時間の延長を認めている。

Detection（発見）

——この小児における生理学的な異常を判断するうえで重要な手がかりとなる所見は何か？

——血液分布異常性ショックの一般的な原因はどのようなものがあるか？

Intervention（処置）

——即時介入すべきことは何か？

——安定化するためにどのような介入を行うか？

——小児のショックに対する一般的な管理の原則は何か？

Reassessment（再評価）

——適切な輸液蘇生，炭酸水素ナトリウムや血管作動薬の投与により速やかに改善した。

——現在の治療戦略は有効か？

——他に何がこの患者に必要か？ また他の治療介入は必要か？

Effective Communication（効果的なコミュニケーション）

——患者の臨床症状が変化した場合，誰が情報を知っている必要があり，またどのようにその情報を伝達するか？

——この患者の治療を行うのに最も適している病棟はどこか？

Teamwork（チームワーク）

——どのように治療戦略を実行するか？

——いつ誰が何を行うべきか？

血液分布異常性ショックは，不適切な全身血管抵抗の低下から循環血液の分布異常が起こり，重要臓器への血流が低下し，十分な基質が運搬できなくなっている状態である。このタイプのショックは，敗血症性ショックの早期，アナフィラキシー，毒物誤飲，脊髄および硬膜外麻酔，脊髄損傷において認められる。血液分布異常性ショックでは，典型的には紅潮した外観，四肢が暖かくなり脈拍が反跳，脈圧の増大した頻脈を呈する。また毛細血管再充満は瞬時に起こりうる。脊髄損傷による血液分布異常性ショックは，代償性の心拍数増加を認めないことがある。治療は可能であれば原因疾患に対する治療，急速な血管内容量の改善，ノルアドレナリンやフェニレフリンなどのおもにαアドレナリン作動性の血管収縮薬の投与を中心に行う。

D. 閉塞性ショック

 症例

肺炎球菌性敗血症の8カ月女児の状態が急激に悪化しており，四肢末梢循環は悪く，脈圧は狭小化し，低血圧を呈している。三次医療機関のPICUへ搬送中，積極的な輸液の投与および血管作動薬投与によっても状態は悪化し続けている。

Detection（発見）

——この小児における生理学的な異常を判断するうえで重要な手がかりとなる所見は何か？

——身体所見上，やや心音が遠く感じられ，以前の胸部X線検査と比較して，直近のX線検査では著明な心拡大が認められている。

——閉塞性ショックの最も一般的な原因は何か？

——どのような臨床所見が心嚢液貯留を示唆するか？

Intervention（処置）

——即時介入すべきことは何か？

——安定化するためにどのような介入を行うか？

——小児のショックに対する一般的な管理の原則は何か？

Reassessment（再評価）

——超音波ガイド下緊急心嚢穿刺によって，線維素性心嚢液貯留が解除され，急速に患者は回復している。

——どのような一般的な治療原則を守らなければならないか？

――現在の治療戦略は有効か？

Effective Communication（効果的なコミュニケーション）

――患者の臨床症状が変化した場合，誰が情報を知っている必要があり，またどのようにその情報を伝達するか？

――この患者の治療を行うのに最も適している病棟はどこか？

Teamwork（チームワーク）

――どのように治療戦略を実行するか？

――いつ誰が何を行うべきか？

閉塞性ショックは小児において比較的まれであり，疑うためには高度な注意を必要とする。心室内腔や胸腔内の大血管に対して外力が作用することにより発症し，正常な血管内容量や心筋収縮力にもかかわらず，心拍出量は制限される。閉塞性ショックの一般的な原因は，気胸などの胸腔内容物の貯留による。肺塞栓症はまれではあるが，過凝固の状態や長管骨骨折などのリスクを有する小児においては考慮すべきである。タンポナーデは，心嚢液が急速に貯留し，心室の拡張が障害される場合に発症しうる。

閉塞性ショックの診断の手がかりは，頻脈，毛細血管再充満時間の遅延を伴う四肢冷感，脈圧の狭小化，頸静脈の怒張，遠い心音，左右非対称な呼吸音などである。治療は原因疾患に対する根本的な治療が中心であり，緊張性気胸の緊急脱気や心嚢液貯留に対するドレナージによって，劇的な臨床症状の改善が認められる。等張晶質液や膠質液による輸液蘇生は，本質的には一時しのぎの治療である。ベンゾジアゼピン，オピオイドやプロポフォールといった体血管抵抗を低下させるような薬物は，閉塞性ショックが改善されるまで細心の注意を払って使用すべきである。

E. 貧血性ショック

慢性的な重度貧血を有する患者では，高度な心拍出不全が認められる。アフリカのマラリア・ベルトで施行された研究では，貧血性ショック患者に対する輸液の急速投与は有害であり，維持輸液およびHbが5g/dL未満に対する赤血球輸液が有益であることを示している。外傷以外の原因によって発症した急性貧血性ショックは，輸液のボーラス投与よりも輸血によく反応する。

III. ショックの評価

どのような疾病や外傷を有する患者の精査においても，血圧を含むバイタルサインの確認とともに，気道，呼吸，循環の徹底した初期評価および継続した評価を行わなければならない。従来法もしくは変法グラスゴー・コーマ・スケール（GCS）にもとづく意識レベルの変化の観察は，臨床上重要な指標となる。

A. ABCs：気道，呼吸，循環の評価

気道開存状況，呼吸数，呼吸パターン，呼吸仕事量を評価する。ショックが疑われるすべての小児に対して，初期評価で得られた経皮酸素飽和度に関係なく酸素投与を行う。気道を開存させ，呼吸仕事量を軽減させるよう，最適な体位をとらせるべきである。パルスオキシメータによる酸素化の評価は，過敏性の強い小児においても十分に忍容でき，すべての患者に対する評価およびモニタリングに用いるべきである。低酸素血症もしくはパルスオキシメータの信号が微弱な場合，状態の悪化を考慮しなければならない。重

度な呼吸困難症状を呈する児に対しては，補助換気が即座に必要となることがある。GCSの急激な低下（**15章**），もしくはGCS 8点以下は，呼吸停止，重度な低酸素／高二酸化炭素血症のリスクを有するため，その場にいる最も経験豊富な医師によって，できるだけ早期に気道を確保すべきである。気管挿管の準備が整うまで，バッグマスク換気による補助換気を注意しながら行ってもよい。

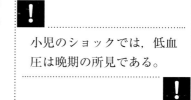

経皮酸素飽和度に関係なく，ショックが疑われるすべての小児に対して酸素を投与すべきである。

高度な徐脈（乳児：心拍数＜90回/min）もしくは高度な頻脈（1歳未満児：心拍数＞180回/min，1歳以上の小児：＞140回/min）は，循環虚脱に先立つ重篤な危機的徴候であり，明らかに病的な患者に高度な頻脈を認めた場合，急激に低血圧，心停止へと進行する可能性がある。どのような心拍数の異常であっても，モニターのリズムストリップや心電図によって基礎リズムの確認をすべきである。小児の不整脈を適切に管理するため，小児集中治療医もしくは小児循環器専門医にコンサルトする。

小児のショックでは，心拍出量が減少した初期においては体血管抵抗が増加するため，低血圧は晩期の所見となる。したがって，ショックと診断されても血圧は正常もしくは高血圧を示すことがありうるが，急激に低血圧へと進行する可能性がある。低血圧に進行する前に適切にショックの診断がなされなかった場合，非代償性，不可逆的な状態へと進行してしまう（**表6-1**）。

小児のショックでは，低血圧は晩期の所見である。

表6-1　病的患者における最低血圧値

年齢層	収縮期／拡張期血圧（mmHg）
満期産児	60/30
乳児	80/40
小児	90/60
思春期	100/70

Classified using US Department of Health and Human Services. *The Fourth Report on Diagnosis, Evaluation and Treatment of Hypertension in Children and Adolescents*. Bethesda, MD: National Institutes of Health; 2005. NIH Publication 05-5267.

発熱は，重篤な感染症において一般的に認められる所見ではあるが，いつも認められるものではない。実際，低体温は，乳児を含むどの年齢層の敗血症患者においても注意すべき所見であり，深部体温の測定がきわめて重要である。乳児は環境温の影響を受けやすく，環境温が低いと無呼吸や徐脈を呈することがある。表面体温や末梢循環の指標となる毛細血管再充満は中枢部位で評価し，末梢で評価する場合は低温環境にさらされていない部位で評価する。体幹と四肢における有意な体温差は，灌流不全を示唆する。毛細血管再充満時間は，正常では2〜3秒以内である。再充満時間の異常は，循環不全を示唆する重要な指標であり，治療に対する反応性を評価するのにも役立つ。中枢および末梢の脈拍の質を評価することは，蘇生時の治療の指標となるため，頻回に評価すべきである。

B. 血糖

急性疾患を呈するすべての小児患者では，ベッドサイドにおける血糖値の測定を，発症時およびその後，適切な間隔で行う必要がある。乳児はグリコーゲン貯蔵が限られ，代謝も早いため，容易に低血糖となりうる。低血糖を速やかに診断，治療できないと，永続的な神経学的後遺症を残す可能性がある（**8章**）。

C. 病歴聴取と身体診察

病歴および身体診察は，ショックの原因を診断するための重要な手がかりとなる。DIRECT法（**1章**）を用いた，バイタルサイン，意識状態，循環の評価は，必要不可欠である。新たなラ音が出現していないかを確認するため，肺野の聴診をすべきである。奔馬性調律は，過剰な輸液蘇生による循環血液量の過剰や，もともとの心疾患の存在を示唆しており，肋骨弓下に肝臓辺縁を触知した場合，循環血液量の過剰や心不全を考える。急速に進行する紫斑や点状出血斑の原因は，感染症の可能性がある。注意深い二次評価によって，病歴上はっきりせずに見過ごされていた障害を抽出することができるだろう。

IV. ショックの管理

ショックを呈するすべての患者には，初期評価中，高流量酸素を投与すべきである。血管確保，気道管理，輸液蘇生，適切な血管作動薬や抗菌薬の投与などは，初期評価の最初の数分以内に優先して判断・決定する。

A. 血管確保

輸液路はできるだけ早く確立する必要があるが，末梢循環が不良の病的患者では一般的に静脈ラインの確保が困難である。末梢カテーテルを留置する場所は，手背，足首の内果前方に位置する伏在静脈，肘窩の静脈が一般的である。また新生児では，頭皮静脈を用いて初期の輸液蘇生を行うことができるが，頭皮静脈を用いる場合は側頭動脈にカテーテルを留置しないように注意する。また新生児において経験ある医師がいれば，臍帯静脈の使用もオプションとして考慮する。

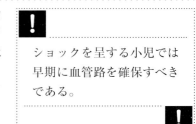

ショックを呈する小児では早期に血管路を確保すべきである。

外頸静脈へのカテーテル留置も可能ではあるが，留置後の体位による合併症を避けるために，呼吸困難や頭蓋内圧亢進が存在する場合に選択する。血栓症や塞栓症のリスクとなりうるため，穿刺・留置部位をしっかり観察し，異常が観察された場合には安全のためすぐに抜去する。

血管確保時に骨髄針を用いることに対する敷居を低くする必要がある。骨髄輸液路は，簡便，安全そして有効に使用できるので，適切な血管確保が行えない小児においては早期に考慮する。骨髄針の適応がある場合，留置部位として大腿骨遠位端なども考慮する（**付録2**）。

中心静脈カテーテルは複雑な蘇生に役立つため，三次医療機関への搬送がすぐに行えない場合，経験ある医師によって留置すべきである。中心静脈カテーテル留置を行う場合，適切な気道管理下に挿入に適した体位をとり，十分な鎮痛および挿入部位への局所麻酔，そして完全なバリア・プレコーションをとったうえで無菌操作下に挿入する（**付録13**）。

成人に比較し，小児患者では鎖骨下静脈穿刺は危険であり，循環血液量が減少した患者では気胸や血管損傷から急激に状態が悪化し，致死的となりうる。したがって，鎖骨下静脈穿刺は，特に凝固障害が疑われるショックの小児患者においては，一般的に避けるべきである。

内頸静脈にアプローチする方法として，胸鎖乳突筋の下をカニューレが通る後方アプローチを用い，右内頸静脈へカニューレを盲目的に挿入することができる。この後方アプローチは，外頸静脈上にある胸鎖乳頭筋後縁から穿刺することで最も簡便に施行できる。穿刺後，胸骨切痕・左乳頭に向かって針を胸鎖乳突筋の下を通るように進めていく。穿刺時は頭を左に向かせ，肩の下にタオルなどを入れ，頸部をわずかに伸展するようにする。後方アプローチ以外のアプローチ法（例えば，三角上アプローチや前方アプローチ）は，エコーガイド下によって施行する。また，左内頸静脈へもアプローチすることはできるが，胸管損傷

のリスクが加わる。

大腿静脈へのカテーテル挿入は，後腹膜血腫や大腿動脈損傷などの致死的合併症をまれに起こしうるが，比較的簡単で安全である。新生児では血管損傷の危険性が高く，プロバイダーが手技に不慣れな場合では特にその危険性は高まる。大腿静脈へは，大腿動脈拍動の内側を穿刺することで容易にアプローチできる。超音波が利用可能であれば，すべての患者でエコーガイド下による中心静脈穿刺が推奨される。

すべての重篤な患者に対して中心静脈圧の継続的な測定が推奨される。もしカテーテルが輸液路として使用されている場合では数時間ごとに測定し，その傾向を把握する。臥位になっている病的患者の中心静脈圧低下は，循環血液量の絶対的な不足を示している。中心静脈圧の上昇は逆に過量な循環血液量を示唆するが，胸腔内圧の上昇，気胸，心嚢液貯留などによる上昇の可能性もあるため，臨床症状との相関性が重要である。基礎疾患に心疾患を有する患者では，高い心充満圧を必要とする場合があり，専門医へ相談し，助言を得る。

すべての重篤な病児に対して，動脈カテーテル留置による観血的血圧測定が推奨される。大腿動脈では血管損傷が起こりうるため，穿刺動脈としては末梢の動脈を選択する。観血的血圧測定から，患者管理に有益な，持続的な心拍数，血圧，脈圧などの情報を得ることができる。モニター上，波形の上行部の傾斜が緩徐な場合，心筋収縮障害を伴う心筋機能不全が示唆される（**付録16**）。

B. 輸液蘇生

小児の蘇生では，高い体表面積／容量比や蘇生中の水分喪失の進行により，大量の輸液を要することが多い。小児は成人に比較して基礎疾患を有する可能性が低く，大量の輸液蘇生による管理を行いやすい。

急速に血管内容量を増加させるため，ショック時には等張液のみを使用する。等張液として一般的には生理食塩液（0.9% NaCl）を用い，静脈ラインもしくは骨髄路から20mL/kg/回を可能な限り速く（20分以内が好ましい）投与する。新生児もしくは心原性ショック

> ! 可能な限り早期（＜20分）に，0.9%生理食塩液20mL/kgによる輸液蘇生を開始する。継続的な監視と頻回の再評価が推奨される。心原性ショックが考えられる場合や，新生児，重度な貧血児では，より少量，緩徐な投与を行う。

が疑われる場合では，より少量の投与量とする。内径の小さい中心静脈カテーテルを使用すると投与時の抵抗が高くなるため，末梢静脈ラインや骨髄路の使用が好ましい。

積極的な輸液蘇生と呼吸器系合併症や神経学的後遺症との間に関連性はないが，蘇生に生理食塩液を用いる場合，いくつかの懸念が存在する。1つには，蘇生時に投与した大量の輸液がわずか1時間ほどで血管外へ再分布し始めてしまうことである。また，高クロル性代謝性アシドーシスもよく起こりうるが，通常は一過性である。血漿蛋白質の希釈による胸水，腹水，全身性の浮腫は通常よく認められる。いくつかの国では乳酸リンゲル液（ハルトマン溶液）も使用されており，特にアルブミン輸液が使用できない場合での中等度から重度のショックの管理に有効かもしれない。リンゲル液を使用した場合では，高クロル性アシドーシスは発症しにくくなるが，高カリウム血症のリスクを有する患者に使用する場合には注意を要する。

一部の専門家はこれらの問題を回避するため，長く血管内にとどまることができる5%アルブミン液の使用を提唱している。合理的なアプローチとしては，輸液蘇生の初期には等張晶質液を用い，末梢循環の正常化のため40〜60mL/kgを超えて容量負荷が必要な場合には5%アルブミン液を使用し，輸液を継続する。あるメタ分析において，晶質液を用いた容量負荷は，胃腸炎や，火傷および外傷性脳障害を含む外傷小児例に対して有用性があることが示唆された。膠質液を用いた容量負荷は，おもに重症敗血症での使用が好ましいかもしれない。

新生児や，心筋機能不全・心疾患が疑われる患者では，少量の蘇生液（5～10mL/kg）を用いる。またこれらの小児では，適切な蘇生介入が遅れないようにするため，頻回の再評価が必要になる。敗血症性ショックや進行性の体液喪失が認められる場合，非常に大量の輸液が必要になることがある。敗血症性ショックに対して最初の1時間に少なくとも60mL/kgの輸液蘇生が施行された場合，予後の改善が認められている（図6-2）。

図6-2　小児患者における敗血症性ショックに対する早期輸液蘇生の効果

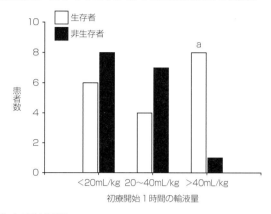

a 他のすべてのグループと比較して生存率は増加。
救急部門を受診した敗血症性ショックの小児患者が初療開始後1時間以内に受けた輸液蘇生量別の，生存者数と非生存者数を示す。
Data were derived from Carcillo JA, Davis AL, Zaritsky A. Role of early fluid resuscitation in pediatric septic shock. *JAMA*. 1991;266:1242-1245.

急速投与といっても実際は1時間以上かけて行うといった危険な，しかし頻繁に行われている間違いが存在する。輸液ポンプを用いた薬物投与や輸液は，迅速な蘇生には効果的ではない。急速投与を行う場合，輸液ボトルから三方活栓経由でシリンジに輸液を吸い，末梢/中心静脈もしくは骨髄針を用いた輸液路経由で投与する。なおシリンジに輸液を吸引する際には空気塞栓の原因となるため空気を吸いこまないように注意する。十分な末梢循環が得られ，目標とするバイタルサインに到達し，全身状態が改善することを初期輸液蘇生の指標として，連続的に再評価し続けることが非常に重要である。DIRECT法を使用することを推奨する。

重度な貧血が存在する場合，晶質液や膠質液の投与による血液希釈によって酸素運搬が損なわれることがあり，このような状況では赤血球輸血が必要である。サハラ以南のアフリカなど医療資源の限られた地域では，重度なマラリア，呼吸障害，神経学的異常を合併する貧血児に対しては，等張液のボーラス投与と比較して，早期の赤血球輸血が有効な可能性がある。

血液製剤は，重症外傷や重症児の外科手術など，特殊な状況で必要になることがある。低血圧の危険性があるため，新鮮凍結血漿の急速投与は回避する。適切な検査によって診断された血小板減少症や低フィブリノーゲン血症が存在する場合，血小板輸血やクリオプレシピテート投与の適応となることがあり，蘇生中であっても可能なかぎり早く検査を行う。

臨床症状から低血糖症が疑われた場合，10%ブドウ糖液を5mL/kg投与すべきである。低血糖時に糖加晶質液の大量投与を行うと，低浸透圧や浸透圧利尿などの危険性が増すため，年長児では25%ブドウ糖液を用いたほうがよく，血糖値が100mg/dL以上となるように投与する。

輸液蘇生は臨床症状が改善する，もしくは新たなラ音の出現や奔馬性調律の聴取，肝腫大などといった輸液過剰な症状が出現するまで継続する。輸液過剰状態を疑う症状の出現後も輸液を継続すると，心筋壁へ

の過剰な力が働き，結果，心機能が低下することになる。容量過剰が疑われるような場合，状態が安定していれば少量の利尿薬（フロセミド0.3～0.5mg/kg）を考慮してもよい。利尿薬の投与は，急性尿細管壊死からの乏尿性腎不全による尿量の減少を改善し，また心筋機能の改善をもたらすかもしれない。より高用量の利尿薬が必要になる児もいるが，最初は少量から投与開始することが賢明であり，特に血行動態が安定していない児においてはなおさらである。

蘇生を必要とするが血管内容量（wetでもdryでもない）が正常であると考えられる児に対しては，維持輸液を行い，必要に応じて生理食塩液や5％アルブミン液を急速投与する。乳児は低血糖の高リスクを有するため，適切なナトリウム・カリウムを含有する5～10％糖液を投与し，血糖値を1時間ごとに測定すべきである。

維持輸液の投与速度は，体重10kgまでの小児であれば，4mL/kg/hrの投与速度とし，20kgまでの小児は10kgを超えた分を2mL/kg/hrで追加，20kg以上の場合は20kgを超えた分を1mL/kg/hrで追加とする。成人並みの体格をした小児では，125～150mL/hrの維持輸液で管理することができる。また，その他の方法として体表面積から計算する方法もあり，24時間に1,500mL/m^{2}を投与し，必要に応じて晶質液もしくは膠質液を追加投与する。

> ! 初期の輸液蘇生後，低血糖のリスクを有する乳児はブドウ糖含有の輸液を投与すべきである。

外傷や低酸素性虚血性発作による神経系障害のリスクを有する患者に対しては，等張液による輸液で管理する。一般的には生理食塩液が使用されるが，重篤な後遺症の原因になる低血糖を引き起こす可能性がある。高血糖は急性のストレス状況下ではよく認められるが，通常特別な介入なく改善する。患者搬送中に高血糖に対して積極的な治療をすることは危険である。レギュラーインスリンは投与に際して十分に注意して使用する必要があり，厳密に適応を見定めたうえ，必要時には低用量から投与を開始し，高・低血糖を適切に管理するために1時間以上の間隔を空けることなく厳密に血糖を監視する必要がある。

C. 血管作動薬と強心薬

成人のショック，特に敗血症性ショックにおいては，比較的安定した典型的な血行動態パターンを認めるが，小児のショックの血行動態パターンは予想困難であり，急激に状態が変化する。したがって，心血管機能を継続的に測定・評価するため，動脈カテーテルや中心静脈カテーテル留置による侵襲的血行動態評価を行うべきである。敗血症性ショック小児において，継続的に上大静脈の静脈飽和度を測定することは，循環管理の指標として有用であり，死亡率を低下させることが示されている。血管作動薬や強心薬の投与はショックの小児を安定化させるため，非常に有用である。しかし，十分な輸液蘇生を受けていない児に対するこれらの薬物使用と予後不良との間には，関連性が認められている。

1. ドパミン

ドパミンは多彩な生理的作用を有しており，ショックの薬物療法における第1選択薬の1つである。ドパミンの効果は用量依存性であり，低用量で用いると腎血管が拡張するが，この腎血管の拡張と臨床診療における有用性との間にはおそらく関連はない。中等量で用いると，β_1作用とβ_2作用が優位となり，陽性変時・変力作用と血管拡張が起こるため，ある状況においては利点となりうる。高用量（典型的には10μg/kg/min超）で用いると，α_1作用が優位となり，体血管・肺血管抵抗が増加する。

例えば5μg/kg/min程度の比較的低用量のドパミンは，陽性変力サポートが必要な小児全例に対して投与してもよいかもしれない。低血圧児においては，β作用による血管拡張を避けるために，10μg/kg/minの高用量で投与を開始すべきである。20μg/kg/minを超えて増量しても，有用な効果は得られない。乳児はドパミンに対して比較的感受性が低いため，アドレナリンやノルアドレナリンといった直接作用することができるカテコールアミンが必要になる。ドパミンや他の血管収縮薬を使用している新生児において，臨

床的に有意に肺血管抵抗が増加することがあると報告されている（表 6-2）。

表 6-2　血管作動薬と陽性変力薬の血行動態に対する効果

薬物	α_1	β_1	β_2	D_1	V_1
ドパミン[a]	血管収縮；↑SVR，PVR	変力作用；変時作用	血管拡張	血管拡張（腎）	
ドブタミン		変力作用			
アドレナリン[b]	血管収縮；↑SVR，PVR	変力作用；変時作用			
ノルアドレナリン	血管収縮；↑SVR，PVR	変力作用（非優位）			
バソプレシン	増強	増強			血管収縮
非受容体介在性					
ミルリノン	変力作用，変弛緩作用，血管拡張				

D_1：ドパミン受容体，PVR：肺血管抵抗，SVR：体血管抵抗
[a]容量依存性効果：低用量時，D_1受容体効果が優位。中用量時，β_1およびβ_1受容体効果が優位。高用量時，α_1受容体効果が優位。
[b]容量依存性効果：低用量時，β_1およびβ_2受容体効果が優位。高用量時，末梢血管系ではα_1受容体効果が優位。
Adapted with permission. ©2006 Elsevier. Smith L, Hernan L. Shock states. In: Fuhrman BP, Zimmerman J, eds. *Pediatric Critical Care*. 3rd ed. Philadelphia, PA: Mosby; 2006:394-410.

2．ドブタミン

ドブタミンは有意な陽性変力作用をもち，その作用はβ受容体を優先的に刺激することによって得られる。5μg/kg/min が通常の投与量であり，乳児の軽度低灌流状態に対し用いられるが，高用量は許容できないほどの頻脈をきたしてしまう。この薬物は，年長児，特に敗血症性ショックの思春期児においては，全身血管抵抗の低下および心拍数増加から冠動脈血流が障害されてしまうため，有用ではない。しかし，心筋機能障害が疑われる，もしくは確定した場合には有用である。ドブタミンは一般的には，心臓移植後，先天性心疾患修復後，心筋の血管再建後や心筋機能が大幅に落ちこんだような状態において用いられるが，小児敗血症性ショックの現在の管理では限られた役割しかない。

3．アドレナリン

アドレナリンは，α受容体とβ受容体を刺激することによって，変時作用，心収縮力の増強，体血管抵抗の増加など，複数の重要な生理学的効果を有し，小児のショックにおいて非常に有用な薬物である。

中心静脈カテーテル留置までの間，信頼できる末梢静脈ラインから，アドレナリンを持続投与するべきである。初期安定化において，輸液路が輸液蘇生や血管作動薬投与に用いられている場合，吸入のラセミ体アドレナリンを用いることができる。アドレナリンは心筋の酸素消費量を増加させ，臓器血流の低下を引き起こすことがある。ある状況下においてアドレナリンは体血管抵抗を低下させる可能性があり，血管容量の減少や重篤な頻脈が存在する場合，冠動脈の灌流圧を低下させるかもしれない。心筋虚血や不整脈の危険性が高い年長児において，これらのことには十分に留意しなければならない。初期投与量は通常 0.05〜0.1μg/kg/min であり，臨床的効果をみながら徐々に増加する（表 6-3）。アドレナリンは，敗血症性ショックの cold shock，アナフィラキシーショック，低血圧を伴う心原性ショックの第 1 選択薬である。

表6-3	血管作動薬と陽性変力薬の推奨投与量		
薬物		陽性変力薬	昇圧薬
ドパミン		2～15μg/kg/min	>12μg/kg/min
ドブタミン		2.5～20μg/kg/min	
アドレナリン		0.05～0.5μg/kg/min	0.1～1μg/kg/min
ノルアドレナリン			0.05～1μg/kg/min
バソプレシン			0.5mU/kg/min
非受容体介在性			
ミルリノン		0.25～0.75μg/kg/min	

Adapted with permission. ©Elsevier 1986. Park MK. Use of digoxin in infants and children, with specific emphasis on dosage. *J Pediatr*. 1986;108:871.

4. ノルアドレナリン

ノルアドレナリンは，アドレナリンと異なり強力なα受容体選択性を有するため，心拍数への影響を最小限に抑えながら血管の緊張をもたらすことができる。これは，冠動脈灌流および内臓灌流を高め，終末臓器障害を減少させる可能性がある。通常0.05～0.1μg/kg/minから投与開始し，効果が得られるまで適宜増加させる。ノルアドレナリンは敗血症性ショックのwarm shockの第1選択薬であり，また脊髄ショックに対してよい適応である。

5. ミルリノン

ミルリノンは陽性変力作用と変弛緩作用を有し，小児集中治療領域では，体血管抵抗増加を伴い心拍出量が低下している心筋機能障害児に対して，一般的に使用されている。長い半減期と作動時間をもつため，腎および肝不全を有する場合は投与量の調整が必要になる。負荷投与を行ったり，投与量が0.3μg/kg/minを超えた場合，もしくは肝・腎機能障害が存在する場合には，重篤かつ長引く低血圧が観察される。したがって，ミルリノンはPICU入院後，継続的な血行動態の監視下での投与がすすめられる。

6. ニトロプルシドとニトログリセリン

ニトロプルシドとニトログリセリンは血管拡張作用を有し，ミルリノンに比較して半減期が短いため，三次医療機関への搬送前などに短時間の血管拡張が必要になった場合，ミルリノンよりも適している。全身の血管抵抗を目標まで低下させるために，例えば0.05μg/kg/min程度の非常に低い投与量で使用することができる。使用にあたって等張晶質液や膠質液による十分な容量負荷と，必要時に血管収縮薬（アドレナリンやノルアドレナリンなど）を即座に使用できる準備をしたうえで使用すべきである。

7. バソプレシン

バソプレシンは強力な血管収縮薬であり，体血管抵抗が低下するようなショックにおいて有用である。V_{1a}受容体を介して血行力学的効果を発揮し，細胞内カルシウム濃度上昇を促進し，その結果，体血管の緊張が回復する。バソプレシンはカテコールアミン抵抗性の血管拡張性ショック患者において血圧や排尿を改善させ，多くの場合カテコールアミンを減量することができる。小児における投与量は確立していないが，一部の専門家は0.5mU/kg/min（0.0005U/kg/min）から開始することを推奨しており，成人の標準投与量である0.03または0.04U/minは超えてはならない。

D. 気管挿管と人工呼吸器

入念に準備を行ったうえで気管挿管を施行し，人工呼吸管理を1回換気量と気道内圧に細心の注意を払ったうえで施行すると，呼吸仕事量を減らし，酸素運搬を最適化し，後負荷の減少から血行動態を改善させることができる。気道を確実に確保することにより，その後の予定される緊急処置を行いやすくなる。

6章 ショックの診断と治療

ショック患者に気管挿管を行う場合，急激に状態が悪化する可能性があるため，気管挿管はその場にいる最も経験のある医師によって施行されるべきであり，また挿管前に十分に輸液蘇生を行うことが望ましい。昇圧薬を併用するか必要時にすぐに投与ができるよう準備しておく。

挿管前に非再呼吸マスクもしくは麻酔回路を用いて酸素投与を行うことは，非常に重要である。直近に経口摂取をしている場合や，胃排出遅延のリスクを有する患者では，輪状軟骨圧迫法を併用した迅速気管挿管を選択すべきである。輪状軟骨圧迫法を行う際には，過度の圧迫により挿管の際の目安となる解剖学的指標を狂わせないように注意する。もともと慢性疾患がある病的患者では胃瘻が造設されていることがあり，その場合は胃瘻を解放し，ドレナージを行う。胃拡張がすでに存在している場合，経鼻胃管チューブを留置すべきであるが，挿管手技に伴う誤嚥を防ぐためには挿管後に留置することが望ましい。

乳児の心収縮力は一定のため，心拍出量は心拍数に依存している。したがって，迷走神経反射による徐脈を避けるため，前投薬にはアトロピンを含める。アトロピンにより気道分泌物は減少し，気道の緊張も低下するため，すべての年齢の児において気管挿管条件を改善する。頻脈が存在している場合においても，適切なアトロピン投与量であれば使用は禁忌ではない。したがって，アトロピンは，緊急気管挿管が必要なすべての子どもに有用であろう。

大量のミダゾラムやモルヒネといった，体血管抵抗を減少させる可能性のある薬物をショック患者に使用することは避ける。多くの文献がミダゾラムの投与量として 0.1mg/kg をあげているが，この投与量でも血行動態が有意に悪化する患者が存在する。したがって，ミダゾラムは挿管時の第1選択薬というよりは，注意しながら補助的に使用すべきであり，0.05mg/kg もしくはより少量から開始し，注意しながら適宜漸増投与する。血行動態に対する影響から，モルヒネより少量のフェンタニル（1〜2μg/kg）が好まれる。

ケタミンは解離性麻酔作用を有し，血行動態に対する影響も少ないため，ショック患者における挿管時の第1選択薬となる。通常は1〜2mg/kgの投与量で有効であり，筋弛緩薬投与前でも換気ができる。重大な頭蓋内病変が存在する場合はケタミンの使用を避け，肺高血圧症を有する場合でも使用を避けるべきとする医師もいる。緊急時においてケタミンは一般的に安全で有効である。血管確保がなされていない患者では，アトロピンを併用したケタミン（3mg/kg）筋注を用いることができる。少量のベンゾジアゼピン系薬物をケタミン投与に併用することにより，ケタミン投与後の幻覚といった副反応を減少できる可能性がある。ケタミン投与による唾液分泌過多を緩和させるため，アトロピンやグリコピロレートを併用する。

最近の研究では，etomidate は副腎不全を引き起こす可能性があり，死亡率増加のリスクとの関連性が示唆されている。したがって etomidate は，緊急挿管が必要な血行動態不安定な患者に，ケタミンを使用できないような禁忌（頭蓋内病変が存在，または疑われるような場合など）が存在する場合などを除き，日常的に使用すべきではない。

ロクロニウムとベクロニウムは，気道確保時に頻用される筋弛緩薬である。atracurium と cisatracurium は，ヒスタミン遊離からの低血圧や気管支攣縮を引き起こす可能性が高い。したがってこれらの薬物は，PICU において特別な患者に対して使用するのがよいだろう。

ショックではあるが，呼吸機能が正常な場合，多くの患者において標準的な1回換気量（6〜8mL/kg）で換気を維持することができる。詳細は **5章** を参照すること。先天性心疾患や新生児遷延性肺高血圧症などの特殊な状況において，高度な人工呼吸器管理戦略を必要とすることがあるが，これらの管理については三次医療機関と相談のうえ試みるべきである。

E. アシドーシスの管理

代謝性アシドーシスは，ショックの初期段階では呼吸性アルカローシスによって代償されているが，状態の悪化とともに顕在化してくる。容量減少や異常な臓器灌流などといった根本的な原因に対し，輸液蘇生

や必要に応じて血管作動薬を投与して対応することが最適な管理である。十分な換気と酸素化を確立する必要があり，そのためには鎮静薬や鎮痛薬を慎重に投与し，また必要性がある場合にのみ筋弛緩薬も併用する。

炭酸水素ナトリウムは，高カリウム血症やナトリウムチャネル遮断薬中毒患者に対して適応があるが，重度な酸血症（pH＜7）を示す患者が，十分に換気されている場合にも投与を考慮する。炭酸水素ナトリウムの使用によって細胞内のアシドーシスが助長されてしまうため，適応を選んで使用すべきである。低カリウム血症や高カリウム血症，低血糖などを悪化させる可能性があるなどの極端な状況下において，トロメタミンなどの薬物を緩徐（一般的には3〜5mg/kgを1時間以上かけて）に投与することは有用となりうるが，腎不全が存在する場合には投与を避けるべきである。

F. 検査

中央検査室へ提出した血糖値が判明するまで時間がかかる可能性があるため，すべての病的患者を診察した際には，簡易血糖値を測定すべきである。初期検査には，全血球計算，電解質，イオン化カルシウム，血液ガス分析，そしてショックが疑われる患者では凝固機能検査を提出すべきである。必要時に可能な限り早く血液製剤による蘇生を継続できるように，血液検体採取時には血液型と交差適合試験を提出する。

血液培養と尿培養は感染の原因を特定するために重要な検査ではあるが，適切な検体採取が難しい場合に抗菌薬投与が遅れることがあってはならない。髄液検査は患者の状態が安定するまで延期する。なぜなら，髄液検査の結果は初期管理に影響せず，また頭蓋内圧亢進や凝固障害を合併している場合や準備不足の状況下で髄液検査を施行した場合，特に適切な気道確保がなされていないショック患者において，急激な状態の悪化や心停止などをきたしてしまうことがあるからである。

先天性代謝異常症を疑う場合，アンモニア，血清アミノ酸，尿中有機酸などの追加検査を考慮する。先天性代謝異常症は，一般的には早期乳児期に発見されるが，ときに幼児および年長児でも認められることがある。ショックに脳症を合併するすべての患者に対して毒物スクリーニング検査を施行することは重要である。ある状況下では，コルチゾール値や甲状腺機能検査などの内分泌機能検査を考慮すべきであるが，副腎不全が疑われる児に対するヒドロコルチゾン（1mg/kg，最大50mg，6時間おきに静脈投与）の投与は遅れてはならない。

> 敗血症性ショックを呈する小児では早期の抗菌薬投与を優先する。

G. 放射線検査

胸部X線検査は，ショックを呈したすべての患者評価に不可欠である。心臓の大きさから重要な情報を得ることができ，容量減少を伴った患者では，心陰影は小さく，もしくは正常にみえることが多い。心陰影の拡大は，心筋機能障害，容量過剰もしくは心嚢液貯留を示唆する。読影時には，すべてのチューブやラインの位置を確認すべきである。外傷を負った患者では，頸椎側面と骨盤を含む広範囲の検索が必要になる。救急部門から画像検査に向かわなければならない場合，急激な状態悪化が起こりうるため，気道確保・維持の必要性について熟考する。

V. 一般的なケア

ショックにおける最初の1時間の治療目標は，DIRECT法に則った，気道・呼吸・循環の，初期および連続した評価を含む。初療開始数分以内に，適切な輸液路を確立する。また，適切な酸素化と換気を得るための気道管理や，正常な灌流維持，そして年齢相応のバイタルサインへの改善なども必要となる。

適切なモニタリングには，連続した経皮酸素飽和度の測定，心電図，頻回（5分ごと）の血圧測定，1時間おきの体温測定と尿道カテーテルを留置しての尿量測定，そして頻回の血糖値とイオン化カルシウム値の評価が必要となる。一次医療施設では不可能かもしれないが，灌流圧や酸素供給適正化のため，1回は動脈および中心静脈カテーテルを留置する。低血糖のリスクが高い場合，特に乳児では，簡易血糖測定器を使用して1時間おきに血糖値を測定する。終末臓器障害，凝固能，ガス交換の指標となるデータは，少なくとも6時間ごとに評価すべきである。

体系的な head-to-toe アプローチを行う。適切な鎮静薬，鎮痛薬，そして筋弛緩薬の使用は，酸素消費量を減少させる。鎮静と鎮痛は，フェンタニルもしくはケタミンにベンゾジアゼピンを間欠的，少量投与することで，安全かつ効果的に行うことができる（**20章**）。

成人領域ではプロポフォールが広く使用されているが，小児では低血圧を引き起こし，特に容量減少や心筋機能不全が存在する場合にこれは顕著となる。したがって，小児のショック患者に対するプロポフォールの使用は推奨されず，特に搬送が必要となる場合にはなおさらである。筋弛緩薬は，人工呼吸器との同調性や患者の安全のために必要となるかもしれないが，十分な鎮静・鎮痛下に，十分な気道管理技術を有する医師のみが使用すべきである。身体抑制が必要な場合，ソフトな抑制を考慮すべきである。

前負荷，後負荷，心収縮力について，継続的かつ細心の注意を払う。また，適切な輸血戦略，酸素投与，呼気終末陽圧（PEEP）の付加によって，十分なヘモグロビン濃度と酸素飽和度を維持し，ショックが改善するまで，組織へのエネルギー供給の代替指標である乳酸値を頻回に測定する。

感染症が疑われる場合，適切な培養検体が採取できなくても，初療開始1時間以内に，想定される起因菌に対し抗菌薬を投与しなければならない。血糖値を200mg/dL以下に維持することは，浸透圧利尿からの体液喪失を軽減させうる。インスリン療法を行う場合，1時間ごとに血糖測定を行う。

ショックが改善されるまで，経腸栄養は遅らせる必要がある。腹部膨満など持続的もしくは間欠的吸引の必要がなければ，経鼻/経口胃管は重力ドレナージとする。すべての患者に，H_2ブロッカーやプロトンポンプ阻害薬による胃粘膜保護を考慮する。腎機能障害や乏尿が認められる場合，薬物投与量はクレアチニンクレアランスにもとづいて調節し，アミノグリコシド系抗菌薬などの潜在的に腎毒性を有する薬物のトラフ濃度は厳密に監視する。

VI. その他の注意事項

A. 新生児と早期乳児の管理

胎児循環から成人循環へと肺循環・体循環が変化している早期新生児は，急性右心不全を急激に発症するリスクを有し，肝腫大を伴うショックや心拍出量の悪化，肺・体血管抵抗の増加などを呈する。超音波検査では三尖弁閉鎖不全が認められる。これらの新生児においては，輸液蘇生によって動脈管開存を介して肺水腫になる可能性があるため，慎重に再評価を繰り返し，また等張液の急速投与は分割して行う。

年長児では，ショックの原因は比較的簡単に判明するが，新生児では鑑別診断が非常に多岐にわたる。重要な原因の1つとして先天性心疾患があるが，特に左心系に閉塞性病変が存在し，体循環を動脈管に依存している場合，動脈管が閉鎖しショックを発症するまで，先天性心疾患の存在に気づかれないことがある。先天性心疾患によるショックが疑われる場合，適切な呼吸管理および輸液蘇生や，強心薬・血管作動薬の投与による循環サポートを行う。

ショックを呈した新生児では，即座にプロスタグランジンE_1を$0.05 \sim 0.1 \mu g/kg/min$の投与量で開始し，無呼吸や低血圧，発熱などの副作用を注意深く観察する。心臓超音波検査によって大動脈縮窄症，大動脈

弓離断，重度な大動脈狭窄，または左心低形成などの心奇形を除外するまで，プロスタグランジンE_1の投与を行う。

先天性代謝異常症や先天性副腎過形成では，低血糖や代謝性アシドーシス，終末臓器機能不全を認めることがあり，これらの異常に対しては積極的な治療介入を行う。PICUへ入院する前に，一般的な管理に加えて，血糖値やイオン化カルシウムの測定（最低1時間ごと）および管理を適切に行う必要がある。さまざまな病原微生物が新生児敗血症を発症し，急激な状態の悪化から致死的となりうるため，抗菌薬は即座に開始すべきである。

B. 外傷患者におけるショック

輸液蘇生を開始し，気道を確保した後，注意深い外傷の二次評価を即座に開始する。頭皮の裂傷は，どの年齢層の患者においても，循環血液量減少の原因となる。また頭部外傷をおった乳児および幼児では，頭蓋内出血から循環血液量減少性ショックへと発展することがある。骨盤骨折は多量の内部出血をきたすことがあるため，機械的に安定化させなければならない。骨盤内の損傷血管に対する塞栓術は，救命処置となりうる。損傷が疑われる部位（頭部，胸部，腹部，骨盤）に対するCT検査は，救急部門で施行した初期外傷画像検査を補完する。進行性の出血が存在する場合では特に，濃厚赤血球輸血（クロスマッチが必要ないOマイナス赤血球を含む）は救命処置となる。

C. 敗血症性ショック

 症例

生来健康な若者が，重度な全身倦怠感と息切れを訴えている。救急部門を受診する2日前からインフルエンザ様の症状と左膝の腫脹が出現していた。意識は清明だが，明らかに病的であり，心拍数160回/minと高度な頻脈を認めている。

Detection（発見）

——この患者における生理学的な異常を判断するうえで重要な手がかりとなる所見は何か？

——毛細血管再充満速度は迅速，反跳脈，血圧86/30mmHgであった。

——敗血症性ショックの原因は何か？

Intervention（処置）

——即時介入すべきことは何か？

——1時間以上かけて生理食塩液500mLが投与されPICUへ搬送となった。輸液蘇生における輸液量は適切か？

——輸液蘇生時における正しい輸液の投与時間は？

——安定化のためにどのような介入を行うか？

——小児のショックにおいて優先して管理すべきことは何か？

Reassessment（再評価）

——PICU 入院時，反応は低下し，著明な末梢循環不全を認め，血圧は測定できなくなっていた。

——どのような一般的な管理の原則を守るべきだったか？

——小児のショックの管理上よく認められるピットフォールは何か？

——"cold shock" を改善させることはなぜ難しいか？

Effective Communication（効果的なコミュニケーション）

——患者の臨床症状が変化した場合，誰が情報を知っている必要があり，またどのようにその情報を伝達するか？

Teamwork（チームワーク）

——どのように治療戦略を実行するか？

——いつ誰が何を行うべきか？

多くの敗血症性ショックでは，典型的な循環血液量減少性ショック，血液分布異常性ショック，心原性ショックの各要素が混在して認められる。これらは相対的もしくは絶対的な循環血液量の減少や，異常な血管抵抗，血液の異常な分布や心筋機能不全（重度なアシドーシス，血液凝固障害，細胞内レベルでのエネルギー利用の障害によってもたらされた代謝・内分泌の異常に伴う）などよってもたらされる。毛細血管漏出症候群は急激に発症し，患者管理を複雑にする（**表 6-4**）。

cold shock もしくは warm shock の初期には低血圧を認めないこともあり，低血圧がないことに安心すべきではない。

ドパミン抵抗性のショックでは，頻脈を伴う低心拍出量，意識の変調，微弱な末梢拍動，まだらの皮膚，毛細血管再充満時間の遅延などが認められ，これらの症状を示す場合には *cold shock* と呼ばれることが多い。成人もしくは一部の小児での敗血症性ショックでは高心拍出状態を示し，これは *warm shock* とも呼ばれ，血管拡張，頻脈，反跳脈，迅速な毛細血管再充満，紅潮した皮膚を認める。敗血症性ショックが進行すると，高心拍出状態から低心拍出状態へと進む。つまり，皮膚が紅潮し，暖かく，高心拍出状態から，頻脈・頻呼吸・低血圧・毛細血管再充満時間の遅延・脈拍微弱・代謝性（乳酸）アシドーシスなどを認める末梢循環不全状態へ急速に変化しうる。

ショックを迅速に特定し，適切な血管内容量負荷による心血管系機能不全の解除，早期の気管挿管，血管作動薬や強心薬の投与，感染のコントロール（必要に応じて抗菌薬投与や外科的デブリドマン）を治療の目標とする。

生来健康な児や，敗血症を発症しうる合併症を有する児を対象としたトリアージツール，フローシート，オーダーセットや管理プロトコルの活用は，医療提供者間における相互理解を促進し，適切なケアを提供することにつながる。輸液蘇生，抗菌薬の迅速な投与，血管作動薬投与によるバイタルサインの正常化，中心静脈酸素飽和度＞70％の維持など，最適な治療を行うことにより，患者の後遺症発症率や死亡率は有意に減少する。

表6-4　ショックになりうる原因

循環血液量減少性ショック
- 体液の喪失：胃腸障害（急性胃腸炎，膵炎），腎機能障害
- 血液の喪失：外傷や凝固障害からの出血
- 毛細血管漏出：熱傷，捻転・腸重積・壊死性腸炎による腸管虚血

血液分布異常性ショック
- 神経原性ショック：頭部外傷，脊髄損傷
- アナフィラキシー
- 薬物毒性
- 副腎不全：先天性副腎過形成

心原性ショック
- 先天性心疾患
- 心筋機能障害（収縮あるいは拡張）：虚血性心疾患（川崎病），心筋症
- 不整脈：上室頻拍
- 代謝障害
- 薬物中毒

敗血症性ショック
- 細菌性
- ウイルス性
- 真菌性
- リケッチア性
- 寄生虫性

閉塞性ショック
- 大動脈狭窄，大動脈縮窄症，その他の左心系閉塞機転の存在（6カ月未満の乳児）
- 気づかれていない気胸
- 心タンポナーデ
- 肺塞栓症

D. 副腎不全

乳児は副腎不全のリスクが高いが，特に初期の血液検査にて，低血糖，低ナトリウム血症，高カリウム血症を認めた場合，疑いが強くなる。また，生来健康な小児に発症した，一般的な治療への反応の乏しいショックや急速に広がる発疹（特に紫斑や出血斑），etomidateの使用，1年以内の全身性ステロイドの使用，重度な頭部・腹部外傷，汎下垂体機能低下症の既往などでは，副腎不全のリスクが高まる。副腎不全と診断される，もしくは疑う場合には，糖質および鉱質コルチコイド作用を有するヒドロコルチゾンをストレス量として最低1mg/kg投与し，以降6時間おきに1mg/kgを追加投与する。専門家によっては，より高用量を推奨している者もいる。先天性副腎過形成の患者では，フルドロコルチゾンの経口投与が必要になる場合がある。

E. 糖尿病患者におけるショック

糖尿病を新たに発症した患者が糖尿病性ケトアシドーシスを呈した場合には，重度な循環血液量減少と低灌流が認められる。これらの血行動態の不安定さに対しては，循環血液量減少性ショックと同様に，適切な輸液蘇生で対応する。しかし，糖尿病性ケトアシドーシス以外の原因からの循環血液量減少性ショック

と比較すると，生理食塩液もしくは5％アルブミン液投与による循環動態の安定後は，より注意深く輸液量を調節することが多くの集中治療医と内分泌専門医により推奨されている。高血糖を段階的に管理することは，異化亢進や進行性の体液喪失の是正のためにも必要である（**8章**）。ベッドサイドにおける血糖測定は，過度の血糖値の低下を避けるため，特に患者を搬送する際には頻回に測定すべきである。

F. 難治性ショック

初期治療に不応のショックでは，先天性心疾患，後天性心疾患（心臓の鈍的外傷なども含む），心タンポナーデ，気胸，血胸，肺高血圧，毒物，潜在性出血の持続，先天性代謝異常，副腎不全，腹部高血圧もしくはコンパートメント症候群を呈した重大な腹部の病態，制御できていない感染巣の有無などを鑑別すべきである。

G. 途上国における小児のショック

医療資源の限られた場において小児のショックを治療することは，非常に困難を伴う。医療提供者や一般の人々を対象として教育を行うことは，ショックへの認識を深め，早期介入や注意深い経過観察を増加させることができる。早期の経口補水（プロメタジンなどの中枢性制吐剤の使用は避ける）や，末梢静脈ラインや骨髄路を用いた輸液療法の重要性は，いくら強調しても強調しすぎることはない。抗菌薬はできるだけ早期に投与する。重度な貧血を有することがわかっている患者では，膠質液もしくは晶質液による積極的な輸液よりも，早期の赤血球輸血が有用である。重症患者の診療において，単純な臨床的ツールを用い頻回に再評価することは，肺水腫やその他の循環血液量過多の状態への進展を防ぐ。

Key Points ショックの診断と治療

- 気道の開存，呼吸，循環に対する初期および継続した評価は，すべての重症患者や外傷患者の管理に不可欠である。またベッドサイドにおける簡易血糖測定は，中央検査室における血液検査と同時に行うべきである。

- 初期の経皮酸素飽和度にかかわらず，ショックのリスクを有するすべての患者に対して酸素を投与する。

- 血管路は数分以内に確立すべきであり，骨髄針の留置を早期に考慮する。

- 輸液蘇生は0.9％生理食塩液などの等張晶質液で開始し，臨床的な反応を確認しながら急速投与を行う。

- ケタミンとアトロピンは，ショック時の気道確保の第1選択薬である。

- 抗菌薬は初療開始から1時間以内に投与すべきである。

- 注意深い身体診察は，ショックの原因となった基礎疾患をみつけだす手がかりとなる。

- 小児のショックでは，低血圧はいかなる原因のショックにおいても後期の所見であり，すぐに心停止に移行することがある。

参考文献

1. Aneja RK, Carcillo JA. Differences between adult and pediatric septic shock. *Minerva Anestesiol*. 2011;77:986-992.
2. Brierley J, Carcillo JA, Choong K, et al. Clinical practice parameters for hemodynamic support of pediatric and neonatal septic shock: 2007 update from the American College of Critical Care Medicine. *Crit Care Med*. 2009;37:666-688.
3. Carcillo JA, Davis AL, Zaritsky A. Role of early fluid resuscitation in pediatric septic shock. *JAMA*. 1991;266:1242-1245.
4. Carcillo JA, Piva JP, Thomas NJ, Han YY, Lin JC, Orr RA. Shock and shock syndromes. In: Slonim AD, Pollack MM, eds. *Pediatric Critical Care Medicine*. Philadelphia, PA: Lippincott Williams & Wilkins; 2006:438-471.
5. Carcillo JA, Tasker RC. Fluid resuscitation of hypovolemic shock: acute medicine's great triumph for children. *Intensive Care Med*. 2006;32:958-961.
6. Colletti JE, Homme JL, Woodridge DP. Unsuspected neonatal killers in emergency medicine. *Emerg Med Clin North Am*. 2004;22:929-960.
7. Cruz AT, Perry AM, Williams EA, Graf JM, Wuestner ER, Patel B. Implementation of goal-directed therapy for children with suspected sepsis in the emergency department. *Pediatrics*. 2011;127:e758-e766.
8. Han YY, Carcillo JA, Dragotta MA, et al. Early reversal of pediatric-neonatal septic shock by community physicians is associated with improved outcome. *Pediatrics*. 2003;112:793-799.
9. Larsen GY, Mecham N, Greenberg R: An emergency department septic shock protocol and care guideline for children initiated at triage. *Pediatrics*. 2011;127:e1585-e1592.
10. Maitland K, Kiguli S, Opoka RO, et al. Mortality after fluid bolus in African children with severe infection. *N Engl J Med*. 2011;364:2483-2495.
11. Melendez E, Bachur R. Advances in the emergency management of pediatric sepsis. *Curr Opin Pediatr*. 2006;18:245-253.
12. Oliveira CF, Nogueira de Sa FR, Oliveira DS, et al. Time- and fluid-sensitive resuscitation for hemodynamic support of children in septic shock. *Pediatr Emerg Care*. 2008;24:810-815.
13. Parker MM, Hazelzet JA, Carcillo JA. Pediatric considerations. *Crit Care Med*. 2004;32:S591-S594.
14. Pizarro CF, Troster EJ, Damiani D, Carcillo JA. Absolute and relative adrenal insufficiency in children with septic shock. *Crit Care Med*. 2005;33:855-859.
15. Smith L, Hernan L. Shock states. In: Fuhrman BP, Zimmerman JP, eds. *Pediatric Critical Care*. 3rd ed. Philadelphia, PA: Mosby Elsevier; 2006:394-410.

7章
急性感染症

 ## 目的

- 致死的な重症感染症を見逃さない。
- 適切なタイミングで目標をもった治療を開始する。
- 臨床所見と疫学情報にもとづき，病原体および病因（非感染性を含む）を推定する。
- 適切な初期抗菌薬を選択する。
- 途上国特有の重症感染症を見逃さず治療する。

 ## 症例

11歳の女児が2日間の発熱と腹痛，嘔吐，過敏を主訴に来院した。身体所見では，頻脈（154回/min）頻呼吸（28回/min）を認め，腹部は硬く，筋性防御，反跳痛，筋硬直を伴っていた。白血球数は18,500/mm³であった。女児は敗血症を起こしており，積極的な輸液蘇生と抗菌薬治療を開始しよう，とあなたは考えた。

Detection（発見）

——この患者で手がかりとなる身体的なパラメータは何か？

——どの部位の感染症を疑うか，またどのようにしてそれを調べるか？

——どのような鑑別診断を考えるか？

Intervention（処置）

——診断を確定させるのに追加で必要な検査は何か？

——まずはじめにすべき治療は何か？

Reassessment（再評価）

──現行の治療は有効か？

──考慮すべき追加の治療はあるか？

Effective Communication（効果的なコミュニケーション）

──患者の病状が変化したとき，誰がそれを知るべきで，またその情報はどのように伝達されるか？

──この患者の治療を行うのに最も適している病棟はどこか？

Teamwork（チームワーク）

──どのようにして治療を実行していくか？

──いつ誰が何を行うべきか？

I. はじめに

感染症は小児においてとても一般的であり，小児科医療に携わる臨床家たちがよく遭遇する急性疾患の1つである。感染症の症状は，生命を脅かすような明らかな場合もあれば，もっと捉えがたく，見逃すと重篤な状態に陥るようなものの場合もある。重症小児の管理方法が進歩してきているにもかかわらず，重症感染症の罹患率と死亡率は依然として高い。これは，先天性心疾患や慢性肺障害といった慢性の全身疾患を抱える小児や，先天性免疫不全・悪性疾患・臓器または造血幹細胞移植者のような免疫抑制状態の小児，高リスクの小児が増加していることと関係している。

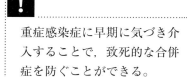

重症感染症に早期に気づき介入することで，致死的な合併症を防ぐことができる。

小児の急性感染症の予後は，感染症にタイミングよく気づけるかどうかと，適切な治療を迅速に開始できるかどうかにかかっている。診断が遅れると，重篤な臓器不全やショック，多臓器不全が起こり，死に至る。重症感染症の徴候や症状は捉えがたいからこそ，医療者は疑いの目をもって治療にあたらなければならない。病状の進行をダイナミックに捉えるためには，十分かつ頻回な全身身体診察とモニタリングは必須である。急性感染症に伴う身体的異常所見を見逃さないために，年齢別の正常バイタルサインについて知っておかねばならない（**表7-1**）。小児の敗血症に関連する言葉の定義を**表7-2**と**表7-3**に記載した。

表7-1 年齢別，心拍数・呼吸数の上限（95パーセンタイル）と心拍数・収縮期血圧の下限（5パーセンタイル）

年齢	頻脈 (拍/min)	徐脈 (拍/min)	頻呼吸 (回/min)	白血球数 (×10³/mm³)	収縮期血圧 (mmHg)
0～1週	>180	<100	>50	>34	<65
1週～1カ月	>180	<100	>40	>19.5または<5	<75
1カ月～1歳	>180	<90	>34	>17.5または<5	<100
2～5歳	>140	NA	>22	>15.5または<6	<94
6～12歳	>130	NA	>18	>13.5または<4.5	<105
13～18歳未満	>110	NA	>14	>11または<4.5	<117

NA：該当者なし

Adapted with permission. © 2005 Wolters Kluwer Health. Goldstein B, Giroir B, Randolph A, et al. International pediatric sepsis consensus conference: Definitions for sepsis and organ dysfunction in pediatrics. *Pediatr Crit Care Med*. 2005;6:2-8.

7章　急性感染症

表 7-2　全身性炎症反応症候群（SIRS），感染症，敗血症，重症敗血症，敗血症性ショックの診断基準

全身性炎症反応症候群（SIRS）
下記の4つの診断基準のうち少なくとも2つを満たし，そのうち1つは体温異常または白血球数の異常でなければならない：
- 深部体温（肛門・膀胱・口腔内または中心カテーテルプローベでの測定）が＞101.3°F（＞38.5℃）または＜96.8°F（＜36℃）。
- 頻脈（外的刺激や，慢性的な薬物使用や痛み刺激がない場合で，年齢標準心拍数の＞2SD，さもなければ30分以上4時間までの説明不能な持続する心拍数上昇）または1歳未満の徐脈（迷走神経刺激や，βブロッカー内服，先天性心疾患がない場合での，心拍数＜10パーセンタイル，さもなければ30分以上の説明不能な持続する心拍数低下）。
- 頻呼吸（年齢標準心拍数の＞2SD），または神経筋疾患や全身麻酔によるものではない急性疾患での人工呼吸管理。
- 白血球数の上昇または低下（化学療法による二次性白血球減少症は含まない）または幼弱好中球＞10％。

感染症
培養検査，組織染色またはポリメラーゼ連鎖反応（PCR）によって，病原体の感染が証明されるか，疑われる状態。または臨床徴候から感染症が高率に疑われる状態。身体診察や画像検査，血液検査で感染を示唆する陽性所見（例：無菌の体液検体からの白血球の証明，腸穿孔，胸部X線で肺炎の存在，点状出血または紫斑，電撃性紫斑）がある状態。

敗血症
感染症があり，またはその存在が疑われ，SIRSであること。または感染症の結果としてSIRSであること。

重症敗血症
下記の3つのいずれかを併発している敗血症。治療または輸液蘇生（＜40mL/kg/hr）に反応する心不全，または急性呼吸促迫症候群がある，または2つ以上の臓器不全がある。臓器不全の定義は表 7-3 を参照。

敗血症性ショック
敗血症で心不全を併発しているもの。定義は表 7-3 を参照。

SD：標準偏差，SIRS：全身性炎症反応症候群
Adapted with permission. © 2005 Wolters Kluwer Health. Goldstein B, Giroir B, Randolph A, et al. International pediatric sepsis consensus conference: Definitions for sepsis and organ dysfunction in pediatrics. *Pediatr Crit Care Med*. 2005;6:2-8.

表 7-3　臓器不全の診断基準

心血管障害
≧40mL/kg/hr 等張液投与にもかかわらず：
- 年齢における BP＜5 パーセンタイルの低下または収縮期血圧＜2SD

または
- 血圧を正常範囲に保つために血管作動薬が必要

または
- 以下のうち2つを満たす：
  ─説明できない代謝性アシドーシス：塩基欠乏＞5mmol/L
  ─動脈血での乳酸値が上限＞2倍
  ─乏尿：＜0.5mL/kg/hr
  ─毛細血管再充満時間の延長：＞5秒
  ─深部体温と末梢体温の差が＞37.4°F（＞3℃）

（つづく）

表7-3　臓器不全の診断基準（続き）

呼吸不全[a]
- チアノーゼ心疾患または，慢性肺疾患がない状態で $Pa_{O_2}/F_{I_{O_2}}<300$
- または
- Pa_{CO_2} が普段のベースラインより >20 mmHg
- または
- $Sp_{O_2} \geqq 92\%$ を維持するのに $F_{I_{O_2}} 50\%$ 超の酸素投与が必要
- または
- 侵襲性，非侵襲性にかかわらず非待期的に人工呼吸管理が必要

神経障害
- GCS ≦ 11
- または
- GCS がベースラインから ≧ 3 点低下する，急性の意識状態の変化

血液学的障害
- 血小板数 $<80,000/mm^3$ か，（慢性血液疾患，悪性腫瘍患者において）ここ 3 日間の最高値から 50% 以上の減少
- または
- INR（国際標準比）＞ 2

腎障害
- 血清クレアチニンが，年齢における上限基準の ≧ 2 倍の上昇，またはベースラインから 2 倍以上の上昇

肝障害
- 総ビリルビン値 ≧ 4 mg/dL（新生児は除く）
- または
- ALT が年齢における上限基準の 2 倍以上

BP：血圧，SD：標準偏差，ALT：アラニンアミノ基転移酵素
[a]急性呼吸促迫症候群（ARDS）の診断では，$Pa_{O_2}/F_{I_{O_2}}$ 比 ≦ 200 mmHg，両側浸潤影，急性発症，そして左心不全である証拠がないこと，が必須である。急性肺損傷（ALI）は，$Pa_{O_2}/F_{I_{O_2}}$ 比 ≦ 300 mmHg ということ以外は同様に定義される。酸素必要量の証明のために，まずは低流量の酸素投与から試し，その後に必要であれば流量を増やす。術後の患者では，抜管を妨げるような炎症性・感染性の肺障害があれば，この項目は満たされる。

Adapted with permission. © 2005 Wolters Kluwer Health. Goldstein B, Giroir B, Randolph A, et al. International pediatric sepsis consensus conference: Definitions for sepsis and organ dysfunction in pediatrics. *Pediatr Crit Care Med*. 2005;6:2-8.

II. 診断

感染性の疾患は，多様な徴候と症状を示すため，明確で発見が容易なものもあれば，捉えがたく非特異的なものもある。全身の注意深い診察と年齢にもとづく解剖学的・生理学的な差異の把握が，疾患を引き起こしている感染原因の同定においてきわめて重要である。感染症の原因となる頻度の高い病因のリストは，常に最新のものにしておくべきである。一般論として，重症感染症の診断が早くつけば，それだけ患者の予後はよくなる。重症感染症の迅速な認知は，リスク因子，疫学，診察に関する明確な理解によって可能になる。診断は，各種検査と X 線写真によって補強もできる。正しい診断のためには，適切な微生物学的検査がきわめて重要となる。

A. 感染症の全身徴候

宿主では，侵襲を受けることで免疫応答のカスケードが起こる。これらによって全身の生理学的システムが活性化し，その反応の結果，医療者は感染症の可能性に気づくことになる。

発熱は，感染症の最も一般的な症状である。直腸で測定された深部体温が最も評価に値するが，口腔内や膀胱体温も許容できる。深部体温で100.4°F（38℃）以上は通常発熱と考えられているが，101.3°F（38.5℃）以上をカットオフとすると特異度が高くなり，臨床現場ではこれを基準とする。免疫不全者では，生命を脅かすような感染症の高リスク患者であるため，100.4°F（38℃）を基準に検索を開始すべきである。小児の感染症の大部分は発熱を呈するが，重症感染症（特に新生児）では，低体温〔＜96.8°F（36℃）〕を呈することがある。しかしながら，ほかのさまざまの非感染性の原因でも発熱を呈する（例えば，炎症性疾患，薬物，血液製剤，悪性腫瘍，内分泌疾患，脳出血，血栓症，術後，あるいは過剰な身体拘束のような医原性のものがある）。105.8°F（41℃）以上の発熱で，原因が感染症であることはまれである。

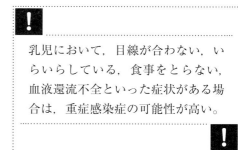

乳児において，目線が合わない，いらいらしている，食事をとらない，血液還流不全といった症状がある場合は，重症感染症の可能性が高い。

表7-4には，臓器特異的な感染症の徴候を示した。所見は初発臓器に特異的なこともあるが，全身への

表7-4　臓器別感染症の全身症状

臓器系	臨床所見
心血管系	頻脈 末梢拍動の減弱または反跳脈 奔馬性調律 心雑音と心膜摩擦音
呼吸器	頻呼吸 咳嗽 呼吸困難 胸痛 鼻翼呼吸 呻吟 陥没 チアノーゼ 聴診：湿性ラ音，呼吸音の減弱，異常な声帯共鳴音
中枢神経系	乳児：発熱，活気が乏しい，易刺激性，大泉門の膨隆，無呼吸，痙攣，目線が合いにくい 小児：発熱，頭痛，嘔吐，易刺激性，意識障害，項部硬直，神経巣症状
尿路感染症	乳児：発熱，易刺激性，嘔吐，食欲不振，高ビリルビン血症，体重増加不良 小児：乏尿，尿意切迫感，排尿回数の増加
皮膚感染症	疼痛 紅斑 硬化 熱感 ±発熱 全身性障害の可能性
腹部感染症	発熱 広範な腹痛 嘔吐 圧痛　±反跳痛 腹壁硬化
化膿性関節炎または骨髄炎	発熱 疼痛 腫脹 紅斑 可動域制限
非特異的	小児：悪寒，筋痛，易疲労感，食欲低下 新生児：易刺激性，食欲低下，網状皮膚

影響を反映している場合もある。

皮膚病変（発疹）は，さまざまな微生物による感染徴候として一般的である。皮膚病変の種類について理解しておくことは，患者の病気の重症度や緊急度を正確に評価するために大事な本質的事項である。一般的な皮膚病変を表7-5に列記した。斑や丘疹の大部分はウイルス感染症や免疫疾患でよく認められ，細菌感染症でみられることもある。皮疹の分布（末端に分布しているか，体幹部に分布しているかなど）が，鑑別疾患を狭めるのに有用かもしれない。点状出血は見逃さぬよう注意し，みつけたときは重症疾患を除外する。多くの場合，乳頭のラインより頭側のみに認める点状出血は，重症感染症によるものではない。

表7-5　よくみる一次皮膚病変

病変の種類	解説
斑	正常皮膚色と異なり，隆起や陥凹を伴わない囲まれた病変。大きさは問わない
丘疹	最大径<0.5cmの硬く隆起した病変
結節	丘疹と似ているが，皮膚や皮下組織のより深部に位置する。大きさではなく，触知が可能かどうかと深さによって丘疹と鑑別される
プラーク	比較的大きな範囲で高さもある皮膚の隆起。丘疹の集合によって形成されることが多い
膿疱	隆起した皮膚病変で膿性の液体（白色・黄色・緑色・血性など）を含む
小水疱	隆起した皮膚病変で液体を含み，最大径<0.5cmの病変。皮内または皮下の病変
水疱	小水疱と同様で，最大径>0.5cmのもの

Classified using Fitzpatrick TB, Johnson RA, Polano MK, et al. *Color Atlas and Synopsis of Clinical Dermatology: Common and Serious Diseases*. 3rd ed. New York, NY: McGraw-Hill; 1997. Habif TP, ed. *Clinical Dermatology: A Color Guide to Diagnosis and Therapy*. 3rd ed. St. Louis, MO: Mosby; 1996.

B. 検査所見

全血球計算は，重症感染症が疑われる患者に対して，ルーチンに行われるべきである。白血球増加（白血球数>12,000/mm^3）は，感染症に対する反応かもしれないし，他の理由による炎症に対する反応かもしれない。大部分の細菌感染症は，好中球増加（大人と1歳以上の小児にとって，好中球数≧8,000mm^3）を伴った白血球の増加を引き起こすが，一方で重症感染症，特に乳児の重症感染症では，白血球減少（<4,000/mm^3）が起こることもある。白血球または好中球増加単独では，感染症の存在の有無を正確に予測することはできない。血小板は急性反応物質であるため，血小板増加症（>450,000/mm^3）は，感染症の間接的な症状かもしれない。しかしながら，血小板減少症（<150,000/mm^3）や凝固異常のほうが，敗血症の合併症としてよく知られている。

プロトロンビン時間（PT），活性化部分トロンボプラスチン時間（aPTT）の変化は，重症敗血症に播種性血管内凝固（DIC）が合併していることを示唆する。Dダイマーとフィブリン分解産物（FDP）が上昇し，フィブリノーゲンが低値であれば，その診断は確実なものになるが，血栓性血小板減少性紫斑病（TTP）のような同様の検査結果を示す疾患を除外する必要がある。血栓性血小板減少性紫斑病と播種性血管内凝固を区別するためには，通常，追加の検査や身体診察が必要である。非特異的だが急性感染症の存在を示唆する急性反応物質として，他に，C反応性蛋白（CRP），赤血球沈降速度（ESR），プロカルシトニンがある。急性期には，他の炎症マーカーや臨床所見と併用することで，感染症の存在を証明する一助となる。またこれらのバイオマーカーの数値の変動によって，現在の治療の有効性を推し量ることもできる。

血液ガス測定（動脈または毛細血管）は，酸素供給が適切かどうかを評価するのに有効である。高乳酸や，低重炭酸血症による代謝性アシドーシスは，酸素供給が患者の需要と比べて不足していることを示唆する。動脈血と中心静脈血との酸素含有率の差によっても，酸素化が適正かどうかを評価することができ，25〜30%以上の差があれば，酸素供給は不十分である。Pao$_2$または経皮酸素飽和度（Spo$_2$）は酸素化を確

認し，急性肺損傷（ALI）や急性呼吸促迫症候群（ARDS）のような状態を評価するために使われる。$Paco_2$ は，呼吸性代償では低下し（<35mmHg），換気不全では上昇する（>45mmHg）。また，中心静脈カテーテル（上大静脈が望ましい）からの血液検体での，COオキシメータを使用した混合静脈血酸素飽和度（Svo_2）もまた，重症敗血症治療のガイドとして有用である（6章）。

不適切な酸素供給は，臨床症状として現れる。特に，中枢神経系や腎機能の変化は，差し迫った心血管系障害の早期症状である。脳や腎臓への血流は，心拍出量の20％を占めるため，重症感染症の影響を受けると，臓器機能の変化が起こる。これらの変化は，興奮や不安，無気力や傾眠といった捉え難いもののこともあれば，脳症のようなより重大なもののこともある。したがって，通常，尿量と意識状態が正常であれば，心拍出量は正常であると考えられる。

腎機能は，直接的（腎毒素：マラリアによる溶血）にも間接的（ショックによる腎血流低下）にも，重症感染症によって影響を受ける。したがって，血中尿素窒素（BUN）と血清クレアチニンは，常に測定すべきである。急性腎障害の間は，腎排泄薬（抗菌薬など）はクレアチニンクリアランスにあわせて調整すべきである。

重症感染症では，低血糖（新生児や乳児における）あるいは高血糖を認めることがある。外科系ICUに入室している成人の重症患者では，高血糖は死亡率の上昇と相関しており，インスリンを使用し，（低血糖は避けながら）血糖値を正常化すると，死亡率と罹患率は改善することがわかっている。小児のインスリン治療については，いまだに意見が分かれるが，180〜200mg/dL（9.98〜11.1mmol/L）以上の高血糖が持続する場合は，通常小児でも治療が行われている。最近のデータでもまた，血糖値の変動が大きいと，予後不良の可能性があると示された。初期の安定化の時期には，血糖値はベッドサイドでルーチンに測定し，その後も経過を通じてフォローしなければならない。しかしながら，近年，先天性心疾患の手術で人工心肺を使用した小児患者において，インスリン治療で厳格に正常血糖を維持することは，まったく有用でないとの報告があり，重症小児患者における血糖コントロールの有用性は，再び議論の的となっている。

結論として，すべての臓器が感染症による原発性または二次性の影響を受けるため，血清電解質（Na^+/K^+/Ca^{2+}/P/Mg^{2+}/HCO_3^-）と肝酵素，腎機能検査は，定期的に行うべきである（8章）。また，これらの検査値異常から，さまざまな感染症候群を診断することができる。

C. 微生物学的検査

微生物学的検査は，最終的な病原微生物をつき止めるために最も重要である。医療者は，感度と特異度を高めるために，正しい検査検体を選択する必要がある。

感染した組織または滲出液の培養は，慎重に採取し，提出すべきである。グラム染色では素早く重要な情報を得ることができ，即座に患者の治療に応用できる。グラム染色は，細菌性髄膜炎や尿路感染症に加え，膿瘍や膿胸，腹膜炎のような貯留液の感染症の診断において特に有用である。生検や気管支鏡で得られた検体に対しては，ルーチンにグラム染色をすべきである。その他の染色〔抗酸菌染色，銀染色（ニューモシスチス），真菌など〕は，どのような種類の感染症が疑われるかによって考慮する。特定の培地（好気性，嫌気性，真菌，抗酸菌）に微生物が発育すると，微生物学的診断は確定し，抗菌薬の感受性試験が行われる。適切に採取されたものはすべて，培養検査に提出してよい。血液から病原体が分離される可能性があると考えれば，いつでも最低量2mL以上の血液を提出する。患者が45kg以上であれば，成人用の血液培養ボトルを使用し，1本あたり10mLずつの血液を，2本提出する。可能であれば，2つ以上の異なった部位から，2セット以上の培養を提出すれば特異度が上昇する。マラリアは，いまだに血液塗抹で診断されている。厚層塗抹は虫体を判別するために，薄層塗抹は病原体を種別するために使用する。また迅速診断検査も有用で，素早く治療開始時に病原微生物の情報がわかる。直接蛍光免疫法，酵素免疫測定法，ラテックス凝集法といった抗原検出試験は，尿や喀痰，咽頭ぬぐい液などさまざまな検体に対して行うことができる。抗原検出試験は有用な情報をもたらすが，感度が低く，この試験の結果だけを参考に，重症感

染症に対する初期抗菌薬治療について決めてはならない。

微生物のDNAやRNAを検出するためのポリメラーゼ連鎖反応（PCR）は，目的の微生物を探しあてるのに有用な技術である。PCRはいまや髄液中（CSF）のヘルペスウイルスやエンテロウイルスを検出するのに標準的に推奨される方法である。

特定の微生物に対する抗体を検出する血清学的検査は，EBウイルスやロッキー山紅斑熱，デング熱やある種の真菌感染症などに対して使用されている。

III. 感染症の症候群

A. 敗血症

敗血症とは，感染症によって引き起こされた全身性炎症反応症候群（SIRS）の活性化の結果である（**表7-2**）。適切に治療されなければ，致死率は高い。集中治療と目標指向型治療が，予後を改善することが示されてきた。

> 低血圧は小児の敗血症性ショックの晩期症状である。

小児におけるSIRS（と敗血症）の臨床的定義は，成人の定義とわずかに異なる。小児では，体温または白血球数の異常が必ずなければならず，さらに心拍数，呼吸数の異常が診断基準に含まれる。徐脈は新生児においてSIRSの徴候かもしれないが，年長児においてはそうではない（終末期に近い状態である）。

> 重症感染症の死亡率を低下させるためには，抗菌薬による，適切で迅速な経験的治療が不可欠である。

初期に敗血症を疑う徴候として，体温異常や意識状態の変化，末梢循環障害が挙げられる。敗血症が疑われる場合は，丁寧に繰り返し身体所見の評価を行う。心拍数，毛細血管再充満時間，呼吸数，意識状態，尿量，皮膚所見の異常は，慎重に評価すべきである。

敗血症が疑われればすぐ，介入を開始する。適切な酸素化とヘモグロビンレベルの維持，必要な場所に酸素を供給するだけの十分な心拍出量の維持によって，細胞レベルでの不十分な酸素供給を回避・是正することが治療の目標である。

すべての重症患者において第1に優先されるのは，気道の評価，適正な換気，適切な循環の確立，そして適切な抗菌薬を使用した迅速な介入である。敗血症患者に対する輸液と強心薬による治療介入については，**6章**ですでに述べた。

最良の結果を得るためには，早期に敗血症患者に気づき，早急かつ積極的に治療することがきわめて重要である。培養検体が得られれば，疾患の認知から1時間以内に適切な抗菌薬を投与することが推奨されている。もし適切な検体がタイミングよく採取できなくても，経験的な広域抗菌薬の投与を遅らせてはならない。目標指向型の初期輸液蘇生もまた，これらの患者に対する基本的な介入方法である。経静脈または経骨髄ルートを迅速に確保し，初期蘇生として20mL/kgの等張晶質液を5〜10分でボーラス投与する。患者はたいてい40〜60mL/kgの輸液を必要とするが，もっとずっと多い場合もある。輸液蘇生は，身体的パラメータの改善（心拍数の正常化，尿量＞1mL/kg/hr，毛細血管再充満時間＜2秒，意識状態の正常化）を目的としている。血圧単独では，適切な蘇生を正確に評価することはできない（**6章**および**8章**）。肝腫大は体液過多によって起こり，適切に輸液蘇生が行われたことを現している。

適切な輸液蘇生にもかかわらず，血行動態の目標が達成されなければ，血管収縮薬または強心薬を投与す

る。ドパミンは第1選択薬である。ドパミン抵抗性ショックの場合、第2選択薬を加える。薬物の選択は臨床状態によって決める：心拍出量が低下し、かつ末梢血管抵抗が低い場合は血管収縮薬、末梢血管抵抗が高い場合は血管拡張薬が必要である。

敗血症性ショックの患者の治療目標は、前述の臨床所見の改善と、その他の酸素供給の指標の改善である。血清乳酸値の低下および$Scvo_2>70\%$が介入中の目標であり、これらは予後の改善につながる（**図7-1**）。

図7-1 小児のショックへのアプローチ

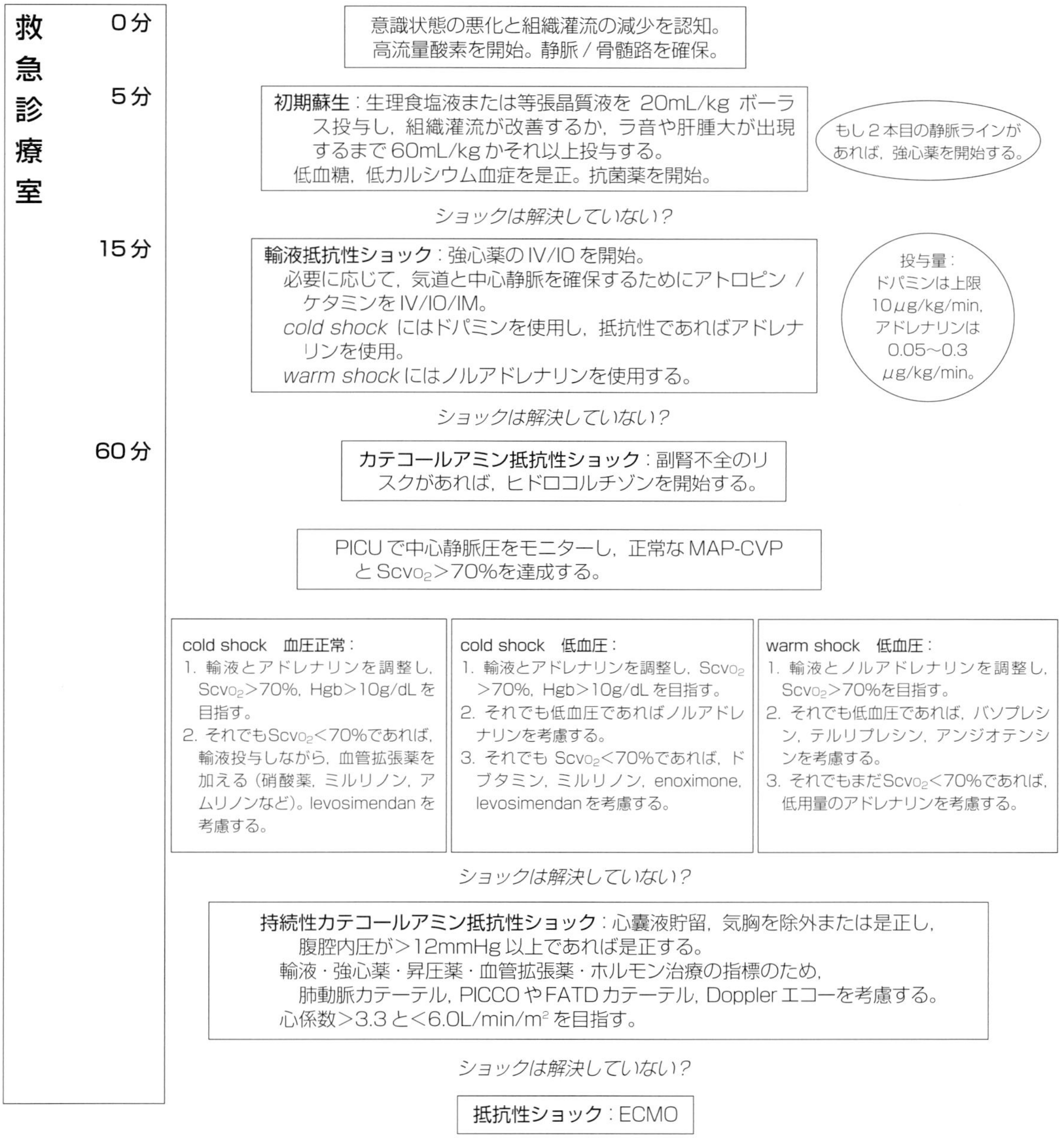

救急診療室

0分
意識状態の悪化と組織灌流の減少を認知。高流量酸素を開始。静脈/骨髄路を確保。

5分
初期蘇生：生理食塩液または等張晶質液を20mL/kgボーラス投与し、組織灌流が改善するか、ラ音や肝腫大が出現するまで60mL/kgかそれ以上投与する。低血糖、低カルシウム血症を是正。抗菌薬を開始。

もし2本目の静脈ラインがあれば、強心薬を開始する。

ショックは解決していない？

15分
輸液抵抗性ショック：強心薬のIV/IOを開始。必要に応じて、気道と中心静脈を確保するためにアトロピン/ケタミンをIV/IO/IM。
*cold shock*にはドパミンを使用し、抵抗性であればアドレナリンを使用。
*warm shock*にはノルアドレナリンを使用する。

投与量：ドパミンは上限10μg/kg/min、アドレナリンは0.05〜0.3μg/kg/min。

ショックは解決していない？

60分
カテコールアミン抵抗性ショック：副腎不全のリスクがあれば、ヒドロコルチゾンを開始する。

PICUで中心静脈圧をモニターし、正常なMAP-CVPと$Scvo_2>70\%$を達成する。

cold shock 血圧正常：
1. 輸液とアドレナリンを調整し、$Scvo_2>70\%$、Hgb>10g/dLを目指す。
2. それでも$Scvo_2<70\%$であれば、輸液投与しながら、血管拡張薬を加える（硝酸薬、ミルリノン、アムリノンなど）。levosimendanを考慮する。

cold shock 低血圧：
1. 輸液とアドレナリンを調整し、$Scvo_2>70\%$、Hgb>10g/dLを目指す。
2. それでも低血圧であればノルアドレナリンを考慮する。
3. それでも$Scvo_2<70\%$であれば、ドブタミン、ミルリノン、enoximone、levosimendanを考慮する。

warm shock 低血圧：
1. 輸液とノルアドレナリンを調整し、$Scvo_2>70\%$を目指す。
2. それでも低血圧であれば、バソプレシン、テルリプレシン、アンジオテンシンを考慮する。
3. それでもまだ$Scvo_2<70\%$であれば、低用量のアドレナリンを考慮する。

ショックは解決していない？

持続性カテコールアミン抵抗性ショック：心嚢液貯留、気胸を除外または是正し、腹腔内圧が>12mmHg以上であれば是正する。
輸液・強心薬・昇圧薬・血管拡張薬・ホルモン治療の指標のため、肺動脈カテーテル、PICCOやFATDカテーテル、Dopplerエコーを考慮する。
心係数>3.3と<6.0L/min/m²を目指す。

ショックは解決していない？

抵抗性ショック：ECMO

IO：経骨髄路、IV：経静脈路、IM：筋注、CVP：中心静脈圧、PICU：小児集中治療室、MAP-CVP：平均動脈圧-中心静脈圧、$Scvo_2$：中心静脈酸素飽和度、Hgb：ヘモグロビン、PICCO：連続心拍出量測定装置、FATD：大腿動脈熱希釈法、ECMO：体外式膜型人工肺

Reproduced with permission. © 2009 Wolters Kluwer Health. Brierley J, Carcillo JA, Choong K, et al. Clinical practice parameters for hemodynamic support of pediatric and neonatal septic shock: 2007 update from the American College of Critical Care Medicine. *Crit Care Med*. 2009;37:666-688.

1. ステロイド

小児の敗血症でステロイドを使用するかどうかは，長らく議論の的となっている。現行のガイドラインは，カテコールアミン抵抗性ショックや，副腎不全の可能性がある場合は，ヒドロコルチゾンの使用を推奨している。副腎不全の危険因子として，髄膜炎菌敗血症，慢性のステロイド使用，下垂体や副腎の異常が含まれる。推奨投与量は，ストレスカバー量としての1～2mg/kg/日から，難治性ショックの治療量である50mg/kgの24時間持続投与まで，さまざまである。可能なかぎり，ヒドロコルチゾンの初回投与前に，血液中のコルチゾール濃度を測定しておく。

2. 抗菌薬治療

抗菌薬の投与は，介入開始後1時間以内，すなわち培養検体が採取されれば即座に行われるべきである。仮に微生物検体を採取するのが困難な場合でも，治療は遅滞なく開始すべきである。

患者の臨床所見，検査所見，画像所見にもとづいて，経験的に選択された広域抗菌薬を投与する。患者の年齢，身体所見，免疫状態，過去の入院歴，過去の抗菌薬治療歴，中心静脈カテーテルや他の医療デバイスの存在を考慮する。院内のアンチバイオグラムを知っておくと，抗菌薬の選択の参考になる。敗血症を起こしうる病原体を**表7-6**にまとめた。

表7-6　敗血症の病原体

年齢	病原体
生後0～30日	B群レンサ球菌（GBS），大腸菌とその他の腸内細菌群，黄色ブドウ球菌，*Listeria monocytogenes*
生後1～3カ月	肺炎レンサ球菌，髄膜炎菌，インフルエンザ菌，大腸菌とその他の腸内細菌群
生後3カ月～5歳	肺炎レンサ球菌，髄膜炎菌，インフルエンザ菌，黄色ブドウ球菌
>5歳	肺炎レンサ球菌，髄膜炎菌，A群β溶血レンサ球菌，黄色ブドウ球菌，*Fusobacterium necrophorum*
免疫不全または入院中の小児患者	黄色ブドウ球菌，表皮ブドウ球菌，その他のコアグラーゼ陰性ブドウ球菌，*Streptococcus mitis*, *Candida*

抗菌薬治療は，疑われている感染症の種類によって決まる。免疫正常者の市中で罹患した敗血症であれば，セフォタキシムまたはセフトリアキソンとバンコマイシンの併用は，ほとんどの非熱帯地域での適切な初期治療となる。ある特定の地域では，*Rickettsia* や *Burkholderia*，マラリアなどが流行しており，これらの微生物をターゲットにした抗菌薬を初期治療で考慮すべきである。危険因子をもつ小児や，入院中の小児では，広域スペクトルのβラクタム（ピペラシリン―タゾバクタム，メロペネム）にアミノグリコシドを加えて，グラム陰性菌へのカバーを広げるべきである。中心静脈カテーテルが挿入されている場合は，バンコマイシンを加える。留置型の中心静脈カテーテルの感染では，患者の状態が安定していれば感染したカテーテルを使用した治療を試みてもよいとする専門家もいるが，可能であれば迅速に抜去することが望ましい。院外発生の重症感染症に対する経験的抗菌薬の選択は，**表7-7**にまとめた。投与量は**表7-8**に記載した。

感染した異物や膿瘍など除去可能な感染源が存在しているときは，抜去やドレナージを行う。

表7-7　市中発生の敗血症に対する経験的抗菌薬の選択[a]

年齢	菌血症が疑われる	敗血症または重症感染症
生後4週未満	アンピシリン 　に加えて セフォタキシムまたはゲンタマイシン	アンピシリン 　に加えて バンコマイシン 　に加えて セフォタキシムまたはゲンタマイシン
生後4〜7週	アンピシリン 　に加えて セフトリアキソンまたはセフォタキシム	アンピシリン 　に加えて バンコマイシン 　に加えて セフトリアキソンまたはセフォタキシム
生後8週〜学童期	セフトリアキソンまたはセフォタキシム	バンコマイシン 　に加えて クリンダマイシン 　に加えて セフトリアキソンまたはセフォタキシム

[a] 市中感染敗血症に対する経験的抗菌薬の選択には，地域ごとの耐性パターンを考慮に入れる。

表7-8　敗血症における抗菌薬治療

年齢	治療[a]
日齢7未満の新生児	・アンピシリン 50〜100mg/kg/回 12時間ごと 　髄膜炎やB群レンサ球菌敗血症に対しては高用量を使用 ・ゲンタマイシン（在胎週数で異なる） 　―＜29週：5mg/kg/回 48時間ごと 　―30〜34週：4.5mg/kg/回 36時間ごと 　―＞35週：4mg/kg/回 24時間ごと（在胎週数によって異なる） ・セフォタキシム 50mg/kg/回 12時間ごと
日齢7以上の新生児	・アンピシリン 50〜75mg/kg/回 6〜8時間ごと（在胎週数によって異なる） 　髄膜炎やB群レンサ球菌敗血症に対しては高用量を使用 ・ゲンタマイシン：4mg/kg/回 24時間ごと（30週以上）投与間隔は血中濃度により異なる ・セフォタキシム 50mg/kg/回 8〜12時間ごと（在胎週数によって異なる） ・バンコマイシン 15mg/kg/回 6〜12時間ごと（在胎週数によって異なる） ・メトロニダゾール 7.5mg/kg/回 12〜48時間ごと（在胎週数によって異なる）
既往歴のない乳児，小児	・セフトリアキソン 50mg/kg/回 24時間ごと；2g以上の場合，分けて12時間ごとに投与する ・バンコマイシン；中枢神経感染症の場合 15mg/kg/回 6時間ごと；非中枢神経感染症の場合 15mg/kg/回 8時間ごと ・メトロニダゾール 7.5mg/kg/回 6時間ごと
入院患者または免疫抑制状態の小児	・セフトリアキソン 75〜100mg/kg/回 24時間ごと；2g以上の場合，分けて12時間ごとに投与する（髄膜炎に対しては高用量を使用する） ・ゲンタマイシン 2〜2.5mg/kg/回 8時間ごと ・アミカシン 7.5〜10mg/kg/回 8時間ごと ・セフタジジム 50mg/kg/回 8時間ごと ・メトロニダゾール 7.5mg/kg/回 6時間ごと ・バンコマイシン；中枢神経感染症の場合 15mg/kg/回 6時間ごと；非中枢神経感染症の場合 15mg/kg/回 8時間ごと ・メロペネム 20mg/kg/回 8時間ごと；髄膜炎の場合 40mg/kg/回 8時間ごと

[a] 市中感染敗血症に対する経験的抗菌薬の選択には，地域ごとの耐性パターンを考慮に入れる。

3. その他に考慮すべきこと

初期安定化の時期に有用な血液検査は、血液ガス検査、乳酸値、電解質、BUN、クレアチニン、血糖、全血球計算、凝固能検査（PT、aPTT、フィブリノーゲン、Dダイマー）である。敗血症または敗血症性ショックの患者において、酸素供給を最適なものにするために、ヘモグロビン濃度をおよそ10mg/dL以上に維持することが推奨されている。低血糖や電解質異常は是正しておく。

最後に、最大限の治療を行っても、難治性の敗血症性ショックや呼吸不全が続く場合は、体外式膜型人工肺（ECMO）の使用を考慮する。

B. 毒素性ショック症候群（TSS）

 症例

16歳の女児が、104°F（40℃）の発熱と、不快感、頭痛、意識障害、下痢、皮疹のために救急外来を受診した。女児は性的に活発ではなく、2日前から月経が始まっていた。脈拍は130回/minで、血圧は98/50mmHgであった。また、びまん性の紅皮症と、中等度の腹部圧痛を認めていた。あなたはこの患者の状態を評価し、即座に治療を始めなければならない。

Detection（発見）

——この病気の病因は何であると予測されるか？

——この身体的状態をどのように表現するか？

Intervention（処置）

——開始すべき治療は何か？

Reassessment（再評価）

——輸液蘇生の後、考慮すべき他の治療は何か？

Effective Communication（効果的なコミュニケーション）

——患者の病状が変化したとき、誰がそれを知るべきで、またその情報はどのように伝達されるか？

——この患者の治療を行うのに最も適している病棟はどこか？

Teamwork（チームワーク）

——どのようにして治療を実行していくか？

> ❗ 発熱、皮疹があり、血行動態が不安定な小児では、毒素性ショック症候群を鑑別に挙げる。❗

毒素性ショック症候群（TSS）は致死的な症候群であり、低血圧の有無にかかわらず、発熱と紅皮症を認める重症患者で考慮されるべきである。この症候群は、黄色ブドウ球菌によって引き起こされ、術後創のある小児ではじめて報告されたが、疫学的には、1980年代に若年女性の間で流行し、月経期間中の高吸収タンポンの使用が原因であると確認された。以降、タンポン使用によるTSSは急激に減少したが、タ

ンポンの使用に関連しない症例は引き続き発生している。非月経関連の TSS は，手術や産褥創，乳腺炎，副鼻腔炎，呼吸器疾患（特にインフルエンザ感染後），骨髄炎，関節炎，熱傷，皮膚軟部組織感染症におけるブドウ球菌感染症と関連している。多くの場合はメチシリン感受性黄色ブドウ球菌が原因であるが，メチシリン耐性黄色ブドウ球菌による症例も報告されている。TSS は，TSST-1 または staphylococcal enterotoxin B と名づけられた毒素の作用で起こり，この毒素はスーパー抗原として作用し，主要組織適合抗原（MHC）を介さずにある特定の T 細胞と結合し，それらを刺激する。刺激を受けた T 細胞は，腫瘍壊死因子（TNF）やその他のケモカインを放出し，それらが発熱，皮疹，血管透過性の亢進を引き起こし，低血圧や臓器障害が起こる。

患者は通常，急性発症の発熱，咽頭痛，激しい筋肉痛，大量の下痢を訴え，嘔吐がみられることもある。TSS の皮疹は紅皮症と表現され，これは早期にみられる症状であり，日焼けとよく似ているためときどき間違われる。猩紅熱様紅斑がみられることもある。活気低下や意識障害が起こるときもあり，非化膿性の結膜充血，咽頭炎，イチゴ舌がみられることもある。TSS は多臓器を障害し，ARDS，腎不全，消化器や血液学的障害を認めることもある。激しいショック状態への進行が急激に起こることもある。指や手掌，足底の落屑は，典型的には回復期に起こる。

黄色ブドウ球菌による TSS の診断基準を**表 7-9** に示した。外毒素を介した症候群であるため，病原体が全身性に広がる必要がなく，血液培養が陽性になることは少ない。黄色ブドウ球菌は，創部，呼吸器，その他の粘膜から分離されることがあるが，ブドウ球菌性 TSST-1 の診断に必須ではない。肝酵素の上昇や凝固異常，クレアチニン値の上昇などの検査値異常は，臓器障害の程度を反映している。

表 7-9 黄色ブドウ球菌による毒素性ショック症候群の定義[a]

1. **発熱**
   体温＞102.0°F（＞38.9℃）

2. **低血圧**
   収縮期血圧≦90mmHg（成人），または年齢別の収縮期血圧＜5 パーセンタイル（＜16 歳の小児）
   起立時の≧15mmHg の拡張期血圧の低下
   起立性の失神やめまい

3. **皮疹**
   広範な斑状紅皮症

4. **落屑**
   発症後 1〜2 週後に，特に手掌と足底に起こる

5. **多機能障害（以下の臓器のうち 3 つ以上）**
   消化器：発症時に嘔吐または下痢
   筋肉：重度の筋痛または正常上限＞2 倍の CPK の上昇
   粘膜：腟・口咽頭・眼球結膜の充血
   腎臓：正常上限＞2 倍の BUN または血清クレアチニンの上昇，または膿尿（＞5 白血球数/HPF）
   肝臓：正常上限＞2 倍のビリルビンまたは肝酵素の上昇
   血液：血小板数＜100,000/μL
   中枢神経：発熱や低血圧がない状況下で，神経巣症状を伴わない見当識障害や意識障害があること

検査上の診断基準：もし行っていれば，下記の検査の陰性を確認すること
   血液，咽頭，脳脊髄液で他の病原体が培養されること（血液培養では黄色ブドウ球菌が陽性になることがある）
   ロッキー山紅斑熱，レプトスピラ症，麻疹の血清学的検査

[a] 米国疾病管理予防センター（CDC）による黄色ブドウ球菌性TSSの診断基準。確定診断例では，検査上の診断基準に加えて落屑を含めた5つの臨床症状（落屑が起こる前に死亡した例は除く）を満たす必要があり，疑い例では検査上の診断基準に加えて，4/5の臨床症状を満たす必要がある。

TSSはA群βレンサ球菌：GABHS（*Streptococcus pyogenes*）によっても起こり，筋炎や肺炎，壊死性筋膜炎や水痘罹患後の局所感染を伴う小児にみられる。臨床的特徴と検査異常は，ブドウ球菌が原因のものと類似している。

TSSが疑われる患者に対しては，バンコマイシンに加えてクリンダマイシンを投与すべきである。初期治療をnafcillinで開始し，黄色ブドウ球菌の感受性結果が判明したところで，継続か中止かを判断するのもよいかもしれない。タンポンがあれば抜去することに加えて，明らかな貯留があれば，外科的にドレナージを行う。免疫グロブリン静注（IVIG）は黄色ブドウ球菌性のTSSで，特に患者が重篤で初期治療や抗菌薬に反応がない場合に考慮してもよいが，使用を支持するようなデータはない。

C. 髄膜炎菌敗血症

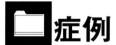

15歳の男児が突然発症の高熱，悪寒戦慄，嘔吐，広範な非消退性の皮疹を主訴に受診した。バイタルサインでは，頻脈と低血圧を認めた。

Detection（発見）

——この患者において，注意すべき身体的なパラメータは何か？

——最も考えられる診断は何か？　また想定されるなかで最悪の診断は何か？

Intervention（処置）

——まずはじめに行うべき治療は何か？

Reassessment（再評価）

——現行の治療は有効か？

——考慮すべき追加の治療はあるか？

Effective Communication（効果的なコミュニケーション）

——患者の病状が変化したとき，誰がそれを知るべきで，またその情報はどのように伝達されるか？

——この患者の治療を行うのに最も適している病棟はどこか？

Teamwork（チームワーク）

——どのようにして治療を実行していくか？

——いつ誰が何を行うべきか？

髄膜炎菌は，グラム陰性の双球菌で，肺炎や心膜炎，関節炎，腹膜炎や，潜在性菌血症などの疾患に加え，髄膜炎菌敗血症や髄膜炎を引き起こす。疾患を引き起こすおもな血清型は，A，B，C，Y，W135である。2歳以下の小児と15〜18歳の学童

 発熱と点状出血を伴う小児では，否定されるまで髄膜炎菌敗血症を疑う。髄膜炎菌敗血症が疑われれば，検査結果を待たずに，迅速に介入を開始する。

の2つの年齢層が，最もリスクの高い集団である。混み合った環境で，たくさんの学生や若年成人が生活することで，疾患のリスクは増大する。

髄膜炎菌敗血症は多くの場合，12～24時間で敗血症性ショックに進行する重篤な疾患である。初期症状は，発熱，頭痛，嘔吐，腹痛，筋痛などであり，よくみるウイルス性疾患と類似しており，非特異的である。典型的な点状出血，紫斑，斑状出血は遅れて現れることもあるが，皮疹はどのような形もとりうるし（水疱，消退性の斑など），皮疹を認めない場合もある。頻脈，末梢循環不全，頻呼吸，乏尿，意識障害，意識レベルの低下や多臓器不全といった，ショックの症状も起こりうる。昏睡や低体温，低血圧，白血球減少，血小板減少は，診断的価値が乏しい。髄膜炎を呈する患者もいて，この場合，髄膜炎菌は血液と脳脊髄液から検出される。したがって，発熱，点状出血，全身状態不良を呈するすべての患者に対して，適切な培養検体を採取する。点状出血部の皮膚，喀痰，滑膜などの体液からも，グラム染色と培養の検体を採取しておく。

この感染症は急激に進行するため，血清学的検査は参考にならない。髄液，血液，尿から血清型A，C，Y，W135の莢膜に対する抗原が検出されれば有意であり，特に検体の採取前に抗菌薬が投与されている場合に有効である。米国やヨーロッパ，オーストラリアで流行している血清型Bに対する陽性率は，低値である。PCR検査は，病原体の生死にかかわらず検出でき，結果を得るのにほんの少量のDNAがあればよいため，抗菌薬の投与を受けた症例において役に立つ。

髄膜炎菌敗血症は，他の敗血症性ショックと同様，早期の積極的な輸液蘇生と，呼吸・循環サポートが必要である。適切な輸液蘇生，強心薬・血管収縮薬でのサポートにもかかわらず，低血圧が続く場合は，副腎不全が関与している可能性があり，副腎皮質ステロイドの投与を検討する。髄膜炎菌は現在のところ，抗菌薬への感受性が保たれている。第3世代のセファロスポリン（セフォタキシムまたはセフトリアキソン）が初期抗菌薬として適切であるが，感受性の結果によって，ペニシリンGに狭めることができるかもしれない。虚血組織に対して，外科的介入が必要になることもある。

家庭内や幼稚園，保育園で発症前の7日以内に患者との接触があったり，キスや家庭用品の共用で，患者の口腔内分泌物に直接曝露していたり，防護なしで患者の診察をしていた人に対しては，予防的抗菌薬投与が推奨される。予防投与には，リファンピン，シプロフロキサシンまたはセフトリアキソンが使用される（表7-10）。

表7-10　侵襲性髄膜炎菌感染症への高リスク接触者に対する予防的抗菌薬投与

年齢	用量	期間
リファンピン[a]		
<1カ月	5mg/kg，経口，12hrごと	2日
≧1カ月	10mg/kg（最大600mg），経口，12hrごと	2日
成人	600mg，経口，12hrごと	2日
セフトリアキソン		
<15歳	125mg，筋肉内投与	単回
≧15歳	250mg，筋肉内投与	単回
シプロフロキサシン[a]		
≧1カ月	20mg/kg（最大500mg），経口	単回
成人	500mg，経口	単回
アジスロマイシン	10mg/kg（最大量500mg）	単回

[a]妊婦への使用は推奨されていない。
Classified using Bilukha OO, Rosenstein N. Prevention and control of meningococcal disease. *MMWR*. 2005;54:1-21. Centers for Disease Control and Prevention Web site. http://www.cdc.gov/mmwr/indrr_2005.html. Accessed April 17, 2013.

D. ロッキー山紅斑熱

 症例

9歳の女児が，3日間の102.2°F（39℃）の発熱と重度の頭痛，皮疹を主訴に，9月に来院した。この女児は性的に活動的ではなく，最終月経は2週間前であった。排尿困難はない。脈拍は103回/min，血圧は125/75mmHgで，診察では四肢・体幹部・手掌・足底に斑状丘状疹を認め，消退しないものもあった。また，結膜の充血と，筋の圧痛を認めた。

Detection（発見）

—— この女児において注意すべき身体的なパラメータは何か？

—— この女児において考えうる病因は何か？

Intervention（処置）

—— まずはじめにすべき治療は何か？

Reassessment（再評価）

—— 現行の治療は有効か？

—— 考慮すべき追加の治療はあるか？

Effective Communication（効果的なコミュニケーション）

—— 患者の病状が変化したとき，誰がそれを知るべきで，その情報はどのように伝達されるか？

—— この患者の治療を行うのに最も適している病棟はどこか？

Teamwork（チームワーク）

—— どのようにして治療を実行していくか？

—— いつ誰が何を行うべきか？

ロッキー山紅斑熱（RMSF）は，American dog tick（米国犬ダニ）によって媒介される偏性細胞内寄生球桿菌（*Rickettsia rickettsii*）の感染によって起こる。米国での流行期は4～9月である。この細菌は，すべての主要臓器の小血管の血管内皮に感染し，全身の血管炎を引き起こす。RMSFの古典的な4徴は，発熱，重度の頭痛，筋の圧痛，皮疹である。初期の皮疹は，圧迫で消退する斑丘状疹であり，膝と手首から急進性に体幹部に広がり，手掌と足底にも広がる。皮疹は，圧迫で消退しない点状出血へと進行する。その他

の症状として，悪心・嘔吐，腹痛，結膜炎，昏迷，浮腫，髄膜症，昏睡がみられることがある。低ナトリウム血症，低アルブミン血症，貧血，血小板減少は，RMSF を示唆する検査所見である。白血球数は，正常または上昇している。脳脊髄液では，単核球優位の白血球数上昇を認めることがある。診断は，*Rickettsia* の血清学的検査で確定するが，結果はすぐには得られず，初回の血清は陰性となることもあるため，疑い例に対しては結果を待たずに経験的抗菌薬治療を行う。

RMSF は重篤な感染症であり，臨床的に疑わしければ，治療を開始すべきである。早期治療は非常によい結果をもたらす。治療には，ドキシサイクリンまたはテトラサイクリンを選択する。クロラムフェニコールも代替薬として使用可能である。テトラサイクリンによる歯牙の着色が懸念されるが，これは用量・期間に依存した合併症であり，ドキシサイクリンはテトラサイクリンよりもこれが起こりにくく，つまり短期間の使用では，歯牙の着色は起こりにくい。この感染症の潜在的重症度を考えると，ドキシサイクリンの投与は遅れてはならない。

E. 壊死性筋膜炎

症例

15 歳の女児が，足首の著明な痛みと，発赤，腫脹を訴え，救急外来を受診した。体温は 102°F（39.4℃）で頻呼吸，心拍数の上昇があり，SpO_2 は室内気で 88％であった。局所の感染症が全身に影響を及ぼしていると考えられた。

Detection（発見）

——この患者において注意すべき身体的なパラメータは何か？

——最も考えられる診断は何か？

——これらの所見にかかわっていると思われる病原微生物は何か？

Intervention（処置）

——まずはじめにすべき治療は何か？

Reassessment（再評価）

——現行の治療は有効か？

——考慮すべき追加の治療はあるか？

Effective Communication（効果的なコミュニケーション）

——患者の病状が変化したとき，誰がそれを知るべきで，その情報はどのように伝達されるか？

Teamwork（チームワーク）

——どのようにして治療を実行していくか？

——いつ誰が何を行うべきか？

軟部組織感染症は，（良性の）表層性感染症（丹毒，膿痂疹，蜂巣炎）から，生命を脅かすような深部感染症（壊死性筋膜炎，筋壊死）まで疾患の幅が広い。壊死性筋膜炎は，頻度の高い病気ではないが，早期診断と早期治療が患者の生命予後に直結している。最も代表的な単一の起因菌はA群β溶血レンサ球菌であるが，ガス壊疽の原因として恐れられている *Clostridium perfringens* も有名である。市中感染型メチシリン耐性黄色ブドウ球菌もまた増加傾向であるが，大部分は複数菌感染である。単一菌と複数菌の間で，予後に差はない。皮膚や皮下脂肪組織，筋膜の壊死は，臨床症状としては発赤，熱感，腫脹，発熱，診察から逃げ出したくなるほどの強烈な圧痛を引き起こす。被覆する皮膚は捻髪音を起こすこともあり，漿液性または血性の水疱ができることもある。敗血症性ショックや多臓器不全を呈することもあり，無治療の場合，壊死性筋膜炎は例外なく致死的であり，疑いが濃厚であれば直ちに治療を開始する。診断は，初期には臨床症状によって行うが，CTやMRI，血液検査でのCRP・白血球数・血清クレアチニン・血糖の上昇や，ヘモグロビンや血中ナトリウムの低下といった検査結果が，診断の補助になる。生検で確定診断に至る場合もある。

外科的デブリドマンを含めた早期の積極的治療が，患者の生命を守るために必要である。初期抗菌薬治療には，好気性グラム陽性菌とグラム陰性菌，嫌気性菌をカバーするために，カルバペネムのような広域抗菌薬を含めるべきである。A群β溶血レンサ球菌には，高用量の経静脈的なクリンダマイシンが最適であり，特にガスを産生する病原体が存在する場合は，高用量ペニシリンの併用が推奨されていることもある。MRSAが起因菌として疑われる場合は，バンコマイシンかダプトマイシンを使用すべきである。

高用量のIVIGなどの追加治療は，多くの症例で有効であったと証明されている。回復のスピードを速めたり，組織の喪失に歯止めをかけるために，高圧酸素療法も考慮される。

F. 細菌性髄膜炎

 症例

月齢7カ月の男児が，3日前からの上気道感染と，前日からの高熱と嘔吐，活気不良，易刺激性があるために，小児科外来を受診した。食事摂取は不良で，前日から尿量も減少してきている。心拍数は148回/min，呼吸回数は24回/minであった。

Detection（発見）

――この患者において注意すべき身体的なパラメータは何か？

――考えられる診断は何か？

Intervention（処置）

――診断を確定するのに必要な追加検査は何か？

――まずはじめにすべき治療は何か？

Reassessment（再評価）

――現行の治療は有効か？

――考慮すべき追加の治療はあるか？

Effective Communication（効果的なコミュニケーション）

——患者の病状が変化したとき，誰がそれを知るべきで，その情報はどのように伝達されるか？

——この患者の治療を行うのに最も適している病棟はどこか？

Teamwork（チームワーク）

——どのようにして治療を実行していくか？

——いつ誰が何を行うべきか？

下痢を伴わない発熱と嘔吐は，急性胃腸炎のような一般的な感染症の早期症状としてみられることがあるが，髄膜炎のような頭蓋内感染症の徴候とも考えられる。中枢神経の急性感染症の無治療による自然経過は，致死的である。そのため，迅速に病態を認知することが非常に重要であるが，患者はさまざまな症状を呈し，迅速な認知が困難であることもわかっている。細菌性髄膜炎，ウイルス性髄膜炎，ウイルス性髄膜脳炎，ウイルス性脳炎の4つが，小児の中枢神経感染症の大部分を占める。中枢神経感染症の典型的な症状は，以下のとおりである：

- 急性発症の発熱
- 意識障害
- 頭痛
- 頸部硬直
- 羞明
- 悪心・嘔吐
- 食欲不振
- 痙攣
- 大泉門の膨隆

上気道感染症が先行することはよくある。生後18カ月以下の髄膜炎では，髄膜刺激徴候（頸部硬直，Kernig徴候，Brudzinski徴候）はみられないこともあり，髄膜炎または他の中枢神経感染症の疑いを持ち続けることが重要である。

> ❗ 細菌性髄膜炎は，小児において致死的な中枢神経感染症であり，救急疾患である。❗

細菌性髄膜炎は，小児において最も頻度の高い致死性中枢神経感染症であり，救急疾患である。一般的な病因微生物は年齢によって異なり，**表7-11**にまとめた。細菌性髄膜炎の診断は，臨床症状と，腰椎穿刺によって得られた脳脊髄液から病原微生物を培養することで確定する。腰椎穿刺を行うのにリスクがある，あるいは禁忌である状態として，不安定な呼吸循環動態，出血傾向，頭蓋内圧亢進症状（瞳孔不整，異常な呼吸パターン，高血圧，徐脈，除脳または除皮質姿位），腰椎穿刺を行う部位の軟部組織感染症，最近30分以内に起きた，または30分以上持続する痙攣，GCSが13点未満，視神経乳頭浮腫，局在神経症状，頭

蓋内占拠性病変，水頭症が挙げられる。通常のCT検査では，脳ヘルニアを除外することはできず，CTは腰椎穿刺前に必須の検査ではない。また，大泉門が開存している場合も，脳ヘルニアが起こらないわけではない。仮に腰椎穿刺が延期になっても，細菌性髄膜炎に対する適切な抗菌薬は即座に投与すべきである。細菌性髄膜炎や他の中枢神経感染症における脳脊髄液の一般検査の所見を，**表7-12**にまとめた。血液培養は陽性になることが通常であり，採取すべきである。

全身状態不良の小児で，細菌性髄膜炎が疑われる場合は，たとえ腰椎穿刺が行われていなくても，抗菌薬治療を即座に開始すべきである。

表7-11 細菌性髄膜炎を引き起こす代表的な病原微生物

新生児	B群レンサ球菌 大腸菌 その他のグラム陰性桿菌 *Listeria monocytogenes*
年長乳児と小児	肺炎レンサ球菌 髄膜炎菌 b型インフルエンザ桿菌（予防接種未接種の場合）

表7-12 髄膜炎と脳炎における髄液所見

種類	初回の血圧	白血球数（mm³）	糖	蛋白（mg/dL）
細菌性髄膜炎	上昇	100～10,000（通常>1,000）；通常多核球優位	低値（通常血糖値の2/3以下）	>40（通常>200）
ウイルス性髄膜炎	正常～上昇	10～1,000（通常100～500）；通常リンパ球優位	通常正常	50～100
結核性髄膜炎	通常上昇	5～500；通常単核球優位	正常～低下	>500
真菌性髄膜炎	通常上昇	5～500	正常～低下	100～500
ウイルス性脳炎	正常～上昇	正常～軽度の細胞数増多；多核球または単核球優位	正常～軽度低下	正常～100

治療の基本は，適切な抗菌薬を，適切な投与量で迅速に投与することである。経験的抗菌薬は，患者の年齢と危険因子によって決める。新生児では，アンピシリンにゲンタマイシンまたはセフォタキシムを併用する。年長幼児や小児では，菌が同定されて，感受性が確定するまで，第3世代のセファロスポリン（セフォタキシムまたはセフトリアキソン）にバンコマイシンを併用すべきである。

まだ議論の余地はあるが，生後8週以上の児において，細菌性髄膜炎の病初期にステロイド（デキサメタゾン）の投与を検討すべきである。これは，インフルエンザ菌と肺炎レンサ球菌の髄膜炎における，聴力障害患者を減らすことが証明されている。初回投与は，抗菌薬の初回投与前あるいは投与と同時に行い，6時間ごとに0.15mg/kg/回を合計2～4日間投与する。b型インフルエンザ桿菌（HIB）に対する抗菌薬の予防投与は，家庭内で少なくとも1回以上の接触があった家族（4歳未満のHIBに対して予防接種が完了していない小児，生後12カ月未満の小児，免疫不全の小児）に対して行う。また保育園で，2カ月以内に少なくとも2症例以上の侵襲性感染症患者との接触があった児に対しても，予防投与を行うべきである。リファンピン20mg/kg（最大量600mg）を1日1回4日間，または生後2カ月未満の早期乳児には10mg/kg/日が推奨されている。妊婦は，セフトリアキソン125～250mgの単回筋肉内注射を受けるべき

である。髄膜炎菌髄膜炎患者との接触者は，髄膜炎菌敗血症の際と同様の予防的抗菌薬を受けるのがよい。

G. 無菌性，ウイルス性髄膜炎

"無菌性髄膜炎"の原因微生物の大部分はウイルスである。ウイルス以外の原因として，肺炎マイコプラズマ，ライム病，結核菌，RMSFがある。寄生虫（住血線虫，顎口虫，住血吸虫，*Toxocara*，*Echinococcus*）による髄膜炎も，一般的に治療可能であり，治療によって予後が大きく変わってくるので，流行地での患者や，流行地から帰国した旅行者では考慮すべきである。まれな非感染性の原因として，悪性疾患，自己免疫性疾患，薬物性，膠原病性血管疾患，サルコイドーシスなどがある。ウイルスでは，エンテロウイルス（特にエコーウイルスとコクサッキーウイルス）が最も一般的である。ウイルス性髄膜炎と細菌性髄膜炎は，臨床症状は重なる部分があるが，脳脊髄液の細胞数，分画，糖濃度，蛋白濃度，グラム染色を参考に鑑別することができる。しかしながら，通常，ウイルス性髄膜炎では，脳脊髄液中の細胞はリンパ球優位であるが，病初期では好中球優位のこともある。治療は大部分が支持療法であり，体温・痙攣・体液量の調整のような全身管理とともに，気道，呼吸，循環にも重点をおく。

H. 脳炎

急性脳炎は，意識状態の変化が特徴的である。エンテロウイルスや単純ヘルペスウイルス（HSV），その他（EBウイルス，サイトメガロウイルス，水痘帯状疱疹ウイルス，アルボウイルス）が原因で起こることが多い。肺炎マイコプラズマやほかの微生物も関連することがあるが，多くの症例で，病原微生物は不明のままとなってしまっている。

脳脊髄液検査では，軽度の細胞数増加を示すことが多いが，正常のこともある。PCR検査は，エンテロウイルスとHSVの検索のために施行すべきである。中枢神経画像では，CTよりもMRIのほうが高感度であり，炎症部位の検出や，非感染性の原因の除外に有用なことがある。例えばHSV脳炎において，MRI検査では，内側側頭葉または前頭葉の障害がみられ，脳波検査では典型的な片側てんかん型放電を認めることがある。HSV脳炎が疑われる場合は，否定されるまで，最優先で経静脈的にアシクロビルを投与する。マイコプラズマ脳炎における抗菌薬の使用が，臨床経過または予後を改善させるかどうかについては，十分なデータがない。

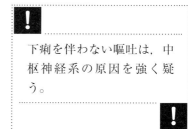

下痢を伴わない嘔吐は，中枢神経系の原因を強く疑う。

症例

16歳の女児が，前日からの104°F（40℃）の発熱と，腹部および背部の痛み，1回の嘔吐を訴えて救急外来を受診した。児は性的に活動的ではなく，排尿困難や帯下の自覚症状はない。身体所見では，広範な腹部の圧痛があり，左側優位であった。心拍数は124回/min，呼吸回数は22回/minであった。

Detection（発見）

――この患者において，注意すべき身体的なパラメータは何か？

――考慮すべき最も可能性の高い疾患と，最も重篤な疾患は何か？

Intervention（処置）

――まずはじめに行うべき治療は何か？

――病原微生物を同定するのにどのような追加検査が必要か？

Reassessment（再評価）

――現行の治療は有効か？

――考慮すべき追加の治療はあるか？

Effective Communication（効果的なコミュニケーション）

――患者の病状が変化したとき，誰がそれを知るべきで，その情報はどのように伝達されるか？

――この患者の治療を行うのに最も適している病棟はどこか？

Teamwork（チームワーク）

――どのようにして治療を実行していくか？

――いつ誰が何を行うべきか？

急性腹痛の鑑別診断は幅広く，緊急でない疾患も数多く含まれる。感染性であろうと非感染性であろうと，腹腔内の疾患は重篤な自然経過をとることから，すぐに対処する必要がある。下記の非感染性疾患は急性の経過で致死的状態となりうるため，考慮する必要がある：

- 腸捻転を伴った腸回転異常症
- 急性の小腸および大腸閉塞
- 腸穿孔
- 閉塞性尿路疾患による急性腎障害
- 外傷による腹腔内臓器傷害
- 消化性潰瘍
- 急性膵炎
- 異所性妊娠
- 卵巣/精巣捻転

I. 尿路感染症（UTI）

尿路の急性感染症には，膀胱（膀胱炎）と腎（腎盂腎炎）も含まれており，後者は全身性の菌血症や敗血症〔ウロセプシス（尿路性敗血症）〕を引き起こすこともある。小児における初回の尿路感染は，起因菌はほとんどの場合で大腸菌である。尿路閉塞や尿道カテーテルの留置されている小児においては，*Klebsiella*，*Proteus*，腸球菌（*Enterococcus faecalis*），腐性ブドウ球菌（*Staphylococcus saprophyticus*），緑膿菌といった微生物が検出されることもある。

UTIの診断は通常，尿検査と尿培養によって行う。尿検査で膿尿を認め，グラム染色で細菌の存在を検出すれば，早々にUTIを証明することができる。尿検体を得るための手技の"ゴールドスタンダード"は恥骨上穿刺であり，この手技が行われた場合，培養で発育した細菌はいかなる場合も感染源と診断できる。しかしながら通常は，中間尿や，クリーンキャッチ手技，カテーテルによる導尿または留置されているFoleyカテーテルから採取された尿検体を，培養検査に提出することが最も多い。

上部尿路感染と下部尿路感染を鑑別するのは難しい。発熱，白血球増加，側腹部の圧痛は，腎盂腎炎でみられることがある。尿意切迫感，頻尿，排尿困難は，膀胱炎の古典的な症状である。

ぐったりしている小児の場合は必ず経静脈的抗菌薬で治療する。経験的抗菌薬として，セフォタキシムまたはセフトリアキソンは小児や学童において適正な選択であり，新生児ではアンピシリンとゲンタマイシンがよく使用される。基質拡張型βラクタマーゼや，メタロβラクタマーゼを産生するグラム陰性菌は，UTIの原因として，アジアにおいて急速に主流になりつつある。これらの治療には，アズトレオナム，チゲサイクリン，ポリミキシンが必要である。新生児のUTIは，高率に菌血症を合併するため，経静脈的に治療すべきである。

J. 腹膜炎

腹膜の感染症は，感染源によって原発性または二次性に分類される。腹腔が血行性またはリンパ行性に感染する場合，原因となるのは単一菌である。原発性腹膜炎の原因として最も頻度が高いのは，肺炎レンサ球菌，A群β溶血レンサ球菌，大腸菌，またはその他の腸内細菌である。また最も頻度の高い基礎疾患として，肝硬変，門脈圧亢進症，ネフローゼ症候群に伴う腹水貯留が挙げられる。

二次性腹膜炎は，腸管の破裂や拡張または腹腔内膿瘍が原因で起こるため通常，複数菌感染である。病原微生物は，大腸菌や *Klebsiella*, *Enterobacter* といったグラム陰性の腸内細菌と嫌気性菌の感染が最も高率で，ときに腸球菌を認めることもある。

腹膜炎が疑われる患者の治療には，小児外科医の助けが必要である。超音波検査やCT検査といった診断手技は，感染源や広がりを特定するのに有用である。原発性腹膜炎の経験的抗菌薬には，セフォタキシムまたはセフトリアキソンとアミノグリコシドの併用がよく選択される。二次性腹膜炎では，嫌気性菌とグラム陰性菌を狙う必要があり，ピペラシリン/タゾバクタムのような広域スペクトルのβラクタム薬や，メロペネムのようなカルバペネム薬を使用したり，アンピシリン/スルバクタムまたはアンピシリンに，ゲンタマイシンとメトロニダゾール（またはクリンダマイシン）を併用することが多い。バンコマイシン耐性腸球菌が蔓延している地域では，リネゾリド/ダプトマイシン/チゲサイクリン/コリスチンなどの治療を考慮する。

K. 急性肝不全

急性または劇症肝不全は，肝細胞機能不全や壊死の結果起こる代謝性・全身性の疾患であり，特に生来肝疾患のなかった患者で，発症から8週間以内に進行した肝性脳症や凝固異常症が含まれる。

米国において約6%の急性肝不全が，ウイルスの初感染によるもので，肝不全の2番目に代表的な原因は，アセトアミノフェン中毒によるものである。原因ウイルスには，アデノウイルス，サイトメガロウイルス，EBウイルス，エンテロウイルス，A型肝炎ウイルス，C型肝炎ウイルス，HSVウイルスがある。他国においては，B型肝炎ウイルス，D型肝炎ウイルス，エコーウイルス，レプトスピラが広範な肝機能障害の原因となる。

劇症肝不全の患者の多くは，肝機能障害，低血糖，凝固異常，脳症を呈する。黄疸は晩期症状のこともある。多くの患者は他の慢性疾患の既往はなく，肝炎との接触も認識していない。

劇症肝不全には，肝移植以外の特異的な治療法はなく，まずは支持療法を行う。患者の肝機能の回復を待つ間，肝保護，既往感染症の治療，合併症の予防と治療を行う。体外式肝補助療法は，肝移植までの橋渡しとしてしばしば使用される。患者の状態は急激に悪化することがあり，安全に搬送することができなくなるかもしれないため，移植の選択肢がある場合は，早急に移植センターに連絡することが最重要である。広域抗菌薬は，敗血症が疑われる場合と，肝移植が見込まれる場合に限って使用する。

L. 心筋炎と心膜炎

 症例

7歳の男児が，前日からの発熱と，呼吸努力の増加，咳嗽の増悪を主訴に救急外来を受診した。1週間前に101.2°F（38.4℃）の発熱，咳嗽，鼻汁があり，上気道炎と診断されていた。受診時は，呼吸数が42回/min，心拍数が184回/min，SpO_2が室内気で88％であった。胸部の聴診では両側に湿性ラ音を聴取し，肋弓下2cmのところで肝下縁を触知した。

Detection（発見）

——この患者において注意すべき身体的なパラメータは何か？

——考慮すべき，最もそれらしい疾患と，最も重篤な疾患は何か？

Intervention（処置）

——まずはじめに行うべき治療は何か？

——病原微生物を同定するのにどのような追加検査が必要か？

Reassessment（再評価）

——現行の治療は有効か？

——考慮すべき追加の治療はあるか？

Effective Communication（効果的なコミュニケーション）

——患者の病状が変化したとき，誰がそれを知るべきで，その情報はどのように伝達されるか？

——この患者の治療を行うのに最も適している病棟はどこか？

Teamwork（チームワーク）

——どのようにして治療を実行していくか？

——いつ誰が何を行べきうか？

呼吸促迫または呼吸不全は，常に肺が原因であるとは限らない。原発性の心筋機能不全（心筋症など）や炎症性の心疾患では，呼吸器症状を呈することがよくある。炎症性の心疾患という言葉が指し示す臨床状態は幅広いが，そのうちの大部分は心外膜や心筋の急性感染の結果起こる。心膜炎は，ウイルス性，細菌

性，抗酸菌性，真菌性で起こる。ウイルスは，心筋炎の主原因でもある。**表7-13**で，心膜炎と心筋炎の原因微生物について示した。リウマチ熱はA群β溶血レンサ球菌咽頭炎の後に起きる免疫関連疾患であるが，この場合も発熱と心炎を認めることがある。

表 7-13　心筋炎と心膜炎の病原微生物[a]

ウイルス	細菌	寄生虫	真菌
・アデノウイルス	・**Borrelia burgdorferi**	・Echinococcus	・Candida
・コクサッキーウイルス A，B	・Chlamydia psittaci	・熱帯熱マラリア原虫	・Coccidioides
・エコーウイルス	・Corynebacterium diphtheria	・住血吸虫	・Histoplasma
・パルボウイルス B19	・Leptospira	・トキソプラズマ	・Aspergillus
・EB ウイルス	・髄膜炎菌	・旋毛虫	・Cryptococcus
・B 型肝炎ウイルス	・**肺炎マイコプラズマ**	・Trypanosoma cruzi	・Blastomyces
・単純ヘルペスウイルス	・**黄色ブドウ球菌**		
・**ヒト免疫不全ウイルス（HIV）**	・レンサ球菌属		
・インフルエンザウイルス A，B	・梅毒トレポネーマ		
・ムンプスウイルス	・放線菌属		
・ポリオウイルス	・b 型インフルエンザ桿菌		
	・結核菌		

[a]心筋炎または心外膜炎の病原微生物のうち代表的なものを，太字で示した。

心膜炎の患者は，胸痛と発熱を呈する。痛みは胸骨下で背側正中に放散し，吸気で増悪し，前傾姿勢で軽減する。心外膜内の心嚢液が増加すると，呼吸困難や息切れ，ショック，呼吸不全を呈することがある。聴診では心膜摩擦音を聴取するが，多量の心嚢液があると，音が消えることもある。胸部X線で心陰影の拡大を認めたり，心電図でST波形やT波の変化，またはQRS振幅の減弱を認めることは，診断の一助となり，確定診断は超音波検査で行う。血液検査所見は，非特異的である。

心筋炎では，病原微生物が心筋に直接作用し，心筋の炎症性変化や，壊死を引き起こす。原因となる微生物は，心膜炎と類似しているが，ウイルス感染が最も代表的である。症状の程度は，無症状のものから著明なうっ血性心不全を呈するものまで，さまざまである。多くの場合で，心筋炎の前に先行する発熱性疾患のエピソードがある。胸痛や，失神を認めることがあるが，多臓器にわたって影響を及ぼしたり，ウイルス性疾患の症状が併存するため，心血管系の症状が影に隠れてしまうことも多い。乳児では，易刺激性と食欲低下を認めることもある。心室の異所性興奮などのリズム異常や房室ブロック，ST，T波の異常などの調律障害や，発熱から予想される以上の頻脈は，心筋炎の存在を示唆する。重症急性心筋炎では，突然死も起こりうる。大部分の患者において，検査所見と心電図所見は非特異的である。心筋生検を除けば，トロポニンIの上昇が最も感度のよい診断マーカーである。検査では，心拍出量の低下による酸素供給量の低下所見や（血清乳酸値），過剰な血管内容量による心筋の伸展所見（B型ナトリウム利尿ペプチド；BNPの上昇）を認めることが多い。確定診断は困難で，ウイルス感染症の後に心不全が突然発症したような場合に，臨床診断されるのが一般的である。病原微生物の特定は試みるべきだが，捉えきれないことが多い。PCR検査を使用すれば，成功の可能性は上がるかもしれない。

心筋炎と心膜炎の治療は，（可能であれば）病原微生物に対する治療と，後負荷の緩和（ミルリノン）や，強心薬（ドパミン，アドレナリン），利尿薬（フロセミド）を併用し，心機能の補助を行うことである。重度の心筋機能不全は，非侵襲性二相性陽圧呼吸管理や，気管挿管による侵襲性の人工呼吸管理を必要とすることもある。多量の心嚢液があり，心筋機能に悪影響を及ぼしていたり，化膿性心膜炎がある場合は，ドレナージを行う。IVIGは，ウイルス性心筋炎の治療に用いられる。

M. 新生児単純ヘルペスウイルス（HSV）感染症

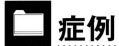 症例

正期産で、生来健康な日齢4の乳児が、40℃の発熱を訴えて病院を受診した。身体所見は皮膚を含めて正常。本児は、破水から18時間後に、正常経腟自然分娩で出生している。妊娠経過中に明らかな危険因子はない。full sepsis workup を施行し、アンピシリンとセフォタキシムの投与を開始した。抗菌薬の投与にもかかわらず、乳児は呼吸困難と低血圧に陥った。

Detection（発見）

——この患者において、注意すべき身体的なパラメータは何か？

——考慮すべき、最もそれらしい疾患と最も重篤な疾患は何か？

Intervention（処置）

——まずはじめにすべき治療は何か？

——病原微生物を同定するのにどのような追加検査が必要か？

Reassessment（再評価）

——現行の治療は有効か？

——考慮すべき追加の治療はあるか？

Effective Communication（効果的なコミュニケーション）

——患者の病状が変化したとき、誰がそれを知るべきで、その情報はどのように伝達されるか？

——この患者の治療を行うのに最も適している病棟はどこか？

Teamwork（チームワーク）

——どのようにして治療を実行していくか？

——いつ誰が何を行うべきか？

低血圧の有無に関係なく、多臓器障害を呈する新生児においては、細菌感染症に加えて、HSV 感染症とエンテロウイルス感染症の2つのウイルス性疾患を考慮する必要がある。

新生児 HSV 感染症は、周産期に罹患することが最も多い。約50％が HSV-1 によるもので、残りが HSV-2 による。50〜70％の母親は、出産のときには無症状である。最も高リスク（50％）に垂直感染を起こすのは、妊娠中に初感染した場合である。

新生児 HSV 感染症には3つのタイプがある：
1. 全身播種型は全体の約25％を占める。生後2週間以内に、多臓器（肺・肝・副腎・皮膚・眼・脳）

の障害を起こすことが多い。無治療では，重度の凝固障害，肝不全，呼吸不全によって，死亡率は80%以上である。

2. 皮膚症状のない中枢神経型は生後2週以上経過してから，発熱，易刺激性，食欲低下，部分性または全般性の痙攣を起こす。全体の約25%を占める。

3. 限局型は皮膚，眼，口に症状を起こし，全体の50%を占める。1/3では中枢神経障害が起こるため，脳脊髄液の評価も必要である。

典型的な水疱病変は，どの病期で出現することもあるが，全身播種型や中枢神経障害型のうち10〜20%では，水疱を認めない。このため，徴候や症状が他の病原微生物によるものと区別がつかず，初期診断を難しくしている。敗血症や痙攣を起こした新生児では，疑いを持ち続けるべきである。正確に診断するためには，口腔内や鼻咽腔，結膜，直腸のような疑わしい病変からスワブで検体を採取し，ウイルス培養を提出することである。脳脊髄液の評価では，HSVのPCRは行うべきである。可能であれば血液でもPCR検査をしておく。

治療は高用量のアシクロビル（60mg/kg/日，8時間ごと）で行う。全身播種型と中枢神経型では治療期間は21日間で，限局型では中枢神経障害がなければ14日間の治療を行う。

N. Lemierre病（壊死桿菌症）

 症例

入院5日前から咽頭痛と全身倦怠感のある，16歳の生来健康な男児を治療している。入院2日後に，右頸部の痛みが出始め，首を左右に動かすのが困難になった。また，悪寒と発熱，胸膜炎性胸痛と腹痛も訴えるようになった。男児はぐったりしていて，多呼吸があり，102.2°F（39℃）の発熱を認めた。咽頭所見は正常であったが，右の胸鎖乳突筋内に境界不明瞭な腫瘤があり，同部に圧痛を認めた。肺，心臓の所見は正常。胸部X線では，両側に多発性の結節陰影を認めた。

Detection（発見）

——この患者において，注意すべき身体的なパラメータは何か？

——考慮すべき，最もそれらしい疾患と最も重篤な疾患は何か？

Intervention（処置）

——まずはじめにすべき治療は何か？

——病原微生物を同定するのにどのような追加検査が必要か？

Reassessment（再評価）

——現行の治療は有効か？

——考慮すべき追加の治療はあるか？

Effective Communication（効果的なコミュニケーション）

——患者の病状が変化したとき，誰がそれを知るべきで，その情報はどのように伝達されるか？

——この患者の治療を行うのに最も適している病棟はどこか？

Teamwork（チームワーク）

——どのようにして治療を実行していくか？

——いつ誰が何を行うべきか？

最も代表的な病原微生物は，嫌気性菌である *Fusobacterium necrophorum* またはほかの *Fusobacterium* 属である。嫌気性のレンサ球菌や，黄色ブドウ球菌，*Bacteroides* 属といった微生物も，この疾患の原因として報告されている。この病気は，典型的には学童や若年成人に起こる。20世紀初頭にはじめて報告され，**扁桃炎後敗血症 post-anginal sepsis** や**壊死桿菌症 necrobacillosis** とも呼ばれていた。Lemierre 病は，中咽頭から咽頭傍間隙へ感染が拡大することで起こると考えられており，内頸静脈の敗血症性血栓性静脈炎や，菌血症，敗血症性塞栓症，ときに敗血症を引き起こす。大部分の患者で発熱と咽頭痛を認め，その後，頸部痛や頸部の腫脹，開口障害や嚥下障害を続発する。敗血症性塞栓症は，主として肺に起こり，肺炎や肺膿瘍を引き起こす。胸部 X 線では，両側の結節陰影や空洞性病変，胸水貯留，肺嚢胞を認めることがある。筋骨格系に播種し，化膿性関節炎や骨髄炎を起こしたり，肝，脾，腎に播種することもある。まれに逆行性に脳に到達することもあり，静脈洞血栓症や，髄膜炎，脳膿瘍を引き起こす。

11 歳以上の発熱を伴う学童で，Lemierre 病が疑われる場合には，血液培養は嫌気と好気の両方を採取すべきである。また，内頸静脈の血栓性静脈炎を検出するために，頸部の画像検査を行うべきである。超音波検査は陽性であれば有益だが，感度はそれほど高くない。したがって診断の確定のためには，CT または MRI 検査を行うのがよいかもしれない。

Lemierre 病の患者は，*Fusobacterium* とレンサ球菌の両方をカバーするために，（ピペラシリン/タゾバクタムのような）ペニシリン系と β ラクタマーゼ阻害薬の合剤や，セフォタキシムとクリンダマイシンの併用で治療すべきである。メトロニダゾールはすべての *Fusobacterium* に有効であり，しばしば β ラクタムと併用される。治療期間は 4〜6 週である。抗凝固療法は，内頸静脈血栓症や海綿静脈洞血栓症の治療に，成人でも小児でも使用されている。明確なデータがないため，いまだに意見は分かれるが，血栓伸長のリスクを軽減したり，回復までの期間を短縮するかもしれないといわれている。デブリドマンや，切除術，ドレナージなどといった外科的介入が必要となることもある。

O. マラリア

 症例

12 歳の男児が 7 日間持続する発熱を訴えて，救急外来を受診した。発熱は，ガーナへの 3 週間の旅行から帰宅したすぐ後からはじまった。ここ 3 日間は嘔吐と下痢があり，受診当日から，錯乱状態と妄想状態の進行を認めた。体温は 102.7°F（39.3℃），脈拍は 129 回/min，血圧は 112/73mmHg，呼吸数は 32 回/min であった。身体所見では，肝脾腫，黄疸を認め，会話は不明瞭で，見当識障害があり，従命は不可能であった。検査所見は次のとおりである。WBC：10.7mm^3（好中球 65%，桿状核球 20%），ヘモグロビン：9.4g/dL，血小板：47,000mm^3。

Detection（発見）

——この患者において，注意すべき身体的なパラメータは何か？

——考慮すべき，最もそれらしい疾患と最も重篤な疾患は何か？

Intervention（処置）

——まずはじめにすべき治療は何か？

——病原微生物を同定するのにどのような追加検査が必要か？

Reassessment（再評価）

——現行の治療は有効か？

——考慮すべき追加の治療はあるか？

Effective Communication（効果的なコミュニケーション）

——患者の病状が変化したとき，誰がそれを知るべきで，その情報はどのように伝達されるか？

——この患者の治療を行うのに最も適している病棟はどこか？

Teamwork（チームワーク）

——どのようにして治療を実行していくか？

> ❗ マラリアは，発熱を呈するすべての旅行者で除外されなければならない。なぜなら予防薬は100％の効果はないからである。❗

明確な旅行歴のある患者においては，常にその地域の風土病を考慮し，認識する必要がある。なぜなら，これらの罹患率や死亡率が高い場合があるからである。マラリアは，ハマダラカの雌によって媒介される。ヒトにおいては5種類のマラリア原虫 *Plasmodium* がマラリアの原因となり，熱帯熱マラリア原虫 *P falciparum* によるものが最も重症である。熱帯熱マラリア感染症は，放っておけば致死的であり，全世界のマラリアの原因の40〜60％の数を占め，マラリアによる死亡の95％を占める。合併症には，重症貧血，脳性マラリア，肺水腫がある。3日熱マラリア原虫 *P vivax* と卵形マラリア原虫 *P ovale* は，肝臓で休眠することができ，長ければ初感染から数年後に発症したり，再発することがある。4日熱マラリア原虫 *P malariae* は，慢性の長期にわたる疾病を引き起こす。新たに言及されるようになった2日熱マラリア *P knowlesi* の大部分は，インドネシアとマレーシアの範囲にとどまっており，熱帯熱マラリアに似た特徴をもち，致死的なこともある。抗マラリア薬の選択には，旅行の目的地の情報と，マラリア原虫の分布情報を知ることが重要である。二重感染はありうることであり，実際のところ，地域によってごくあたり前に起こっている。

マラリアの初期症状は非特異的で，発熱，悪寒，頭痛，嘔吐，下痢，筋痛，脱力，めまい，脾腫がある。典型的な2日ごとの発熱（熱帯熱マラリア，3日熱マラリア，卵形マラリア）や，3日ごとの発熱（3日熱マラリア）は，小児においては頻度は高くない。身体診察では，肝脾腫，黄疸，発汗，蒼白を認めることがある。

診断のためには，薄層・厚層塗抹で寄生体を証明する。1度塗抹が陰性だからといって，マラリアを除外

することはできず，疑いが強ければ，数時間間隔で複数回塗抹を行うべきである。マラリア原虫のPCRは感度も特異度も高く，原虫の存在の有無と，その種類の両方を診断することができる。その他，ヘモグロビン低値，血小板減少，高ビリルビン血症，肝酵素の上昇といった検査値異常を認めることがある。重症マラリア（意識障害，痙攣，貧血，乏尿性無尿／急性腎障害，アシドーシス，低血糖を認める場合）は，救急疾患である。抗マラリア薬の選択は，原虫の種類，感染している原虫の薬物感受性，重症度，投薬が可能であるかなど，複数の要因によって決定される。経口薬物治療は，artemetherとartemisininの併用療法や，クロロキン，アトバコン–プログアニル，メフロキン，硫酸キニーネとドキシサイクリン・テトラサイクリン・クリンダマイシンの併用療法がある。マラリア原虫の種類がわからない場合は，熱帯熱マラリアと仮定して治療を行うのが賢明である。クロロキンは，薬物耐性が報告されていない地域で使用する。治療の詳細はhttp://www.who.int/malariaとhttp://www.cdc.gov/malaria/で閲覧することができる。

重症マラリアにおいては，第1三半期の妊婦を除く全員に対して，通常の蘇生手技を行うとともに，2.4mg/kgのartesunateを即座に経静脈的に投与する。12～24時間後に再投与し，その後は経口治療が可能になるまで，1日1回の投与を続ける。経口治療は通常lumefantrine，amodiaquine，スルファドキシン–ピリメタミン，またはメフロキンを使用する。経口のartemisinin併用療法（artemether-lumefantrine）も可能である。経静脈投与や経骨髄投与が不可能な昏睡状態の患者に対しては，経直腸投与も選択肢の1つである。artemisinin化合物は耐性の可能性が高いため，決して単独投与をしてはならない。第1三半期の妊婦には経静脈的にキニーネかキニジンを投与し，この場合，心機能モニタリングのため，集中治療室への入院が必要である。重症例のうち多くでは（10％以上の虫血症を認める，あるいは末端器官障害のある熱帯熱マラリアなど），マラリアに感染した赤血球を除去するために，交換輸血を考慮する必要がある。

P. デング熱

デングウイルスは，ネッタイシマカとヒトスジシマカの雌によって媒介される。典型的な潜伏期は4～7日である。無症候性の軽度の発熱を呈する場合と，古典的デング熱（breakbone fever）を呈する場合がある。症状として，発熱と頭痛，重度の筋・関節・骨（背骨）痛，悪心・嘔吐，軽度の出血傾向を認める。皮疹は斑状で，猩紅熱様または出血斑様で，手掌と足底はスペアされる。デング熱は3～10日の経過で自然に軽快する疾患である。最重症型は，デング出血熱や，デングショック症候群であり，これらは命にかかわる状態である。警戒すべき徴候として，初回改善後の再発，重度の腹痛，持続する嘔吐，低体温の進行，出血，意識障害が挙げられる。デングウイルスの感染を証明するためには，PCRまたはIgM抗体のペア血清が必要であるが，後者は，他のフラビウイルス属との交差反応のために解釈が困難であるとして悪名高い。

デング熱の治療は，血液検査などを慎重に注視し，敗血症性ショックと同様に，輸液蘇生や血行動態のサポートが中心となる。

Key Points: 急性感染症

- 感染の徴候や症状は多様であり，年齢によっても異なる。隠れている重症感染症を発見するためには，注意深い診察を行わなければならない。

- 禁忌事項がない限り，抗菌薬治療開始前に，適切な培養検査を行う。

- 患者の年齢や想定される感染症の種類，危険因子（例えば，免疫抑制，医療デバイスの有無，最近の入院歴など），その病院や地域でのアンチバイオグラムを考慮し，抗菌薬を選択する。

- 乳児や新生児において，重症感染症や，局所の感染徴候をみつけだすことは困難である。危険因子や，全身状態，検査結果にもとづいて介入を行う。

- 敗血症を疑った場合，迅速に目標指向型治療を行う。抗菌薬治療は1時間以内に始めるるべきである。

- 黄色ブドウ球菌とA群β溶血レンサ球菌は，毒素性ショック症候群のような毒素関連疾患を引き起こす。

- 発熱と点状出血を認める小児の全例で，髄膜炎菌敗血症の可能性を考慮する。

- 髄膜炎の治療は，いかなるときも至急行う。腰椎穿刺は診断に有用だが，禁忌の場合がある。発熱と意識障害のある患者では，ヘルペス脳炎に対するアシクロビル治療を考慮する。

- 入院中の小児の発熱では，院内感染を疑う。最も頻度の高い起因菌はコアグラーゼ陰性ブドウ球菌と，腸管のグラム陰性桿菌である。

- 感染した静脈ラインや医療デバイスは抜去しなければならない。

- デング熱やマラリアのような地域特有の感染症は，適切に治療されなければ，死亡率は高い。このような感染症が流行している地域へ旅行した患者では，常に念頭におくべきである。

参考文献

1. American College of Emergency Physicians Clinical Policies Committee; American College of Emergency Physicians Clinical Policies Subcommittee on Pediatric Fever. Clinical policy for children younger than three years presenting to the emergency department with fever. *Ann Emerg Med*. 2003;42:530-545.
2. Brierley J, Carcillo JA, Choong K, et al. Clinical practice parameters for hemodynamic support of pediatric and neonatal septic shock: 2007 update from the American College of Critical Care Medicine. *Crit Care Med*. 2009;37:666-688.
3. Carcillo JA. Pediatric septic shock and multiple organ failure. *Crit Care Clin*. 2003;19:413-440.
4. Carcillo JA, Field AI, American College of Critical Care Medicine Task Force Committee Members. Clinical practice parameters for hemodynamic support of pediatric and neonatal patients in septic shock. *Crit Care Med*. 2002;30:1365-1378.
5. Goldstein B, Giroir B, Randolph A, International Consensus Conference on Pediatric Sepsis. International Pediatric Sepsis Consensus Conference: definitions for sepsis and organ dysfunction in pediatrics. *Pediatr Crit Care Med*. 2005;6:2-8.
6. Hart CA, Thomson AP. Meningococcal disease and its management in children. *BMJ*. 2006; 333:685-690.
7. Isturiz R, Torres J, Besso J. Global distribution of infectious diseases requiring intensive care. *Crit Care Clin*. 2006;22:469-488.
8. McIntosh K. Community-acquired pneumonia in children. *N Engl J Med*. 2002;346:429-437.
9. Melendez E, Bachur R. Advances in the emergency management of pediatric sepsis. *Curr Opin Pediatr*. 2006;18:245-253.
10. Pickering LK, Baker CJ, Long SS, McMillan JA, eds. *Red Book: 2006 Report of the Committee on Infectious Diseases*. 27th ed. Elk Grove Village, IL: American Academy of Pediatrics; 2006.
11. Pollard AJ, Britto J, Nadel S, DeMunter C, Habibi P, Levin M. Emergency management of meningococcal disease. *Arch Dis Child*. 1999;80:290-296.

8章

体液，電解質，神経内分泌代謝の異常

目的

- 血管内体液の恒常性の基本概念を要約する。
- 一般的な電解質異常と，その認識や管理について説明できる。
- 糖代謝に関する関連事項を含む一般的な神経内分泌的異常とその管理について説明できる。

症例

救急医療サービスから，3日間の嘔吐，下痢，104°F（40℃）の発熱がある1歳の乳児が救急外来に紹介された。患者は無気力で，口唇はひび割れており，泉門は陥凹している。患者の検査結果を以下に示す：Na^+ 125mEq/L（125mmol/L），K^+ 4.8mEq/L（4.8mmol/L），Cl^- 89mEq/L（89mmol/L），血糖 89mg/dL（4.9mmol/L），CO_2 7mEq/L（7mmol/L），血中尿素窒素（BUN）50mg/dL，クレアチニン 1.2mg/dL（106.08μmol/L）。

Detection（発見）

——最も重要な臨床所見は何か？

——最も可能性のある診断は何か？

Intervention（処置）

——最初の等張食塩液による輸液ボーラス投与後，あなたが継続して行う体液管理計画は何か？

——もしナトリウム値が117mEq/Lに低下し患者が痙攣を起こしはじめたら，あなたはどのような対応をするか？

Reassessment（再評価）

——患者が処置に反応したか確認する。

——現行の治療戦略は効果的か？

——治療の到達目標：意識レベル，脱水症状，Na^+ レベル

Effective Communication（効果的なコミュニケーション）

——患者の臨床状態が変化した際，誰がその情報を知る必要があり，それをどのように知らせるか？

——この患者の治療を行うのに最も適している病棟はどこか？

Teamwork（チームワーク）

——あなたはどのようにして治療戦略を実施するか？

——いつ誰が何を行うべきか？

体液，電解質，内分泌-代謝の異常は，入院中の小児に一般的に認められる。これらの患者の体液管理には，背景にある診断と疾病の重症度にもとづいた，症例ごとのアプローチが必要である。

I. 体液

A. 維持水分量

正常な血液量を維持するために必要な水分摂取量は，患者の初期の水和状態と背景にある疾病の状態に大きく依存している。

維持水分量という言葉は，大ざっぱに，胃腸疾患や出血，熱傷の際に認められる体液の継続的な異常喪失が認められない，正常な血液量の小児の水和状態を維持するために必要な，経静脈的に投与される輸液量を意味する。維持水分量を算出することで，血管内体液量を維持するために必要な水分量を決める開始時点が，迅速かつ便宜的にわかる。

経静脈的維持輸液量を計算するための Holliday-Segar 式は，体重ごとに決まったカテゴリーのカロリー消費量にもとづいている（表8-1）。計算式は，患者の基本となる体重にもとづいている。

表8-1　経静脈的維持輸液量を算出するための Holliday-Segar の式

- ～10kg：100mL/kg/日もしくは4mL/kg/hr。
- 10～20kg：10kgを超える分の体重kgあたり，50mL/kg/日を加える，もしくは最初の40mL/hrに2mL/kg/hrを加える。
- >20kg：20kgを超える分の体重kgあたり，20mL/kg/日を加える，もしくは60mL/hrに1mL/kg/hrを加える。

例：絶飲食で手術待機中の体重26kgの小児の維持水分量は，40+20+6=66mL/hrである。

他の方法も利用可能で，水分必要量を決めるために体表面積やカロリー消費量の計算表を使用する。ここでは，一般的に広く使用されている1つの式に議論を絞る。

小児の維持輸液は，歴史的に低張液〔すなわち0.225％生理食塩液（NS）〕が用いられてきた。これは，健康な小児の1日の電解質必要量（およそ2～4mEq/kgのナトリウムと1～2mEq/kgのカリウム）にもとづいている。これはおおよそ20mEq/Lの塩化カリウムを加えたD5 0.225％生理食塩液（もしくは0.45％NS）と実質的に同等である。代替液には，さらなる重大な喪失や腎障害がない患者に，これらの電解質を正常範囲に維持するために必要な量のナトリウムとカリウムが含まれる。0.45％または0.9％生理食塩

液が，病気の小児の維持液として好まれる。等張液には，後天性の低ナトリウム血症を防ぐというエビデンスがある。病気で入院している小児に維持輸液療法を使用するための，従来のHolliday-Segar式の推奨事項は，見直されなければならない。

経静脈的に投与される代替液中のカリウムは，高カリウム血症を引き起こすリスクを避けるため，患者に十分な尿排出が認められるまで，添加すべきではない。20mEq/L KClを経静脈的に投与する液体に添加したり，経静脈的に投与する液体中のKCl濃度を一律の値に設定したりすることは，一般的に実施するべきではない。経静脈的に投与するKClの量は，尿や便の排泄量を参考に，個々の患者に応じて決めるべきである。

> ! 小児患者では，病院の設定で低張液が投与されると，低ナトリウム血症が増悪する。入院中の患者では，低ナトリウム血症への進展を防ぐために，等張液（D5NSもしくはD5LR）の使用が推奨されている。

B. 蘇生時の輸液

乳児や小児において，蘇生時に使用される輸液は，もっぱら等張液である。循環血液量減少の治療に対する最初の推奨には，20mL/kgの生理食塩液のボーラス投与が含まれる。迅速な再評価と反復するボーラス投与（30〜60分以内に60mL/kgまで）を，素早く行わなければならない。蘇生プロトコルの大部分は，最初の輸液蘇生は晶質液（生理食塩液もしくは乳酸リンゲル）で開始すべきであると提唱している。晶質液を60mL/kg投与後，膠質液の使用を考慮すべきである。

C. ショック時の輸液蘇生

世界中で，胃腸炎による循環血液量の減少が，ショックの原因として最も一般的である。輸液製剤によって血管内容量を迅速に回復させることが，生存の鍵である。不十分な輸液蘇生，もしくは輸液蘇生が遅延した患者は，臓器障害や不可逆的なショックに進展する危険がある。ショックのタイプにかかわらず，ある程度の循環血液量の減少は通常存在しており，経静脈的輸液治療は，初期の蘇生処置において常に考慮されるべきである。ボーラス投与は5〜10分以内に，もしくは血管アクセスの許容される範囲内で，できるだけ早く投与するべきである。この例外は，心原性ショックである。この場合の患者は輸液過剰に非常に敏感であるため，5〜10mL/kgの等張液の投与を行ったほうがよく，理想的には中心静脈圧のモニタリングを実施すべきである。

蘇生の間必要とされる液体や薬物を投与する手段を得るため，迅速に静脈もしくは骨髄路を確保するべきである。

DIRECT法（1章）を利用し，臨床状態の変化を評価するために行うボーラス投与と治療への反応性をみる間，バイタルサインと臨床状態の再評価を行わなければならない。

II. 電解質異常

電解質異常は，小児に一般的に認められるものである。ときに，これら電解質異常は，医原性に起こることもある。重度の電解質異常により，哺乳不良や易刺激性をきたすこともあり，脱水やショック，痙攣，昏睡もしくは死に至る可能性がある。

> ! 血清浸透圧は検体検査で測定可能であり，以下の式を用いて計算される：
> $(2 \times Na) + (血糖/18) + BUN/2.8 = 血清浸透圧$
> 正常血清浸透圧：285〜295mOsm/L

A. ナトリウム（Na⁺）

1. 低ナトリウム血症

低ナトリウム血症は，血清ナトリウム値＜135mmol/L（＜135mEq/L）と定義される。ナトリウム値は，さまざまな原因――水分摂取過多（希釈された人工乳，多飲症，プールの水の飲水），水分貯留〔抗利尿ホルモン分泌異常症候群（SIADH），腎不全〕，ナトリウム喪失増多（胃腸炎，利尿薬，副腎不全）――で低下しうる。

低ナトリウム血症の症状には，易刺激性，哺乳不良，悪心・嘔吐，無気力，痙攣があり，最終的には昏睡や死亡に陥る。低ナトリウム血症は，胃腸炎，造瘻からの排泄，発汗過多，囊胞性線維症，熱射病，熱傷，膵炎や胸水でのサードスペースへの貯留といった多量の喪失によって引き起こされる。利尿薬を使用した小児に，しばしば低ナトリウム血症が認められる。尿細管性アシドーシスといった腎疾患は，塩類と水分の喪失を引き起こす。入院中の小児には，抗利尿ホルモン（ADH）の過剰分泌によるSIADHが引き起こされる。生後数カ月の乳児は，希釈された人工乳の摂取や，水泳中やプールでの水遊び中の水分の多量摂取で，水中毒による重度の低ナトリウム血症を引き起こす。他の原因には，閉塞性尿路疾患，脳室造瘻術のドレナージによる喪失などがある。臨床的に低ナトリウム血症は，患者の細胞外液量の状態によって分類される：正常血液量，循環血液量減少，循環血液量過多（表8-2）。

表8-2 細胞外液量の状態による低ナトリウム血症の分類

正常血液量	循環血液量過多	循環血液量減少
	SIADH	
SIADH	先天性心疾患	下痢
副腎不全	腎不全（急性／慢性）	嘔吐
中枢神経疾患	ネフローゼ症候群	熱傷
肺疾患	肝硬変	膵炎

SIADH：抗利尿ホルモン分泌異常症候群

神経学的変容や痙攣，そして血清ナトリウム値＜120mEq/Lを呈するすべての患者に対して，積極的な低ナトリウム血症の治療を開始すべきである。最も一般的には，使用可能であれば3％NaCl（513mmol/L）が用いられる。理想的には，3％生理食塩液は中心静脈ラインを介して投与されるべきである。中心静脈ライン留置を待機している緊急時であれば，末梢静脈ラインや骨髄針も許容される。目標は，血清ナトリウム値を120～125mEq/Lまで，もしくは痙攣が止まるまで上昇させることである。血清ナトリウム値を上昇させるためには，痙攣の迅速管理を目的に，15～20分かけてあらかじめ計算した量の高張食塩液を投与する。3％NaClを1.2mL/kg投与すると，血清ナトリウム値は1mEq/L上昇する（0.6mEq/kgの投与で血清ナトリウム値は1mEq/L上昇する）。高張食塩液が使用できない場合，通常の生理食塩液を20mL/kg投与する場合がある。

急速補正が完了した，もしくは患者の神経学的症状が認められなくなったら，低ナトリウム血症の補正はさらに緩徐に，約12mEq/L/日（0.5～1mEq/L/hr）の速さで行うべきである。成人では，血清ナトリウム値が急激に上昇した患者で，橋中心髄鞘融解（浸透圧性脱髄）症候群が報告されている。

> ❗ 臨床的に重要な低ナトリウム血症を迅速に補正することが重要である。しかし，総合的な補正は緩徐に，かつ慎重に行われるべきである。❗

目標レベル（mEq/L）に補正するために必要なナトリウム量を算出するために，以下の式が用いられる：

$$0.6 \times 体重（kg）\times（目標\,Na^+値 - 測定\,Na^+値）$$
$$= 目標ナトリウム値まで上昇させるのに必要な合計\,Na^+\,(mEq)$$

図8-1に，臨床的シナリオでこの式をどのように使用するのかを示す．補正開始時に使用する適正な輸液製剤は，適正量のカリウムを添加した，もしくは添加しない生理食塩液もしくはD5NSであり，維持輸液速度で行い，頻回に電解質チェックを行う．

図8-1　必要なナトリウム量の算出例

症例
生後6週の乳児（体重4kg）が痙攣を起こし，血清ナトリウム値は114mEq/Lである．

最初のステップ：急速補正
血清ナトリウム値を120mEq/Lまで補正するために3%高張食塩液の投与を決定． NaCl量：$0.6 \times 4kg \times (120-114) = Na^+$量：14.4mEq/L 3%NaCl=0.5mEq/Lもしくは3%NaClで約28mL **もしくは** 3%NaClの（1.2mL/kg）相当量は血清ナトリウム値を1mEq/L上昇させる $1.2mL \times 4kg \times (120-114) = 3\%NaClで28mL$

次のステップ：緩徐に補正
次の24時間以上をかけて，現在の120mEq/Lから12mEq追加して血清ナトリウムを上昇させる必要がある． $0.6 \times 4kg \times$（目標とするNa^+値である132－実測Na^+値である120）=次の24時間以上で必要となる追加Na^+は29mEq/Lである．

a. 抗利尿ホルモン分泌異常症候群（SIADH）

SIADHは定義上，抗利尿ホルモンの不適切な**分泌異常**によって引き起こされる．患者が高浸透圧状態にある，もしくは循環血液量が重度に低下した場合，循環している血管内容量を最大にしようとする，尿排出量減少を伴う抗利尿ホルモンの分泌は適切なものである．SIADHの患者では，血管内容量は正常もしくは増加しており，まだ尿排出は減少したままである．SIADHの診断は，3つの要素からなる：尿量減少，低ナトリウム血症，不適切な濃縮尿（尿中ナトリウムの増加を伴う）．

入院中の患者における，低ナトリウム血症の最も一般的な原因は，SIADHである．

SIADHの要因は，4つのグループに大別される：中枢神経系（CNS）の異常〔例：感染症，外傷，手術，腫瘍，シャント，低酸素虚血性障害（**17章**）〕；肺障害（例：肺炎，胸水，陽圧換気，喘息，腫瘍）；薬物（例：カルバマゼピン，ビンカアルカロイド，麻薬，アスピリン，エクスタシー，セロトニン選択的再吸収阻害薬）；腫瘍（例：白血病，リンパ腫，神経芽細胞腫）である．

SIADHの治療は水制限である．維持輸液の50%まで水分摂取量を減らすことで自由水の利尿が起こり，血清ナトリウム値が改善する．ときに，塩分の添加や利尿薬を使用した，血清ナトリウム値の補正が必要な場合がある．

b. 水中毒による低ナトリウム血症

水中毒は，不注意（適切な指示に従わなかった）もしくは意図的に（人工乳を長持ちさせるために），

過量の水で希釈された粉ミルクを服用することで発生する。これは一般的に，乳児が胃腸炎や下痢症に罹患した際，希釈された人工乳や電解質液が投与された場合に発生する。

乳児の水泳も，低ナトリウム血症の潜在的な原因である。この場合の低ナトリウム血症は，乳児が浴槽や水遊び用プール，じゃぶじゃぶ泡立つ浴槽のなかで遊んでいた際，大量の水を飲み込み発生する。乳児は，易刺激性や食欲低下を示す。的を絞った病歴聴取と血清ナトリウム値を測定することで，原因が判明する。

2. 低ナトリウム血症，循環血液量減少

a. 腎前性・腎後性

胃腸炎。世界中で，胃腸炎は1〜5歳の小児における主要な死因である。典型的な病歴は，大量かつ頻回の水様便で，患者はさまざまな病期の脱水を呈しており，循環血液量減少性ショックをきたしている可能性がある。循環血液量減少の重症度に応じて，患者には積極的かつ適時に，等張液による輸液蘇生が必要である。

サードスペース。液体が間質へ漏出する状態の例として，敗血症と腹膜炎がある。これは，かなり迅速に，およそ数時間で起こりうるものであり，水分と電解質が間質に移動するため，循環血液量の減少と低ナトリウム血症を引き起こす。患者はショックと循環血液量減少の症状を呈する。血清電解質は，低ナトリウム血症と潜在的な低カリウム血症，低カルシウム血症を呈する。

水分喪失。熱傷は，毛細血管漏出減少により，急速かつ多量の水分喪失を引き起こす。水分喪失は，外部（熱傷部も含む体表面を通じて）と内部（間質へ）の両方で起こる。急速かつ継続的な輸液蘇生が，火傷や熱傷の管理には必要である。

b. 腎性

利尿薬の短期ならびに長期使用により，低ナトリウム血症が引き起こされうる。例えばフロセミドやブメタニドのようなループ利尿薬，metolazone のような尿細管再吸収阻害薬は，重度の低ナトリウム血症を引き起こす可能性がある。その他の低ナトリウム血症の腎性要因には，腎尿細管性アシドーシス，間質性腎炎，閉塞性尿路感染症がある。

c. 低ナトリウム血症のその他の原因

中枢性塩類喪失症候群（CSW）。これは，正確な病態生理学の見地からは，あまり理解されていない病態である。正常〜尿量増加，尿中ナトリウム分泌が増加した状態で，低ナトリウム血症が起こる。患者は循環血液量減少を呈する傾向があり，脱水と低ナトリウム血症の症状を呈する。この病態は，頭蓋内損傷，頭蓋内腫瘍や神経外科手術の際に認められる。CSW と SIADH を区別することが重要で，双方とも低ナトリウム血症を呈するが，CSW では循環血液量減少がみられる。SIADH の治療が水分制限であるのに対して，低ナトリウム血症の補正のために水分・電解質の補充を行うことが，CSW の治療法である。尿中ナトリウムは，SIADH よりも CSW のほうが高い（>100mEq/L）傾向がある。

低ナトリウム血症に関連した体内総ナトリウム量の増加。うっ血性心不全やネフローゼ症候群は，体内総ナトリウム量が増加しているにもかかわらず，低ナトリウム血症を呈する，循環血液量が増加した病態例である。これらの症例において，低ナトリウム血症は希釈性のものであり，ナトリウム摂取制限が管理の重要な部分を占める。治療方針は背景の病態による：心不全に対する利尿薬や変力薬，ネフローゼ症候群に対するステロイドや利尿薬，腎不全に対する透析。

3. 高ナトリウム血症

高ナトリウム血症は，血清ナトリウム値>145mEq/L と定義される。高ナトリウム血症に対する高リスク

群は，乳児，幼児，重症患者である。高ナトリウム血症は，多量の塩分を摂取する，もしくは多量の自由水が喪失された場合に起こる。高ナトリウム血症をきたした小児では，濃縮人工乳を投与されていたり，補正なしで母乳栄養をされていたり，塩分サプリメントや重曹を治療で投与されていたりする場合がある。自由水の喪失は，下痢や尿崩症（中枢性，腎性），腎尿細管性アシドーシス，閉塞後利尿によって引き起こされる。

高ナトリウム血症の症状や徴候には，易刺激性，甲高い泣き声，無気力，痙攣，発熱，腎不全，横紋筋融解がある。乳児では，これらの症状は，感染症や敗血症と類似している。

高ナトリウム血症は，電解質を頻回にモニタリングしながら徐々に補正することが不可欠である。ナトリウムが上昇すると，血清浸透圧が上昇し，バランスを保とうとして水分が細胞内から血清中へ移動する。これにより，細胞内浸透圧が上昇する。自由水を急速投与すると，低浸透圧（例えば，血清）から高浸透圧（例えば細胞内）への移動が起こり，細胞腫脹が引き起こされる。これにより，脳浮腫が引き起こされる。

高ナトリウム血症の補正は緩徐に行うことが重要である。血清ナトリウム値を 0.5mEq/L/hr もしくは 12mEq/L/ 日を超えない速度で下げることが推奨される。

血清ナトリウムを補正するために要する自由水の量を算出する式は：

$$自由水欠乏量 = (体重 kg × 0.6) × 1 - (目標 Na^+ / 実測 Na^+)(1{,}000mL/L)$$

表 8-3 は，この式を臨床シナリオに適応したものである。ナトリウムレベルを徐々に低下させ，適切な体液交換を行うためには，血清ナトリウムを頻回に測定することが必要である。

> - 0.45％の生理食塩液 1L ＝ 500mL の自由水。
> - 0.225％の生理食塩液 1L ＝ 750mL の自由水。
> - D5 0.45％生理食塩液 1L は 400mL の自由水をもたらし，開始時点にはよい。

表 8-3　血清ナトリウムの補正に要する自由水量を決めるための計算例

症例 A：体重 8kg の生後 10 カ月の乳児の血清ナトリウム値は 157mEq/L である。
　自由水欠乏量 ＝ (8 × 0.6) × 1 － (145/157) × (1,000mL/L)
　365mL ＝ 4.8 × 0.076 (1,000mL/L)
簡略式：4mL × 8kg × 12mEq/L ＝ 384mL の自由水
体重 8kg の小児における維持輸液量：(100mL/kg × 8) ＝ 800mL/24hr

a. 尿崩症による高ナトリウム血症

尿崩症（DI）は，重度の高ナトリウム血症と多量の自由水の喪失を引き起こす，一般的ではない病態である。中枢神経系あるいは腎性の病因（遺伝性もしくは後天性）による。急性発症例では，多尿，尿比重＜1.005，尿浸透圧＜200mOsm/L，高ナトリウム血症，高浸透圧血症（血清浸透圧≧295mOsm/L）を認めることで診断される。

> 自由水 4mL/kg の投与により，ナトリウム値は 1mEq/L 低下する

急性期における最も一般的な原因は，重度の頭部外傷や腫瘍（頭蓋咽頭腫）を含む，中枢神経系の損傷である。頭蓋内圧上昇により尿崩症が引き起こされ，脳死に関連して認められることが一般的である。腎性尿崩症は比較的まれであり，一般的に急性期に発症することはなく，遺伝的な異常によるものが最も一般的である。尿崩症の治療は，厳正な水分バランスと電解質のモニタリングを併用した，自由水の補充と，デスモプレシンもしくはバソプレシンの点鼻または経静脈投与である。

B. カリウム（K^+）

細胞内液において最も豊富な陽イオンであるカリウムは，蛋白合成を含む細胞の工程の多くにかかわっている。膜内外電位差の維持によって，細胞膜を介して電気的な勾配が生じる。この静止膜電位の変化によって，筋肉の興奮や神経伝達が行われる。特に，カリウムは，心筋の収縮と心機能において重要な役割を果たしている。

体内のカリウムレベルは，腎排泄——主たるメカニズムは遠位尿細管における分泌作用である——によって，厳密に調節されている。しかしながら，腎機能障害と，傷害された組織からのカリウム放出増加の組み合わせによっては，患者が高カリウム血症をきたす場合がある。

1. 低カリウム血症

カリウムレベル<3.5mEq/Lと定義される低カリウム血症は，不十分な摂取，腎からの喪失，消化管からの喪失，持続インスリン療法や代謝性アシドーシスに関連して起こりうる。利尿薬（特にフロセミドとブメタニド），過換気，マンニトール，β作動薬（例：吸入気管支拡張薬の頻回使用），アムホテリシンBの使用は，低カリウム血症を引き起こす可能性がある。持続的な経鼻胃管からの吸引や下痢による胃腸管液の喪失も，血清カリウム値を著しく低下させうる。

症状や徴候には，疲労感や知覚異常が含まれる。カリウム値が2.5mEq/Lを下回ると，U波や心室性不整脈（図8-2）を含む，心電図異常が出現する。低カリウム血症の治療には，患者の状態や症状の緊急性に応じて経口もしくは経静脈的補充がある。

患者が経腸栄養を受けている場合，無症候性（心電図変化なし）の低カリウム血症を補正するための最も安全な手段は，カリウムを摂取する食事に添加することで，カリウムを徐々に補正することであろう。低カリウム血症を補正するため，もしくはカリウム保持性ではない利尿薬を使用している患者で低カリウム血症を予防するため，経腸的に3〜4分割して1〜3mEq/kg/日の補充がなされる。塩化カリウムは胃粘膜に刺激性があるため，服薬を許容できない場合があり，下痢を起こすかもしれない。

> 低カリウム血症の最も重大な合併症は，高カリウム血症である。カリウムレベルは，カリウムの積極的もしくは過量の急速経静脈投与によって最終的に著しく高値となる可能性がある。

経静脈的補正の保守的なプロトコルを以下に示す：

- K^+値が3.0〜3.5mEq/Lの場合，1時間以上かけて0.25mEq/kgのKClを経静脈的投与。

- K^+値が2.5〜3.0mEq/Lの場合，2時間以上かけて0.5mEq/kgのKClを経静脈的投与。

- K^+値が<2.5mEq/Lの場合，3時間以上かけて0.75mEq/kgのKClを経静脈的投与。投与中，途中でカリウム値をチェックすべきである。

- 保守的かつ安全な方法は，1時間以上かけて最大量10mEqで，0.5mEq/kg/hrを超えない速度で，補充量のKClを単回投与することである。これらの推奨事項は，成人のケアに適応されるものより，かなり厳格である。

- KClの輸液は，十分量の液体で希釈し，常時心電図モニター下で，中心静脈ラインもしくは大口径の静脈ラインから投与することが推奨されている。

図8-2　低・高カリウム血症における心電図変化のイラスト

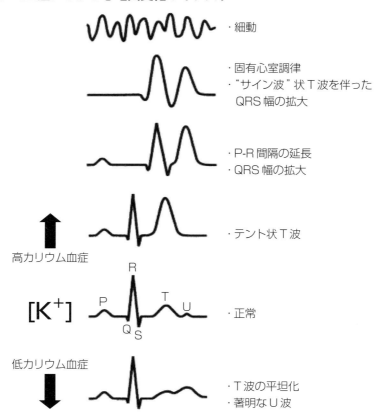

Reproduced with permission. ©2002 Elsevier. Gennari FJ. Disorders of potassium homeostasis: Hypokalemia and hyperkalemia. *Crit Care Clin*. 2002;18:273-288.

2. 高カリウム血症

高カリウム血症，もしくはカリウム値＞5.5mEq/L を迅速に認識し，特に心電図変化が認められる場合は，カリウム値を低下させるために迅速に治療を開始すべきである。過量なカリウムは，腎でかなり効果的に排除されるため，腎機能が十分な状況では高カリウム血症は通常認められない。高カリウム血症は，腎不全（急性もしくは慢性），低アルドステロン血症，副腎不全，代謝性アシドーシス，筋や組織壊死（横紋筋融解症，熱傷，挫滅外傷），腫瘍崩壊症候群（**17章**），カリウムの過量摂取や投与の結果として起こる。アシドーシスは，pH が 0.1 低下するごとに，カリウム値を 0.5mEq/L 上昇させる。カリウム保持性利尿薬（スピロノラクトン），アンジオテンシン変換酵素阻害薬，ジゴキシンのような薬物は，特に背景に腎機能障害がある状況では高カリウム血症を引き起こす可能性がある。かかと採血やターニケットの使用による溶血は，カリウム値の偽上昇をきたす最も一般的な原因の1つである。しかしながら，繰り返し抵抗なく採取した溶血のない検体でカリウムが正常であることを確認することなしに，溶血が原因であると決めてかかるべきではない。

> ⚠ 高カリウム血症（カリウム値＞5.5mEq/L）は，生命の危険を脅かす可能性がある。⚠

高カリウム血症の症状と徴候は，不整脈による心拍出量低下と関連していることが一般的である。心電図は，高く尖った T 波，QRS 幅の拡大，房室ブロック，徐脈，そして最終的に心室頻拍や心静止に変化する（**図8-2**）。カリウム値が＞7mEq/L となると，筋力低下と感覚異常が出現する。

症候性の高カリウム血症は，緊急の介入と治療が要求される：

- 心リズムの一部が表示される心肺モニターを患者に装着し、12誘導心電図をとる。

- 高カリウム血症であること確認するために電解質を再検する。

- 投与中の外因性のカリウムを中止する。

- 以下の1つもしくは複数を実施する：
  —— グルコン酸カルシウム：心筋の安定化と不整脈を予防するために3分以上かけて100mg/kg（1mL/kgの10%混合液）を経静脈投与。

  —— 炭酸水素ナトリウム：10〜15分以上かけて1〜2mEq/kgを経静脈投与する。本剤の投与に先立って、換気が十分であることを確認しておく。カルシウムと重炭酸は沈殿するため、両薬物間はラインをフラッシュしなければならない。

  —— カリウムを細胞内へ移動させるためのインスリン-グルコース療法：インスリン0.1U/kg/hrはD25%と混合で0.5g/kg/hr（2mL/kg/hr）で投与することと同義である。持続投与を開始するに先立ち、最初の1時間で投与する量を急速投与（30分以上かけて）することも可能である。点滴中は1時間ごとに血糖値を測定するべきである。

  —— 上記治療の1つもしくはそれ以上と並行して、アルブテロールの頻回吸入もしくはネブライザー吸入を行う。この治療はあまり強力な治療ではなく、カリウム値に大きな変化をもたらさないかもしれない。これが他の治療と並行して投与しなければならない理由である。

  —— ポリスチレンナトリウム樹脂のような交換樹脂を、経肛門的に1g/kg投与する。もし患者の血行動態と気道が安定していれば、経口的もしくは経鼻胃管を介して同量（1g/kg）を6時間ごとに投与することも可能である。経肛門的ルートがより早い効果を示すのに対して、経口的もしくは経鼻胃管のルートはより緩徐な効果発現を示し、より長い効果を示す。この薬物は胃腸管を介して、1g/kgの樹脂はカリウム値を1mEq/L低下させるのと近い比率で、ナトリウムとカリウムを交換する。本薬物を1回以上使用している場合は高ナトリウム血症をきたす可能性があるため、ナトリウム値を測定すべきである。

- もし高カリウム血症が生命の危険を脅かすもので、直ちに補正することが望ましい場合、前述したステップに加えて、緊急透析を開始すべきである。緊急透析は開始するのに時間を要するため、特に大口径のラインが要求される場合では、透析開始を待機している間、これまでに言及された他のあらゆる治療法を開始すべきである。

C. マグネシウム（Mg^+）

マグネシウムは、アデノシン三リン酸の補助因子である。関連した機能は、酸化的リン酸化、蛋白合成、DNA翻訳である。大部分の食物に豊富に含まれており、一般的に日々の摂取は十分である。細胞内のマグネシウムは、アデノシン三リン酸とマグネシウムが必要な身体機能の大部分に関与している。血漿の正常レベルは1.6〜2.4mg/dL（0.66〜0.97mmol/L）である。

1. 低マグネシウム血症

低マグネシウム血症（<2mg/dL）は、胃・腸管や腎からの喪失に加えて、食事摂取が不十分もしくは欠食であるため、集中治療室の患者でかなりの頻度（20〜50%）で認められる。急性膵炎は、低マグネシウム血症と同時に低カルシウム血症もきたす可能性がある。腎機能障害のある患者は、尿中にマグネシウムを分泌する能力が制限されているため、低マグネシウム血症をきたすことは少ない。

低マグネシウム血症は，低カルシウム血症と関連していることが最も一般的であり，神経筋系の異常，筋消耗，心電図異常（PR 間隔の延長，QT 延長，T 波平坦化）といった低カルシウム血症の臨床上の特徴を呈する場合がある。低カリウム血症も低マグネシウム血症と関連しており，マグネシウム値を補正することで遷延性の低カリウム血症の管理に役立つ場合がある。重症例では，喉頭攣縮と痙攣が認められることもある。

低マグネシウム血症の原因には以下が含まれる：

- 口腔の状態により何も摂取できない，もしくは経静脈的補充の不足

- 家族性低マグネシウム血症，緩下剤の使用，短腸症候群による吸収不良

- 利尿薬の使用，アムホテリシン B，化学療法，アミノグリコシド，内因性の腎疾患（急性尿細管壊死）による腎喪失の増大

低マグネシウム血症の治療の際は，3～4 時間以上かけて緩徐に 25～50mg/kg の硫酸マグネシウムを投与する。血清マグネシウム値が 2mg/dL（0.82mmol/L）を超えると，腎が余剰分を排泄するため，迅速な経静脈投与を行うことによる付加的価値はみいだせない。

2. 高マグネシウム血症

通常，腎が余剰マグネシウムを排泄していることもあり，腎機能障害の症例を除いて高マグネシウム血症はめったに遭遇することはない。症候性高マグネシウム血症では，血中レベル＞5mg/dL（＞2.05mmol/L）を認める。

症状と徴候には，悪心・嘔吐，深部腱反射の減弱，神経筋ブロックがある。心血管系への影響には，徐脈，心筋抑制，PR 間隔延長や房室ブロックを含む心電図変化がある。新生児では，筋緊張低下や無呼吸を呈する場合がある。

治療は，それ以上の摂取と利尿を制限することに続き，50～100mg/kg のグルコン酸カルシウムを経静脈投与することである。

D. カルシウム（Ca^+）

カルシウムは 2 価の陽イオンであり，99％は骨中に認められ，残り 1％が体中に広く分布している。カルシウムの食事源には，乳製品，青菜，骨付き海産物がある。カルシウムは，歯，骨の鉱化作用，筋活動，特に心筋の興奮-収縮連関に不可欠である。カルシウムは，凝固カスケードにおいても重要な役割を果たしている。近年の報告では，傷害と壊死の細胞内メカニズムにも役割を果たしていることが示唆されている。蘇生中や蘇生後安定化の期間でのカルシウムの過度の使用は，心筋やその他の組織に有害に作用する可能性がある（**3 章**）。

総カルシウムの約 50％が活性化し，イオン化カルシウムと大部分の残りのカルシウムはアルブミンと結合して不活性化しているため，可能であればイオン化カルシウムレベルを評価すべきである。カルシウムレベルは，副甲状腺ホルモン，ビタミン D，カルシトニンと腎排泄の相互作用によって，厳密に調整されている。

1. 低カルシウム血症

低カルシウム血症は，総カルシウム＜2.12mmol/L（＜8.5mg/dL）もしくはイオン化カルシウム＜1mmol/L

と定義される。典型的には，カルシウム欠乏は食事摂取量の低下，ビタミンDや副甲状腺ホルモンの不足の結果として起こる。低カルシウム血症は通常，蛋白・熱量不足の栄養障害の一部として出現するが，単独の欠乏でも出現しうる。低カルシウム血症は膵炎の一部として出現しうるが，小児においてはあまり一般的ではない。乳児における低カルシウム血症の最も一般的な原因はDiGeorge症候群のような病態で認められる副甲状腺ホルモンの先天的な欠乏である。

低カルシウム血症は，重症患者（その大多数は低アルブミン血症を呈する傾向がある）によく認められる。完全に総カルシウム値に依存するのではなく，イオン化カルシウムを測定するほうが適切である。

テタニー，易刺激性，反射亢進，脱力，異常感覚，筋疲労，stridor（吸気性喘鳴），喉頭攣縮は，低カルシウム血症の一般的な神経筋症状である。心血管系では，低血圧，徐脈，不整脈が認められる。

　a. 新生児/乳児

正期産児におけるカルシウムレベルは生後24時間経過後低下し，それから調節ホルモンによって維持される。新生児低カルシウム血症は，母体糖尿病，妊娠中毒症，母体副甲状腺機能亢進症と関連して認められる可能性がある。新生児低カルシウム血症では，易刺激性，テタニーや痙攣をきたす可能性がある。

DiGeorge症候群（第3・4鰓弓の発達異常）の新生児は，症候性低カルシウム血症を呈する可能性がある。この患者は，下顎骨の低形成，副甲状腺機能低下症，Tリンパ球欠乏（胸腺機能不全），先天性心疾患（心房中隔欠損症，心室中隔欠損症，大動脈弓の異常，肺動脈狭窄症，総動脈幹症）といった症状を呈する。

新生児では，低マグネシウム血症の結果として，低カルシウム血症が出現することもある。低マグネシウム血症を治療することは，低カルシウム血症を補正するためにも必要であろう。

　b. 小児

年長児における低カルシウム血症は，通常，1つもしくは1つ以上のカルシウム制御機構が破綻した結果として起こる。副甲状腺機能低下症，ビタミンD欠乏，不十分な食事摂取や腎からの喪失が，低カルシウム血症をきたす一般的な要因であるが，これらはどの重病もしくは重傷の小児においても認められる状態である。

積極的なカルシウムの補充により，症候性もしくは実証された低カルシウム血症は改善する。低カルシウム血症の評価と管理を行ううえで，腎機能を評価し，その他の電解質，特にマグネシウムレベルを測定することは重要である。低カルシウム血症の原因を知るためには，副甲状腺機能，腎機能（リン酸塩レベル），ビタミンD代謝物（25-ヒドロキシビタミンD，1,25-ジヒドロキシビタミンD）の検査が必要である。

　c. 治療

カルシウムの血管外漏出の結果，組織壊死を伴う化学性熱傷を起こす可能性があるため，カルシウムの経静脈的投与による治療は大口径もしくは中心静脈ラインから行うべきである。頭皮静脈，筋肉内注射，皮下注射で投与してはならない。

カルシウムの経静脈的投与の適応には，低カルシウム血症〔イオン化カルシウムレベル<1mmol/L（<4mg/dL）〕，高カリウム血症，カルシウムチャネル阻害薬の過量投与，高マグネシウム血症，低カルシウム血症が検査で証明された場合の蘇生後安定化がある。

塩化カルシウム。塩化カルシウムは，カルシウムの中で最も容易に生体内利用が可能な形態である。10%溶液には，1.36mEq/mLのイオン化カルシウムが含有されている。中心静脈を介して，5～10分以

上かけて 10 〜 20mg/kg が経静脈的投与される。急速投与によって徐脈や低血圧を引き起こす可能性がある。

グルコン酸カルシウム。グルコン酸カルシウムは新生児領域で好んで使用されるカルシウム塩であり，乳児や小児では経口的もしくは経静脈的に投与される。グルコン酸カルシウムの10％溶液には，0.45mEq/mL のイオン化カルシウムが含まれる。薬用量は，新生児には5〜10分以上かけて50〜200mg/kg が経静脈的投与され，乳児や小児には5〜10分以上かけて50〜125mg/kg が経静脈的投与される。

2. 高カルシウム血症

総カルシウムレベル＞11mg/dL（＞2.75mmol/L）もしくはイオン化カルシウムレベル＞1.3mmol/L と定義される高カルシウム血症は，骨からのカルシウム放出により引き起こされる。長期臥床，副甲状腺機能亢進症，悪性疾患，ビタミンAやDの過量摂取，肉芽腫性疾患に引き続いて認められ得る。

小児患者では比較的まれであるため，高カルシウム血症の症状や徴候は誤診される可能性がある。高血圧や意識レベルの低下が認められるため，高カルシウム血症の患者は切迫した頭蓋内ヘルニアの1つと間違われる可能性がある。それ以外の症状や徴候が心血管系や神経筋系に認められ，それらには，高血圧，QT間隔短縮，易刺激性，無気力，痙攣，昏睡，悪心・嘔吐，腹痛がある。

高カルシウム血症の根本の原因を特定する必要があり，治療は特に血清カルシウムレベルを下げることに向けられる。総カルシウムレベル＞15mg/dL の急性高カルシウム血症では，値を下げるために積極的な治療が必要である。

フロセミド（1mg/kg IV，6時間ごと）で利尿をかけながら，200〜250mL/kg/日の生理食塩液を経静脈的投与することで，腎のカルシウム排泄が増加し（カルシウム利尿），迅速な治療効果が得られる。利尿をかけている間は，リンやマグネシウムを含む電解質の綿密なモニタリングを実施すべきである。

骨吸収を阻害し，カルシウム尿を促進するリコンビナントのカルシトニンは，作用の発現が早い。カルシトニンの薬用量は10U/kg IV で，4〜6時間ごとの反復投与がなされる。mithramycin，アスピリン，インドメタシンは，高カルシウム血症の治療に使用できる代替療法である。グルココルチコイドは，腸管からのカルシウム吸収を減らすことができる。カルシウムの吸収を減らすという点で，ヒドロコルチゾン1mg/kg を6時間ごとに投与することは有効であるが，急性高カルシウム血症にはあまり役に立たない。

E. リン酸塩（PO_4）

リンは，通常の食事中に十分量含まれている。体内ではリン酸塩として存在し，カルシウムの取り込みと密接に関連している。リンのレベルは，腎の濾過能と近位尿細管の再吸収によって，厳密な調節を受けている。

リンはおもに膜リン脂質，骨，アデノシン三リン酸，2,3-ジホスホグリセリン酸に作用している。これらの4システムのみ，体内の多くの基本機能に必須なリン酸恒常性を形成している。

1. 低リン血症

古典的に糖尿病性ケトアシドーシスでは，リンの摂取不足と排泄増加が認められる。インスリン療法は，リンを細胞内へ移動させるため，さらにリンレベルを低下させる。急性尿細管壊死，腎尿細管性アシドーシスのような腎機能障害，Wilson 病，低カリウム血症，副甲状腺機能亢進症はすべて，低リン血症をきたす。経静脈輸液実施中（リンの補充なし）の患者，アルミニウム含有制酸薬を服用中の患者，重症患者

では，低リン血症をきたす可能性がある。

急性期における低リン血症の症状と徴候には，筋力低下，低換気，心筋機能不全，痙攣，昏睡がある。血清リンレベルが1mg/dL（0.323mmol/L）を下回っている場合，輸液にリンを補充し治療する。リン酸ナトリウムには，3mmol（94mg）PO_4と，4mEq/mLのナトリウムが含まれる。リン酸カリウムには，3mmol（94mg）のPO_4と，4.4mEq/mLのカリウムが含まれる。リンの補充は，どのリン酸塩も使用可能であり，4〜6時間以上かけて0.16〜0.32mmol/kgの経静脈投与を行う。もし腎機能障害があり，リン酸カリウムを使用する場合は，カリウムレベルを厳密にモニタリングする必要がある。また，高カルシウム血症がある状況では，リンの輸液や補充は実施するべきではない。

2. 高リン血症

過量摂取（まれ）と腎不全や副甲状腺機能亢進症，偽性副甲状腺機能低下症で認められる排泄不良によって高リン血症をきたし，腫瘍崩壊症候群や横紋筋融解症でも認められる場合がある。溶血した血液検体では，高リン血症を示唆する間違った結果をもたらす可能性がある。

無機リン産物＞60mg/dLで総カルシウム値を測定する場合，高リン血症の影響によりキレート形成の結果，低カルシウム血症が出現する。水酸化アルミニウム制酸薬と等張液による輸液により治療する。同様に低カルシウム血症も積極的に治療すべきである。

III. 代謝疾患

A. 糖

糖は組織代謝に必須であり，糖レベルはインスリンの作用によって狭い範囲で維持されている。糖代謝の異常は，著しく重大な臨床転帰を伴う低血糖と高血糖を引き起こしうる。

1. 低血糖

低血糖は，血清血糖値＜40mg/dL（＜2.2mmol/L）と定義される。低血糖により，脱力，発汗，頻脈，振戦，最終的には痙攣を引き起こすことがある。脳は，神経活動を行うための安定したエネルギー源としてグルコースに依存しているため，中枢神経系の症状が特に顕著である。徴候は，特に新生児では多様である。

高インスリン血症，先天性代謝異常，内分泌異常（副腎，下垂体機能不全），ケトン性低血糖症，外因性のインスリン投与を含む薬物/中毒は，低血糖を引き起こす広い病態カテゴリーである。診断を行うためには，広い内分泌的，代謝的検査を行う必要がある。プロプラノロールやその他のβ遮断薬が低血糖の症状（頻脈，発汗）をマスクするかもしれない。

コルチゾール，インスリン，成長ホルモン，尿ケトン体，血清化学，肝機能検査を含む臨床検査を，もし可能であれば低血糖のエピソードがある間に行うべきである。

低血糖と確信したら，グルコースの経静脈投与による治療を直ちに開始するべきである。25％ブドウ糖を2〜4mL/kg経静脈投与すると，グルコースを0.5〜1g/kg与えることになる。この溶液は1：1希釈することが可能であり，12.5％溶液は，末梢静脈や骨髄路から投与される。ブドウ糖は高浸透圧であるため，新生児には12.5％以上のブドウ糖を投与すべきではない。10mL/kgの5％グルコース（D5％）をボーラス投与すると，グルコース0.5g/kgを投与することになる。

2. 高血糖

血糖値＞150mg/dL は高血糖と考えられる。この病態は，重症小児ではあまりまれなことではない。この場合の高血糖は，ストレス反応，循環血液中のアドレナリンが高レベルであること，他の抗インスリン作用を有するストレスホルモンが存在する結果として生じる。蘇生後の安定化を行う時期では，グルコース値を測定するべきである。

B. 糖尿病性ケトアシドーシス（DKA）

糖尿病性ケトアシドーシス（DKA）は時折誤診され，悲劇的な神経予後となる脳浮腫をきたしうる。新規に診断された糖尿病患者（約30％に DKA が存在する），もしくは既知のインスリン依存型糖尿病患者がこの病態を呈する可能性があり，適切な輸液管理とアシドーシスの補正が必要である。

おそらく，併発疾患が DKA の誘因となるであろう。患者は，頭痛，嘔吐，腹痛，無気力，脱水症状を示す。体重減少や多飲・多尿の病歴があるかもしれない。腹痛や嘔吐の症状により，腹腔内疾患もしくは「外科的腹症」と誤診される可能性がある。脱水が重度の場合，循環血液減少性ショックの症状が認められる場合がある。古典的な臨床症状である，早い/Kussmaul 呼吸は，喘息や呼吸困難と間違われる。フルーツ様の臭い（ケトン臭）の存在は診断するうえで役立つ。

1. 初期の安定化

初期の臨床検査で診断が確定したら，治療の柱はインスリンの持続注射と脱水の補正である。病歴から，発症の引き金として感染症が疑われたら，感染症を検索し，適切に治療すべきである。

最初のボーラス投与は 20mL/kg の生理食塩液で行い，もし脱水の結果，患者の血行動態が不安定であれば，追加のボーラス投与を行う。初期の輸液蘇生の間は，等張液のみを投与すべきである。腎機能が重度に障害されている場合は，乳酸リンゲル液の使用は避けるべきである。

インスリンの**ボーラス投与を行わないで**，インスリンを 0.05～0.1U/kg/hr で投与開始するべきである。引き続いて，（尿量が十分である場合に限り）20mEq/L の塩化カリウムと 20mEq/L のリン酸カリウムを添加した生理食塩液を用いて，維持量の 1.5～2 倍量の輸液療法を開始すべきであるが，総輸液量は 3,500 mL/m^2/日を超えてはいけない。血糖レベルが 300mg/dL を下回ったら，ブドウ糖液（塩化カリウムとリン酸カリウムを加えた D10% NS）を添加することが可能である。

血糖レベルは，毎時 100mg/dL（5.5mmol/L）を超えない速度で低下させるべきである。たとえ血清レベルが 300mg/dL を超えたままであっても，さらに迅速に血糖を低下させるためには，すぐに輸液にブドウ糖を添加することが必要である。インスリンはアシドーシス補正の鍵となるため，血糖値を適正補正するために必要なブドウ糖液を調整している間は，インスリン投与を維持すべきである。

1 時間ごとの血糖測定，血液ガス（2～4時間ごと），心血管系の心電図モニタリングと同様にナトリウム，カリウム，カルシウム，マグネシウム，リンを含む頻回の電解質測定を実施すべきである。

> ! 炭酸水素ナトリウム投与は，不安定な血行動態が併存している，もしくは高カリウム血症による不整脈を伴う重度のアシドーシスがなければ，適応とはならない。炭酸水素ナトリウムは，著しい浸透圧の変動を引き起こし，人体に潜在的に有害である可能性があり，さらに脳浮腫を増悪させる可能性がある。!

2. 脳浮腫

DKA の大部分の患者には，発症時にある程度の脳浮腫がすでに認められる。脳浮腫へ進展するおもな危険因子は，低張液の大量投与，1時間あたりの血糖降下が急速であること，そして低ナトリウム血症である。後者は一般的に DKA で認められ，高血糖や高トリグリセリド血症（偽低ナトリウム血症）の結果としても認められる。

$$補正された Na^+ = 実測 Na^+ + [(血糖 mg/dL - 100/100) \times 1.6]$$

高血糖と高トリグリセリド血症の両者が完全に補正されれば，ナトリウム値は以下の式を用いて予測することができる：

$$[報告されたナトリウム（mEq/L）]\{0.021[トリグリセリド（g/dL）+ 0.994] + 0.016 [血糖（mg/dL）]\}$$

C. 副腎不全

1. 原発性副腎不全

先天性副腎皮質過形成は生後 2～3 週でしばしば認められ，低ナトリウム血症，低血糖，高カリウム血症を伴うショックを呈する。本症は，コレステロールからコルチゾールを合成する経路での酵素欠損による，ミネラルコルチコイドとグルココルチコイドの産生障害が特徴的である。ACTH 高値により，副腎の過形成が引き起こされる。典型的には，外性器異常を伴うもしくは伴わない新生児が，徴候の期間不相応にショックで発症する。それらの患者では，ステロイド代謝産物が高値である。酵素の部分欠損があるかもしれないため，診断を確定するためには ACTH 負荷試験が必要である。

2. 三次性副腎不全

小児集中治療室において，本症が最も一般的な副腎不全発症のタイプである。患者は，脱力，悪心，腹痛，発熱の症状を呈する。三次性副腎不全は，患者が長期間に及ぶステロイド療法を受けた結果（喘息などのために），視床下部-下垂体-副腎系が抑制され，引き起こされる。併発疾患が，徴候の出現期間や重症度の想定を超えてショックをきたした患者に引き起こされるかもしれない。高窒素血症とともに，低血糖，低ナトリウム血症，高カリウム血症，代謝性アシドーシスが認められた場合，副腎不全を疑うべきである。侵襲下，重症患者においてランダムに採血したコルチゾール値＜5μg/dL（137mmol/L）の場合，副腎抑制もしくは副腎不全が強く疑われる。ACTH とコルチゾールの両者が，三次性副腎不全では低値である。

ますます，副腎不全がさまざまな重症小児で早期に診断されるようになってきている。十分な輸液蘇生や適切な血管作動薬の開始（カテコールアミン抵抗性ショック）にもかかわらず低血圧が改善しない乳児や小児では，本症を考慮すべきである。ランダムにコルチゾール値は測定すべきであり，ヒドロコルチゾンを初期投与量 2mg/kg で経静脈投与を開始し，もしコルチゾール値が重度のストレス下の患者で 25μg/dL を下回ったままであれば，6 時間ごとに 1mg/kg を投与し続けることが可能である。

代替投与方式は以下のとおり：6 時間ごとにデキサメタゾン 0.2mg/kg を経静脈投与；もしくは，6 時間ごとにメチルプレドニゾロン 1mg/kg を経静脈投与。脱水と低血糖の治療は，生理食塩液のボーラス投与による十分な輸液蘇生と低血糖の補正で行う。

体液，電解質，神経内分泌代謝の異常

- ナトリウムバランスの障害をきたす重要な病態：

    ——抗利尿ホルモン分泌異常症候群（SIADH）：尿排出減少，低ナトリウム血症，尿中 Na^+ ＞ 30mmol/L を伴う濃縮尿

    ——中枢性塩類喪失：正常〜尿量増加，循環血液量減少，尿 Na^+ ＞ 100mmol/L の場合もある

    ——尿崩症：尿量増加，循環血液量減少，高ナトリウム血症，希釈尿

- 急性副腎不全：先天性副腎皮質過形成（新生児）もしくは長期ステロイド使用の患者の三次性病態として出現する。循環血液量減少（ショック），低血糖，低ナトリウム血症，高カリウム血症，高窒素血症が認められる。

- 症候性低ナトリウム血症（低ナトリウム血症による痙攣）：ABC の管理を行い，その後 3％生食を用いて 15〜20 分以上かけて Na^+ レベルを補正する。痙攣が止まったら，Na^+ は緩徐に補正し続けること。

- 低ナトリウム血症，高カリウム血症，低血糖，アシドーシスが認められる新生児では，先天性副腎過形成を考慮しなければならず，直ちに治療を開始しなければならない。

- ナトリウムは緩徐に補正しなければならない（1 時間あたりの変化は 0.5〜1.0mEq/L）。急速に低下させると脳浮腫を引き起こし，急速に上昇させると中心橋髄鞘融解を引き起こす可能性がある。

- 心電図変化と関連した高カリウム血症は，直ちに治療しなければならない。

- 特に SIADH のリスクがある小児患者では，低張液の維持輸液は避けること。

- 経静脈投与する輸液中のカリウムは，患者の尿中排泄とカリウム値による真の必要量に応じて調節すべきである。すべての患者において，経静脈投与する輸液中の"標準的な"添加剤として，20mEq/L の塩化カリウムを使用することは控える傾向にある。

- 重度の脱水患者では，輸液蘇生の最初の 1 時間以内に＞ 40mL/kg をしっかり投与すること。等張液（生理食塩液，もしくは乳酸リンゲル液）による迅速な経静脈投与による輸液蘇生中は，臨床状態を頻回に再評価すべきである。

- 糖尿病性ケトアシドーシス（DKA）の治療において，血糖を＞ 100mg/dL/hr の速度で下げてはいけない。

- DKA の治療において，初期にインスリンの経静脈的ボーラス投与を行ってはならない。

- DKA 患者で，代謝性アシドーシスの補正に炭酸水素ナトリウムを使用してはならない。

参考文献

1. Arora SK. Hypernatremic disorders in the intensive care unit. *J Intensive Care Med*. 2011. 2013;28:37-45.
2. Banasiak KJ, Carpenter TO. Disorders of calcium, magnesium, and phosphate. In: Nichols DG, ed. *Roger's Textbook of Pediatric Intensive Care. 4th ed*. Philadelphia, PA: Williams & Wilkins; 2008:1635-1648.
3. Brierley J, Carcillo JA, Choong K, et al. Clinical practice parameters for hemodynamic support of pediatric and neonatal septic shock: 2007 update from the American College of Critical Care Medicine. *Crit Care Med*. 2009;37:666-688.
4. Gennari FJ. Disorders of potassium homeostasis. Hypokalemia and hyperkalemia. *Crit Care Clin*. 2002;18:273-288.
5. Holliday MA, Segar WE. The maintenance need for water in parenteral fluid therapy. *Pediatrics*. 1957;19:823-832.
6. Kelly A, Moshang JR. Disorders of water, sodium, and potassium homeostasis. In: Nichols DG, ed. *Roger's Textbook of Pediatric Intensive Care. 4th ed*. Philadelphia, PA: Williams & Wilkins; 2008:1615-1634.
7. Mekitarian Filho E, Carvalho WB, Troster EJ. Hyperglycemia, morbidity and mortality in critically ill children: critical analysis based on a systematic review. *Rev Assoc Med Bras*. 2009;55:475-483.
8. Moritz ML, Ayus JC. Maintenance intravenous fluids with 0.9% sodium chloride do not produce hypernatremia in children. *Acta Paediatr*. 2012;101:222-223.
9. Neville KA, Sandeman DJ, Rubinstein A, Henry GM, McGlynn M, Walker JL. Prevention of hyponatremia during maintenance intravenous fluid administration: a prospective randomized study of fluid type versus fluid rate. *J Pediatr*. 2010;156:313-319.e1-2.
10. Reddy P. Clinical approach to adrenal insufficiency in hospitalized patients. *Int J Clin Pract*. 2011;65:1059-1066.
11. Rosenbloom AL. The management of diabetic ketoacidosis in children. *Diabetes Ther*. 2010;1:103-120.
12. Santana e Meneses JF, Leite HP, de Carvalho WB, Lopes E Jr. Hypophosphatemia in critically ill children: Prevalence and associated risk factors. *Pediatr Crit Care Med*. 2009;10:234-238.
13. Thomas CP, Fraer M. Syndrome of inappropriate antidiuretic hormone secretion. Available at: http://emedicine.medscape.com/article/924829-overview. Accessed March 15, 2013.
14. Yee AH, Burns JD, Wijdicks EF. Cerebral salt wasting: pathophysiology, diagnosis, and treatment. *Neurosurg Clin N Am*. 2010;21:339-352.

9章
小児の外傷

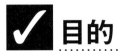 目的

- 小児の外傷の管理における優先順位を理解する。
- 外傷を負った小児に救命処置を施すことができる。
- 小児の外傷が成人の外傷と異なる点を列挙できる。

I. はじめに

外傷は，小児と思春期における死亡原因の第1位であり，受傷機転は成人と大きく異なる。事故による外傷と非偶発的外傷は，救命救急受診の主要因であり，医療費も多く費やされている。

II. Primary Survey（初期評価）

外傷を負った小児の評価は，体系的な Primary Survey からはじまる。いわゆる **ABCDE** アプローチでは，まずは気道（airway）の確保（同時に頸椎保護）を行い，続いて呼吸（breathing）の評価（緊張性および開放性気胸の早期発見・治療），そして循環（circulation）（外出血のコントロールと輸液による蘇生），神経学的評価〔disability（neurologic）〕（早期に脳外科的処置を行う必要があるかどうか），全身観察（exposure）（衣服を脱がし，全身を観察と保温を行う）の順に行う。初期評価では，生理学的・解剖学的異常から，致死的損傷の評価をすることが要求される。致死的損傷が早期に発見され，治療が行われなければ，早期の外傷死を予防することはできない。

外傷の Primary Survey では，評価と治療を同時進行しなければならない。それぞれの段階で致死的損傷が発見されれば，次の評価に移る前に治療を行う。例えば，気道の確保のために吸引が必要であれば，呼吸の評価の前に行う。酸素が必要であれば，循環の評価の前に投与を開始する。複数のチームメンバーがいれば，他のメンバーが介入している間に次の評価に移ることも可能である。

外傷の症例では，頸椎，胸椎，腰椎の保護をすることが重要である。通常，受傷現場で，頸椎カラーの装着およびバックボードでの固定が行われる。頸椎カラーの装着をする前には，用手的正中固定による頸椎保護を行う。受傷現場で頸椎カラーが装着されなかった場合は，到着後直ちに装着を行う。1インチの厚さのパッドを，乳幼児の肩から臀部を覆うようにバックボードとの間に敷いて，正中での固定位置を維持し，褥瘡をできる限り予防する。

A. 気道

気道の評価は，正中位を保ちながら，気道が開通されるかを確認することからはじめる。乳幼児の症例では，前述のように1インチのパッドを敷くことによって，正中位を保持する。年長児においては，頭部を含めて，体幹全体を覆うようにパッドを敷く。この違いは，乳児の頭部が相対的に大きいため，仰臥位になった場合に，頸部が前屈する傾向にあるからである。患者の体勢を調整しても気道確保が困難な場合は，顎先挙上，下顎挙上などの手技を行ってもよい。頭部後屈は，頸椎の再損傷を防ぐためにも避けるべきである。

> **!** 外傷症例では頸椎損傷が存在する可能性が高いため，頭部後屈は禁忌である。

> **!** 経鼻エアウェイの使用は，顔面骨骨折，頭蓋底骨折，髄液漏，凝固異常の存在する症例では避けるべきである。
> 挿管チューブのサイズの選択：
> 1) Broselowテープを用いる
> 2) (16＋年齢)/4

経鼻エアウェイや経口エアウェイを用いるのも有用である。これらは，舌根と咽頭部の軟部組織を気道から退けるために用いられる。経口エアウェイは，嘔吐反射や嘔吐の誘発を避けるために，意識のない患者にのみ用いる。口角から下顎角までの距離が，挿入の深さの目安となる。経鼻エアウェイは，意識があり，指示に従える患者に用いることができる。挿入の深さは，鼻先から耳珠までの距離が目安となる。

気管挿管の適応は，気道閉塞や損傷，喉頭虚脱，呼吸障害，非代償性ショック，重症中枢神経障害〔グラスゴー・コーマ・スケール（GCS）≦8〕などが挙げられる。気道熱傷の症例や，胃内容物や血液の誤嚥を防ぐ目的でも行われる。挿管チューブの適切サイズは，Broselowテープ（Armstrong Medical Industries, Inc.より）を用いるか，または左上の枠内で示すような公式を用いて決定する。8歳以下の児にはカフなしチューブを用いるのが慣例であるが，急性呼吸促迫症候群や気道熱傷，肺挫傷など，ガス交換障害のリスクがある場合は，年齢にかかわらずカフ付きチューブで気管挿管を行い，適切な酸素化・換気を得るのに高圧での換気が必要な場合に備えるべきである。

すべての外傷患者は，フルストマックであると想定する。気管挿管は，必ず迅速導入を用いて行う。薬物投与後には血圧低下が予測されるため予防も心がける。頭蓋内圧（ICP）上昇のリスクがあるため，頭部外傷が疑われる場合はケタミンの使用を避ける。スキサメトニウムは，高カリウム血症，神経筋疾患，熱傷への使用は禁忌である。etomidateは慎重に使用し，特にショックの徴候や症状のある患者には避ける。

筋弛緩薬の投与に続き，気管チューブを挿管する。チューブの深さは，長径の3倍か，公式：(年齢/2)＋12より求める。先端の位置の確認は，声帯にチューブが入っていくことを目視で確認するか，または聴診，体幹の皮膚色の改善，酸素飽和度の上昇，または呼気終末二酸化炭素（ETCO$_2$）で確認する。胸部X線は，チューブの深さを確認することはできるが，食道挿管を除外することはできない。気道が確保されれば，輪状軟骨圧迫を止めてもよい。確実に気管挿管を行う自信がなければ，筋弛緩薬を用いるべきでない。気管挿管が成功しなかった場合，バッグマスク換気と輪状軟骨圧迫を継続する。ファイバースコープやGlideScope（Verathon Inc.），ガムエラスティックブジーなどの高度な気道確保器具が必要となることもある。GlideScopeは先端にカメラのついた喉頭鏡で，携帯用の画面にうつしだされた映像を，複数人で確認することができる。気管挿管が不可能な場合や，挿管困難が予想される場合は，ラリンジアルマスクやキングエアウェイの使用を考慮する。顔面骨骨折や，頸椎損傷の患者では，挿管困難が予想される。ラリンジアルマスクやキングエアウェイを用いた場合，手術室で気管挿管を再試行し，必要な場合に輪状甲状靱帯切開を行えるように準備する。

> **!** 気管チューブの深さの公式：
> (年齢/2)＋12。

B. 呼吸

気道が開放していることが確認できれば，続いて呼吸の評価を行う。目標は，酸素化と換気が正常であることである。パルスオキシメトリを使用して酸素飽和度をモニターし，94〜99％に飽和度を保つ。酸素の供給方法には，鼻カニューレ，フェイスマスク，非再呼吸式マスク，または人工呼吸器管理がある。換気には，バッグマスクあるいは人工呼吸器を用いる。外傷において，脳ヘルニアの徴候がない場合，過換気は推奨されない。頭部外傷が疑われる場合，過換気は脳灌流を低下させ，二次的損傷を引き起こすおそれがある。しかし，切迫脳ヘルニアの場合は，脳灌流を低下させ，頭蓋内圧を低下させるために，過換気を行うべきである。緊張性気胸の徴候がある場合は速やかに穿刺減圧を行い，引き続き胸腔チューブを挿入する。開放性気胸の徴候（sucking chest wound）がある場合は，開放創を閉鎖し，直ちに胸腔チューブ留置を行う。

C. 循環

呼吸の評価の後は，循環動態を安定させる。外傷のショックの原因としては，出血性ショックが最も多い。小児では，出血によって30％の循環血液量を喪失しても，正常血圧を保つことができるため，血圧低下は小児のショックの最後の徴候となる。ゆえに低灌流に対しては，血圧低下の徴候がでる前に，積極的に治療を開始しなければならない。活動性出血を伴う開放創に圧迫止血を行うことは，外出血のコントロールに有用である。用手的圧迫止血が有効でない場合は，市販の血圧測定用のターニケットを用いて出血をコントロールすることも行われる。

外傷患者におけるショックとしては，緊張性気胸や心タンポナーデによる閉塞性ショックや，脊髄損傷に伴う神経原性ショック，また，まれであるが心筋損傷や心臓弁断裂による心原性ショックがある。

緊張性気胸の徴候がある場合は速やかに穿刺減圧を行い，引き続き胸腔チューブを挿入する。出血性ショック，神経原性ショックの徴候がある場合は，輸液による蘇生が必要である。静脈ルートを末梢で確保する。2度ルート確保に失敗した場合は，できれば脛骨近位で骨髄ルートの確保を試みる。大腿静脈からの中心静脈ラインの確保やカットダウンは，施行可能な人がいて，さらに骨髄路が確保できなかったときのみ考慮する。

静脈ラインまたは骨髄路が確保できれば，20mL/kgの等張晶質液を急速投与し，患者の状態を再評価する。ショックの徴候が持続していれば，2回目，3回目の20mL/kgのボーラス投与を行う。40〜60mL/kgの輸液を投与してもなお血行動態が不安定な場合は，10mL/kgの濃厚赤血球輸血を行う。さらに輸血が必要な場合は，新鮮凍結血漿と血小板を加えて1：1：1または2：1：1の割合で投与する。神経原性ショックに対して，60mL/kgを終えても血行動態が安定しない場合は，昇圧薬の投与を考慮する。尿道カテーテルを留置し，尿量と蘇生が適切かどうかを評価する。腎血流の評価は尿量で行う。不十分な血管内容量と前負荷は，不適切な尿量として反映される。血行動態が持続して不安定な場合は，出血のコントロール（definitive hemorrhage control）のために外科的介入が必要なこともある。

D. 神経学的評価

循環を安定させた後，中枢神経障害の評価（神経学的所見）を行う。それには意識レベル，瞳孔反射，巣症状の有無，対麻痺や片麻痺の評価を含む。GCSのスコアは，Primary Surveyの間から順に表に記録し，Secondary Survey以降も定期的に記録する。GCSは神経学的予後を予測するのに用いられ，合計3点（最低）〜15点（最高）で，意識障害の重症度を表す。評価項目は運動機能（1〜6点），発語（1〜5点），開眼（1〜4点）である。発語の評価内容は，小児と乳児の発達段階に応じて修正されている（**15章，表15-1**）。神経学的所見の異常がある場合は，可能であれば，迅速に脳外科的評価を行う。最後に，低血糖，高血糖はともに神経学的予後を悪化させるので，迅速な血糖測定は，すべての重症患者また救急に運ばれる外傷患者において，非常に重要である。

E. 全身観察

神経学的所見の評価と安定を施した後は，検査のために脱衣し，ログロール法で体位変換を行い，バックボードを取り除いて，致死的外傷が背面にないか観察を行う。その後，低体温を予防し，治療するために，患者を保温毛布で被覆する。室温の調整や，加温輸液も必須である。

F. Primary Survey の補足

外傷の種類によって，いくつかの検査や処置が行われ，またデバイスの留置が必要となる。それらの例を以下に示す：

- 循環呼吸モニタリング
- パルスオキシメトリ
- 血圧モニター
- 呼気終末二酸化炭素（ETCO$_2$）モニター
- 動脈血ガス分析
- 尿量の観察，腎灌流の評価のための尿道カテーテルの留置
- 経鼻胃管を留置し，胃内を減圧し，誤嚥を防ぐ

> ! 尿道開口部に血液がみられれば，尿道カテーテルの留置は禁忌である。

> ! 鼻出血，鼻漏，頭蓋底骨折の徴候がある場合は，経口で胃管を挿入する。

ポータブル X 線検査での胸部，骨盤，（状況が許せば）頸椎側面像を，Primary Survey の間に行う。直ちに処置が必要な損傷がみつかるかもしれないからである。経験のあるスタッフがいれば，FAST（Focused Assessment by Sonography in Trauma）も行い，心膜内，腹腔内，また骨盤内に出血や液貯留がないかを評価する。

III. Secondary Survey（二次評価）

Primary Survey が終わり，血行動態が安定していれば，Secondary Survey（二次評価）に移る。もし状態が不安定で，積極的な蘇生が必要であれば，二次評価は保留してもよい。二次評価の目的は，あまり目立たない損傷や生理学的異常，また数時間放置されれば致死的になりうる病態の有無を評価することである。

> ! Secondary Survey では，詳細な現病歴と，頭からつま先までの身体診察を行う。

A. 病歴

外傷患者の病歴聴取では，症状（symptoms），アレルギーの有無（allergies），服薬歴（medications），既往歴と妊娠の有無（past medical history and pregnancy status），最後の食事または飲料摂取（last meal or liquids consumed），受傷機転の詳細（events and environment）を聴取する（SAMPLE）。外傷のパターンを予測するのに，受傷機転の詳細を知ることは非常に役立つ。加えて，傷病者が服用したと思われる他院で処方された薬物を含めたすべての薬物について処方確認すべきである。

B. 身体所見

頭から足までくまなく診察する。乳児では，必ず大泉門の診察を行う。頭部を30°挙上し，（禁忌でなければ）大泉門を触診する。膨隆や，緊満している場合は，頭蓋内圧亢進の徴候である。逆にへこんでいる場合は，循環血液量低下を意味する。頭部では，裂傷や，骨折を疑う非連続性に注意して，視診・触診を行う。アライグマの眼徴候（眼窩周囲の皮下出血）やBattleサイン（乳様突起部分の皮下出血）は，頭蓋底骨折の所見である。眼の診察では，瞳孔反射や，結膜下出血の有無，眼球運動を評価する。鼻部の診察では，鼻出血，鼻漏（髄液漏の間接所見）や鼻骨骨折の有無に注意する。口腔内を観察し，裂傷，歯牙損傷がないかを確認する。

Secondary Surveyにおいて頸部診察を行うときは，頸椎カラーをはずし，一時的に用手的正中固定による頸椎保護を行う。頸椎を含めた頸部を触診し，筋痙縮や骨段差，その他の変形，圧痛，握雪感がないかに注意する。頸動脈を触知し，気管の位置も確認する。頸部の診察が終われば，頸椎カラーを再装着する。胸部では，穿通外傷の有無やそれに伴う開放性気胸の徴候（sucking chest wounds），また胸部の変形や明らかな骨折がないかを視診する。その後，圧痛・皮下気腫を確認するために触診を行う。

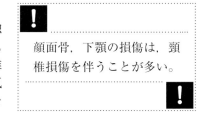

顔面骨，下顎の損傷は，頸椎損傷を伴うことが多い。

聴診を行い，呼吸音が清で，左右対称かどうかを確認する。呼吸音が左右非対称である場合は，気胸や血胸を疑う。心拍数，リズム，そして質に注意して，心音の聴診を行う。心音減弱は心タンポナーデの間接所見であり，頻拍，脈圧狭小にも注意する。腹部においても，皮下出血の有無を視診し，腸雑音の有無また質を聴診する。腹部の触診では，圧痛，腹膜刺激症状，腹部硬直に注意する。

Primary Surveyの時点からバックボード固定がされたままであれば，Secondary Surveyの間にはずす。背面観察のためにログロール法を行い，骨段差や他の変形，皮下出血の有無を視診し，圧痛の有無を触診する。2時間以内にバックボードをはずすようにし，褥瘡を予防すべきである。脊椎損傷を除外するまで，2時間おきに受傷者をログロールし，褥瘡を予防する。外陰部の観察では，裂傷や尿道口先端への血液付着に注意する。直腸診では，括約筋の緊張，直腸内の血液の有無を評価する。四肢では視診，触診を行うとともに，末梢静脈での脈を評価し，骨折，脱臼，またコンパートメント症候群を示す徴候がないかを確認する。

Secondary Surveyでは，意識レベルと瞳孔反射を再度評価する。GCSも，順次に記録していく。腱反射も評価し，感覚障害，麻痺の有無を確認する。脊椎損傷がある場合，麻痺と感覚障害のレベルで，局在診断が可能である（表9-1，表9-2）。

表9-1	運動レベル
神経根	主要筋群
C3～5	横隔膜
C5	肘関節屈筋群
C6	手関節背屈筋群
C7	肘関節伸筋群
C8	手指屈筋群
T1	手指外転筋群（小指）
L2	股関節屈筋群
L3	膝関節伸筋群
L4	足関節背屈筋群
L5	足外伸筋群
S1	足関節底屈筋群

表9-2	知覚レベル
神経根	主要知覚点
C4	鎖骨
C6	母指
C7	第2指と第3指
C8	小指
T4	乳頭
T10	臍部
L1	鼠径靭帯
L3	大腿・膝部前下部
L5	足の親指
S1	足部外側
S3～5	外陰部

C. Secondary Survey の補足

Secondary Survey の結果によって，血液検査や画像診断が必要となることもある。血液・生化学検査，CT，頸椎撮影，胸椎撮影，四肢のフィルム，CT 血管撮影法，または超音波検査などである。

> 状態を安定させるためには，継続的に評価を行うことが必須である。

重症外傷例においてヘマトクリット値を時系列で追うことにより，脾損傷，肝損傷，腎損傷などの実質臓器の損傷の徴候を得ることができる。白血球，アミラーゼ，リパーゼの上昇では，腸管損傷や膵損傷を疑う。肝酵素が，肝臓への鈍的外傷の早期発見の手がかりとなる。尿検査を行い，腎挫傷や腎損傷を除外する。出血による貧血や消費性凝固障害による凝固機能異常は，重症外傷例においてよくみられるので，上記の血液検査と並行して，血液型，クロスマッチを提出し，必要なときに輸血を行えるように備える。重症外傷で人工呼吸器が必要な患者には，繰り返し動脈血採血を行い，呼吸器設定の調整をする。塩基不足の値は，蘇生の効果を評価する目安となる。

IV. 外傷のマネジメント

A. 外傷性脳損傷

 症例

4歳の男児が，道路を横断中に中等度のスピードで走行しているタクシーにはねられ，搬送された。現場で短時間の意識消失あるも，救急隊到着時は覚醒しうる状態で，うめき声と泣き声を交互にあげていた。自発開眼があり，単純な指示には従うことができた。バイタルサインは安定しており，搬送前に頸椎カラーとバックボード固定が行われた。救命救急室到着時は，母を求めて泣いており，呼びかけに対して開眼あり，痛み刺激の場所を認識していた。体温は 96.8°F（36℃）で，心拍数は 66 回/min，呼吸数 24 回/min，血圧は 110/67mmHg，酸素飽和度は室内気で 96% であった。身体所見では，右瞳孔に緩慢な対光反射が認められ，左瞳孔には迅速な対光反射が認められた。右頭部には大きな皮下血腫を認めた。時間が経過するに従い，男児はより不活発になり，呼びかけに対してのみ開眼し，理解不能な言葉を発するようになった。痛み刺激に対して手を引っ込める反応あり。さらに右瞳孔はわずかに開大しはじめた。頭部 CT を行ったところ，正中偏位と脳室拡大を伴う右巨大両凸の硬膜外血腫があり，さらに右非偏位性頭頂骨骨折を認めた。

Detection（発見）

——患者管理において次にするべきことは何か？

——意識清明期があったか？

Intervention（処置）

——すぐにすべき処置は何か？

Reassessment（再評価）

——現在の処置は有効か？

──気管挿管あるいはその他の処置は必要か？

Effective Communication（効果的なコミュニケーション）

　　──患者の状態が変わった場合は誰に情報を伝える必要があるか，またどのように情報伝達を行うか？

　　──この患者の治療を行うのに最も適している病棟はどこか？

Teamwork（チームワーク）

　　──治療方針をどのように実行していくか？

　　──いつ誰が何を行うべきか？

外傷性脳損傷（TBI）は，小児の外傷死亡の主要原因である．通常，交通事故，墜落外傷，自転車での事故やスポーツ外傷が原因である．

非偶発的外傷は，2歳以下の幼児の外傷性脳損傷の原因として忘れてはならない．外傷性脳損傷は，軽度（GCS 13～15），中等度（GCS 9～12），重症（GCS 3～8）に分類される．

小児の軽度脳損傷の予後は比較的良好であるが，53％の症例で，身体所見は陰性であるにもかかわらず，頭部CT上，所見を認めることがわかっている．幼児の57％と，85％の乳児の硬膜外出血の症例で，受傷直後に明らかな意識消失はなく，7％の症例においては，受傷後まったく意識レベルの変化を伴わない．これらの統計から，身体所見をもとに軽症だと思われていた症例において，致死的損傷が潜んでいる可能性があることが強調される．神経学的異常がなく，頭部CTも陰性である場合，重症化することはまれであり，安全に帰宅させることができる．幸運にも，昨今，臨床予測ルール clinical prediction rule が確立され，2歳以上の小児例で，意識レベルが正常で，意識消失，嘔吐がなく，受傷機転が重度でない場合，そして頭蓋底骨折の間接的所見を認めず，重篤な頭痛を認めない場合では，頭部CTとそれに付随する発癌リスクを安全に避けることができるとされた．2歳以下の幼児においても，意識レベルが正常で，頭皮血腫がなく，意識消失がないか5秒以下，受傷機転が重度でなく，触知可能な頭蓋骨骨折がない，また振る舞いが両親にとって通常通りの場合も同様である．

中等度，重度の外傷性脳損傷の多くは，受診時に頭蓋内占拠病変を伴わず，むしろ脳内動脈の圧自動調節能の消失による，損傷部位の血管原性浮腫とうっ血によるびまん性脳浮腫を認める．そのような患者は保存的に管理されるが，頭蓋内圧を減少させるために，脳室シャントの留置が必要なこともある．頭蓋内占拠病変に対しては，迅速な脳神経学的評価，続いてドレナージや減圧術などの脳神経学的介入が必要なこともある．硬膜外血腫は，小児では多くなく，早期発見され，早期に血腫除去が行われれば，予後はよい．前述の成人でみられる意識清明期は，小児ではまれである．一方で硬膜下出血はより多く，さまざまな程度の脳組織損傷によっては，より重症である．正中偏位が5mm以上，または圧迫所見（mass effect）を伴うような巨大頭蓋内血腫が存在する場合は，脳神経学的血腫除去術の適応となる．

中等度から重度の外傷性脳損傷の管理は，呼吸状態と血行動態，頭蓋内圧に細かく注意を払うことが重要である．目標としては，不十分な蘇生が低酸素と低灌流を起こし，一次性脳損傷を**二次性脳損傷**に進行させないことである．中等度の外傷性脳損傷（GCS 9～12）では，脳損傷自体が適応でなくても，気管挿管，呼吸器管理が必要になることがある．重症外傷性脳損傷（GCS 3～8）では，気管挿管，呼吸器管理，頭蓋内圧モニターの適応となり，頭部外傷例でGCSが急激に2以上下がっていく場合には，それらを積極的に検討する．頭部外傷例で以上の基準を満たす場合は，呼吸器管理の指標は正常な酸素化（SpO_2 94～99％）と正常な換気〔$PaCO_2$ 35～40mmHg（4.7～5.3kPa）〕であり，高二酸化炭素血症と低二酸化炭素

血症は，うっ血性または脳虚血性障害を助長し，予後を悪化させる。つまり，過換気は，切迫性またはすでに存在する脳ヘルニアのときのみに適応となる。呼吸状態と血行動態に細かく注意を払うことは必須で，低酸素血症や血圧低下はともに，外傷性脳損傷の致死率を急激に上昇させる。痙攣のコントロールや正常体温の保持も，脳損傷をさらに脳細胞死や脳軟化へと進行させないために重要である。適切な鎮痛・鎮静も忘れてはいけない。もし禁忌でなければ，患者の頭部は30°挙上して，正中位で固定し，頸部の伸展，外転，回転を避け，頸静脈還流が滞るのを防ぐ。

重症外傷性脳損傷（GCS 3～8）では，頭蓋内圧モニターを，側脳室（脳室造瘻術），硬膜下腔（ボルト）または脳実質に挿入する。脳室造瘻術のカテーテルは，頭蓋内圧のモニタリングと同時にドレナージの役割も果たし，頭蓋内圧を下げることができる。成人の正常頭蓋内圧は10mmHg以下であるが，小児や乳児ではより低めである。頭蓋内圧20mmHg以上は，成人でも小児でも異常である。急激な頭蓋内圧の上昇の持続（スパイク波形）に対しては，速やかにバッグマスク換気または気管挿管による呼吸管理を行い，軽度の過換気管理を行う。高張食塩液（3％）の投与や，0.5g/kg（0.25～1g/kg）マンニトールの経静脈投与を行い，血清浸透圧を上昇（300～310mOsm/L）させ，頭蓋内圧を下げる。

重症外傷性脳損傷において，脳灌流圧（CPP）を慎重に監視することは重要である。数字上は，平均動脈圧（MAP）と頭蓋内圧（ICP）の差である（CPP＝MAP－ICP）。成人では，CPPは通常60～70mmHgが目標値である。小児や乳児では，適正なCPPについての正式なデータはない。しかしMAPやICPが成人よりも低いことを考えると，大まかな目標値を推定することができる。小児では50～60mmHgで，幼児では40～50mmHg程度となる。頭蓋内圧管理の他の方法としては，鎮静や筋弛緩薬，頭部挙上，軽度の低体温〔～95°F（～35℃）〕，積極的な冷却で高体温の回避を徹底し，リドカインの経気管投与や経静脈投与を吸引の前に行う。また正常血液量バランスを保ち，必要であれば血清浸透圧を360mOsm/L（血清ナトリウム値～150mEq/L）程度に調整する。

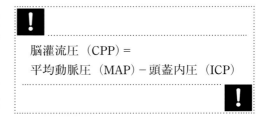

脳灌流圧（CPP）＝
平均動脈圧（MAP）－頭蓋内圧（ICP）

前述のとおり，高張食塩液（3％）は，血管内血液量を減少させることなく血清浸透圧を上昇させるので，持続する頭蓋内圧上昇に対して好ましい。難治性の頭蓋内圧上昇に対しては，血圧の上昇を伴っても強心薬や血管収縮薬を用いて，MAPを上昇させることによってCPPを調整することも考慮する。マンニトールは強力な利尿薬として作用し，血圧を下げる可能性があるので，脳浮腫や頭蓋内圧に対してあまり用いられなくなっているが，難治性の頭蓋内圧上昇は例外である。さらに，マンニトール投与後に，反跳性の頭蓋内圧上昇を起こすことがある。重症外傷性脳損傷に対してステロイドの投与に効果はない。

B. 脊髄損傷

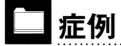

17歳の男子が，スポーツの練習中に怪我をして受診した。激しい衝撃により，頸部が激しく伸展した。地面に倒れこみ，下半身を動かすことができず，上半身にも著しい脱力感があった。現場ではバイタルサインは安定しており，搬送開始前に頸椎カラーとバックボード固定が装着された。救命救急室到着後，患者は意識清明で平熱であり，呼吸数9回/min，酸素飽和度は室内気で94％，心拍数56回/min，血圧は70/40mmHgであった。

Detection（発見）

──状態を安定させるための最初のステップは何か？

── なぜ血圧が低下したか？

── 診断名は何か？

Intervention（処置）

── すぐにすべき処置は何か？

Reassessment（再評価）

── 現在の処置は有効か？

── 血圧を補助するために他にできる処置は何か？

── 呼吸状態を安定させるために他にできる処置は何か？

Effective Communication（効果的なコミュニケーション）

── 患者の状態が変わった場合は誰に情報を伝える必要があるか，またどのように情報伝達を行うか？

Teamwork（チームワーク）

── 治療方針をどのように実行していくか？

── いつ誰が何を行うべきか？

頸椎損傷は，小児ではまれである。15〜20％の致死率が認められるのは，おもに重度の脳損傷を伴うことに起因する。幼い小児（11歳以下）の頸椎損傷は，交通外傷，墜落外傷や歩行者事故が多い。高位の頸椎損傷や，頸椎脱臼，X線異常所見のない脊髄損傷 spinal cord injury（SCI）without radiographic abnormality（SCIWORA）が起こるリスクもあるが，それは椎間関節が水平であることと，椎間靭帯の弾力性が高いことにより，力が加わったときに骨折ではなく，ずれにより瞬間的に頭頸部の角運動が起こるためである。より年長の小児（11歳以上）や成人では，低位の頸椎損傷や頸椎骨折がみられる。10〜11歳になると，損傷パターンは成人に類似するようになり，思春期後期には成人のパターンになる。損傷パターンの違いは解剖学的な違いによる。幼い小児は比較的大きな頭部をもつが，頸部の筋肉が未熟であるため，頸部の屈曲・伸展による損傷が起こりやすい。椎体骨の骨化も不完全で，椎間靭帯の弾力性は成人に比べて高い。それに加えて，小児の上位頸椎の椎間骨は楔形になっているため，前方に向かって脱臼することがあり，それを偽性脱臼と呼ぶ。頸椎運動の支点は，小児ではC2からC3にあり，思春期や成人ではC5からC6になる。幼い小児の脊髄は比較的伸張しやすく，引き裂かれたり，また椎体靭帯の弛緩性により挫傷しやすい。脊髄は断裂せずに5cmまで伸張することがあるが，成人では5〜6mmの牽引で断裂してしまうこともある。

> ! 脊髄が伸展することにより，小児ではX線異常所見のない脊髄損傷（SCIWORA）が起こることがあるが，成人では起こらない。X線所見が陰性であるだけでは，脊髄損傷を除外することはできない。

小児における頸椎と高位の胸椎損傷は，呼吸障害と神経原性ショックを引き起こす。前者は，C4以下の肋間筋の神経支配や，C4以上の横隔膜や肋間筋の神経支配を失うことに起因する。後者は，交感神経性の血管緊張を失うことが原因で，低血圧および相対的徐脈を伴う。脊椎損傷の傷病者においても，神経原

性ショックよりも出血性ショックのほうがずっと多いが，共存することもある．脊椎損傷が存在する場合でも出血源の検索は重要である．

呼吸不全では，横隔膜麻痺の管理，肺洗浄，またはその両方に対して気管挿管が必要となる．神経原性ショックにはまず積極的な輸液を行い，それにもかかわらず低血圧が持続する場合は，選択的に昇圧薬を用いる．**脊髄**ショックという言葉は，損傷によって起こる真の奇異性の脊髄反射の消失のことであり，脊椎損傷によって起こる血行動態に対する影響を表すのに誤って用いられることがあるが，神経学的所見を表すときのみ用いるのが正しい．最後に，褥瘡は脊椎損傷1時間以内から発生することもあり，予防には細心の注意を払う．脊椎損傷に対するステロイドの使用に科学的根拠はなく，逆に高血糖や，股関節などの大関節の阻血性壊死など，合併症の発生率を上昇させることが知られている．

頸椎側面像は，頸椎損傷のスクリーニングに用いられるが，15％の骨折が見逃される．側面像に加えて前後撮影や正面開口位を行えば，他のほとんどの骨折をとらえることが可能である．CTは，小児と成人の頸椎損傷の確定診断に用いられることが多くなってきているが，晩発性の発癌のリスクがあるため，標準のX線が不確かな場合のみに使用を制限すべきである．小児の重症外傷において，所見による頸椎画像診断適応の予測スコアははっきりと確立されていないが，8つの要素が関係するといわれている．意識障害，巣症状，頸部痛，斜頸，体幹への重度の外傷，頸椎損傷（CSI）の危険因子，ダイビング，高リスクの交通外傷が挙げられる．これらの要素がなければ，頸椎損傷（CSI）の診断に対してCTの使用を避けられる可能性がある．どのような症例でも，脊椎外科へのコンサルトを行い，必要に応じてMRIを含む適切な臨床的判断と画像診断により，頸椎損傷（CSI）を除外する．それまでは，頸椎カラーの装着と胸腰椎の運動制限を含む頸椎保護を行うべきである．

C. 胸部外傷

 症例

4歳女児が二階の窓から転落し，搬入された．現場で短時間の意識消失はあったが，救急隊到着時には覚醒しており，意識清明で泣いていた．バイタルサインは安定しており，搬送前に頸椎カラー装着とバックボード固定が行われていた．救命救急室でも，女児は覚醒しており，母親を求めて泣いていた．体温は98.4°F（37℃），心拍120回/min，呼吸数50回/min，血圧は120/65mmHg，酸素飽和度は室内気で92％であった．奇異性呼吸と左右非対称な胸郭運動がみられた．

Detection（発見）

——低酸素血症の原因は？

——どのような介入を行うか？

Intervention（処置）

——すぐにすべき処置は何か？

Reassessment（再評価）

——現在の処置は有効か？

——気管挿管は必要か？

Effective Communication（効果的なコミュニケーション）

　　――患者の状態が変わった場合は誰に情報を伝える必要があるか，またどのように情報伝達を行うか？

　　――この患者の治療を行うのに最も適している病棟はどこか？

Teamwork（チームワーク）

　　――治療方針をどのように実行していくか？

　　――いつ誰が何を行うべきか？

胸部外傷は鈍的外傷によって起こることが多く，（頭部外傷に続いて）小児の外傷で2番目の死亡原因となっている。全死亡率は5%との報告があるが，頭部外傷と腹部外傷を合併した場合，25%まで上昇する。乳幼児では，胸部外傷はほぼ交通外傷または虐待による。学童では，自転車，キックスクーター，スケートボードでの事故が多く，若者では交通事故が多い。

胸部外傷において，最初に行うべき検査は胸部X線である。胸壁のコンプライアンスが非常に高いため，成人に比べて肋骨骨折の起こる確率が低く，その代わり肺挫傷の起こる確率が高い。それゆえに，肋骨骨折が存在する場合は特別に大きな力がかかったと推測すべきである。肺挫傷は小児で1番多い胸部損傷で，低酸素血症，低換気，V/Qミスマッチ，呼吸仕事量増加，胸壁コンプライアンスの低下を伴うことが多い。肺損傷部位に浸潤影，浮腫，肺胞出血を伴うこともある。肺挫傷は早期のX線では明らかでないこともあるが，時間が経過すると明らかになってくる。受傷機転によっては，胸部外傷の存在を強く疑わなければならない。治療としては，水分過負荷を避けること，酸素投与，鎮痛，インセンティブ・スパイロメータの使用，必要な場合は人工呼吸器の使用などが挙げられる（**表9-3**）。

肋骨骨折が存在する場合，特に背側の肋骨骨折が存在する場合は，身体的虐待を疑うべきである。このような骨折は，通常，胸郭に揺さぶりのような多大な圧力が加わった場合に起こる。その他の原因としては，分娩時外傷や，骨形成不全症やくる病などの骨化の異常がある。第1肋骨の骨折は，特に気胸や血胸などの胸腔内の損傷と関連し，重大な血管損傷を除外するためにCT血管撮影を迅速に行う。

多発肋骨骨折は，重症外傷と関連するとされている。肋骨骨折の数が増加すると，死亡率も上がる。フレイルチェスト（胸郭動揺）は，単独ないし隣接する複数の各肋骨の2か所以上の骨折により，胸壁の奇異性運動（呼気時に胸壁がへこみ，吸気時に胸壁が膨らむ動きのこと）が起こることをいう。動揺部位が小さい場合，筋痙攣により動き自体が制限されることもある。

> **!** フレイルチェスト（胸郭動揺）は，鎮痛のみで保存的治療が行われることが多いが，陽圧換気が必要なこともある。**!**

外傷性気胸の1/3は単独で起こるが，残りの2/3は他の外傷を伴う。無症状なことが多く，その場合は胸部X線を施行してはじめて診断される。治療は，胸腔チューブ留置による脱気である。胸腔内に気体が大量に貯留した場合，同側の肺を圧排し，気管偏位や縦隔偏位が起こり，血行動態が不安定となる（緊張性気胸）。緊張性気胸の徴候としては，気管偏位，同側の呼吸音の消失，頻脈，血圧低下，呼吸困難や低酸素血症が挙げられる。緊張性気胸が臨床的に疑われる場合は，胸部X線による確定診断を待たずに脱気を行う。緊張性気胸に対して，迅速に針による穿針脱気を行い，その後可及的速やかに胸腔チューブを挿入することが，血行動態破綻を防ぐために必須である。血胸は，胸壁への鈍的外傷や穿通外傷によって，胸部の血管，肋間の血管，肺実質が損傷された場合に起こる。重度の血胸を減圧脱気することにより，続いて起こる感染症の合併や，慢性無気肺，絞扼性の肺障害を予防し，また急性期には，循環血液量の減少

表 9-3	診断的評価
外傷の種類	検査項目
すべての外傷	ヘマトクリット値を時系列で追う プロトロンビン時間 / 部分的トロンボプラスチン時間 アスパラギン酸アミノトランスフェラーゼ（AST），アラニンアミノトランスフェラーゼ（ALT）を含めた生化学検査，アミラーゼ，リパーゼ 検尿 胸部 X 線，頸椎撮影（正面，側面，開口位），骨盤 X 線
頭部	頭部 CT MRI：早期には適応なし，予後予測のために後々用いられる
頸椎	頸椎撮影：正面，側面，開口位 頸椎 CT：単純 X 線が不十分である場合 頸椎伸展 / 屈曲 X 線：単純 X 線と CT で骨損傷がないが，頸部痛・圧痛が存在する場合に適応あり；靭帯損傷の有無を評価する MRI：単純 X 線と CT で骨損傷がないが，頸部痛・圧痛が存在する場合に適応あり；靭帯損傷の有無を評価する[a]
胸部	胸部 X 線 胸部 CT 胸部 CT 血管造影法：重症血管損傷が疑われる場合 心電図 心エコー：心膜液貯留が疑われる場合 食道造影：食道破裂が疑われる場合 気管支鏡 / 気管支造影：気管・気管支の損傷が疑われる場合
腹部	AST/ALT アミラーゼ / リパーゼ 検尿 FAST での検査 経口・頸静脈造影腹部 CT

CT：コンピュータ断層撮影，MRI：磁気共鳴画像，FAST：focused assessment with sonography for trauma（外傷の初期診療における迅速簡易超音波検査法）
[a] 頸椎伸展/屈曲X線またはMRIを行う。

や閉塞性ショックによって，心拍出量に影響が及ぶのを防ぐことができる。換気血流の異常も起こりうるが，積極的な輸液による蘇生よりも，減圧脱気が優先されるべきである。

心挫傷は鈍的外傷によって最も頻繁に起こり，胸痛，不整脈や血圧低下を呈することがある。心電図では，ST 変化，心房頻脈，洞性頻脈や期外収縮を示す。一般的に保存的治療が行われるが，心電図異常を認める場合は循環呼吸モニタリングが必要である。心膜腔に血液が貯留すると心タンポナーデが起こり，頻脈，心音減弱，脈圧狭小などの徴候が認められることがある。穿通外傷が，乳頭を結んだ線と，鎖骨中線と肋骨縁で囲んだ範囲に存在する場合に，心タンポナーデを疑い，FAST または心エコーで診断する。治療は心膜開窓術や緊急開胸術による液体除去であるが，資格のある外科医が液体除去を行うまで，心膜腔穿刺をまず行い，その後出血源を検索，治療する。

横隔膜損傷はまれであるが，起こった場合は左後外側の半横隔膜の損傷を伴うことが多い。経鼻胃管の上方へのコイリングや腹腔内容物の胸腔内への逸脱が，胸部 X 線でみられることがある。50％に及ぶ症例が初療時に見過ごされ，その後の胸部 X 線で明らかになることが多い。

食道損傷は穿通外傷によって起こることが最も多いが，鈍的外傷によっても，胃内容物が急激に食道内に逆流し，食道胃移行部に裂け目を生じて起こることがあり，胃内容物が胸腔内や縦隔内に流出する。診断

は，食道造影で造影剤が食道外に漏出することを確認することにより行う。治療は，抗菌薬投与と外科的治療である。

気管・気管支の損傷は小児ではまれであるが，死亡率は30％にも及ぶ。鈍的外傷または穿通外傷によって起こる。皮下気腫や気胸，血痰，胸腔チューブ留置後の空気漏れ持続などの徴候を示すことがある。気管支鏡によって診断を行うことができるが，末梢気管支の損傷箇所を同定するためには気管支造影が必要となることもある。

D. 腹部外傷

 症例

2歳女児が母親によって運び込まれた。女児はぐったりしており，覚醒しない。発熱，最近罹患した病気，誤飲，外傷の既往はない。体温は96°F（36℃）で，心拍数170回/min，呼吸数45回/min，血圧64/40mmHg，酸素飽和度は室内気で95％であった。全身状態を安定させ，衣服を取り除いたところ，腹部に大きな出血斑を認めた。

Detection（発見）

——状態を安定させるために行うべき処置は何か？

——どのような検査が必要か？

Intervention（処置）

——すぐにすべき処置は何か？

——気管挿管を行うべきか？

Reassessment（再評価）

——現在の処置は有効か？

——追加の輸液投与や血液製剤は必要か？

——外科へのコンサルトの適応はあるか？

——身体所見により非偶発性外傷を疑うべきか？

Effective Communication（効果的なコミュニケーション）

——患者の状態が変わった場合は誰に情報を伝える必要があるか，またどのように情報伝達を行うか？

——この患者の治療を行うのに最も適している病棟はどこか？

Teamwork（チームワーク）

——治療方針をどのように実行していくか？

——いつ誰が何を行うべきか？

胸壁のコンプライアンスが高く，腹壁の筋組織と脂肪が未発達のため，小児は成人よりも腹部外傷による臓器損傷を負うリスクが高い。小児の相対的に大きい体表面積に外力が加わるため，多臓器が損傷されることもある。自転車のハンドル外傷とカーシートのベルトが緩い場合に起こる腹腔内臓器損傷は，外科的治療が必要となる可能性が高い。身体所見としては，腹部膨隆，擦過傷，挫傷，シートベルト痕，腹膜刺激症状，局所的またはびまん性圧痛などがある。血行動態が不安定な患者は，早期の蘇生と開腹手術が必要であるが，血行動態が安定している場合はより詳しい検査を行っていく。

腹部外傷において必要な検査には，採血検査も含まれる。ヘモグロビン値，ヘマトクリット値の低下傾向は，腹腔内出血を疑うきっかけとなる。AST，ALT の上昇は，腹部外傷と関連するとされている。ある研究では，ALT 131 U/L 以上と腹部圧痛があれば，100％の感度で腹部外傷が存在すると示されている。血清アミラーゼとリパーゼは，膵損傷の重要な予測因子となる。血清アミラーゼは膵損傷があっても受傷直後では正常なことも多いが，3時間後以降では必ず上昇する。アミラーゼの上昇は，膵損傷がない場合でも頭部外傷で認めることがある。

FAST の有用性は，小児では確立されていない。小児において，血行動態が安定していれば，多くの実質臓器損傷は保存的に管理される。FAST は 2 つの状況において，小児でも有用である：(1) 多臓器損傷があり，血行動態が不安定な患者で，原因が腹腔内出血だと同定できることがある。(2) 採血検査と身体所見から CT が有用な患者を識別できることがある。

腹部 CT の適応としては，身体所見上の異常，採血検査結果の異常，複雑な損傷や意識障害で身体所見が不確かな場合，また特定の臓器損傷の同定や評価が必要な場合である。腹部 CT は腹部外傷の診断を行うために選択され，特に肝臓，脾臓，腎臓などの実質臓器の損傷を発見するのに役立つ。経静脈造影を行い，それらの損傷をより詳細に検索する。膵損傷や腸損傷は，受傷直後に腹部 CT が施行された場合は特に見落とされやすい。経口造影は，受傷後ある程度の時間が経過した後に，潜在的小腸損傷を疑う場合に用いられる。前述のとおり，もし腹痛の訴えがなく，嘔吐や腹壁外傷の徴候（シートベルト痕を含める）がなく，GCS が 14 以上で，また腹部圧痛や胸壁外傷や呼吸音の減弱を認めない場合は，急性期の介入を必要とする腹腔内損傷の臨床予測ルールをもとに，過剰な腹部 CT の使用を防ぎ，晩発性の発癌のリスクを安全に回避することができる。

> ❗ 腹部 CT 所見は採血検査結果とばらつきがあり，管腔臓器損傷直後には感度が高くないことがある。❗

脾損傷は，鈍的外傷に関連して最も頻度が高い。腹部造影 CT が最も特異度の高い診断方法である。脾摘による免疫不全を防ぐために，小児では保存的加療が一般的である。血行動態が不安定で，損傷が修復不能である場合は，脾摘が適応となる。

肝損傷は，鈍的外傷に関連して，脾損傷に続いて頻度が高い。脾損傷と同様に，腹部造影 CT が最も特異度の高い診断方法である。肝損傷でも保存的加療が一般的であるが，外科的治療が必要な場合は摘出ではなく，保存的な止血処置が行われることが多い。

腎損傷も，脾損傷，肝損傷と同様に外科的治療が必要となることは少ないが，コントロール不能の出血，尿漏出，腎蹄破裂では，外科的介入が必要となる。膵損傷は，ほかの実質臓器の損傷に比べて頻度は少ないが，自転車のハンドル外傷によるものや，単独で起こることもある。腹部 CT が診断方法である。治療

は通常保存的加療であるが，膵管が断裂した場合は外科的治療が必要である。

管腔臓器損傷は実質臓器損傷に比べて頻度は少ないため，診断するにはまずは疑わなければならない。交通外傷において，シートベルトが正しく着用されていない場合に生じることがある。腹部CTにおいて，気腹や経口造影剤の血管外漏出を示すこともある。非特異的な腹腔内液体貯留が唯一の異常であることも多い。同様に交通外傷において，シートベルト着用が正しくされていない場合，膀胱損傷が起こる場合もある。膀胱頂部の連続性の消失，経静脈造影剤の腹腔内への漏出を示し，修復には開腹手術が必要である。膀胱のその他の部位への損傷は，経静脈造影剤の腹腔外への漏出によって診断され，尿道カテーテルまたは恥骨上穿刺術による減圧を行う。

身体所見または腹部CTが曖昧な場合は，膀胱損傷の可能性を除外せず，繰り返し身体診察を行う。試験開腹も限られた症例では有用である。

腹部コンパートメント症候群——腹腔内圧が継続して20mmHgを超え，腹部膨満と乏尿，無尿，呼吸困難，血圧低下，ショック，代謝性アシドーシスの存在で定義される——は，小児の重度の外傷においてはまれである。成人では，迅速な外科的減圧が必要となる。

E. 骨盤・四肢外傷

 症例

5歳女児が，高速で走行する自動車がカーブを曲がる際に，壁に打ちつけられた。現場にてバイタルサインは測定できず，頸椎カラーとバックボード固定の後に搬送された。救命救急室では女児はひどく興奮したようすで，母親を求めてうめき声をあげたり，泣いたりしていた。体温は97.6°F（36℃），心拍数140回/min，呼吸数40回/min，血圧70/45mmHg，酸素飽和度は室内気で94%であった。身体所見では骨盤動揺を認めた。胸部X線は正常であったが，骨盤X線では複数の骨盤輪骨折を認めた。

Detection（発見）

——出血をコントロールするために行うべき手技は何か？

——他にどのような損傷が存在しうるか？

Intervention（処置）

——すぐにすべき処置は何か？

——血液製剤の投与は必要か？

——尿道カテーテル留置を行うべきか？

Reassessment（再評価）

——現在の処置は有効か？

——血行動態を安定させるためにできる治療的介入は何か？

Effective Communication（効果的なコミュニケーション）

——患者の状態が変わった場合は誰に情報を伝える必要があるか，またどのように情報伝達を行うか？

——この患者の治療を行うのに最も適している病棟はどこか？

Teamwork（チームワーク）

——治療方針をどのように実行していくか？

——いつ誰が何を行うべきか？

骨格筋の外傷が，生命を脅かすような出血を引き起こすことは少ない。例外は不安定性骨盤骨折や両側大腿骨骨折である。骨盤バンドやスリングを用いて，骨盤骨折に伴う後腹膜腔出血をコントロールし，積極的な輸液加療を行う。最終的には選択的塞栓術，外固定術が必要である。長管骨骨折は迅速な固定を行い，疼痛コントロールし，出血量を制限して，血流が阻害されている四肢の血流を回復させる。四肢の阻血は，肘部や膝の骨折に伴って起こりやすい。骨折整復によって，外側からの衝突によって引き起こされた動脈阻血が解除されることもある。四肢虚血や圧挫損傷は末梢四肢に起こりやすく，コンパートメント症候群を起こす可能性もある。その場合は早期の筋膜切開や積極的な輸液投与を行い，ミオグロビンが尿細管に沈着するのを防ぎ，それに伴う急性腎不全を防ぐ。重症の筋壊死や高度のCKとミオグロビンの上昇では，炭酸水素ナトリウムの投与が必要となり，尿をアルカリ化し，ミオグロビンの沈着を最小限に抑える。

歩行者と走行車の衝突によって骨盤骨折や大腿骨骨折が起こる場合は，Waddellの3徴といわれる不完全なパターンで，頭部や体幹部にも損傷が存在すると考える。前述のとおり，幼い小児が交通外傷のような大きな力のかかる鈍的外傷にて受傷した場合は，単独の損傷であることは少ないため，詳細な損傷部位の検索が必要である。

F. 軟部組織損傷

すべての開放創は，壊死組織のデブリドマンが必要である。適切であれば一次的創閉鎖を行う。それが困難であればガーゼを交換し，局所創傷治療を行う。通常5～7日で，肉芽組織が形成されれば遷延一次的創閉鎖を行う。サイズの大きい開放汚染創に対しては，wound V.A.C. Therapy device（KCI）のような持続陰圧吸引療法を用いると，創傷治癒を促進することができる。筋膜切開を行った部位は，後に連続往復縫合を用いて閉鎖することができる。一次的創閉鎖が難しい場合は，植皮が必要となる場合もある。表在性の擦過傷は洗浄し，抗菌薬の局所投与を行う。予防的抗菌薬投与は，汚染のない切創以外に適応があり，破傷風予防はすべてのリスクのある創傷に対して適応がある。すべての穿通創は汚染創として考えるべきであり，それに準じて取り扱う。

G. 溺水

溺水の過程は，水没によって起こる病理学的影響を示す。あまり用いられなくなったが，溺水を乾性と湿性で分けることがある。乾性溺水は成人でよく起こり，肺内への水の浸入がないものである。重度の喉頭痙攣が起こり，大量の粘液や泡沫痰が上気道に貯留する。死因は脳無酸素である。湿性溺水は重度の液体の誤嚥があり，病態生理学的な変化を引き起こす。

水没に続いて，随意的な無呼吸の期間が起こる。幼い幼児では，水と接触するとダイビング反射が起こり，皮膚や腸管への血流が減少し，冠動脈や脳への循環が保たれる。血圧は上昇し，心拍は低下する。恐怖感と冷水の温度がダイビング反射を助長することによるのか，冷水での水没は生存率が比較的高い。温

水〔59 〜 68°F（15 〜 20℃）〕では，3 〜 10分で人間は死に至る。冷水〔32 〜 59°F（0 〜 15℃）〕では，神経学的後遺症なしでの生存が40分まで報告されている。直後の息こらえが限界点に達し，呼吸を再開した際に大量に液体を誤嚥する。上気道に液体が侵入すると，喉頭痙攣が起こる。続いて低酸素状態が筋弛緩を起こす。同時に二次性無呼吸が起こり，不随意性の喘ぎ呼吸，呼吸停止，そして心停止につながる。

溺水は，ほかの外傷とほぼ同様に管理される。重度の電解質異常はまれであり，抗菌薬が適応となることも少ない。成人と新生児に対して，頭部低体温療法や，全身の低体温療法を行うことで，溺水で心停止に至った症例の神経学的予後を改善するという文献も散見される。

Key Points 小児の外傷

- 外傷の初期評価（Primary Survey）は，ABCDEの評価を行う：airway 気道の確保（同時に頸椎保護），breathing 呼吸の評価（緊張性および開放性気胸の早期発見・治療），circulation 循環（外出血のコントロールと輸液による蘇生），disability 神経学的評価（早期に脳外科的処置を行う必要があるかどうか），exposure 全身観察（衣服を脱がし，全身の観察と保温を行う）。

- 初期評価に用いるモニタリング処置としては，循環呼吸モニタリング，パルスオキシメトリ，血圧モニタリング，呼気終末二酸化炭素（$ETCO_2$）モニタリング，動脈血ガス分析，尿道カテーテル留置，経鼻胃管留置，そして胸部，骨盤，頸椎側面像X線がある。

- Secondary Survey では病歴聴取，全身診察を行い，症状，アレルギー，服薬歴，既往歴，妊娠の有無，最後の食事または飲料摂取，受傷機転の詳細を聴取する。身体所見では，頭部からつま先まで全身を診察する。

- Secondary Survey の補助的診断として，CT，頸椎撮影，胸椎撮影，四肢のフィルム，超音波検査，血管造影などが用いられる。

- 肺挫傷は小児でよくみられるが，胸郭のコンプライアンスが高いため，肋骨骨折はまれである。通常，肋骨骨折は重度の外傷によって起こることが多く，他の合併損傷を認めない場合は虐待を疑うべきである。

- 腹腔内臓器損傷は，成人よりも小児によくみられる。脾損傷が最も多く，その次には肝損傷が多い。腸管損傷の頻度は少ないが，その診断を行うには強く疑う必要がある。

参考文献

1. American College of Surgeons, Committee on Trauma. *Advanced Trauma Life Support for Doctors Student Course Manual*. 9th ed. Chicago, IL: American College of Surgeons; 2012.
2. American Heart Association. *Pediatric Advanced Life Support Provider Manual*. Chicago, IL: American Heart Association; 2011.
3. Berman SS, Schilling JD, McIntyre KE, Hunter GC, Bernhard VM. Shoelace technique for delayed primary closure of fasciotomies. *Am J Surg*. 1994;167:435-436.
4. Dias MS. Traumatic brain and spinal cord injury. *Pediatr Clin North Am*. 2004; 51:271-303.
5. Holcomb JB, Wade CE, Michalek JE, et al. Increased plasma and platelet to red cell ratios improves outcome in 466 massively transfused civilian trauma patients. *Ann Surg*. 2008;248:447-458.
6. Holmes J, Lillis K, Monroe D, et al. Identifying children at very low risk of intra-abdominal injuries undergoing acute intervention [abstract]. *Acad Emerg Med*. 2011;18(5 Suppl 1):S161.

7. Holmes JF, Gladman A, Chang CH. Performance of abdominal ultrasonography in pediatric blunt trauma patients: a meta-analysis. *J Pediatr Surg*. 2007;42:1588-1594.
8. Kochanek PM, Carney N, Adelson PD, et al. Guidelines for the acute medical management of severe traumatic brain injury in infants, children and adolescents-second edition. *Pediatr Crit Care Med*. 2012;13 (Suppl 1):S1-82.
9. Kochanek PM, Fink EL, Bell MJ, Bayir H, Clark RS. Therapeutic hypothermia: applications in pediatric cardiac arrest. *J Neurotrauma*. 2009;26:421-427.
10. Kragh JF, Cooper A, Aden JK, et al. Survey of trauma registry data on tourniquet use in pediatric war casualties. *Pediatr Emerg Care*. 2012;28:1361-1365.
11. Kuppermann N, Holmes JF, Dayan PS, et al, for the Pediatric Emergency Care Applied Research Network (PECARN). Identification of children at very low risk of clinically-important brain injuries after head trauma: a prospective cohort study. *Lancet*. 2009;374:1160-1170.
12. Leininger BE, Rasmussen TE, Smith DL, Jenkins TH, Coppola C. Experience with Wound VAC and delayed primary closure of contaminated soft tissue injuries in Iraq. *J Trauma*. 2006;61: 1207-1211.
13. Leonard JC, Kuppermann N, Olsen C, et al, for the Pediatric Emergency Care Applied Research Network. Factors associated with cervical spine injury in children after blunt trauma. *Ann Emerg Med*. 2011;58:145-155.
14. Levin DL, Morriss FC, Toro LO, Brink LW, Turner GR. Drowning and near-drowning. *Pediatr Clin North Am*. 1993;40:321-336.
15. Nance MD, Rotondo MF, Fildes JJ, eds. American College of Surgeons National Trauma Data Bank. Pediatric Annual Report, 2011. Available at: http://www.facs.org/trauma/ntdb/pdf/ntdbpediatricreport2011.pdf. Accessed April 21, 2012.
16. Pearn J. Pathophysiology of drowning. *Med J Aust*. 1985;142:586-588.
17. Pieretti-Vanmarcke R, Velmahos GC, Nance ML, et al. Clinical clearance of the cervical spine in blunt trauma patients younger than 3 years: a multi-center study of the American Association for the Surgery of Trauma. *J Trauma*. 2009;67:543-550.
18. Pitetti RD, Walker S. Life-threatening chest injuries in children. *Clin Pediatr Emerg Med*. 2005;6:16-22.
19. Pollack IF, Pang D. Spinal cord injury without radiographic abnormality (SCIWORA). In: Pang D, ed. New York, NY: Raven Press; 1995:509-516.
20. Potoka DA, Saladino RA. Blunt abdominal trauma in the pediatric patient. *Clin Pediatr Emerg Med*. 2005;6: 23-31.
21. Rana AR, Drogonowski R, Breckner G, Ehrlich PF. Traumatic cervical spine injuries: characteristics of missed injuries. *J Pediatr Surg*. 2009;44:151-155.
22. Rice HE, Frush DP, Farmer D, Waldhausen JH, APSA Education Committee. Review of radiation risks from computed tomography: essentials for the pediatric surgeon. *J Pediatr Surg*. 2007;42:603-607.
23. Sasser SM, Hunt RC, Faul M, et al, for the Centers for Disease Control and Prevention. Guidelines for field triage of injured patients: recommendations of the National Expert Panel on Field Triage, 2011. *MMWR Recomm Rep*. 2012;61(RR-1):1-21.
24. Weed T, Ratliff C, Drake DB. Quantifying bacterial bioburden during negative pressure wound therapy: does the Wound VAC enhance bacterial clearance? *Ann Plast Surg*. 2004;52;276-279.
25. Zorrillo P, Marin A, Gomez LA, Salido JA. Shoelace technique for gradual closure of fasciotomy wounds. *J Trauma*. 2005;59:1515-1517.

10章
小児の熱傷

 ## 目的

- 熱傷の病態生理を説明する。
- 小児における熱傷評価および初期管理を適切に行う。
- 小児の気道熱傷を理解し適切な初期気道管理を行う。
- 熱傷の続発症を理解し適切な管理を行う。

 ## 症例

15カ月齢の女児が，ボイラーの爆発によるビルの部分崩壊に巻き込まれ受傷した。現場の救急隊員による初期評価では，女児は覚醒し泣いているが，バイタルサインでは頻脈と多呼吸を認めた。身体所見では，部分的に深層に及ぶ熱傷を体表面積（BSA）の20％程度，皮膚全層に及ぶ熱傷を体表面積の40％程度に認めた。救急病院到着40分後，黒色の痰を排出し，stridor（吸気性喘鳴），呼吸困難が出現し，傾眠傾向となった。動脈血ガス分析測定値は，Pa_{O_2}は99mmHg（13.2kPa）と正常であったが，Pa_{CO_2}は100mmHg（13.3kPa）であった。

Detection（発見）

——優先すべき評価項目は？

——どのようなタイプの損傷を受けたと推測されるか？ 皮膚のみが熱傷受傷部位か？

Intervention（処置）

——まず速やかにどのような治療方針を立てるべきか？

Reassessment（再評価）

——現行治療は効果的か？

——どの程度の輸液が蘇生に必要か？ 蘇生の適性を示すのは何か？

Effective Communication（効果的なコミュニケーション）

——患者の臨床症状に変化を認めた場合，誰に，そしてどのようにしてその情報を伝えるか？

——どのような協議が必要か？

Teamwork（チームワーク）

——あなたはどのようにして治療方針を実行に移すか？

——いつ誰が何を行うべきか？

I. はじめに

熱傷は，熱エネルギーや，化学的もしくは物理的要因によって引き起こされる外因性皮膚損傷である。米国では毎年120万人が受傷し，入院患者の1/3が小児で，死亡数の1/3も小児である。4歳未満の小児は熱傷受傷のリスクが最も高い集団であり，被虐待のリスクが最も高い集団でもある。小児の熱傷では，接触による熱傷受傷は20％である一方，熱湯や蒸気による熱傷受傷が65％を占める。過去20年以上にわたる治療法の向上にもかかわらず，依然として熱傷は不慮の事故死の原因のなかで第5位に位置している。死亡率は，年齢はもちろん，受傷深度や受傷範囲に相関する。

II. 熱傷の病態生理

熱傷受傷は，受傷部位を越えて影響を及ぼす。熱傷に対する生理学的反応は，創部に限局した炎症から，全身性炎症反応症候群（SIRS）や，受傷範囲がより広ければショックにまで及ぶ。受傷部位からの体液喪失は健常時の5～10倍にまで増加し，蛋白や電解質の喪失をも伴う。限局性の浮腫は12～24時間以内に認められ，典型的な経過であれば24～48時間でピークを迎える。若干の浮腫出現は，予想範囲内であろう。しかし，四肢の全周性熱傷が存在する場合，過剰輸液は病理学的な浮腫を増悪させる。全身性炎症反応症候群は，一般的には体表面積15～20％以上の熱傷受傷でみられる。体温調節障害，創感染や敗血症発症リスクを増大させる免疫能低下，異化亢進は，熱傷の短期および長期にわたる重要な後遺症である。

A. アプローチ

どのような緊急事態であれ，アプローチは気道・呼吸・循環から開始する。特に，密室火災の被災者では，気道評価および煙吸入や気道損傷の可能性を考慮した判断が必要であろう。加湿酸素は，評価中はもちろん評価が確実に終了するまで，十分に投与する。気道評価が終了し安定化を得られたなら，可能であれば太い留置針2本を用いて静脈ライン確保を速やかに行う。輸液蘇生の必要輸液量は，熱傷深度や熱傷範囲により規定される。

B. 初期管理

1. 気道評価

気道熱傷の徴候は，呼吸困難，低酸素症，stridor（吸気性喘鳴），wheezing（呼気性喘鳴），鼻毛や睫毛の焦げ，流涎，口咽頭の水疱形成，舌の腫脹や煤混じりの痰を含む。これらの徴候を認めた場合は，安定気道確保を目的とした気管挿管を，気道閉塞をきたす前に早期に実施する。気道熱傷は，火災により発生し

た毒性もしくは燃焼過熱物質の吸入による炎症や浮腫によって生じる。炎症反応は，気管支内の鋳型粘液栓形成や，末梢気管支閉塞を惹起する。粘膜線毛による除去メカニズムの破綻によって，壊死組織や炎症性物質が溜まり，感染症発症を促すことになる。このような患者には，肺洗浄や肺炎発症のリスクを軽減させることを目的とした，また肺炎が存在するときにはその診断を容易にする，気管支鏡は有用である。

気道熱傷に一酸化炭素やシアン化合物中毒が関与しているかどうかは，不明である。閉鎖空間での被災者には，一酸化炭素中毒やシアン化合物中毒の危険性がある。一酸化炭素中毒は，気道熱傷が関連した症例の死因の80％を占める。一酸化炭素は，ヘモグロビン結合親和性が，酸素よりも250倍高い。そのため，ヘモグロビンの酸素運搬能を低下させ，酸素解離曲線を左方移動させる。そして，ミトコンドリアレベルで細胞酸素代謝を障害する。一酸化炭素中毒では酸素分圧値は正常であるが，相対的に組織低酸素症の状態にある。これは，一酸化炭素中毒による中枢神経系の後遺症による。一酸化炭素中毒は，一酸化炭素ヘモグロビン測定によって診断される。5％未満が正常値であり，25％を超えて，特に頭痛や意識状態の変容を認める場合には，可能であれば高圧酸素療法を実施可能な施設への転送を考慮する。全症例で，100％酸素投与を行うべきである。一酸化炭素ヘモグロビンの半減期は，室内気下で3～4時間，100％酸素投与下で30～60分，3気圧の高圧下で15～20分である。

> 気道熱傷の徴候
> ■ 呼吸困難
> ■ 低酸素症
> ■ Stridor
> ■ Wheezing
> ■ 鼻毛や睫毛の焦げ
> ■ 流涎
> ■ 咽頭の水疱
> ■ 舌の腫脹
> ■ 煤混じりの痰

> ■ 診断的気管支鏡は，気道熱傷を疑う症例に確定診断を行う場合に適応となる。
> ■ 治療的気管支鏡は，煤混じりの分泌物や気道熱傷による炎症産物の除去を容易にする。

悪心・嘔吐，頭痛，感覚の変容など非特異的な徴候が出現するかもしれないので，一酸化炭素中毒を疑うことは重要である。火災現場で意識消失している患者は，一酸化炭素中毒にあるとの可能性を考えるべきである。一酸化炭素中毒の可能性がある患者は，100％酸素投与を行うべきである。一酸化炭素ヘモグロビン値は一酸化炭素の組織傷害を反映しないため，中枢神経系に明らかな異常を認める患者には，可能であればいつでも高圧酸素療法を実施すべきである。

シアン中毒は，ミトコンドリアシトクロムC機能を抑制することで酸素代謝失調を誘導し，急激なエネルギー喪失を起こす。確実にシアンを吸入した場合には，昏睡や痙攣，無呼吸の可能性があり，死に至ることもある。シアン化合物の拮抗薬としては，歴史的に亜硝酸アミルの吸入や亜硝酸ナトリウムの静脈投与があり，これらはヘム鉄を2価から3価に変化させることで生じるシアン親和性の高いメトヘモグロビンにシアンを結合させることで，メトヘモグロビンをシアンメトヘモグロビンに変化させる。引き続いてチオ硫酸ナトリウム静脈投与を行うことで，シアンメトヘモグロビンをチオシアン化物，硫酸塩，ヘモグロビンに変換させる。一方で，ビタミンB_{12}の水酸化物であるヒドロキソコバラミンは，シアンと結合し，無毒性のシアノコバラミンとなって尿中に排泄される。亜硝酸塩やチオ硫酸ナトリウムが血管内のみで作用するのに対して，ヒドロキソコバラミンは血管内と細胞内両方で作用する点が有用である。小児に対するヒドロキソコバラミンの使用経験は少ないが，症例数は増加しており，標準治療になりつつある。シアン化合物拮抗薬は，効果を最大限に得るために速やかに投与する。

2. 輸液蘇生

熱傷患者は，炎症性メディエータの作用により局所や全身の毛細血管透過性が亢進し，血管内容量が減少するため，輸液蘇生を必要とする。受傷面積が体表面積の10～15％程度の表層熱傷では，経口水分補給のみ，もしくは経静脈的水分補給の併用で管理可能である。体表面積の15％を超える熱傷では，望ましくは太い留置針を用いた静脈ルートを2本確保した輸液蘇生を必要とする。正確な尿量測定と，輸液蘇生の妥当性評価を容易にするため，膀胱カテーテルを留置すべきである。静脈カテーテルは，熱傷組織を通

しても安全に留置することが可能であるが、末梢の全周性熱傷部位は避けるべきである。

輸液蘇生に必要とされる輸液量は、受傷深度および受傷面積により規定され、歴史的にはParklandの公式（24時間で4mL/kg/受傷面積%を投与する）が広く知られている。この公式にかわるものに、24時間で2mL/kg/受傷面積%の輸液投与を推奨する修正Brooke system、そして、維持輸液に2～3mL/kg/受傷面積%の輸液投与追加を推奨するO'Neillにより修正されたBrooke systemがある。乳酸リンゲル液は初期蘇生輸液製剤であり、必要輸液総量の50%を熱傷受傷後8時間で、そして残りの50%を以後の16時間で投与する。患者の血管内容量を、心拍数や血圧、毛細血管再充満時間、尿量を参考に繰り返し評価することで輸液投与量を決定し、適時微調整を行う。適正尿量は、2歳未満では1.5～2mL/kg/hr、2～10歳では1～1.5mL/kg/hr、10歳を超えれば0.5～1mL/kg/hrである。一般的に、晶質液は蘇生のはじめの24時間で用いられる。初期蘇生における膠質液の使用に、有益性は認められていない。アルブミンは、1日あたり0.3～0.4mL/kg/受傷面積%の5%製剤が、維持輸液とともに蘇生開始後24～48時間に投与されることが多い。輸液蘇生の進行に伴い、公式算出量以上の過剰輸液による死亡者数が増加するため、輸液過剰にならないようにする必要がある。

3. 熱傷創の評価

Lund-Browderチャートは、15歳未満患者の受傷面積評価に最も適したツールとしてよく知られ、頻用されている（**図10-1**）。広く用いられている「9の法則」は、15歳以上の患者に最も適している（**図10-2**）。治癒に重大な影響を及ぼすため、受傷深度と重症度の慎重な評価は、非常に重要である。Ⅰ度、Ⅱ度そしてⅢ度といった熱傷の分類は不明確であり、熱傷深度を正確に反映し損ねる。現在用いられている模式図は、より厳密でありながら、皮膚の解剖よりも深度に基づいている。表皮熱傷、真皮浅層熱傷、真皮深層熱傷、全層熱傷、そして真皮下熱傷に分類される。

皮膚は、表皮、真皮、そして皮下組織の3層からなる。表皮は最外層にあり、**ケラチノサイト**として知られる層状形成した扁平上皮細胞により構成されている。表皮に血管はなく、真皮から血液供給や栄養を受けている。基底膜は表皮と真皮の間に存在する。真皮は、皮膚のなかで最も生理学的活性が高い。おもな構成物である線維芽細胞もさることながら、基底表皮細胞やマクロファージ、好中球を含み、コラーゲンやグリコサミノグリカン、フィブロネクチンにより構造を保っている。真皮には、血管やリンパ管、脂肪、汗腺、毛包が存在する。

!

輸液蘇生

初めの24時間
- Parklandの公式：4mL/kg/%受傷面積を24時間以上かけて
- 修正Brooke system：2mL/kg/%受傷面積を24時間以上かけて
- 修正Brooke system（O'Neillによる修正）：維持輸液に2～3mL/kg/%受傷面積を24時間以上かけて
- 輸液量の最終的な判断は：
  - 心拍数
  - 毛細血管再充満時間
  - 血圧
  - 尿量：1.5～2mL/kg/hr（0～2歳）、
    1～1.5mL/kg/hr（2～10歳）、
    0.5～1mL/kg/hr（＞10歳）
  を参考にして決定する。

次の24時間
- 維持輸液
- 最初の24時間より少ないが、維持輸液に加えて蘇生輸液を必要とする場合もある

!

熱傷の分類

真皮浅層熱傷（いわゆるⅡ度）
- 発赤、水疱
- 鋭い痛み

真皮深層熱傷（いわゆるⅡ度）
- 白色もしくは黄色、乾燥
- 真皮浅層熱傷よりも減弱した疼痛や水疱

全層熱傷（いわゆるⅢ度）
- 白色、黄色、黒色、もしくは茶色
- 硬く弾力がない
- 明らかに無痛

図 10-1　Lund-Browder チャート

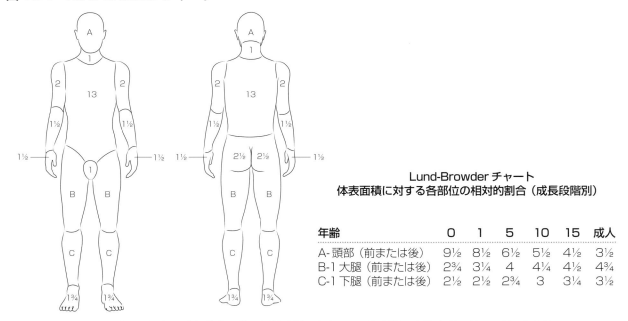

Lund-Browder チャート
体表面積に対する各部位の相対的割合（成長段階別）

年齢	0	1	5	10	15	成人
A- 頭部（前または後）	9½	8½	6½	5½	4½	3½
B-1 大腿（前または後）	2¾	3¼	4	4¼	4½	4¾
C-1 下腿（前または後）	2½	2½	2¾	3	3¼	3½

Lund-Browder チャートは，最も正確な熱傷面積の評価方法であり，15 歳未満の小児患者において用いられる。

図 10-2　9 の法則

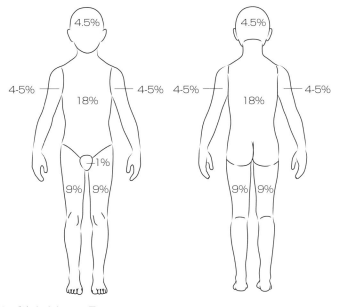

15 歳以上の小児において最も妥当とされている。

熱傷の局所反応は，凝固やうっ滞，充血領域として現れる（**図 10-3 ～ 10-5**）。凝固した領域は損傷の最中心にあり，熱源と最大限に接触した結果生じた壊死を示す。うっ滞あるいは損傷の領域は，凝固（壊死）を取り囲み存在する。この組織の毛細血管は崩壊し，二次性虚血傷害を生じさせる。うっ滞領域の組織は，再生能力を有している。しかし，生存組織を最大限に残存させるためには，はじめの 24 ～ 48 時間に輸液投与を行うことで，循環を補助する必要がある。うっ滞領域周辺に存在する充血領域は，最小限の影響にとどまった損傷の最外領域である。このような領域の治癒には，7 ～ 10 日間を要する。

図10-3　真皮浅層熱傷

真皮浅層熱傷

特徴
1. 壊死は，上層1/3に限局
2. 壊死は浮腫によりもち上がる
3. 損傷領域は小さい

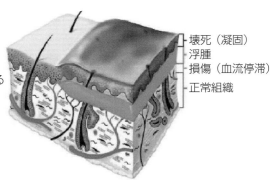

Reproduced with permission. © 2006 Elsevier. Duffy BJ, McLaughlin PM, Eichelberger MR. Assessment, triage, and early management of burns in children. *Clin Pediatr Emerg Med*. 2006;7:82-93.

図10-4　真皮深層熱傷

真皮深層熱傷

特徴
1. 皮膚の大部分は壊死層である
2. 壊死が損傷に付随する
3. 浮腫はより小さい

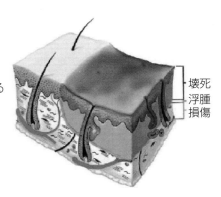

Reproduced with permission. © 2006 Elsevier. Duffy BJ, McLaughlin PM, Eichelberger MR. Assessment, triage, and early management of burns in children. *Clin Pediatr Emerg Med*. 2006;7:82-93.

図10-5　全層熱傷

全層熱傷

特徴
再生可能な皮膚は，残存しない

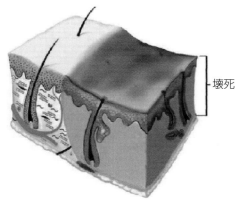

Reproduced with permission. © 2006 Elsevier. Duffy BJ, McLaughlin PM, Eichelberger MR. Assessment, triage, and early management of burns in children. *Clin Pediatr Emerg Med*. 2006;7:82-93.

表皮熱傷は，表皮のみを病変とする。典型的には乾燥しており，水疱のない痛みを伴う紅斑によって表される。ケラチノサイトは脱落し，上皮細胞は創閉鎖促進のため，表面に移動する。これらの創傷は，典型的には5～7日以内に治癒する。局所鎮痛薬と保湿剤を用いて管理する。これらの創傷は介入なしに完治

するため，受傷範囲の算定に通常は含まれない．

真皮浅層熱傷は，表皮全層と真皮層の一部まで及ぶものである．一般的に小児では，熱湯によってこのタイプの損傷が生じる．真皮浅層熱傷は不均一であり，数時間から数日かけて進展するため，デブリドマンの際には受傷深度の正確な評価が必要となる．真皮浅層熱傷もしくは真皮中層までの熱傷は，紅斑様で湿潤しており，水疱形成を特徴とする．むきだしになり損傷を受けた神経により，その痛みは鋭い．真皮浅層熱傷は，2〜3週以内に再上皮化を通じて治癒する．

白色もしくは黄色調で表される真皮深層熱傷は，真皮浅層熱傷よりも疼痛は弱く，水疱形成も少ない．受傷深度が増大すると，より多くの神経終末が破壊されるため，痛みは軽減する．介入がなくても，真皮深層熱傷は上皮化と収縮によって3〜6週で治癒可能である．しかしながら，機能的および美容的に問題を残すため，真皮深層熱傷では一般的に，切除や移植による管理が行われる．

Ⅲ度熱傷と呼ばれている全層熱傷は，火炎や遷延した接触，もしくは熱い油やグリースが原因で生じる．熱湯への遷延した接触以外の熱源でこのような熱傷を生じるのはまれである．全層熱傷は，白色，黄色，茶色，もしくは黒色への変色で表される．水疱形成のない重度の浮腫を認め，肌の触感は硬くて弾力に欠ける．全層熱傷や真皮下熱傷は筋膜や筋肉にまで及び，腱や骨をも巻き込む可能性がある．家屋火災の犠牲者においてよく経験されるが，真皮下熱傷では皮膚移植が必要であり，皮膚筋弁を必要とするかもしれない．

Ⅲ. 熱傷の治療

A. 入院基準

熱傷治療を必要とする患者の入院基準には，体表面積10％以上の表皮熱傷・真皮浅層熱傷，もしくは眼，顔面，耳，手，足，陰部といった重要部位の受傷，十分な輸液負荷や栄養投与が必要な場合，熱傷管理が難しい介護者である場合，慢性疾患が明らかな小児熱傷患者，鎮痛薬や抗不安薬の静脈投与を必要とする場合，そして虐待が疑われる場合が含まれる．American Burn Associationは，熱傷センターへの患者搬送基準を定め，発信している（**表10-1**）．

表10-1 American Burn Associationが提唱する熱傷センターへの搬送基準

- 真皮浅層熱傷が10％以上
- 顔面，手，足，生殖器，外陰部もしくは関節
- Ⅲ度の熱傷
- 雷を含む電撃傷
- 化学熱傷
- 気道熱傷
- 回復の遅延，死亡率に影響を与える，もしくは管理を困難にさせる基礎疾患を有する小児熱傷患者
- 熱傷に，骨折などの死亡率や罹患率に最も大きなリスクとなる外傷を合併している患者．このような症例では，もし外傷がより大きく差し迫った危機をもたらすようであれば，熱傷治療室搬送の前段階で外傷センターにて安定化を図る．このような状況では医師の判断を必要とするだろうし，地域のメディカルコントロールやトリアージを通じて共同で作業する必要がある．
- 資格を有する医療従事者や小児患者診療環境がない病院の小児熱傷患者
- 特別な社会的・心理的介入，リハビリテーションを必要とする熱傷患者

Classified using American Burn Association/American College of Surgeons. Guidelines for the operation of burn centers. *J Burn Care Res.* 2007;28:134-141.

B. 保存的治療

創傷管理のゴールに，細菌のコロニー形成を最小限にとどめること，感染予防があげられる。種々の局所外用薬が，表皮熱傷・真皮浅層熱傷や，感染予防を目的として皮膚移植前の真皮下熱傷に処方されることがある（**表 10-2**）。これらには，バシトラシン，スルファジアジン銀，酢酸マフェニド系製剤，銀イオンコーティングによる抗微生物処置被覆剤を含む。外用薬の選択，および被覆剤は，長年の研究により発展してきており，専門的な知識が要求される。もし熱傷患者が搬送されてきた場合には，熱傷センターの専門スタッフに相談のうえ，これらの薬物を使用することが望ましい。というのも，薬品によっては熱傷を不明瞭にしたり，熱傷の評価をするためにせっかく塗布した外用薬をはがしたりしないといけないからである。

表 10-2　熱傷管理に用いる局所外用薬

製剤	適応	利点	欠点
バシトラシン	真皮浅層熱傷もしくは真皮深層熱傷，限局的	非水溶性，顔面によい	広範囲には不適
乳剤			
スルファジアジン銀	真皮深層熱傷もしくは全層熱傷	疼痛緩和，可動領域によい	好中球減少，透過性なし
マフェニド酢酸	真皮深層熱傷もしくは全層熱傷	透過性あり	刺激性，代謝性アシドーシス
液体			
硝酸銀（0.5%）	真皮深層熱傷もしくは全層熱傷	効果的な抗微生物作用	低ナトリウム血症，色素沈着，低い透過性
マフェニド酢酸（5%）	グラフト被覆もしくは湿潤開放創	多様な活性，湿潤作用	
浸潤被覆剤			
銀被覆抗微生物活性ドレッシング（例，アクティコート）	真皮深層熱傷	3日ごとの交換（アクティコート7は，7日間交換不要）	真皮深層熱傷にのみ適応
吸水性銀被覆抗微生物活性ドレッシング（例，アクアセル Ag）	真皮深層熱傷	21日以上，交換不要の可能性	伸縮性に乏しく，ずれやすい，真皮深層熱傷にのみ適応

バシトラシンは，グラム陽性および少数のグラム陰性病原体に対して，効果的な抗菌作用を有する。しかし，局所の炎症を誘発する可能性がある。スルファジアジン銀は，熱傷創傷管理において局所抗菌に最も一般的に使用される。グラム陽性菌，グラム陰性菌および酵母に対して，抗菌活性を有する。皮膚移植を見越して，真皮熱傷，全層熱傷に使用する。しかしながら，サルファ剤アレルギーや，グルコース-6-リン酸デヒドロゲナーゼ（G6PD）欠損症患者へのスルファジアジン銀の使用は避ける。また，皮膚色素変性が永久に残るため，生後2カ月未満の顔面熱傷に対しては禁忌である。後期妊婦に対する投与も，スルホンアミド系製剤と核黄疸の関連が示唆されているため禁忌である。酢酸マフェニド系製剤は，緑膿菌や特定の嫌気性菌を含む，グラム陽性およびグラム陰性病原体に対して効果的である。再生組織に浸透するため，真皮および全層熱傷では，初期に用いられる。酸性環境下で活性を有するため，特に痂皮に対して使用する。酢酸マフェニド系製剤は，炭酸脱水酵素阻害作用により，代謝性アシドーシスに傾かせる。

10章 小児の熱傷

銀を配合した，滲出液を吸収する比較的新しい抗微生物被覆剤は，創傷に使用される。これらの被覆剤が局所の抗微生物外用薬より優れている点は，被覆剤は毎日交換する必要がなく，いく日にもわたり留置可能であるため，交換に伴う痛みや不安を軽減させ，鎮静薬や鎮痛薬の減量が可能なところである。現時点ではまだ良好な比較研究はないが，抗微生物被覆剤は，局所抗微生物外用薬に比し，経済的および美容的効果は対等と思われる。

C. 熱傷創除去と移植

初期の創除去と皮膚移植が予後を改善したとの対照研究はないが，この方法が死亡率を減少させるであろうことは20年以上もの間，周知されている。深層熱傷創の早期閉鎖の論理的根拠は，局所感染や体液喪失および付随する合併症を減少させることにある。

現行の方法では，皮膚移植は受傷後1～2週以内に必要だとしている。これは一般的には，熱傷センターにおいてその資格を有する外科医により行われるべきである。

真皮深層熱傷や広範囲真皮熱傷の幼少児には，デブリドマンや被覆剤交換に際し，鎮痛に加えて深い鎮静が必要になるだろう。必要とする鎮静の深さは，創傷の範囲やデブリドマンの程度，患者の年齢，呼吸循環動態による。

D. 気道熱傷の管理

気道熱傷の治療は，積極的な肺洗浄や粘液溶解剤の使用，感染の早期認識と治療介入，そして支持療法にて構成される。気道熱傷を有する患者に対する粘液溶解剤のルーチン使用を支持するデータはないが，多くの専門家は分泌物除去を補助する目的に，N-アセチルシステイン（20％溶液を1回3～5mL，1日3回もしくは4回ネブライザーにて吸入）もしくはドルナーゼアルファ（1回2.5mgを1日1回もしくは2回ネブライザーにて吸入）を推奨している。抗菌薬のルーチン投与は行わず，コルチコステロイド投与に有益性はなく，逆に有害であるおそれがある。

必要とされる人工呼吸補助の程度は，酸素投与から補助換気，高圧酸素療法などの高度なモードに至るまで幅が広い。加湿酸素投与は，鼻カニューレや酸素マスクにて投与する。上気道の炎症や浮腫による stridor を認めた場合，ラセミ体アドレナリンは，気流の閉塞を一時的に解除する可能性がある。ヘリウム-酸素混合気（ヘリオックス）は，気流の乱流により生じる抵抗を減少させることで，上気道閉塞に伴う呼吸努力を軽減させる。しかしながら，気道緊急であれば，気道管理目的に気管挿管を行う。小児熱傷センターにおける最近の調査にもとづけば，気道熱傷により気管挿管された70％を含めた小児熱傷患者の12％が，気管挿管を必要とする。

現時点での Pediatric Advanced Life Support（PALS）ガイドラインでは，すべての小児でカフ付き挿管チューブの使用を支持している。余りある十分な証左により，カフ付き挿管チューブは重症熱傷患者に対し，特に挿管チューブ周囲からのリークの存在が酸素化や換気に影響する拘束性肺疾患を有する場合には，安全でより効果的であることが示されている。チューブのサイズは，カフなしであれば，（年齢＋16）/4 の計算式で求めることができる。しかし，熱傷や気道熱傷の患者では，重大な上気道浮腫が存在するため，カフ付き挿管チューブを使用する際には0.5mmサイズダウンする。

人工呼吸管理中の重篤な成人熱傷患者における急性呼吸促迫症候群の発症頻度は，およそ54％にものぼる。小児ではそれよりも低いだろうが，急性肺損傷や急性呼吸促迫症候群は，特に幼少児においては臨床的に重要な課題である。肺機能障害の程度により，これらの患者に対する治療での人工呼吸モードが規定される。急性肺損傷に至るリスクを有する症例には，肺保護戦略を用いる。低1回換気量 low tidal volume/ 高呼気終末陽圧 high positive end-expiratory pressure は初期に用い，10～15cmH$_2$O以上の呼気終末陽圧を必要とする患者では，高頻度振動換気 high-frequency oscillatory ventilation や APRV（airway pressure release ventilation）に移行する。人工呼吸器管理に関する事項は，人工呼吸の章を参照すること（**5章**）。

気管切開は一般的に，気管挿管管理が長期になるであろう患者に施行される。初期（呼吸管理開始後2～4日）の施行は，小児熱傷患者においても安全であるが，抜管失敗例，もしくは人工呼吸管理を慢性的に必要とする，特に重篤な神経学的後遺症を有する児が受ける処置である。

E. 代謝亢進と栄養

損傷に対する標準的な代謝反応の種類は，低心拍出と代謝率低下により特徴づけられる初期の代謝低下である"引き潮"もしくは異化亢進期，そして引き続き生じる，受傷24～36時間後にはじまる代謝亢進である"満ち潮"もしくは同化亢進期を含む。広範囲熱傷受傷児の蛋白代謝とエネルギー消費は，代謝亢進や体液喪失，敗血症，炎症により約50％増加する。この異化期は9～12カ月間も持続することがある。早期かつ積極的な栄養療法は，熱傷患者におけるエネルギー喪失を減少させることが示されている。消費量を測定する最も効果的な方法は，間接熱量計によるものであるが，不可能な場合は以下の計算式により算出する（**表10-3**）。

表10-3　栄養療法の公式

年齢	計算法
乳児（0～12カ月）	2,100kcal/m^2＋1,000kcal/m^2 熱傷面積
幼小児（1～11歳）	1,800kcal/m^2＋1,300kcal/m^2 熱傷面積
学童（12歳以上）	1,500kcal/m^2＋1,500kcal/m^2 熱傷面積

Adapted from Rose JK, Herndon DN. Advances in the treatment of burn patients. Burns. 1997;23(Suppl 1):S19-S26.

栄養投与経路としては経腸投与が好まれる。初期評価および熱傷評価が完了し次第，経鼻胃管もしくは経鼻十二指腸管を速やかに留置する。禁忌事項がない場合，経腸栄養を受傷24時間以内に開始する。大量の胃残留物や下痢といった不耐性により，栄養投与経路としての消化管使用は制限されることがある。熱傷患者では，下痢はよく直面する問題である。その原因は，通常は非感染性で多くの因子がからむが，低アルブミン血症によっては悪化しない。熱傷患者において下痢の発症を減少させる因子には，全摂取カロリー中20％未満の脂肪摂取，成人で1日10,000IU以上のビタミンA投与，受傷48時間以内の経腸栄養実施が含まれる。

ビタミンAに加え，カルシウムやマグネシウムといった金属，ビタミンDといった他のビタミン類，亜鉛，銅といった微量元素は，1日所要量以上に必要であろう。カルシウムやマグネシウムの補給は，血清値が正常範囲を示すまでは推奨される。

早期および積極的な栄養療法に加え，熱傷受傷に引き続く代謝亢進を薬理学的に軽減させる。β遮断薬の効果を減弱させる代謝亢進状態では，プロプラノロールをヒト成長ホルモンとともに使用することが推奨される。しかしながら，これらの薬物は，小児症例の治療経験が豊富な熱傷センターでのみ行われるべきであろう。

オキサンドロロンのような蛋白同化作用物質の使用も，創傷治癒を促進させる。最近の単施設前向き研究において，この薬物は，安静時エネルギー消費を抑制し，インスリン様成長因子を増加させることで，重症熱傷患者の身長，骨密度，心仕事量，筋力の長期予後を改善し，それは有害な副作用なしに5年もの間にわたり観察されたことが報告されている。繰り返すが，この方法は，小児症例の診療経験のある熱傷センターでの実施に限られるべきであろう。

F. 低アルブミン血症

熱傷患者において，低アルブミン血症はよく経験する。その病因は多岐にわたる。アルブミン喪失の増加は，創面から，そして受傷により誘導された炎症性メディエータカスケードにより生じた毛細血管からの漏出により生じる。急性期蛋白合成が誘導されるため，アルブミン合成も重症患者では減少する。付け加えるならば，蘇生直後に血管内容量が増えていれば，血液の希釈が低アルブミン血症に関与している可能性もある。慢性疾患や低栄養は，非急性の低アルブミン血症の潜在的原因であろう。

アルブミンは，膠質浸透圧の80％を担う一方，低アルブミン血症は特に肺間質や腸管壁の浮腫に関係している。アルブミンは，急性肺損傷や下痢，栄養不耐症，創傷の治癒障害，合併症などを回避する目的で，しばしば投与される。しかし一方で，健康であった患者における軽度から中等度の低アルブミン血症は，十分に耐えることができる。低アルブミン血症を伴う熱傷患者では，特に積極的な栄養療法下にある場合には，血清アルブミン値は徐々に正常化するが，高い血清アルブミン値は，経静脈栄養に比して経腸栄養のほうでみられる。したがって，ルーチンでのアルブミン補充は根拠に乏しいであろう。できるだけ早期に経腸にて適正カロリーを補給することが，現在では推奨されている。重症小児患者において血清アルブミン値が2mg/dL以下であれば，25％アルブミン製剤投与を負荷することがあるだろう。

G. 血糖管理

前述したように，広範囲熱傷患者では，蛋白代謝とエネルギー消費は約50％程度増加する。この代謝亢進状態の原因は多岐にわたるが，インスリン投与はよい方向に作用する。成人の熱傷患者における高血糖は，罹患率や死亡率と関連している。強化インスリン療法の安全性と効果は，小児を対象として証明されたわけではないが，熱傷患者での使用は，感染症の発症率や生存率をより低下させる可能性がある。しかし，低血糖は避けなければならない。熱傷患者の治療に参加している医療チームのメンバーは，特に幼少児や会話不可能な小児における，血糖モニタリングの重要性や低血糖の発見に敏感でなければならない。インスリン投与の固定指示は，経管栄養もしくは経静脈栄養によって持続的に糖の供給を受けている患者に高血糖が持続している場合にのみ行うべきで，どのような指示であってもベッドサイドでの血糖値測定を頻回に行う必要がある。

IV. 成績

熱傷の死亡率は，過去20年以上で改善傾向にあるが，この10年では横ばいで推移している。小児での死亡リスクは年齢に反比例し，受傷面積に比例する。受傷面積50％以上の2歳以上の小児の死亡率はおよそ20％であるが，2歳未満の小児ではおよそ50％になる。損傷組織の早期創切除や創閉鎖は，死亡率改善の要因と信じられている。煙吸入や熱損傷は，死亡率を20％増加させる危険因子である。

熱傷患者のケアは，熱傷および集中治療の発展に伴い進歩してきた。受傷四肢の固定のような初期の理学療法，移植技術や代用皮膚の進歩は，熱傷受傷後のQOL改善に寄与してきた。移植組織の弾性の改善・進歩や，マイクロサージャリー技術の進歩は，美容的・機能的予後をより改善するだろう。

Key Points 小児の熱傷

- 熱傷患者の初期評価は，気道，呼吸，循環をはじめに行う。次に，損傷範囲および深さを評価する。

- 受傷の状況から疑わしければ，気道熱傷や煙吸入，一酸化炭素中毒，シアン中毒の評価・介入を行う。

- 熱傷患者で一般的にみられる全身性炎症反応症候群（SIRS）は，血管内容量減少およびショックを惹起する。

- 初めの24時間もしくはそれを超えての適切な輸液投与は，早期合併症を回避するために重要なポイントである。

- 輸液投与は，Parklandの公式もしくは修正Brookeの公式を参考にする。しかし，最終的には尿量や組織灌流を参考に決定する。

- 早期創切除や皮膚移植は，真皮深層熱傷や全層熱傷の管理において，現在では標準的治療である。

- 代謝亢進は，熱傷に伴う晩期（9〜12カ月）後遺症である。しかし，適切な管理は，後遺症の合併や死亡率を有意に改善させる。

参考文献

1. American Heart Association. Pediatric advanced life support: 2010 American Heart Association Guidelines for Cardiopulmonary Resuscitation and Emergency Cardiovascular Care. *Circulation*. 2010;122(18 Suppl 3):S876-S908.
2. Barrow RE, Wolfe RR, Dasu MR, Barrow LN, Herndon DN. The use of beta-adrenergic blockade in preventing trauma-induced hepatomegaly. *Ann Surg*. 2006;243:115-120.
3. Duffy B, McLaughlin P, Eichelberger M. Assessment, triage, and early management of burns in children. *Clin Pediatr Emerg Med*. 2006;7:82-93.
4. Finfer S, Bellomo R, Boyce N, et al. A comparison of albumin and saline for fluid resuscitation in the intensive care unit. *N Engl J Med*. 2004;350:2247-2256.
5. Fortin JL, Giocanti JP, Ruttimann M, Kowalski JJ. Prehospital administration of hydroxocobalamin for smoke inhalation-associated cyanide poisoning: 8 years of experience in the Paris Fire Brigade. *Clin Toxicol (Phila)*. 2006;44(Suppl 1):37-44.
6. Gottschlich MM, Warden GD, Michel M, et al. Diarrhea in tube-fed burn patients: incidence, etiology, nutritional impact, and prevention. *JPEN J Parenter Enteral Nutr*. 1988;12:338-345.
7. Greenhalgh DG, Housinger TA, Kagan RJ, et al. Maintenance of serum albumin levels in pediatric burn patients: a prospective, randomized trial. *J Trauma*. 1995;39:67-74.
8. Hart DW, Wolf SE, Herndon DN, et al. Energy expenditure and caloric balance after burn: increased feeding leads to fat rather than lean mass accretion. *Ann Surg*. 2002;235:152-161.
9. Jeschke MG, Finnerty CC, Kulp GA, Przkora R, Mlcak RP, Herndon DN. Combination of recombinant human growth hormone and propranolol decreases hypermetabolism and inflammation in severely burned children. *Pediatr Crit Care Med*. 2008;9:209-216.
10. Levine BA, Petroff PA, Slade CL, Pruitt BA. Prospective trials of dexamethasone and aerosolized gentamycin in the treatment of inhalation injury in the burned patient. *J Trauma*. 1978;18: 188-193.
11. Mlcak RP, Jeschke MG, Barrow RE, Herndon DN. The influence of age and gender on resting energy expenditure in severely burned children. *Ann Surg*. 2006;244:121-130.
12. O'Neill JA. Fluid resuscitation in the burned child—a reappraisal. *J Pediatr Surg*. 1982;17: 604-607.
13. Patterson BW, Nguyen T, Pierre E, Herndon DN, Wolfe RR. Urea and protein metabolism in burned children: effect of dietary protein intake. *Metabolism*. 1997;46:573-578.
14. Pham TN, Warren AJ, Phan HH, Molitor F, Greenhalgh DG, Palmieri TL. Impact of tight glycemic control in severely burned children. *J Trauma*. 2005;59:1148-1154.
15. Porro LJ, Herndon DN, Rodriguez NA, et al. Five-year outcomes after oxandrolone administration in severely burned children: a randomized clinical trial of safety and efficacy. *J Am Coll Surg*. 2012;214:489-504.

16. Sheridan RL, Prelack K, Cunningham JJ. Physiologic hypoalbuminemia is well tolerated by severely burned children. *J Trauma*. 1997;43:448-452.
17. Silver GM, Freiburg C, Halerz M, Tojong J, Supple K, Gamelli RL. A survey of airway and ventilator management strategies in North American pediatric burn units. *J Burn Care Rehabil*. 2004;25:435-440.
18. Suman OE, Mlcak RP, Chinkes DL, Herndon DN. Resting energy expenditure in severely burned children: analysis of agreement between indirect calorimetry and prediction equations using the Bland-Altman method. *Burns*. 2006;32:335-342.
19. Voruganti VS, Klein GL, Lu HX, Thomas S, Freeland-Graves JH, Herndon DN. Impaired zinc and copper status in children with burn injuries: need to reassess nutritional requirements. *Burns*. 2005;31:711-716.
20. Yurt RW, Howell JD, Greenwald BM. Burns, electrical injuries, and smoke inhalation. In: Rogers M, ed. *Textbook of Pediatric Intensive Care*. 4th ed. Philadelphia, PA: Lippincott Williams & Wilkins; 2008.

11章
虐待：診断と対応

✓ 目標

- 虐待のリスク要因を確認する。
- 虐待を疑わせる外傷のパターンを確認する。
- 虐待が疑われた場合の適切な評価法を議論する。
- 虐待の可能性がある子どもの初期蘇生を確認する。
- 児童虐待が疑われた場合には報告をすることと，その義務がある医療者としての役割を確認する。

I. はじめに

児童虐待は悲劇的にも，世界中で子どもの死，障害，苦しみの共通の原因となっている。多くの子どもたちが，虐待を疑わせる病歴や臨床所見をもっていたとしても，それが定型的ではなかったり，その報告が遅れたり，曖昧で誤解を招くような病歴であったり，患者がうまく伝えることができないことから，その診断や対応が困難になることがある。児童虐待は，外傷や意識障害のある子どもでは，鑑別診断として考慮すべきである。

児童虐待のリスク要因はさまざまであり，**表11-1**に示す。早産が，乳児と両親の関係に影響することがある。長期間入院し，新生児室から退院した赤ん坊は，発達遅延，栄養問題，呼吸器系の問題といった，重大な障害をもつことがある。そういった赤ん坊はすぐにいらいらし，落ち着かせるのが困難なことがあり，最終的には世話をしてくれる人を疲れ果てさせてしまう。トイレの失敗やいらいらさせるような行動は，家庭内での幼児や子どもへの虐待につながる可能性がある。

> ! 虐待は，ストレスに苦しんでいる家庭，特に両親と子どもの関係に問題がある場合に起こりやすい。 !

表11-1	児童虐待のリスク要因

- 親しいパートナーからの暴力
- 児童虐待やネグレクト歴
- 薬物乱用者
- 夜泣きや，ぐずったりする子ども
- 早産や長期の新生児期の入院
- 神経発達の異常

II. 児童虐待を疑う外傷

世話をする人たちにより，子どもの成長段階にまったく合わない外傷の機序が報告されることがある。話すことのできない兄弟の責任にされることもある。世話をする人が薬物を乱用している場合，特にメタンフェタミンやその他の非合法薬物の生産や販売に関与している場合には，自宅に救急医療サービスを呼ぼうとせず，リスクがあれば自分達で病院へ搬送しようとすることがある。

受傷した状況や，助けを呼ぶことが遅れたことに関しての一貫しない説明は，児童虐待を想起すべきである。

A. 虐待を示唆するパターン

身体的な外傷のパターンは絶対的なものではないが，受傷目撃のある子どもにみられる外傷のなかで事故によるものとしては，硬膜外血腫，線上頭蓋骨骨折単体，歩行可能な子どもでの骨幹部のらせん骨折，そしてしぶきの痕があり膝窩や肘窩にも及ぶ，不整でパターンを欠く非対称性な熱傷などがある。事故による外傷と，虐待による外傷の比較を，表11-2に示す。

表11-2	事故と虐待の外傷パターンの比較[a]	
受傷部位	事故による外傷	虐待による外傷
頭部	受傷部位に一致した限局した外傷 はっきりとした事故歴 線上頭蓋骨骨折単体 他の外傷がないこと	全域／広範囲 外傷の説明が一貫していない 低い位置から転落したという頭蓋骨解離性陥没骨折 他の部位に外傷があること
骨格系	鎖骨中部骨幹 歩行可能な子どもの長管骨骨幹	後部肋骨 歩行不能な子どもの長管骨骨端部骨折 椎体 多発 創の時期がさまざま
皮膚	歩行可能な子どもの骨隆起部の打撲痕 しぶき痕を伴う熱傷	歩行不能な子どもの顔や頭部への打撲痕 やわらかい部分，耳，首，生殖器などへの打撲痕 同じような外傷や咬傷 辺縁が明瞭な熱傷 生殖器への打撲痕や熱傷

[a]外傷パターンから事故あるいは虐待を診断するには，それを支持する病歴や子どもの発達段階の理解が必要である。

事故による頭部への外傷は，受傷部位に一致した硬膜下血腫を起こしえるが，3～4フィート以下の高さからの転落でそういった血腫ができることはまれである。しかしながら，薄く脳表に沿ったような硬膜下

図 11-1 熱湯への入水による熱傷

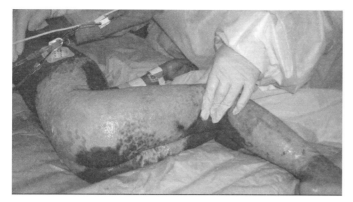

熱湯への入水による屈曲が保持された全層熱傷。

図 11-2 小さい，治癒した，パターンのある熱傷

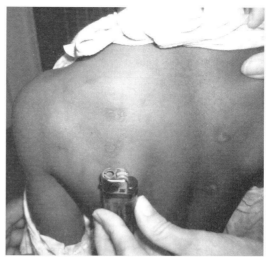

血腫や，網膜出血，後部肋骨骨折や骨幹端骨折などは，虐待の子どもによくみられる。両側性で，左右対称で，その深度が一定で，辺縁が明瞭で，パターンがあり，治癒や感染などの痕があり，肛門性器周囲に及ぶような熱傷では，虐待を疑うべきである。（図 11-1 と図 11-2）

> **!** 外傷のパターンから，事故によるものか虐待によるものかということが示唆されるかもしれないが，その状況や子どもの病歴，発達歴，文化的要因，臨床所見なども考慮して考えなければならない。**!**

B. 一般的な虐待のパターン

 症例

2カ月の健康な女児が，食事中に喉を詰まらせた後，無呼吸と昏睡状態を主訴に，病院へ搬送となった。1週間ほど前からよく泣いていたということと，その朝，男友達にこの女児と上の兄弟をあずけて仕事に行く前には元気であったと，母親は話している。初回検査では，四肢の冷感と頻脈を認め，呼吸は不整である。すぐに挿管され，補液が行われた。打撲痕は認めないが，大泉門は膨隆している。網膜出血を認める。

Detection（発見）

――可能性のある診断は何か？

Intervention（処置）

――この女児の蘇生のために他に何が必要か？

――どのような診断検査が必要か？

Reassessment（再評価）

――どのような検査が患者の状態の重症度の評価に有益か？

――蘇生により末梢循環の徴候は改善してきているか？

　　――薬物や外科的な処置は必要か？

Effective Communication（効果的なコミュニケーション）

　　――この患者の治療を行うのに最も適している病棟はどこか？

　　――他の専門家への相談が必要か？

Teamwork（チームワーク）

　　――治療戦略をどのように実行していくか？

　　――いつ誰が何を行うべきか？

1. 虐待による頭部外傷

虐待による頭部外傷は，乳幼児揺さぶられ症候群（shaken-baby or shaken-impact syndrome）のように表現されることもあるが，脳実質外血腫を伴った頭部外傷，網膜出血，骨幹端部骨折や後部肋骨骨折などの骨格系外傷といった，3徴が揃うことはほとんどない（**図11-3**）。年少乳児が最も危険性が高いが，幼児でもこういった虐待のパターンを示すことがある。いらいらした世話をする人が暴力的に子どもを揺さぶることで，どんなものに覆われていようとも，硬膜下やくも膜下腔で架橋静脈が裂けてしまうような重大な回転性の剪断力が生じる。

図11-3　虐待による頭部外傷を伴う幼児のX線写真

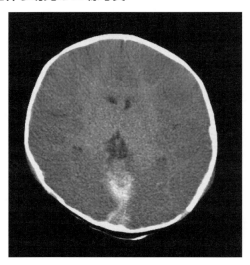

虐待による頭部外傷で，くも膜下出血，硬膜下血腫，脳浮腫を認める。

明確な病歴と限局した外傷パターンをとる事故による頭部外傷の子どもにはあまりないことであるが，虐待による頭部外傷の子どもでは，より広範囲の脳所見や，ショックの臨床的特徴，蒼白といった症状を示すことが多い。世話をする人たちは，たいていの場合は否定するか，外傷を最小限に伝えようとする。軟部組織の腫脹や打撲痕などは，重症の虐待による頭部外傷には伴う場合も伴わない場合もあるが，大泉門の腫脹や緊張がみられる。大泉門の拍動の消失は，頭蓋内圧亢進が悪化していることを示す。脳腫脹は，頭蓋骨のコンプライアンスが比較的高いとしても，致死的になることがある（**15章**）。

虐待による頭蓋骨骨折は，縫合線を超えるように，数カ所にわたり広く存在する。虐待による一次脳損傷は，低換気や低酸素，循環不全などによる二次損傷により増悪する。中枢性の発熱は，損傷後数時間以内に起こる可能性がある。痙攣は虐待された幼児によく認められるが，わかりづらいこともあり，しばしばその管理に難渋する。こうした二次的損傷により，脳浮腫や虚血がより深刻かつ進行性，広範囲になる。

児童虐待の鑑別診断をする場合には，その他の頭蓋内疾患の病因も考慮すべきである。抗菌薬やデキサメタゾンの投与といった適切な診断的検査や治療は，細菌性髄膜炎の可能性が少しでも疑われた場合には，迅速に開始されるべきである。アシクロビルも，臨床画像から脳炎が疑われた場合には考慮されるべきである。さらなる神経学的画像評価や，凝固および代謝障害の評価をすることで，外傷ではない頭蓋内出血の原因が判明することがある。

> ! 腰椎穿刺をすることで，不安定な子どもは心肺停止になる可能性がある。!

腰椎穿刺は，明らかな呼吸や血行動態の異常がない幼児に対してのみの適用とする。一般的に，この手技は，重症小児患者の初期の評価や安定化の段階において，救急部で施行すべきではない。腰椎穿刺をすることで，心肺停止や脳圧亢進時には脳ヘルニアを，凝固障害があれば脊髄硬膜外血腫などを起こす危険性がある。したがって，腰椎穿刺はこういった問題が評価，是正されるまでは控えたほうがよい。

> ! 神経学的所見のある子どもには，眼底鏡検査のための薬物は慎重に投与すべきである。!

2. 網膜出血

必ずではないが，虐待による頭部外傷においては，脳実質外出血に併発する網膜出血が，脆弱な組織が剪断力により破綻することで引き起こされる。幼児では，硝子体は網膜に接着しており，回転性の外傷時にはこの構造が引っ張られることで，多層かつ網膜の末梢まで広がるような出血が引き起こされる。この所見は，頭蓋内圧亢進，蘇生が長期になったとき，事故による脳損傷でみられる所見とは異なる。頭蓋内病変の前兆としての瞳孔反応がわかりづらくなり，脳浮腫進行の早期診断を困難にしてしまうため，眼底鏡のために薬物を使用することは，神経学的所見のある小児に対しては慎重に行うべきである。

> ! 散瞳薬を使用することで，長時間の頭蓋内圧亢進時にみられる早期瞳孔所見がわからなくなる可能性ある。散瞳薬を使用した眼科的検査は，このような危険な状態が落ち着くまでは延期する。!

3. 鈍的腹部外傷

 症例

3歳の男児が，祖母により玄関前でみつかった。自宅に呼ばれた救急隊により，頻脈と血圧低下が認められた。病院搬送までの間，蘇生が施行されている。腹部は膨隆し，触診により圧痛を認める。

Detection（発見）

——可能性のある診断は何か？

Intervention（処置）

——この男児の蘇生のためにすぐに何が必要か？

——施行している蘇生が適切かどうかをどのように決定するか？

Reassessment（再評価）

——どのような検査が患者の重症度の評価に有益か？

——腹部を評価するために適切な画像検査は何か？

——どのような血液検査が必要か？

Effective Communication（効果的なコミュニケーション）

——この患者の治療を行うのに最も適している病棟はどこか？

——外科への相談は必要か？

Teamwork（チームワーク）

——治療戦略をどのように実行していくか？

——いつ誰が何を行うべきか

虐待による鈍的腹部外傷は，動くようになった子ども，特に歩きはじめの幼児や入学前の子どもによくみられる。症状の訴えが遅れることが多く，きわめて重症となる。こういった年齢でも，虐待による頭部外傷もまだ認めることがあるが，これらのパターンは，回転性の力よりも，直接的で並進的な衝撃によるため，年少幼児で認められるパターンとは異なる。

> ! 腹部外傷では，概して受傷から数時間後に症状を訴える。これらの外傷は，頭部外傷に次いで多く，虐待による子どもの死亡と重症病態の原因である。

高速度衝撃の証拠がなく，実質臓器と管腔臓器の外傷を両方認める場合には，虐待を疑う。虐待による腹部外傷では，以下の臓器が最も多く関連する：

- 肝臓
- 脾臓
- 腎臓
- 膵臓
- 管腔臓器

圧縮力により，血管の多い十二指腸周囲に血腫が形成されることがある。腸のどの部分でも穿孔は起こりうるが，腰椎に比較的固定されているために，近位空腸に生じることが多い。膵臓の挫滅や離断により，重症膵炎が生じる。腸間膜損傷は，腸管への血流が障害され，穿孔を引き起こす。循環血液量減少性ショックは，すぐに非代償性で不可逆性のショックになる可能性がある。

虐待による重症頭部外傷と同様に，致死的な腹部外傷でも皮膚所見を伴わないことがある。子どもたちは腹部の圧痛，腹膜刺激症状，腹部の膨張を訴える。腹部外傷の診断は，打撲痕がなく，重症な神経学的外傷がある場合には，見逃されてしまう可能性がある。腹部外傷は命にかかわるものであるので，他の虐待による外傷を認める子どもたちでは疑い，除外すべきである。CTによる画像検査により実質臓器の外傷

はすぐにわかるが，管腔臓器の外傷は臨床症状が悪化するか，造影検査が施行されるまで見逃される可能性がある。

4. その他の外傷パターン

a. 骨格系外傷

後部肋骨，肩甲骨，胸骨，棘突起の骨折は，歩行不能である子どもの骨幹端骨折と同様に，虐待に関係していることが多い。しかしながら，成長段階に一致しない骨折，関連した所見，報告された外傷の機序などから虐待を疑い，さらなる評価を行うべきである。健康な幼児での後部肋骨の骨折は，骨格系への重症外傷を示唆しており，明確な重大な事故が原因として存在しない場合には，虐待が関与している可能性が高い。これらの骨折は，肋骨と脊椎の解離を引き起こすような，しめつけられる力により生じる。またこれらの骨折は，治癒の段階で石灰化が生じるまで，単純X線写真ではわからないことが多い（図11-4）。

b. 皮膚外傷

歩行不能な子どもの打撲痕で，一定のパターンをもち，体の骨隆起部から離れていて，手は含んでも含まなくても，腹部や臀部，背部，顔面，耳にできているものは，虐待を疑うべきである。ときに皮膚外傷は，虐待に使用されたものや道具と関連したパターンをとる（図11-5）。打撲痕の外見から，発生した日を正確に予測することはできないので，調査員から依頼を受けた場合には注意して対応すべきである。児童虐待の専門家は，ある文化的背景の患者において，皮膚の異常所見の意味を決める助けになるかもしれない。打撲痕の分布が家族の説明と一致しないときには，既往歴や出血傾向などの家族歴を聴取すべきである。

c. 性的虐待

性的虐待は悲惨なほどしばしば起こっており，実際よりも報告が少ないだけでなく，その他の外傷や妊娠がわかるまで診断されないことがある。性的虐待の報告の有無にかかわらず，会陰部の外傷を認める患者は注意して評価すべきである。もしその所見が疑わしい場合には，報告書を提出し，さ

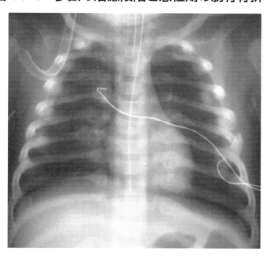

図11-4　多数の治癒段階と急性期の肋骨骨折

図11-5　パターンのある虐待による打撲痕

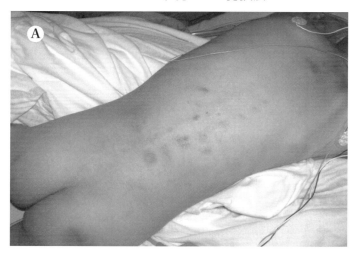

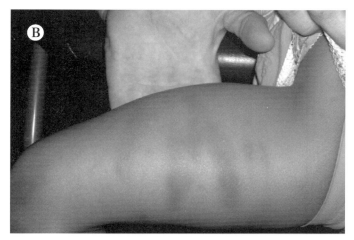

A．背中全体に多くの擦過傷と打撲痕を認める。B．明らかなパターンのある打撲痕が，子どもの大腿部に認められる。

らなる検査のために児童虐待の専門家に相談すべきである．もちろん，会陰部の明らかな所見がない場合にも，明らかな虐待の証拠があれば，報告を行い，専門家の評価を求めるべきである．

子どもが72時間以内に性的接触をもった場合，証拠を保つために，適切な測定法を用いた証拠収集キット一式を用意しておくべきである．肛門の拡張は，深い鎮静状態の重症な子どもの初期評価で偶然みつかることがあるが，性的虐待と似た症状になることがある．このような所見や他の問題になりそうな所見については，性的虐待の評価の経験のある小児科によって評価，除外されるのがよい．性的虐待を疑うどのような子どもにおいても，性感染症の可能性も考慮しなければならない．

> ❗ 会陰部の外傷がある患者においては，命にかかわるような腹部や骨盤の外傷を，注意して除外しなければいけない．

d. 窒息

窒息は診断が困難なことがある．窒息は，乳幼児突然死症候群になりかけた状態といくつかの特徴を共有し，広範囲な低酸素および虚血により，さまざまな程度の神経学的機能障害，多臓器不全を引き起こす．初期の患者安定後の注意深い問診で，故意のものであるか，事故によるものであるかという病歴を聞き出せるかもしれない．しかしながら，幼児が悪化した本当の原因が判明しない可能性もある．

e. 摂取

何らかの物質を摂取してしまう事故は，1～5歳の子どもに多い．歩行不能や思春期前の子どもでは，虐待を考えるべきである．偶発的と考えられる摂取事故では，安全対策の再調査が重要である．死の危険のある薬物の大量摂取は，すべての年齢の子どもで強制によって起こる可能性があり，心停止も含めて，反応性に循環動態の不安定を引き起こす可能性がある．意識障害を認める子どもを評価するときには，包括的な中毒スクリーニングを迅速に行うべきである．スクリーニングで違法薬物が陽性になった場合には，偽陽性である可能性を報告することを避けるため，よく確認すべきである．中毒の専門家や中毒センターに，適切な解毒薬や除染について迅速に相談することで，救命につながる可能性がある（**13章**）．

問診内容や成長段階から予想される症状よりも重症になる可能性がある腐食性物質を摂取した場合は，子どもが違法薬物の使用や製造をしている家庭にいることを示唆する．こういったことは，メタンフェタミンの使用増加に伴って多くなってきている．

f. 医学的ネグレクト

児童虐待のもう1つの種類として，医学的ネグレクトがある．慢性疾患で，医療機器による管理が必要な小児の世話は，過度の負担となりうる．薬物乱用は，ネグレクト行動に伴うことが多い．医療を受けないことで，喘息，短腸症候群，糖尿病などの疾患をもつ子どもが，致死的な合併症を起こすことがある．重症の発育障害は，身長から予想される体重の70％以下のときに，医学的緊急事態として現れる．こういった子どもたちは，命にかかわるような電解質異常を伴うリフィーディング症候群の重大な危険性があるので，治療の初期段階では注意深くモニタリングする必要がある．

III. 児童虐待での急性期の対応

急性疾患や虐待の子どもに対応する際には，患者の気道（**a**irway），呼吸（**b**reathing），循環（**c**irculation），神経所見（**d**isability status），全身観察（**e**xposure）と環境の最適化（**e**nvironment）（ABCDE）を頻回に，一連の流れのなかで再評価するという初期評価からはじめることが重要である。バイタルサインやグラスゴー・コーマ・スケールは，搬入時と，それ以降は定期的に確認すべきである。外傷の可能性のある子どもを評価するときには，Advanced Trauma Life Support や Pediatric Advanced Life Support の指針に従って観察すべきである。小児外傷における初期対応での安定化の指標については，9章で述べた。

潜在的に外傷の可能性のある子どもを評価するときには，Advanced Trauma Life Support や Pediatric Advanced Life Support の指針に従って観察すべきである。小児外傷における初期対応での安定化の指標については **9章** を参照のこと。

IV. 児童虐待の診断

受傷機転の報告に特に注意しながら詳細な病歴を聴取し，さらに身体所見を完璧に調べなければならない。できれば，受傷時の説明を後に報告することで曖昧になってしまうことを最小限にするために，受傷後できるだけすぐに，世話をしていた人と子どもから別々に話を聞く。家族構成，子どもの以前の病状，受傷時に子どもと一緒にいた人，受傷時の正確な現場状況，受傷に関連した出来事の正確な時間経過，世話をする人が受傷後すぐにとった対応といった情報だけでなく，病歴の詳細は注意深く聴取しなければならない。低体温になる可能性に注意して，身体所見は子どもを完全に服を脱がせた状態で診察する。どのような異常所見であっても，適切な画像検査と血液検査で調べる必要があり，適応があればさらなる検査をすべきである。

特に痕や打撲痕や表面の傷といった，時間経過で変化することがある体表上の所見は，常に写真で記録しておくべきである。さらに写真は，診療録に描写するよりも正確な情報を与えてくれる。写真を有用に利用するために，病院の規則に従い，適切な手段により記録する。そうすることで，写真の人物や撮影された日時，写真を記録した人が誰であるかを特定できる。

初期診察では，緊急で診断が必要な画像検査のみを調べる。緊急性のない骨格系の検査は，児童虐待に精通した小児専門の放射線科医により，適切に診察された際に施行されるべきである。不十分な検査は，たとえ後に検査を繰り返したとしても，調査や訴訟に関する解決困難な問題につながる可能性がある。さらに，初期段階では，急を要する画像検査の予備的解釈のみを行うべきであり，最終的な解釈については児童虐待の経験のある小児専門の放射線科医によりなされるべきである。こうすることで，結果の矛盾や誤った解釈を最小限にすることができる。ある法律では，単に法医学的目的で，緊急で必要のない放射線のような侵襲的な要素がある検査を施行することは，両親の同意や裁判所の命令が必要とされることがある。最後に，その他のタイプの外傷を認めた場合には，ときに迅速な対応が必要とされるため，可能であれば，外傷外科医，神経外科医，整形外科医，麻酔科医，集中治療医，虐待専門の小児科医，小児虐待専門機関などにできる限り早く相談すべきである。

A. 血液検査

初期の血液検査は，迅速に末梢臓器損傷やその後遺症を同定し，その後の集中治療管理の指針とすることを目的とする（9章）。児童虐待の診断に特に関係した検査を，**表11-3** に示す。これらは，児童虐待を専門とする小児科医に相談の後にのみ指示されるべきである。カルシウム，リン，アルカリホスファターゼは，骨石灰化に関連した全身状態を評価するために，患者が安定化した後に検査を行う。骨折の原因と

して，代謝性あるいは遺伝性骨疾患が疑われる場合には，専門的な検査や相談が必要になることがある。

表11-3　虐待が疑われた場合の血液検査

問題	考慮すべき血液検査[a]
骨格系外傷	全血球計算 血清重炭酸，クレアチンキナーゼ 血清カルシウム，リン，アルカリホスファターゼ 25-OHビタミンD
打撲/出血	全血球計算 凝固検査 説明できない打撲痕や，打撲や出血しやすい家族歴がある場合にvon Willebrand病の検索
鈍的腹部外傷	全血球計算，血清ヘマトクリット 肝機能検査 アミラーゼ，リパーゼ 尿検査
意識障害	血糖値，電解質検査 中毒検査 アンモニア 肝機能検査

[a] 子どもの病歴や家族歴，あるいは身体所見から，その他の疾患の可能性が疑われる場合には，その他にも検査が必要になる。

B. 画像検査

1. CTスキャン

造影剤なしでのCTスキャンは，虐待による頭部外傷が疑われる子どもの検査として好ましい。この検査は迅速で，鎮静せずとも施行できる。意識レベルの低下した幼児や子どもでは，気道を確保したうえで検査のために動かない状態にし，検査の間は継続的に観察する。硬膜外血腫や大きな拡大傾向のある脳実質外の血腫を認める場合，あるいは脳浮腫の悪化を疑う臨床像をとる場合には，定期的なCTスキャンが必要となることがある。

腹部や骨盤部のCT検査により，注意深く行った臨床検査でも判明しなかった所見が明らかになることがあるが，管腔臓器の損傷の場合には所見が曖昧になる可能性がある。超音波検査の役割は，この状況ではあまり明確に定義されていない。

2. MRI

MRIは，急性期の出血の評価においては，CTほどの感度はない。MRIはより時間がかかる検査であり，調子が悪い患者を移動する必要があり，しばしばリスクを伴う鎮静や全身麻酔が必要になることもある。一般的に，初期評価における脳神経系の画像検査としては，脊髄損傷が疑われない限り，頭部の造影剤なしでのCTに限定されるべきである。脊髄損傷が疑われる場合には，緊急でのMRIを考慮する。鎮静や全身麻酔は，低酸素や虚血によるさらなる障害を避けるために必要となる。いったん急性期を乗り切ってしまえば，MRIは，中枢神経での出血や脳実質外の液体貯留のような所見の時間経過での変化を診断し，児童虐待の調査に役立つかもしれない。再び強調するが，ある法律では，緊急性のない場合での放射線などの侵襲のある検査や，鎮静や全身麻酔が必要な検査は，それが単に法医学的目的である場合には，両親の同意や司法命令が必要になることがある。

3. 骨格系検査

骨格系の精査は，2歳以下の小児で，身体的な虐待が疑われた場合に施行すべきである。前に述べたように，児童虐待に関する経験のある小児専門の放射線科医の監視下のみにて施行されるべきであり，緊急時の検査とは考えない。Society for Pediatric Radiology によるガイドラインに沿ったプロトコルを採用すべきである。足の前後像と手の後前像を含めた，すべての四肢の前後像を撮影する。これらの検査は，理想的には放射線室で検査すべきである。しかしながら，不安定な患者を移動するリスクが上回ると考えられた場合，まずはポータブルでの撮影を，小児集中治療室で行う。

> ! 初期の骨格系の精査として，頭部2方向，胸部の骨条件，骨盤と腹部の前後像，腰椎側面像を撮影する。

急性期の，特に後部肋骨を含めた骨折は，小児の初期段階での骨格系の検査では明らかにならないことがある。それゆえ，いったん状態が落ち着いた後，骨格系の精査に加え，骨のスキャンが推奨される。そうすることで，通常の放射線検査では診断できなかった外傷領域では骨の代謝が増加しているため，放射性ヌクレオチドトレーサーの取り込みにより，その部分を診断することができる。骨折部位の石灰化を診断するための2～3週間の繰り返しの骨格系精査が，小児集中治療室から出ることのできない患者における骨のスキャンの変わりとなる。肋骨や骨幹端部の骨折では，整形外科的な介入は必要ないかもしれないが，長管骨や脊椎骨折では安定化が必要になる。

4. 眼底鏡検査と眼底写真

眼科医による眼底鏡や眼底写真による検査は，網膜異常の広がりや分布を証明するのに重要である。

> ! 身体所見や網膜異常の写真は，小児の評価に重要であるが，必要な介入が遅れてはならない。

V. 小児虐待の法医学的側面

小児虐待は，医療チームにとって，とても動揺する出来事である。医師や緊急処置チームは，子どもが迅速に医学的に安定することと，その後の治療について集中しなければならない。ソーシャルワーカーや児童保護関係者に，早期に介入してもらうことが重要である。彼らは，重要な情報を集め，地元の児童相談所への通知を行ってくれる。そしてこれらの関係各所が，危険な環境から被害を受けやすい子どもたちを助けだすために，法執行機関と協力して働きかけてくれる。

両親や疑わしい加害者との関係は，礼儀正しくなければならない。非難と受け取られるような発言は，保護措置が遅れていなかったとしても，子どもの治療の遅れにつながるかもしれない。不用意な質問は，調査を台無しにする可能性がある。

> ! 医療チームは，子どもの安定化に集中しなければならない。調査はすべての面で，社会サービスや，子どもの弁護の専門科により調整されるべきである。

医師と医療チームの役割は，すべての関連する所見や出来事についての，完全かつ客観的で読みやすい書類を作成し，子どもの治療を調整することである。入院時の適切な画像や，写真を伴った丁寧でわかりやすい書類は，その件が刑事裁判になったときにとても役に立つ。完璧かつ偏見のない正確な医療情報は，その子どもにとって最も利益があるような判断を促し，無実の人を守り，加害者がその行為を説明するために，明確にわかりやすく提示されなければならない。

米国のどの州や地域でも，児童虐待によると思われる外傷は，子どもの治療にあたる専門家により報告されなければならないとされている。虐待による可能性がある外傷が報告されないことで，繰り返す，場合

によっては死に至るような外傷につながり，他の子どもにも危険が及ぶ可能性がある。報告書が治療者から提出されなければならないか，ソーシャルワーカーが治療者の責任のもとに報告書を提出することができるかどうかなど，報告書を提出するための必須条件は，法律によりさまざまである。したがって，地元の法や決まりを周知しておくことが重要である。

Key Points 虐待：診断と対応

- 気道（airway），呼吸（breathing），循環（circulation），神経所見（disability），全身観察（exposure）と環境の最適化（environment）（ABCDE）を，初期および継時的に包括的に評価することは，重症疾患や虐待を受けた子どもの管理において重要である。

- 小児で傷害の可能性が疑われた場合の評価は，Advanced Trauma Life Support（ATLS）と Pediatric Advanced Life Support（PALS）の指針に従って観察されるべきである。

- 初期評価として，ベッドサイドでの血糖測定も，的を絞った血液検査や放射線検査と同様に施行する。

- 小児外科医，麻酔科医，小児集中治療医など，多くの専門分野にわたる相談を迅速に行うべきである。

- 虐待されている子どもは遅れて受診することが多く，初期の安定化が難渋し，予後が悪くなることがある。

- 医療チームは子どもの安定化と治療に集中すべきである。虐待の調査は，適切な訓練を受けたスタッフに任せる。

- 子どもや世話をする人に内因的にネガティブな部分があれば，ネグレクトや虐待，事故による外傷のリスクが高くなる。

- 事故による外傷と比較して，そのパターンにより虐待が示唆されることがあるが，それにより虐待の診断に至ることはほとんどない。

参考文献

1. Aryan HE, Ghosheh FR, Jandial R, Levy ML. Retinal hemorrhage and pediatric brain injury: etiology and review of the literature. *J Clin Neurosci*. 2005;12:624-631.
2. Cooper A, Floyd T, Barlow B, et al. Major blunt abdominal trauma due to child abuse. *J Trauma*. 1988;28:1483-1487.
3. Dubowitz H, Bennett S. Physical abuse and neglect of children. *Lancet*. 2007;369:1891-1899.
4. Herr S, Fallat ME. Abusive abdominal and thoracic trauma. *Clin Pediatr Emerg Med*. 2006;7:149-152.
5. Hudson M, Kaplan R. Clinical response to child abuse. *Pediatr Clin North Am*. 2006;53:27-39.
6. Lonergan G, Baker AM, Morey MK, Boos SC. Child abuse: radiologic-pathologic correlation. *Radiographics*. 2003;23:811-845.
7. McGraw EP, Pless JE, Pennington DJ, White SJ. Postmortem radiography after unexpected death in neonates, infants, and children: should imaging be routine? *AJR Am J Roentgenol*. 2002;178:1517-1521.
8. Starling SP, Patel S, Burke BL, Sirotnak AP, Stronks S, Rosquist P. Analysis of perpetrator admissions to inflicted traumatic brain injury in children. *Arch Pediatr Adolesc Med*. 2004;158:454-458.

9. Trokel M, DiScala C, Terrin NC, Sege RD. Patient and injury characteristics in abusive abdominal injuries. *Pediatr Emerg Care*. 2006;22:700-704.

12章
小児災害医療への備え

 目標

- 連邦政府および州政府の，小児への災害医療計画の現在の問題点，欠点について議論する。
- 災害時における小児の治療と成人の治療の違いを認識する。
- 特に重要な小児と成人の生理学的な違いを総括する。
- 災害状況における小児特有の脆弱性を論じる。
- 災害時に家族単位を分離しないことの重要性を説く。
- どのように現状の災害医療計画を小児に適用させるかをまとめる。

 症例

5〜12歳の小児が通う小学校の近くで，毒物が散布された。その毒物は，ショックや呼吸不全を引き起こす。300人の子どもが曝露され，87人が人工呼吸管理を含む三次救命処置が必要であった。周辺地域には，30床の小児集中治療用病床と20床の成人集中治療用病床，そして30台の人工呼吸器があり使用できる。現地には，8人の小児集中治療医と6人の小児救急医がおり，小児のショックと人工呼吸の管理経験をもっている。

Detection（発見）

——この症例で，小児が成人よりも気道合併症を起こしやすい要素は何か？

——一刻を争うとき，多くの小児被災者を効率よくトリアージするのに最も適した方法は何か？

Intervention（処置）

——コリン作動性の毒物が使用されていた場合どんな解毒薬をどのくらいの量使用するか？

Reassessment（再評価）

——当該地域の医療施設は多くの小児被災者を治療できる能力を有しているか？

──小児に精通した集中治療医，救急医，急性期治療のスタッフが足りない場合，どうするのか？

Effective Communication（効果的なコミュニケーション）

　　──最初のトリアージはどこで行うべきか？

Teamwork（チームワーク）

　　──患者の搬送先を誰が指示するのか？

I. はじめに

災害時，2つの観点から小児は成人よりも障害を受けるリスクが高い。まず，精神保健の必要性や，学校環境，小児医療施設などの小児特有の心理および社会的因子，発育途上による脆弱性があげられる。次に2点目は，災害医療が歴史的に成人の健康保健の必要性を中心に計画されてきたことである。テロリズム，大量死傷事件や災害反応に関する知識は，そもそも過去の軍事経験から得られたものである。このため，テロリズムを含む災害対策は，ほとんど成人集団のみを対象にしている。

2010年，米国の全人口の1/4は18歳未満である。小児集団は成人に比べ健康であり，そのため，平常時の医療資源はまず成人に配分される。ほんの少数の小児外傷センターが小児重症外傷患者を治療しているのみで，地域社会の小児医療体制の能力は，典型的な健常児の健康管理と予防医療に限定されてしまっている。そのため，災害時は，米国市民の中でも脆弱な小児集団に犠牲者の割合が多くなり，平常時に入手可能な量よりも大量の医療資源を必要とすることになるだろう。1992～2001年の間に発生した大規模災害では，災害医療チームが治療した患者のうち，小児が1/3を占め，平均年齢は4歳であった。最近のニューヨーク州の災害時の病院の最大収容能力は，米国政府の災害対策部の推奨よりも小児に関しては約半分しかないが，逆に成人では超過していた。災害時には，既存の米国の外傷ケアシステムに頼らず，平常時は小児を対象としない外傷対応施設やすべての一般病院が，小児疾患を受け入れトリアージできるように準備する必要があるであろう。最近の研究では，大きなパンデミックが起きた場合，後述するような方法で緊急時対応として小児集中治療病床が増床されたとしても，予想される小児重症患者，小児外傷患者を治療するには，現在の病院の能力では不十分であることが示されている。このため災害時には，平常時は少数の軽症小児患者を受け入れている程度の病院が，収容人数が上限に達した小児病院を補わなければならない。そして，それらすべての病院は，小児被災者を治療するために，小児専門医の協力を必要とするだろう。

> ! 災害時，小児は2つの点で成人よりも障害を受けやすい。発育途上の生理機能による脆弱性と，災害対策が歴史的に成人の健康保健を中心に立てられてきた点である。!

米国の健康保健システムでは，小児治療は専門性が高く，重症小児患者の評価，診断，迅速な治療を行うことができるように，急性期治療，集中治療，救急医療のトレーニングを受けた医療従事者は少ない。さらに災害が起きた場合，そのようなトレーニングを受けていない小児科医が，小児重症患者の治療のリーダーとならなければならないかもしれない。小児の救急技術は1度習得しても，使わなかったり練習しなければ忘れてしまうため，災害時に備えて定期的に訓練しておかなければならない。器具でも，患者の年齢，発達，体重，体格の違いに合わせて，さまざまなサイズを準備しておく。大きな医療施設であれば十分な供給が可能であろうが，平常時に小児を治療していない病院などでは手に入るかわからない。このような器具やトレーニングの面での欠点も，災害医療援助チームにはよく反映されている。

効率の面から，米国政府と地域の医療資源の備蓄は，すべて一律の規格で行われてきた。この方法は，小

児集団には有害である成人用薬物が存在するかもしれないので問題がある。薬物の備蓄方法，製剤形態，準備方法によっては，小児の薬用量の調節ができない。米国政府の戦略的国家備蓄 Strategic National Stockpile（SNS）は，医療資源供給方法を修正し，緊急時に災害地域に補充分をすぐに送れるように，12時間以内に現地に到着する緊急用パッケージを準備するようになった。緊急用パッケージには，米国食品医薬品局 Food and Drug Administration（FDA）が小児に使用を許可した薬物が入っているが，薬物の多くは成人投与量を等分した状態で送られてくる。さらに，テロに使用される有害化学物質に対する拮抗薬は，小児に対して効果が証明されていなかったり，安全な投与量が決まっていないことから，小児は適応外である。災害時に小児たちの需要に合わせて適切な薬物を十分な量供給する場合，薬物の投与量の調節，有効期限の変更，成人にしか使わない薬物を小児に使用する場合のガイドラインをつくるなど，治療の基準を変えることが必要である。

II. 小児特有の身体的脆弱性

小児集団の需要が災害計画から見落とされがちなため，小児にも適切な治療が行えると確信できるように，災害計画を医療従事者は再評価する必要がある。子どもは災害を避けることができず，災害でより重症な外傷を受けやすく，災害後も特殊な治療の継続が必要である。毎日の診療でも，小児の評価やトリアージの経験がないプロバイダーにとって，年齢による小児患者の身体的相違は，仕事を複雑にする（**付録 1**）。体格，生理学，認知発達面の大きな相違は，災害が子どもに与える衝撃を増大させるかもしれない。

子どもは災害を避けることができず，災害により重症な外傷を受けやすく，災害後も特殊な治療の継続が必要である。

A. 呼吸の脆弱性

小児は成人より身長が低く，地面に近いため，空気よりも重い化学物質（塩素やアンモニアなど）の吸入により，重篤な気道障害を起こすリスクが高い。生理的に小児は呼吸数が多く，体表面積が小さいため，吸入量は増加し，代謝による影響も増える。粘膜刺激性があり，気道浮腫を起こす吸入薬物は，成人より小児のほうの影響が大きい。気道抵抗は気道半径の 4 乗に反比例するので，少量の浮腫や粘液でも小児の気道を閉塞し，重篤な呼吸器合併症を引き起こし，死に至る可能性もある（**2 章**）。

また，小児の身長は低いため，洪水時に溺水しやすい。東日本大震災での津波による小児死亡原因の 90％以上は溺水だった。溺れかかった被災者は，細菌や土，化学物質を含む水を誤嚥し，肺炎，肺臓炎を起こしやすかった。これらは**津波肺**といわれ，2004 年のスマトラ島沖地震時の津波と，2011 年の東日本大震災時によくみられた。

乳児，低年齢の小児は胸郭が軟らかく，比較的肋間筋が未発達であるため，換気時に横隔膜が担う役割が成人よりも大きい。そのため，呼吸仕事量の増加は負担が大きく，呼吸促迫，呼吸不全に陥りやすい。小児の体重あたりの酸素必要量は成人の 2 倍であり（6～8mL/kg 対 4mL/kg），肺胞低換気ですぐに低酸素血症になりやすい。

成人と比較すると，小児の舌は口咽頭に比べて大きく，軽度の嗜眠傾向でも気道を閉塞してしまう。気管は軟らかく，狭いため，頸部の伸展（不適切な蘇生処置）でねじれて閉塞してしまう。小児の気道の解剖学的特徴により，気道が開通する体位は限定的であり，分泌物や浮腫で気道閉塞しやすい。

B. 循環の脆弱性

小児の体重あたりの循環血液量は，成人に比べて多い（70～80mL/kg 対 65mL/kg）。小児の総循環血液量は少ないので，成人では少量と判断される出血量でも，小児では相当な量である。体表面積に比べると，

小児の体内水分備蓄量は少なく，腎臓も未発達なので，循環血液量減少や循環血液量減少性ショックになりやすい。世界中の5歳未満の小児死亡原因の17％は，下痢による循環血液量減少や循環血液量減少性ショックである。災害後に汚染された食物や水分を摂取した小児は，重篤な消化管疾患を起こし，高い罹病率と致死率となる可能性がある。

小児は，循環血漿量の減少に対して，心拍数を増加することで大部分を補える。また，強い血管収縮反応性をもっており，前負荷を維持するのに役立つ。頻脈と血管収縮は，低血圧などのショックの徴候を目立たなくし，気がついたら瀕死に近い状態になっているかもしれない。非代償性ショックは成人よりも小児において早く重症化し，死に至る。

C. 神経学的脆弱性

小児の外傷の形態はさまざまである。小児の頭の大きさの割合は成人と比べて大きく，頭蓋骨と血管は体格に比較して薄い。これらの原因に加えて首の筋力が弱いことから，小児は頭部や頸部の外傷を受けやすい。第1頸椎と第2頸椎の骨折は，小児の頸部骨折の70％以上を占めるのに対し，成人では15％でしかない。強い衝撃や爆発を伴う災害では，小児は重度の傷害を受けやすく，その結果トリアージの優先順位が低くなる。

小さい小児はまだ髄鞘化が不完全で，神経障害と回復の見込みの評価がより難しい。アセチルコリンエステラーゼなどのエステラーゼが未熟なため，小児は農薬や神経作用物質に弱い可能性がある。小児は成人に比べて痙攣も起こしやすく，少量の毒物でも高い罹病率となり，多くの治療コストがかかりやすい。

D. 筋骨格の脆弱性

小児の肝臓や膵臓は比較的大きく，成人のように胸郭に守られておらず，鈍的腹部外傷に対して脆弱である。小児の肋骨は軟らかいため，あまり折れず，衝撃は胸郭内臓器，心血管系に到達し，重度の出血を伴う内的外傷を引き起こすリスクが高い。

図12-1 防護服を着た救助者

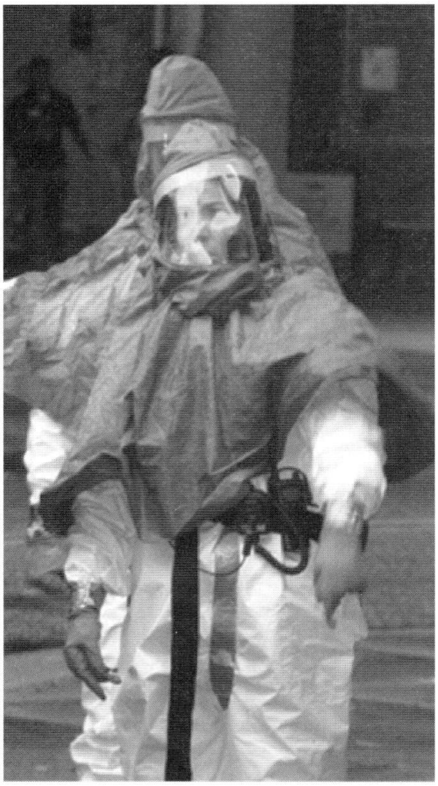

小児の体表面積は体重に比して広く，皮膚の厚みは成人よりも薄い。これらの2つの要因から，小児では，化学熱傷および熱傷でのリスクが増大し，環境による低体温のリスクが増加する。これらは治療とも関係する。大量の，温められていない汚染除去用のシャワーは，小さい小児では重度の低体温症を起こしやすい。

E. 発育途上と精神的な脆弱性

災害時，小児は危険を認識できなかったり，危険を避けることができないこともしばしばあり，危険にさらされやすい。小児は興味を引かれて，危険な状況に引き込まれていくこともあるかもしれない。防御服を着た救助者を怖がって，逃げだす可能性もある（図12-1）。小さい子どもはしばしば身に起きたことをうまく言葉で表現できず，治療者を混乱させ，不適切な治療を行うことになりかねない。

小児は，グループの指図に従ったりできず，継続的な精神的サポートを必要するため，汚染除去を行ったり，避難させることはもっと困難かもしれない。他人に対するおそれや痛みのせいで，子どもは介護者に対し，反抗的な反応を示すかもしれない。開放創の

処置などは怖がって、いっそう時間がかかることがある。体表面積が広いため、成人より体温を奪われやすく、低体温になりやすい。そのような状況のために、なだめたり安心させるのに長けたメンバーを、治療チームに入れるべきである。まだ自活できないため、傷害を受けていない子どもたちもたくさん周辺を彷徨っているかもしれず、保護施設が必要である。

III. 小児の災害関連外傷，疾病の治療

小児は災害時に外傷や疾病を受けやすいが、成人よりも迅速で適切な治療により改善しやすく、そのため適切な準備がより重要である。災害時では、ほとんどの治療は支持療法である。酸素吸入や適切な輸液管理などの単純な介入で、多くの傷ついた小児を救うことができるだろう。さまざまな災害状況での小児特有の需要について述べる。

A. 化学物質への曝露

呼吸数が多いため、小児は揮発性化学物質による障害を受けやすい。塩素やアンモニアなど空気より重い気体は、小児が呼吸をしている低層に早く蓄積しやすい。中毒性薬物は、成人とは異なる臨床症状が出現するかもしれない。神経薬物によりアセチルコリンが過剰状態になった場合、小児は、胃消化管からの分泌液による水分喪失から、脱水症やショックになりやすいだろう。コリン作動性クリーゼでも、小児は成人に比べて痙攣を起こしやすい。

神経薬物や殺虫薬などへの解毒薬は、自己注射という形態で入手できるが、量や針の長さが小児には適さない。プラリドキシムやアトロピンさえも、広く小児用に臨床試験されたことはなく、より新しい解毒薬は小児ではまったく臨床試験されていない。曝露量が多い場合、成人用 Mark 1 自己注射キットを、最も小さな新生児に対しても使用しなければならない。アトロピンやプラリドキシムに対する小児投与量については、**表12-1**に記載する。

皮膚が薄いため、糜爛性毒ガスによる影響を受けやすく、皮膚から全身へ吸収されるリスクも高い。小児は体重に比して体表面積が広いため、成人と同量の化学物質に曝露されたとき、成人より広範囲の皮膚が障害されるかもしれない。広範囲の化学熱傷を受けた小児はこのような理由から、脱水症、循環血液量減少性ショック、低体温のリスクが高い。

彼らは、爆発などでマスタードガスのような糜爛性毒ガスを吸入するかもしれない。糜爛性毒ガスは、小児の狭い気道を簡単に閉塞する可能性がある。汚染除去に関しては、小児は指示に従えなかったり、処置の間、身体抑制する必要があるかもしれないので、より難しいだろう。高圧洗浄は乳幼児を傷つけるかもしれず、冷水洗浄は低体温やショックを起こすかもしれない。小児の除染は、暖かいお湯で行った場合が最も効率がいいが、災害時にそのような労働集約型の方法を導入するのは、綿密な事前準備と専門的チームがいなければ現実的ではない。

B. 放射能

化学物質を吸入するリスクは小児で増加するが、放射能に汚染された気体においても同様のことがいえる。同量の放射性物質に曝露された場合、小児は成人よりも放射線による発癌率が高い。胎児が放射能に子宮内で曝露されると、知的発達障害や他の先天性異常の原因となる。ヒトの母乳はすぐに放射能汚染されるため、被曝した母には母乳栄養を禁止しなければならない。17歳以下の小児や妊娠中、または母乳栄養中で放射線被曝量が低い女性は、ヨウ化カリウムによる治療が推奨される。政府は0.05Gy（>5rad）より多い被曝量の場合、ヨウ化カリウムを投与し、甲状腺を放射性ヨウ素から守るよう推奨している。ヨウ化カリウムで治療された新生児は、投与後2～4週間まで甲状腺機能を評価すべきである。

表 12-1　抗コリンエステラーゼ拮抗薬の小児投与量

薬物	投与量と治療	Mark 1 自己注射製剤 重症時投与量		
		3～7歳 または 13～25kg	8～14歳 または 26～50kg	>14歳 または >50kg
アトロピン	中等度から重症には 0.05mg/kg を静注または筋注 明らかなコリン作動性クリーゼには 0.1mg/kg まで増量 著明な分泌物，気管攣縮，低酸素，呼吸器合併症がある場合は2～5分ごとに投与	1回投与 0.08～0.13mg/kg	2回投与 0.08～0.13mg/kg	3回投与 <0.11mg/kg
塩化プラリドキシム	20～50mg/kg 静注または筋注，最大 1g 静注または 2g 筋注；効果が弱い場合や多量のアトロピンを必要とする場合，30～60分ごとに最大 2,000mg/hr まで投与	1回投与 24～46mg/kg	2回投与 24～46mg/kg	3回投与 <35mg/kg
ジアゼパム	0.05～0.3mg/kg 静注			
lorazepam	0.1mg/kg 静注または筋注			
ミダゾラム	0.1～0.2mg/kg 静注または筋注			

Classified using data from *America's Children in Brief: Key national indicators of well-being*. Federal Interagency Forum on Child and Family Statistics; 2012. http://www.childstats.gov/americaschildren/demo.asp. Accessed November 14, 2012. Rotenberg JS, Newmark J. Nerve agent attacks on children: diagnosis and management. *Pediatrics*. 2003;112:648-658.

C. 生物兵器への曝露

小児が生物兵器に曝露された場合の徴候や症状は，成人のそれと変わらないだろう。フルオロキノロンとテトラサイクリン（両方とも炭疽菌やペストにも使用される）は，成長期にある小児には禁忌とされている。表 12-2 で他の治療を示す。

ワクチンを打たれた成人に守られてきた小児は，天然痘ウイルスに対して免疫をもっておらず，天然痘によるリスクが増えているかもしれない。小児は感染症の効率的な媒介者であり，世界人口の年齢比率に釣り合わないほど多くの小児が感染するかもしれない。小児は呼吸不全を起こしやすく，伝染性の呼吸器感染症が流行した場合には，人工呼吸器を必要とする頻度が高く，致死率も上がるだろう。インフルエンザ罹患後 48 時間以内に投与すると効果的なオセルタミビルは，生後 2 週間未満の新生児には使用が許可されていない。さらに，オセルタミビルをインフルエンザのパンデミック時に使用する有用性を支持する研究はほとんどない。ザナミビルは，オセルタミビルと異なるノイラミニダーゼ阻害薬であり，7歳までの小児に使用が認められているが，オセルタミビルよりも季節性インフルエンザだけでなく，パンデミックインフルエンザにも効果が証明されている。ザナミビルに対しての耐性化はまだ認められていない。

D. トリアージ

医療資源が限られた災害時には，重症度と医療資源の供給に合わせた最も適切な治療を行うために，病院に素早く正確なトリアージシステムを設置する必要がある。効果的なトリアージシステムがなければ，すべての救急救命室はすぐに大量の負傷者で埋まってしまうだろう。ここでは，限られた医療資源を素早く救助された患者に分配することを目的とした，災害時用の一般的なトリアージシステムについていくつか述べる。

表12-2　生物兵器曝露に対する治療

感染	小児予防	小児治療	注意点
吸入炭疽症	シプロフロキサシン10～15mg/kg PO 12時間ごと（最大500mg/回）60日間 またはドキシサイクリン2.2mg/kg PO 12時間ごと（最大100mg/日）60日間	シプロフロキサシン10～15mg/kg IV 12時間ごと（最大400mg/回） またはドキシサイクリン2.2mg/kg IV 12時間ごと（最大100mg/日） クリンダマイシン10～15mg/kg IV 8時間ごと ペニシリンG 250～600U/kg/日 4時間ごとに分けて	臨床的に落ち着いていれば内服単剤に変更し、60日間投与（シプロフロキサシンまたはドキシサイクリン）
バイオテロによる皮膚炭疽症		ペニシリンV 25～50mg/kg/日 PO 6時間ごと またはアモキシシリン40～80mg/kg/日 PO 8時間ごと またはシプロフロキサシン10～15mg/kg PO 12時間ごと（最大1g/日） またはドキシサイクリン2.2mg/kg PO 12時間ごと（最大100mg/日）	
消化器炭疽症	吸入炭疽症と同様		
ペスト	ゲンタマイシン2.5mg/kg IV 8時間ごと またはドキシサイクリン2.2mg/kg IV（最大200mg/日） またはシプロフロキサシン15mg/kg IV	ゲンタマイシン2.5mg/kg IV 8時間ごと またはストレプトマイシン15mg/kg IM 12時間ごと またはシプロフロキサシン15mg/kg IV 12時間ごと（最大400mg/回） またはドキシサイクリン2.2mg/kg IV 12時間ごと（最大200mg/日） またはクロラムフェニコール25mg/kg 6時間ごと（最大4g/日）	クロラムフェニコールはペスト性髄膜炎に好んで使用されるが、若年の小児には強い副作用がある
野兎病		ペストと同様	
ボツリヌス症		保存的治療；CDCから抗毒素血清をもらう	
ブルセラ症		TMP/SMX 30mg/kg PO 12時間ごと6週間 リファンピン15mg/kg 24時間ごと またはゲンタマイシン7.5mg/kg IM 5日間	

IV：経静脈投与，PO：経口投与，IM：筋肉注射，CDC：米国疾病予防管理センター，TMP/SMX：トリメトプリム/スルファメトキサゾール
Classified using data from *America's Children in Brief: Keynational indicators of well-being*. Federal Interagency Forum on Child and Family Statistics; 2012. http://www.childstats.gov/americaschildren/demo.asp. Accessed November 14, 2012.

Simple Triage and Rapid Transport（START）アルゴリズムは 1983 年につくられ，バイタルサインと観察所見のみで判断するため，医療資源が欠乏しているときに役立つ。後に Romig が，乳児期から思春期早期の小児患者に対応した JumpSTART（**図 12-2**）へと発展させた。START と JumpSTART アルゴリズムの違いは，小児と成人の生理的な違いを反映している点である。例えば，小児の無呼吸は成人の無呼吸より呼吸器自体の問題によって起きていることが多い。しかしながら，小児は換気の回復や酸素化によって助かる見込みが強い。覚えておかなければならないことは，災害時に全年齢を通じて使用できるトリアージシステムはないということである。

図 12-2　JumpSTART 小児被災者トリアージ

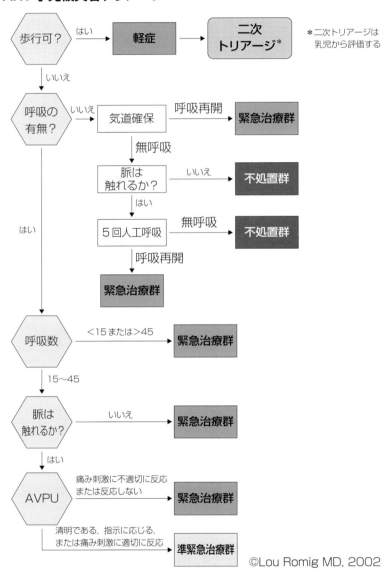

©Lou Romig MD, 2002

AVPU: alert（清明），responsive to verbal（指示に応じる），appropriately responsive to pain（痛み刺激に適切に反応），inappropriately responsive to pain（痛み刺激に不適切に反応），unresponsive（無反応）。
Reproduced with permission. Lou E. Romig, MD, FAAP, FACEP and Team Life Support, Inc. The JumpSTART Pediatric MCI Triage Tool Web site. http://www.jumpstarttriage.com/JumpSTART_and_MCI_Triage.php. Updated May 29, 2012. Accessed November 20, 2012.

START と JumpSTART アルゴリズムは初期トリアージシステムであるが，三次トリアージの目的は，患

者を病院内のどこ（救命室，入院患者の大部屋，手術室，ICUなど）に入れるか，または患者を安定化させ，他の余裕のある施設に搬送すべきか，治療の選択肢が増える他施設に搬送しなければならないかを決定することである。このため，三次トリアージは，災害時の限られた医療資源を最も効率的に運用するのに役立つ。Sequential Organ Failure Assessment（SOFA）は，ICU患者の予後を推測するのに使用する，比較的新しい臓器障害のスコアリングシステムである。ICU入室期間中のSOFAの平均値および最大値は，ICU患者の信頼できる予後予測因子であり，最初のSOFAスコアが11点以上の場合，死亡率は90％以上となる（表12-3）。集中治療医にとって，SOFAスコアと鋭い臨床診断は，どの患者が生存し，どの患者が亡くなるかを判断するのに役立つ。もともとSOFAスコアは，小児対象用に開発されていない。小児を対象にしたスコアリングシステムはなく，さらに成人は小児に対して特別な感情をもち，共感しがちであるから，小児の死亡を予測することは難しい。トリアージは過小評価でも，過大評価でも，災害時の死亡率および罹患率を大幅に増やす。

酸素投与や正確な静脈輸液などの基本的な介入によって，多くの傷ついた小児が助けられるであろう。

表12-3 Sequential Organ Failure Assessment（SOFA）スコア

臓器	スコア				
	0	1	2	3	4
呼吸：$Pa_{O_2}/F_{I_{O_2}}$	>400	≦400	≦300	≦200	≦100
腎機能：クレアチニン（μmol/L）	≦110	110～170	171～299	300～440，尿量≦500mL/日	>440，尿量<200mL/日
肝機能：ビリルビン（μmol/L）	≦20	20～32	33～101	102～204	>204
心機能：低血圧	低血圧なし	平均動脈圧<70mmHg	ドパミン≦5[a]，ドブタミン（投与量に関係なく）	ドパミン>5[a]またはアドレナリン≦0.1[a]またはノルアドレナリン≦0.1[a]	ドパミン>15[a]またはアドレナリン>0.1[a]またはノルアドレナリン>0.1[a]
血液：血小板数	>150	≦150	≦100	≦50	≦20
神経：グラスゴー・コーマ・スケール	15	13～14	10～12	6～9	<6

[a] 1時間以上のカテコールアミン投与（投与量μg/kg/min）。
Reproduced under the terms and conditions of the Creative Commons Attribution License, Zygun D, Berthiaume L, Laupland K, et al. SOFA is superior to MOD score for the determination of non-neurologic organ dysfunction in patients with severe traumatic brain injury: A cohort study. *Crit Care*. 2006;10:R115.

IV. 家族単位を維持する

小児は自立しておらず，家族や世話をする人に依存している。大人の患者はしばしば自分の要求より子どもの要求を優先したいと思い，災害時に子どもと成人を分離することは困難であり，すすめられない。もし小児が親や家族から分離させられた場合，特に小児が幼く，会話ができない場合には，再会できるように対策を打っておく必要がある。怪我をした大人が幼い子どものケアに参加することになっても，家族を一緒にしておくほうが効率的かもしれない。家族と分離されると，災害後に小児が意図的な傷害，遺棄，事故に合うリスクが上昇する。もし家族と別れなければいけない場合，救急職員は完全な身元確認をとり，

子どもと家族が再会するまで面倒をみなければならない。

家族全体にわたって注意を払わなければならない。ハリケーン・カトリーナの後，避難のため両親と別れさせられた小児がその後も離されたままとなり，精神的な傷害を受けた。小児が大人と一緒に避難する場合，小児と世話をする成人の関係を明確化し，後見人の責務を決めるべきである。

前兆のない災害時，小児は学校や保育施設にいるかもしれない。災害計画は，災害時に小児が両親の保護下にいると想定するべきではない。計画は，怪我をしていないが避難所に避難する必要がある小児のことも考えなければならない。院内の災害救助プロバイダーの仕事ではないが，小児科医は，怪我をしていないが自分で逃げられない小児に関しての，地域や地方の避難計画を確認する必要がある。

> **!** もし小児が親や家族から分離させられた場合，特に小児が幼く，会話ができない場合には，再会できるように対策を打っておく必要がある。怪我をした大人が幼い子どものケアに参加することになっても，家族を一緒にしておくほうが効率的かもしれない。

V. 小児の需要に合わせた災害計画

災害計画のなかで小児の需要は常に見落とされているが，それは計画過程ですでに多くの欠点があるからである。小児を含む災害計画をあつらえようとすると，成人用につくられた多くの準備項目が小児に適応される。

A. 病院到着前の小児災害計画

小児専用のトリアージプロトコルは，地域，州，国レベルで初期治療者に教えられ，練習が行われているべきであり，連邦レベルでプロトコルの啓発をサポートしなければならない。災害時に小児を治療すると考えられる内科医，看護師，呼吸理学療法士の教育の必要性を評価すべきである。救急隊員と救急車は，小児用医療器具や小児用薬物を用意しなければならない。コミュニケーション，紹介，移送の経路を評価し，必要に応じて強化すべきである。

B. 病院での小児災害計画

災害計画において最も重要なことは，医療を必要とする小児の割合が通常より増えた場合への備えである。もし，総人口のなかの小児と同じ割合で小児が罹患したら，病院の全患者数のなかでの小児の割合は増加するであろう。もし，災害が学校で，保育園で，通学バスで起きたとしたら，数はもっと増えるに違いない。多くの場合，小児を専門としない部門で医療を受けることになるであろう。

いつもは小児をあまり多く診ていない一般的な病院の災害医療計画チームには，小児科医を加える必要がある。もし，小児科医が災害医療に関するトレーニングを受けていないのであれば，適切な教育を行わなければならない。そうした小児科医は，成人とは異なる，小児に必要な災害計画を認識し，強調することができる。災害時に小児患者が増加したときの対策として，小児科特有の技術をもった医療プロバイダーと技術をもたない人との混成チームをつくることも1つの方法かもしれない。地域病院と

> **!** 小児を含む災害計画を立てるにあたって，災害時は通常よりも医療を受けなければならない小児の割合が増えているという状況を考慮しなければならない。
>
> 小児専門病院は，多くの小児死傷者の受け入れ先として機能し，かつ小児災害医療の基準をつくるべきである。

小児専門病院とのコミュニケーションと移送形態は，トリアージの基準を記した移送の同意書とともに，詳細に記述されるべきである。準備品と薬物は，小児に適切か評価するべきである。日常的に小児をあまり診ていない施設では，小児用の設備，薬物，その他（解毒薬，Mark 1 キット）を補う必要がある。小児患者を含む訓練計画を組むべきであろう。

家族の多くが罹患した場合などは，通常は家族全員の治療は行わないチームで対処する必要がでてくるかもしれない。将来的にはそのような場合も想定し，訓練を行う必要がある。

Key Points 小児災害医療への備え

- 発育途上にある小児は特有の生理学的特徴をもち，災害医療者は小児と成人の災害対策，対応の違いに習熟しなければならない。

- 小児は自立しておらず家族に支えられているため，災害計画者や医療者は，小児の世話と家族との再会も考慮しなければならない。

- 介護者や医療専門家はどんな災害に対しても前もって家族が災害対策を立てられるように補助する義務がある。

- 災害訓練は，小児特有の生理学的特徴や家族関係に留意して計画すべきである。

- 災害時の小児の需要は，他の災害計画要素を阻害するかもしれない。例えば，重要な人材が自分の子どもの世話で参加できなかったりすることも考えられる。特定地域の災害計画を考えるときは重要人物の子どもの世話をする替わりの人を考慮しなければならない。

参考文献

1. American Academy of Pediatrics Committee on Environmental Health. Radiation disasters and children. *Pediatrics*. 2003;111:1455-1466.
2. Black RE, Morris SS, Bryce J. Where and why are 10 million children dying every year? *Lancet*. 2003;361:2226-2234.
3. Dolan MA, Krug SE. Pediatric disaster preparedness in the wake of Katrina: lessons to be learned. *Clin Pediatr Emerg Med*. 2006;7:59-66.
4. Eichelberger MR. *Pediatric Trauma: Prevention, Acute Care, Rehabilitation*. St. Louis, MO: Mosby; 1993.
5. Ferreira FL, Bota DP, Bross A, Melot C, Vincent JL. Serial evaluation of the SOFA score to predict outcome in critically ill patients. *JAMA*. 2001;286:1754-1758.
6. Furhman B, Zimmerman J, eds. *Pediatric Critical Care*. 3rd ed. St. Louis, MO: Mosby; 2005.
7. Hagan JF; American Academy of Pediatrics Committee on Psychosocial Aspects of Child and Family Health; Task Force on Terrorism. Psychosocial implications of disaster or terrorism on children: a guide for the pediatrician. *Pediatrics*. 2005;116;787-795.
8. Jenkins JL, McCarthy ML, Sauer LM, et al. Mass-casualty triage: time for an evidence based approach. *Prehosp Disaster Med*. 2008;23:3-8.
9. Kanter RK. Strategies to improve pediatric disaster surge response: potential mortality reduction and trad-eoffs. *Crit Care Med*. 2007;35:2837-2842.
10. Kanter RK, Moran JR. Pediatric hospital and intensive care unit capacity in regional disasters: expanding capacity by altering standards of care. *Pediatrics*. 2007:119;94-100.

11. Lynch EL, Thomas TL. Pediatric considerations in chemical exposures: are we prepared? *Pediatr Emerg Care*. 2004;20:198–208.
12. Mace SE, Bern AI. Needs assessment: are disaster medical assistance teams up for the challenge of a pediatric disaster? *Am J Emerg Med*. 2007;25:762–769.
13. Middleton KR, Burt CW. Availability of pediatric services and equipment in emergency departments: United States, 2002–2003. *Adv Data*. 2006;367:1–16.
14. National Commission on Children and Disasters. 2010 Report to the President and Congress. AHRQ Publication No. 10-M037, October 2010. Rockville, MD: Agency for Healthcare Research and Quality; 2010. http://archive.ahrq.gov/prep/nccdreport. Accessed April 23, 2013.
15. Romig LE. The JumpSTART pediatric MCI triage tool and other pediatric disaster and emergency medical resources. http://www.jumpstarttriage.com. Accessed April 23, 2013.
16. Rotenberg JS, Newmark J. Nerve agent attacks on children: diagnosis and management. *Pediatrics*. 2003;112:648–658.
17. Waisman Y, Amir L, Mor M, et al. Prehospital response and field triage in pediatric mass casualty incidents: the Israeli experience. *Clin Pediatr Emerg Med*. 2006;7:52–58.

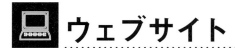 ウェブサイト

1. Chemical Hazards Emergency Medical Management. U.S. Department of Health & Human Service. http://chemm.nlm.nih.gov/.
2. Chemical Terrorism. New York State Department of Health. http://www.health.ny.gov/environmental/emergency/chemical_terrorism/poster.htm.
3. Children and Disasters. American Academy of Pediatrics. http://www2.aap.org/disasters/.
4. FEMA for Kids. US Department of Homeland Security Federal Emergency Management Agency. http://www.fema.gov/kids/.
5. Helping Kids Cope with Disaster. US Department of Homeland Security Federal Emergency Management Agency. http://www.fema.gov/coping-disaster#4.

13章
中毒症状を呈した小児の管理

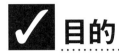 **目的**

- 中毒患者の蘇生・評価・安定化のための戦略を立てられるようにする。
- 汚染除去と排出の方法についての適応と禁忌を比較する。
- 一般的な中毒症状とその症状や治療法について理解する。
- 2つの特異的な中毒と治療について探求する。

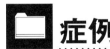 **症例**

2歳の女児が，痛み刺激に対してほとんど反応がないために救急外来に搬送されてきた。心拍数は80回/min，血圧は70/40mmHg，呼吸数は12回/minであった。瞳孔径は正常で対光反射も正常であった。

Detection（発見）

——この女児について生理学的状態はどうか？

——鑑別診断として何を入れるべきか？

Intervention（処置）

——直ちに行うべき治療は何か？

——気道を確保する必要はあるか？

——輸液負荷は必要か？

Reassessment（再評価）

——治療戦略は有効か？

——この患者の意識状態の変容の原因は何か？

──家族から得られる有用な病歴は何か？

　──この患者には毒物曝露または毒物吸収が進行しつつある危険性があるか？

　──何らかの除染治療が必要か？

Effective Communication（効果的なコミュニケーション）

　──中毒センターに相談すべきか？

　──患者の臨床症状が変化したときには，その情報を必要としているのは誰で，どのように伝達されるべきか？

　──この患者の治療を行うのに最も適している病棟はどこか？

Teamwork（チームワーク）

　──どのように治療戦略を実行するか？

　──いつ誰が何を行うべきか？

I. はじめに

薬物中毒の小児には2つの大きな年齢集団がある。すなわち，99％が意図せずに中毒症状を呈してしまう6歳未満の集団と，意図的な原因で中毒症状を呈する思春期の集団である。6歳未満の小児については単一薬物を少量経口摂取する傾向にある。その薬物についても通常は毒性が少なく，摂取後の入院期間は短いことが多い。一方で思春期の若者たちにおける中毒症状は致死的になりがちである。自殺企図や，多種類の薬物を摂取していること，実験的であること，意図的な薬物乱用であることや，医療者の関与が遅れたりすることが死に至る原因として挙げられる。すべての年齢層において，途上国で致死的な結果をもたらす薬物はアセトアミノフェン（パラセタモール）やサリチル酸を含む鎮痛薬である。致死的な結果をもたらす他の薬物としては抗うつ薬，覚せい剤，路上の違法薬物がある。途上国においては，農薬や抗マラリア薬，金属（鉄や鉛を含む），ある種の植物・動物による毒物注入などが中毒の原因となっている。一般的に致死率は低く，割合として19歳未満では0.008（0.8％）であり，2011年の米国の6歳未満の場合ではさらに低く0.003（0.3％）となる。

途上国においては，ほとんどの急性中毒の症例が意図的なものではなく，有機リン酸エステルのような工業毒や，ヘビ・クモ・昆虫などによる毒物注入である。偽薬や汚染製剤，「伝統的な」薬や食材，好奇心の強い子どもや飢えた子どもによる毒性植物の摂取などでも急性ないし慢性の中毒をきたしうる。重金属の混ざった食物や水を摂取することで慢性中毒をきたしうることはよく知られている。一部の例外（例えば，ストリートチルドレンや少年兵士）を除いて，途上国において小児による薬物中毒は比較的まれである。

A. 蘇生と安定化

何らかの疾患を抱えた子どもたちすべてにいえることであるが，最初にしなければならないことは生命を脅かす徴候を直ちに認識して処置することである。primary survey（初期評価）や素早い呼吸循環状態の評価はABCDアプローチ〔気道（*airway*），呼吸（*breathing*），循環（*circulation*），意識レベルの低下・中枢神経系障害・薬物・汚染除去（*depressed level of consciousness, disability, drugs, decontamination*）〕にもとづ

いて行われる。バイタルサインは年齢別の基準値にもとづいて素早く評価する。低血圧に対しては，生理食塩液のような細胞外液の点滴を昇圧薬に先駆けて投与すべきである。意識レベルが低下している患者の初期治療を行いながら，次にブドウ糖液やナロキソンやフルマゼニルの静注を考慮しておく。

> 中毒症状を呈する小児は，咳嗽反射が低下していることがあるので，気道確保と呼吸確保の閾値を低く保つべきである。

安定化に引き続き，中毒物質とその量の確認や内服時間を特定するために既往歴の問診を含めたsecondary survey（二次評価）が行われる。バイタルサインと一般的な身体所見に加えて，興奮しているか，ぐったりしているか，といった意識状態や瞳孔径，眼振，痙攣などもしばしば特定の中毒症候群（トキシドローム）の推定に役立つことがある。低体温・低血圧・徐脈は麻薬や鎮静薬/催眠薬，降圧薬などの中毒を疑うし，高体温・高血圧・頻脈は抗コリン作動薬，交感神経作動薬，コカイン，アンフェタミンの中毒を疑う。散瞳していればアンフェタミン，コカイン，抗コリン作動薬，抗ヒスタミン薬，交感神経作動薬の関与を疑う一方で，縮瞳していれば麻薬，有機リン，コリン作動薬，フェンシクリジンの関与を疑う。眼振は，アルコール，カルバマゼピン，一酸化炭素，フェンシクリジン，ケタミン，フェニトイン，鎮静薬/催眠薬の中毒で起こりうる一方で，痙攣は多数の薬物で起こりうる（**表 13-1**）。

表 13-1　小児の誤飲事故に関連した症状と徴候

症状	中毒原因	備考
低酸素症	一酸化炭素，メトヘモグロビン血症，シアン化合物	
低酸素症と肺水腫	コカイン，アンフェタミン，金属煙霧，二酸化窒素，オピオイド，サリチル酸，火災煙吸入	
喘鳴	β遮断薬，刺激性ガス（塩素），炭化水素，イソシアン酸，有機リン酸エステル，カルバミン酸，火災煙吸入，食物由来の亜硫酸塩	
浸透圧ギャップ増加[a]	アセトン，エタノール，エチルエーテル，エチレングリコール，イソプロピルアルコール，マンニトール，メタノール，プロピレングリコール，腎不全，ケトアシドーシス（糖尿病性，アルコール性）	推定浸透圧＝2×Na$^+$(mEq/L)＋血糖(mg/dL)/18＋BUN(mg/dL)/2.8 正常の浸透圧ギャップ（実測と推定の差）＝3〜10mOsm/kg
アニオンギャップ増加[a]	メタノール，尿毒症，糖尿病性ケトアシドーシス，パラアルデヒド，鉄，吸入薬物（一酸化炭素，シアン化合物，トルエン），イソニアジド，イブプロフェン，乳酸アシドーシス，エチレングリコール，エタノールケトアシドーシス，サリチル酸	アニオンギャップ＝[Na$^+$]−([Cl$^-$]＋[HCO$_3^-$]) 基準値＝8〜12mEq/L
メトヘモグロビン血症	ベンゾカイン，ダプソン，一酸化窒素吸入，リドカイン，ナフタレン，硝酸塩，亜硝酸塩，ニトロプルシド，phenazopyridine，プリロカイン，サルファ薬	
頻脈性不整脈	アンフェタミン，コカイン，カフェイン，抱水クロラール，芳香族炭化水素，抗コリン作動薬，テオフィリン	
QT間隔延長	アミオダロン，ヒ素，chloroquine，キニン，キニジン，有機リン酸エステル，三環系抗うつ薬	QT間隔延長をきたす薬物はさらに多い。最新の添付文書を参照すること。Naチャネル拮抗薬によるQT間隔延長の場合，炭酸水素ナトリウム1〜2 mEq/kgの静注か，3%生理食塩液の静注を行う。

（つづく）

表 13-1　小児の誤飲事故に関連した症状と徴候（続き）

症状	中毒原因	備考
嗜眠傾向	抗ヒスタミン薬，鎮静薬/催眠薬，アルコール，γ-ヒドロキシ酪酸，三環系抗うつ薬，オピオイド，一酸化炭素，シアン化合物，血糖降下薬	ナロキソン，ブドウ糖，フルマゼニルは，オピオイドや低血糖，あるいはベンゾジアゼピンの症状を改善させることで診断につながる可能性がある。
痙攣	アンフェタミン，抗コリン作動薬，抗ヒスタミン薬，ブチロフェノン，カフェイン，カンフル，カルバミン酸，一酸化炭素，コカイン，シアン化合物，エチレングリコール，血糖降下薬，メタノール，メチレンジオキシメタンフェタミン（MDMA），ペチジン（メペリジン），イソニアジド，リチウム，ニコチン，有機リン酸エステル，フェンシクリジン，フェノチアジン，phenylpropanolamine，三環系抗うつ薬，サリチル酸，ストリキニーネ，テオフィリン，venlafaxine，ジャグマアミガサタケ（*Gyromitra* 属，毒キノコ）	イソニアジドによって引き起こされた痙攣の場合はピリドキシンを使用し，フェニトインやホスフェニトインは避ける
頻脈	アンフェタミン，カフェイン，コカイン，テオフィリン，一酸化炭素，シアン化合物，硫化水素，抗コリン作動薬（抗ヒスタミン薬，フェノチアジン，三環系抗うつ薬，アトロピン），エタノール，向精神薬の離脱症状	
徐脈	ジゴキシン，有機リン酸エステル，カルバミン酸，フィゾスチグミン，β遮断薬，クロニジン，オピオイド，カルシウム拮抗薬，リチウム	

[a] 浸透圧ギャップとアニオンギャップについての踏みこんだ議論については8章を参照すること。
Classified using Pulsus Group, Inc. Koren G. A primer of paediatric toxic syndromes or 'toxidromes.' *Paediatr Child Health*. 2007;12:457-459.

血糖値測定か動脈血ガス分析さえ行われているならば，中毒症状を呈した患者の初期蘇生と安定化に，他の血液検査はしばしば不要である。治療の開始にあたって，アニオンギャップや浸透圧ギャップの確認，電解質，腎機能や特定物質の血清定量検査を行うことで，混合された物質または未知の中毒物質の推定に有用な情報となり，解毒薬や除染治療の有無を判断する一助にもなる。中毒症状を起こしている小児で定量検査をする場合には，アセトアミノフェン（パラセタモール）とサリチル酸を検査項目に含める。これは，それらの薬物は高い頻度でみられるうえに，治療可能で，死亡する可能性もあるからである（**表13-2**）。尿中毒物スクリーニングテストのような定性検査は確定診断につながり，意識状態の変化を評価するうえでも有用であり，カウンセリングの必要性を判断するのにも役立つ。他の検査としては，心電図検査，COオキシメータ，毒物検出キット，年長の女児に対する妊娠反応検査がある。

表 13-2　小児中毒における有用な定量試験

- アセトアミノフェン（パラセタモール）
- 抗痙攣薬（例，カルバマゼピン，フェニトイン，バルプロ酸）
- バルビツレート
- 一酸化炭素ヘモグロビン
- ジゴキシン
- エタノール
- エチレングリコール
- 鉄
- 鉛
- リチウム
- メタノール
- メトヘモグロビン
- サリチル酸
- テオフィリン

Adapted with permission. ©2005 McGraw-Hill. Hoffman RJ. Laboratory testing. In: Erickson TB, Ahrens WR, Aks SE, et al, eds. *Pediatric Toxicology*. 1st ed. New York, NY: McGraw-Hill; 2005:151-159.

B. 腸管除染

腸管除染は，摂取されてしまった毒物が腸管から吸収されるのを最小限にすることである。

1. トコンシロップ

トコンシロップについては，すでに利点がないことが示されているうえに，活性炭の効果に干渉し，誤嚥性肺炎のような合併症を引き起こす可能性がある。そのため，American Academy of Pediatrics と American Academy of Clinical Toxicology では，毒物誤嚥に対しての治療にトコンシロップを推奨していない。

> トコンシロップは，家庭または病院においての常用は勧められない。

2. 胃洗浄

大口径の経口胃管を用いて生理食塩液または水で胃洗浄をすることについては，予後の改善には繋がらないという研究があり，決まった適応はない。このため，American Academy of Clinical Toxicology ではルーチン使用をすすめていない。胃洗浄は以下の状況で使用を考慮する。誤嚥後1時間以内であること，三環系抗うつ薬のような薬物中毒による意識状態の急速な悪化が予測されるとき，カルシウム拮抗薬やリチウム製剤のように少量でも中毒症状が致死的になりうるときである。胃洗浄の禁忌は以下のとおりである。腐食性物質の誤飲，巨大異物，鋭利な異物，気道確保が不安定であること，すでに胃内に異物がないことが予測されるとき。合併症としては，誤嚥性肺炎，食道または胃の穿孔，手技中の低酸素血症，低ナトリウム血症，水中毒がある。カフ付き気管チューブは合併症の率を減らすが，完全に合併症がなくなるわけではない。

> 胃洗浄の禁忌：
> ■ 腐食性物質の誤飲，巨大異物誤飲，鋭利な異物の誤飲
> ■ 気道確保ができない場合
> ■ すでに胃内に誤飲物質がないことが予想される場合

3. 活性炭

活性炭は毒物を吸着するために表面積を増やしており，誤飲から1時間以内に注入することが最も有効である。しかし，サリチル酸中毒の場合には胃が空であればその吸収が遅れるために，誤飲から時間がたってからの注入でも有効である。推奨される使用量は1g/kgで最大量は100gである。活性炭はほとんどの錠剤誤飲に対して有効であるが，鉄やリチウム，アルコール，強酸，強アルカリ，シアン化合物，炭化水素に対しての有効性は低い。活性炭を複数回使用することで，テオフィリン，ダプソン，フェノバルビタール，カルバマゼピン，キニンなどの血清濃度を下げることができる。しかし，活性炭を複数回使用しても患者の予後を改善する証拠はない。活性炭そのものの誤嚥の可能性は否定できないために，患者の気道が通っている，または挿管されているときに活性炭の注入を行うべきである。腸管穿孔または閉塞が疑われる場合には活性炭は禁忌である。

C. 全腸管洗浄

ポリエチレングリコール溶液（経口または経鼻胃管経由）を用いた全腸管洗浄を行うことで，腸管内容を流出して迅速な瀉下効果が得られる。幼い小児であれば0.5L/hrを用いるし，年長児や思春期の子どもには1.5～2L/hrを用いる。透明な流出物を得るために，通常4～6時間をかけて注入する。有効な予後が得られるという根拠が示されていないために，全腸管洗浄の適応は確立されていない。鉄やリチウム，鉛のような活性炭に吸着しにくい薬物や，徐放性または腸管保護性の薬物といった潜在的に毒性の可能性のある物質の誤飲に対して，全腸管洗浄は考慮されるかもしれない。全腸管洗浄は違法薬物のパケットの排泄を促進するかもしれない。洗浄するための物質が活性炭から毒素を遊離させる可能性があり，活性炭そのものの効果に干渉する可能性があるために，活性炭の注入は全腸管洗浄の前に行うべきである。全腸管

洗浄の禁忌として，イレウスの存在，腸管閉塞，腸管穿孔，血行動態の不安定，気道の不安定性がある。

D. 下剤

下剤単独の使用は有用ではないことが示されており，ルーチン使用は小児では推奨されない。しかし，サリチル酸が活性炭から遊離することで血中濃度が増加するかもしれないので，ソルビトールに混ぜた活性炭を注入することは有効である。ソルビトールはどんなマグネシウム製剤よりも移行時間が短い。

>
> 下剤のみを使用することはあまり有益ではなく，小児においてそのルーチン使用は推奨できない。

E. 排泄の強化

強制利尿，尿のアルカリ化，血液透析，持続的腎置換療法，活性炭による血液灌流などは，異なる有効性をもって強化排泄治療に試みられている。強制利尿は無効であることが示され，現在では推奨されていない。尿のアルカリ化を行うことでサリチル酸やフェノバルビタールのような弱酸の排泄を促すかもしれないので，これらの薬物の誤嚥に対しては適応がある。尿のアルカリ化の一般的な目標は，尿のpHを＞7.5に維持することである。

血液透析は濃度勾配に反して血液から特定の毒素を除去するために半透膜を用いる。血液透析はその対象物質が小分子量であり，水溶性であり，分布量が少なく，蛋白結合率が高くないときに使用すべきである。腎不全や昏睡に陥ったり，全身状態が進行性に悪化したりする物質に曝露されている人は，血液透析の候補と考えられるべきである。これらの物質としては，エチレングリコール，メタノール，フェノバルビタール，プロカインアミド，リチウム，バルプロ酸，カルバマゼピン，サリチル酸がある。

活性炭による血液灌流は，活性炭によるカートリッジを用いて血液から毒素を除去する。適応としては，カルバマゼピン，フェノバルビタール，プロカインアミド，テオフィリンなどの薬物の過量内服がある。

> 昏睡状態，腎不全，バイタルサインの不安定性が進行する場合には，以下の薬物が疑われるために血液透析を考慮する：
> ■ エチレングリコール
> ■ メタノール
> ■ フェノバルビタール
> ■ プロカインアミド
> ■ サリチル酸

F. 体表面の除染

表皮が毒素によって汚染されている場合は，速やかに残っている物質を除去する必要がある。また，その際には他の人が被曝しないように注意する必要がある。裸の子どもを大量の微温石鹸水で洗うことはほとんどの毒素にとって安全であるが，一部の粉末由来の化学兵器については安全ではない。低体温を予防するために，中枢温には注意を払うべきである。汚染された衣服や排水は二次中毒症の原因となりうる。揮発性の物質の中には1度体内に吸収された後に吐き出されると，その吐物や便が一定の毒性をもつものがある。

II. 中毒症候群（トキシドローム）

子どもの最も一般的な中毒症候群については**表13-3**にまとめた。レクリエーショナルドラッグとして入院の原因になるような薬物については，**表13-4**にまとめた。

13章　中毒症状を呈した小児の管理

表 13-3　一般的な中毒症状

中毒症候群	症状と徴候										一般的な中毒薬物
	BP	脈拍	RR	体温	神経症状	瞳孔径	腸蠕動	発汗	腱反射	その他	
抗コリン作動薬	N↑	↑	±	↑	譫妄	↑	↓	↓	N	粘膜面の乾燥，顔面紅斑，尿閉，発語不明瞭，つまむような動き。覚え方は「全盲で，気が狂ったようで，真っ赤で，非常に興奮していて，カラカラに干からびている」	抗ヒスタミン薬，アトロピン，抗精神病薬，スコポラミン，三環系抗うつ薬
コリン作動薬（ムスカリン）	±	↓	N↑	N↓	正常またはうつ	N↓	↑	↑	N	覚え方はSLUDGE（流涎，流涙，排尿，排便，胃腸の不快感，嘔吐），気管支漏	有機リン酸エステル，フィゾスチグミン，ピロカルピン，ピリドスチグミン
コリン作動薬（ニコチン）	↑	↑	±	N	うつ病	↑	±	N↑	↓	線維束攣縮，不全麻痺，腹痛，頭痛	ニコチン
オピオイド	N↓	N↓	↓↓	N↓	うつ病	↓	↓	N	N↓	縮瞳をきたさないオピオイドもある（ペチジン，トラマドール）	オピオイド
鎮静薬／催眠薬	N↓	N↓	N↓	N↓	うつ病	N↓		↑	N↓	運動失調	バルビツレート，ベンゾジアゼピン（クロナゼパム，アルプラゾラム）
交感神経作動薬	↑	↑	↑	↑	不穏	↑	N↑	↑	↑	振戦，痙攣	アンフェタミン，コカイン，カフェイン，テオフィリン
セロトニン症候群	↑	↑	N↑	N↑	多様	↑	N↑	↑	↑	下肢に強くクローヌスと固縮が出現する	シタロプラム，fluoxetine，パロキセチン，セルトラリン
離脱症候群（エタノール／鎮静催眠薬）	↑	↑↑	↑	↑	不穏，見当識障害	↑	↑	↑	↑	振戦，痙攣	エタノール，バルビツレート，ベンゾジアゼピン
離脱症候群（オピオイド）	↑	↑	N	N	正常，不安	↑	↑	↑	N	嘔吐，鼻汁，鳥肌，下痢，あくび	オピオイド

BP：血圧，RR：呼吸数，↑：上昇，↑↑：かなり上昇，N↑：変化なし，あるいは上昇，±：多様，N：不明，↓：下降，N↓：変化なし，あるいは下降

表 13-4　一般的なレクリエーショナルドラッグ

薬物名 / クラブドラッグ[a]	毒性の機序	臨床徴候	治療
アンフェタミン（例：メタンフェタミン, paramethoxy-amphetamine）*Speed, meth, ice, uppers, death*	交感神経刺激：アドレナリン受容体刺激	心血管系：頻脈，高血圧，動悸，不整脈，心筋虚血 代謝系：高体温，横紋筋融解，発汗 神経系：痙攣，頭蓋内出血	・支持療法とモニタリング ・輸液，電解質バランスの調節 ・ベンゾジアゼピンを，痙攣，高血圧，鎮静目的に使用 ・鎮静と麻痺に対しては，冷却パックを用いた積極的体外冷却を行う ・頻脈性不整脈に対して炭酸水素ナトリウム
エクスタシー（MDMA）*XTC, E, eccies, adam*	交感神経刺激，セロトニン受容体刺激，SIADH	アンフェタミンの項を参照　低ナトリウム血症，痙攣，歯ぎしり	・β遮断薬とフェニトインの使用は避ける
コカイン *Snow, crack, coke, rock*	交感神経刺激，局所麻酔作用，心筋ナトリウムチャネル遮断	アンフェタミンの項を参照	・降圧薬 ・心筋虚血に対して硝酸薬とアヘン剤 ・頻脈性不整脈に対して炭酸水素ナトリウム
ケタミン（PCP）*Special K, Vitamin K, ket, cat valium*	交感神経刺激	アンフェタミンの項を参照。感覚神経の変化，外傷や障害，覚醒現象	・多剤乱用も考慮する
デキストロメトルファン *DM, Dex*	セロトニン受容体刺激前駆体	"高度の"解離性，精神不安感，MAOI または SSRI をともに摂取しているとセロトニン症候群をきたす	・合剤に抗ヒスタミン薬が含まれていれば抗ヒスタミン症状を呈するかもしれない ・アセトアミノフェン血中濃度を測定する
硝酸薬（アミル硝酸，ブチル硝酸）*Blue bottles, poppers, liquid incense*	血管拡張，ヘムの部分的な酸素化	低血圧，失神，メトヘモグロビン血症	・支持療法，メトヘモグロビン血症に対しては methylene blue
γ-ヒドロキシ酪酸（前駆物質の GBL, BD）*GHB, GBH-grievous bodily harm, easy lay, liquid G*	GABA 受容体活性化	鎮静，昏睡，ミオクローヌス，痙攣	・支持療法
ベンゾジアゼピン *Valium, Xanax, Ativan*	GABA 受容体活性化	鎮静，昏睡，低血圧	・支持療法，フルマゼニル
抗コリン作動薬 *Angel's trumpet, Datura sp*	ムスカリン受容体遮断	譫妄，皮膚と粘膜の乾燥（発汗抑制による），皮膚の潮紅，高体温，視力障害（散瞳，レンズ調節の不具合），尿閉（「全盲で，気が狂ったようで，真っ赤で，非常に興奮していて，カラカラに干からびている」）	・刺激を減らす，ベンゾジアゼピンによる鎮静，フィゾスチグミン
methylene-dioxypyrovalerone (MDPV), mephedrone *Bath salts, Ivory Wave, Vanilla sky*	交感神経刺激	アンフェタミンの項を参照。意識状態の変容，発汗，散瞳，筋振戦と攣縮，失神，脳浮腫，呼吸不全，心筋梗塞，重度のパニック障害，不穏，妄想，幻覚，凶暴性の増加	・支持療法 ・ベンゾジアゼピン（鎮静または痙攣の抑制，あるいは両方） ・輸液，特に横紋筋融解の疑われる場合
dihydrodesoxy-morphine-D, desomorphine *Crocodile*	モルヒネの 8〜15 倍以上強力だが，不純物が混じることが多い	モルヒネと類似。注入部位の皮膚はワニの皮膚に似て灰色または緑色に変色し，粗くなり，白斑を残す。二次感染を起こして四肢末梢の虚血や壊死を起こす可能性もある。ヨウ素の匂いがすることがある	・支持療法 ・ナロキソン

[a] 通称については斜体で示した。
SIADH：抗利尿ホルモン分泌異常症候群，MAOI：モノアミンオキシダーゼ阻害薬，SSRI：選択的セロトニン再取り込み阻害薬，GBL：γ-ブチロラクトン，BD：1-2-ブタンジオール，GABA：γ-アミノ酪酸

A. 交感神経作動薬

交感神経作動薬による中毒の症状としては，高血圧，頻脈，痙攣，中枢神経興奮，散瞳がある。コカインやアンフェタミンは典型的な中毒薬である。他の身体所見としては，振戦，温かい皮膚，発汗，腸蠕動音の低下，不穏，妄想，幻覚，躁病，不眠がある。治療としてはベンゾジアゼピンや，必要であれば短時間作用型の降圧薬の緩やかな滴下といった支持療法が主となる。心筋虚血，脳卒中，横紋筋融解の可能性があるため，患者の経過観察は必要である。

B. 麻薬

麻薬の過量投与では，縮瞳，呼吸不全，意識レベルの低下の三徴をきたす。ヘロイン，モルヒネ，コデインの誤飲では，低血圧，徐脈，低体温，腸蠕動音の低下，深部腱反射の減弱，混迷といった症状と同様にこの三徴を示しやすい。麻薬中毒に対する治療としては，特異的な拮抗薬としてのナロキソンを含めた支持的な治療しかない。ナロキソンの半減期は麻薬のそれよりもかなり短いために，ナロキソンの複数回の使用（まれには持続点滴）が必要になるかもしれない。また，ナロキソンの注入を行うことによって痛み症状がわからなくなったり，頻脈になったり，全身または肺の高血圧症状が現れるかもしれない。このことから肺高血圧の危険性がある患者については注意して使用すべきである。慢性麻薬中毒患者に対するナロキソン静注は，重症の離脱症候群を誘発する可能性がある。

C. 鎮静薬/催眠薬

鎮静薬や催眠薬による中毒は，意識レベルの低下，呼吸不全，筋緊張の低下をきたす。典型的な薬物にはベンゾジアゼピンが含まれており，バルビツレートが入っていることは少ない。他の身体所見としては，混迷，譫妄，運動失調，縮瞳または散瞳による霧視，眼振がある。おもな治療としては経過観察と支持療法である。痙攣を起こすかもしれないのでフルマゼニルの投与については慎重に考慮すべきである。フルマゼニルの半減期は比較的短く，無呼吸が起こったならば複数回投与する必要がでてくる。ベンゾジアゼピンで痙攣を抑制している場合は，呼吸不全や無呼吸が現れる可能性があるため，フルマゼニルは推奨されていない。診断がついていない状況で昏睡状態の場合は，フルマゼニルを用いることは禁忌である。三環系抗うつ薬を大量内服していたり，長期にベンゾジアゼピンを用いたりしている患者に，フルマゼニルを使うと難治性の痙攣を誘発する可能性がある。

D. 抗コリン作動薬

抗コリン作動薬の中毒症状としては，口渇，高体温，散瞳，譫妄，頻脈，皮膚の乾燥がある。後者の症状をもって，交感神経作動薬あるいは抗コリン作動薬による中毒かを区別できる。アトロピン，ジフェンヒドラミン，抗ヒスタミン薬，三環系抗うつ薬，抗精神病薬が原因薬物として挙げられる。多くの幻覚発現性の植物（例えば，**チョウセンアサガオ** *Datura*，キダチチョウセンアサガオ angel's trumpet，シロバナヨウシュチョウセンアサガオ jimson weed）は抗コリン作用を有する。他の臨床症状としては，高血圧，精神病，舞踏病，痙攣，昏睡，うつ病，混迷，幻覚，尿閉などがある。治療としては支持療法としての冷却と降圧治療が主となる。興奮している患者には，ベンゾジアゼピンが奏効する可能性がある。

E. コリン作動薬

コリン作動薬中毒の症状としては，古典的には **SLUDGE**〔流涎（salivation），流涙（lacrimation），排尿（urination），排便（defecation），胃腸の不快感（GI upset），嘔吐（emesis）〕と "killer B's"〔気管支漏（bronchorrhea），気管支攣縮（bronchospasm），徐脈（bradycardia）〕の覚え方で示される。一部の殺虫剤やサリンのような神経毒ガスに含まれる有機リン酸エステルはコリンエステラーゼを阻害し，対象組織にアセチルコリンが蓄積する。SLUDGE は徐脈や頻呼吸，低体温，縮瞳，気管支漏に加えてムスカリン性受容体の毒性を示し，一方でニコチン性受容体刺激によって頻脈，高血圧，線維束性攣縮，混迷，脱力，

麻痺，傾眠，昏睡，散瞳の症状をきたす。小児の場合は中枢神経症状のみきたすかもしれないし，徐脈の代わりに頻脈となるかもしれない。それはムスカリンの効果よりもニコチンの効果のほうが優位であるからである。しかし，通常はニンニク臭と縮瞳を呈するので，それが診断の手がかりとなるかもしれない。唯一のムスカリン性アセチルコリン受容体阻害薬であるアトロピンと，ムスカリン性とニコチン性のコリンエステラーゼ阻害効果を反転させる酵素であるプラリドキシムは有効な解毒薬である。

III. 特異的な薬物と解毒薬

よくある毒素とその解毒薬については表 13-5 に示した。アセトアミノフェン（パラセタモール）とサリチル酸の毒性については，その高い頻度としばしば死に至る一方で治療が可能であるため，ここで詳述する。

表 13-5　毒物とその特異的な治療

薬物	治療
アセトアミノフェン	N-アセチルシステイン
アンフェタミン	ベンゾジアゼピン
抗コリン作動薬	アトロピン，プラリドキシム
ベンゾジアゼピン	フルマゼニル
β遮断薬	グルカゴン
カルシウム拮抗薬	カルシウム，グルカゴン，インスリン
カルバミン酸	アトロピン，プラリドキシム
一酸化炭素	酸素，高圧酸素
コカイン	ベンゾジアゼピン
シアン化合物	アミル，亜硝酸ナトリウム，チオ硫酸，ヒドロキソコバラミン
三環系抗うつ薬	炭酸水素ナトリウム
ジゴキシン	ジゴキシン特異性 Fab 断片
エチレングリコール	Fomepizole，エタノール
重金属	ジメルカプロール，エチレンジアミン四酢酸（EDTA），ペニシラミン，2,3-ジメルカプトコハク酸（DMSA）
ヘパリン	プロタミン
血糖降下薬	糖，オクトレオチド，グルカゴン
鉄	デフェロキサミン
イソニアジド	ピリドキシン
鉛	ジメルカプロール，2,3-ジメルカプトコハク酸（DMSA）
リチウム	血液透析
メタノール	Fomepizole，エタノール
メトヘモグロビン	Methylene blue
亜硝酸塩	Methylene blue
オピオイド	ナロキソン，nalmefene
有機リン酸エステル	アトロピン，プラリドキシム
フェノチアジン	ジフェンヒドラミン
サリチル酸	炭酸水素ナトリウム，血液透析
テオフィリン	活性炭，血液灌流
ワルファリン誘導体	ビタミン K，新鮮凍結血漿

A. アセトアミノフェン（パラセタモール）

> ⚠️ 中毒を疑うすべての患者に対し、アセトアミノフェン血中濃度を測定することが強く勧められる。

アセトアミノフェンは最も報告頻度の高い中毒性薬物であり、途上国ではその中毒による死亡数が多い薬物である。なぜなら、経口投与される薬物として普及しており、治療濃度を超える処方がなされることが多いからである。その肝毒性、肝障害、死因の頻度としての影響力と効果的な解毒薬の有効性が認識されるにつれて、何らかの薬物の誤飲が疑われたときにはアセトアミノフェンの血中濃度を測ることが強く推奨されるようになった。

肝臓での代謝はおもにグルクロン酸抱合とスルホン化が行われる。摂取された毒素がこれらの系を上回ったときには、シトクロム P450 系によって高い反応性をもつ毒性代謝物である N- アセチルパラベンゾキノンイミン（NAPQI）が生成される。NAPQI は通常グルタチオンによって毒性のない代謝物に還元されるが、グルタチオンが枯渇している場合には NAPQI が増加して肝細胞傷害を引き起こす。小児は成人に比してグルタチオンが多いので、アセトアミノフェンの致死的毒性は少ない。

> ⚠️ アセトアミノフェン中毒：
> - 150mg/kg 以上は致死的であり、栄養不良や肝疾患がある場合はさらに少ない量でも致死的である
> - 誤飲後 4 時間以上経ってから血清血中濃度を測定する
>
> 治療：
> - 1 時間以内に活性炭を注入する
> - 最初の 8 時間以内に N- アセチルシステインを静注または経口投与する

150mg/kg 以上のアセトアミノフェンは毒性をもつ可能性が高いが、グルタチオンが枯渇しているような小児（例えば、低栄養状態など）や慢性肝疾患ではより少ない量でも致死的となりうる。Rumack-Matthew のノモグラムにもとづいて毒性の危険度を評価するために、薬物血中濃度は誤飲から 4 時間以上経ってからできるだけ早く測定されるべきである。誤飲後 4 時間以内の場合には薬物の血中分布がまだ起こっていないために、このノモグラムは使えない。徐放性製剤の誤飲が疑われる場合には、1 回目の血中濃度測定から 4 時間経ってから 2 回目の血中濃度測定をすべきである。このノモグラムは急性中毒のときにのみ有用であり、長期にわたってアセトアミノフェン治療を受けている患者の場合には適用されない。アセトアミノフェン毒性に対する解毒薬としては N- アセチルシステイン（NAC）がある。これはグルタチオンの前駆体であり、他の代謝の中でも非毒性の硫酸化代謝を増加させる。NAC は経口投与でも静脈内投与でも利用できるが、誤飲から 8 時間以内に投与されるのが最も有効である。しかし、アセトアミノフェンの誤飲が疑われたときにはいつでも NAC を投与すべきである。活性炭は NAC と結合してしまうが、活性炭への吸着による NAC の損失は臨床的には重要ではない。そのため、アセトアミノフェンの誤飲があったときや疑われたときには、4 時間以内に活性炭を投与することを遅らせてはならない。

B. サリチル酸

サリチル酸による中毒事案は減少傾向にあり、2011 年には米国における小児死亡者数はなかったにもかかわらず、この薬物が問題を生じる可能性が残っている。なぜなら、bismuth subsalicylate（次サリチル酸ビスマス）や wintergreen（イチヤクソウ油）のような薬局で購入できる経口または外用製剤の中にサリチル酸が含まれているものがあるからである。生理学的にサリチル酸の毒性は、最初はアニオンギャップ増加性の代謝性アシドーシスであり、それに続いて多くのメカニズムを経て起こる延髄の直接的な刺激によって引き起こされる呼吸性アルカローシスである。このことで当初の血液ガス分析では中毒症状がはじまっていないと誤解するかもしれない。患者は悪心を生じ、嘔吐、耳鳴、脳浮腫、中枢神経障害、発熱、凝固障害、肺水腫、肝機能障害、横紋筋融解、低血糖、低カリウム血症、脱水を生じる。乳幼児や小児は、最初の血液ガス分析では呼吸性アルカローシスが明らかにならないかもしれない。

150mg/kg 以上のサリチル酸の誤飲は毒性があるものと考えるべきである。1滴か2滴の $FeCl_3$ をサリチル酸の含まれる 1mL の尿に入れると紫色に変化するという塩化第二鉄試験や，茶色に変化する Phenistix 試験（Miles Laboratories）はサリチル酸の濃度がすぐに測れないときにはスクリーニングとして有用である。治療方針を決定するためには定量検査が必要である。急性中毒では，血中濃度が＞30mg/dL（2.15mmol/L）であれば典型的な症状が出現する。＞100mg/dL（7.14mmol/L）ならば血液透析を実施すべきである。慢性中毒の場合，血中濃度は症状の重症度の目安にはならないが，＞60mg/dL（4.3mmol/L）ならば血液透析の相対的な適応になる。その他に，適切な支持療法にもかかわらず，痙攣，意識レベルの低下，呼吸性アシドーシス，見当識障害などが出現したときも同様である。

> サリチル酸中毒：
> ■ ＞150mg/kg 超で毒性
> ■ 血中濃度が＞30mg/dL で有症状
>
> 治療
> ■ 胃腸を空にして活性炭を使用する
> ■ 血中濃度＞40mg/dL では尿のアルカリ化を行う
> ■ 血中濃度＞100mg/dL では血液透析を考慮する

治療は，急性中毒では胃を空虚にするとともに腸管の除染を行い，大量誤飲に対しては活性炭を使用すべきである。積極的な水分負荷を行うことは初期治療として大切である。血中濃度が＞40mg/dL（2.2mmol/L）であるとき，またはサリチル酸中毒の症状が出現しているときには，イオンを取り込み，腎臓における尿細管再吸収を阻害するために尿のアルカリ化を行う。アセタゾラミドは尿をアルカリ化するが，血清を酸性化するため，推奨されない。

C. 抗毒素

抗毒素治療は一部の爬虫類や節足動物の毒に対して適応がある。そのほとんどは，ウマまたはヒツジに少量の毒素を注入してつくられる精製多価免疫グロブリンである。異質蛋白であるために，これらはⅠ型とⅢ型の過敏症状を引き起こす危険性がある。過敏症状とその価格から，これらはすべての咬傷に適応があるわけではなく，毒物注入が明らかな場合のみに適応がある。高品質な抗毒素は，オーストラリア，ヨーロッパ，北アメリカのすべての主要なヘビと，アジア，アフリカ，南アメリカの多くのヘビ，節足動物，オーストラリアのアンドンクラゲ（*Chironex fleckeri*），オニダルマオコゼに用意されている。大切なことはその抗毒素を使用する前に，それが適応のある種に対するものか，適切に貯蔵されていたか，信用に足る卸から仕入れた本物の製品であるかを確認することである。いくつかの国，特にアジアやアフリカの一部では低品質でときに偽物の製品が出回ることが問題となっている。

中毒症状を呈した小児の管理

Key Points

- 蘇生の *ABCD* を確立した後に，意識レベルが低下している患者には，ブドウ糖やナロキソン，フルマゼニルを投与することを考慮すべきである。

- 慢性ベンゾジアゼピン中毒や麻薬中毒の病歴がある患者に対しては，離脱症状を引き起こす可能性があるために，フルマゼニルやナロキソンを投与してはならない。

- 最初の血液検査で必ずアセトアミノフェン（パラセタモール）とサリチル酸の血中濃度を測定すべきである。なぜなら，それらはよくある薬物であり，治療可能であり，致死的になりうるからである。

- トコンシロップは，家庭または病院においてのルーチン使用は勧められない。

- 多くの誤飲症例に対して，誤飲から1時間以内であれば活性炭注入か胃洗浄が唯一適応である。

- 一般的な中毒症状の知識をもっていれば，原因をいち早く推定することができ，中毒患者の適切な初期治療を行うことができる。

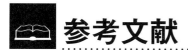

参考文献

1. Abbruzzi G, Stork CM. Pediatric toxicologic concerns. *Emerg Med Clin North Am*. 2002;20: 223-247.
2. Bronstein AC, Spyler DA, Cantilena LR, et al. 2011 annual report of the American Association of Poison Control Centers' National Poison Data System (NPDS): 29th Annual Report. *Clin Toxicol*. 2012;50:911-1164.
3. Hoffman RJ. Laboratory testing. In: Erickson TB, Ahrens WR, Aks SE, Baum C, Ling LJ, eds. *Pediatric Toxicology*. 1st ed. New York, NY: McGraw Hill; 2005:151-159.
4. Larson AM, Polson J, Fontana RJ, et al. Acetaminophen-induced acute liver failure: results of a United States multicenter, prospective study. *Hepatology*. 2005;42:1364-1372.
5. Mazor S, Aks SE. Antidotes. In: Erickson TB, Ahrens WR, Aks SE, Baum C, Ling LJ, eds. *Pediatric Toxicology*. 1st ed. New York, NY: McGraw Hill; 2005:121-131.
6. Osterhoudt KC, Ewald MB, Shannon M, Henretig F. Toxicologic emergencies. In: Fleisher G, Ludwig S, Henretig F, eds. *Textbook of Pediatric Emergency Medicine*. 5th ed. Philadelphia, PA: Lippincott Williams and Wilkins; 2006:951-1007.
7. Position paper: cathartics. American Academy of Clinical Toxicology; European Association of Poisons Centers and Clinical Toxicologists. *J Toxicol Clin Toxicol*. 2004;42:243-253.
8. Position paper: whole bowel irrigation. American Academy of Clinical Toxicology; European Association of Poisons Centers and Clinical Toxicologists. *J Toxicol Clin Toxicol*. 2004;42:843-854.
9. Tenenbein M. Recent advances in pediatric toxicology. *Pediatr Clin North Am*. 1999;46:1179-1188.
10. Vale JA, Kulig K, American Academy of Clinical Toxicology, European Association of Poisons Centers and Clinical Toxicologists. Position paper: gastric lavage. *J Toxicol Clin Toxicol*. 2004;42:933-943.

14章
重症小児患者の搬送

目的

- 重症小児患者を安全に搬送する際に必要な伝達事項を知っておく。
- 迅速かつ安定して適切な施設に搬送を行うために、依頼元病院が搬送チームに提供すべき情報を知っておく。
- 重症小児患者を搬送する前に状態を安定化する方法を知っておく。
- 搬送チームの構成や搬送手段を選択する際に考慮すべき要素を特定できるようにする。
- 陸路および空路による搬送に伴う問題点や合併症を認識する。
- 搬送前の伝達事項や調整事項について理解する。
- 安全かつ適切な搬送に必要な器材やモニター類についての整理ができるようにする。

症例

2歳の女児が、煙の吸入による気道傷害により、気管挿管され地域の小児病院に搬送された。搬送中に人工呼吸器の高圧アラームが鳴り、F_{IO_2} 1.0 設定にもかかわらず酸素飽和度が90％以下に低下した。気管内吸引後にもかかわらず、高圧アラームは鳴り続け、酸素飽和度は下がり続けた。患者は徐脈、低血圧が認められ、循環不全が進行している。

Detection（発見）

―― 患者の身体はどのような状態か、もしくは Pediatric Early Warning Score は何点か（1章、表1-1を参照）？

―― 最も可能性が高い疾患と低い疾患は何か？

Intervention（処置）

―― 患者が安定するのに必要な初療は何か？

Reassessment（再評価）

——現在行っている治療は有効か？

——患者にはその他の治療介入が必要か？

Effective Communication（有効なコミュニケーション）

——メディカルコントロールのスタッフにはどのような情報提供が必要か？

——患者を搬送する際にはどのような資器材が必要か？

Teamwork（チームワーク）

——どのように治療を進めていくか？

——いつ誰が何を行うべきか？

I. はじめに

重症小児患者は，診断を行った病院，手術室，病院内の特殊なユニットあるいは他の施設など現在いる場所から搬送する場合，死亡や罹患するリスクがきわめて高い。このような患者を搬送するときには，搬送により得られる利益とこうむる不利益を考慮する必要がある。リスクは患者本人だけではなく，搬送を担当する人員にもある程度影響される。綿密な搬送計画，適切な人員の配置や資器材の準備により，リスクを最小限にとどめることができる。

II. 一般的な注意事項

重症小児患者は地域の適切な小児医療機関へ長距離の搬送が必要になることがある。多くの最重症あるいは外傷の患者は，近隣の医療機関に搬送され初療を受け，安定化が図られることが多い。このように安定化された患者はより高次で専門的な施設への搬送が必要になる。病院間搬送サービスは初療から根治的治療を行う施設へ，救急・集中治療の橋渡しとして重要な役割を担っている。このような施設間搬送は低次から高次医療機関への搬送であるべきである。

> **!** 患者搬送に伴うリスクは，適切な人材や資器材の選択や準備など，慎重な計画設計をすることにより最小限に抑えられる。 **!**

搬送中，患者の状態は不安定で悪化する危険性がある。したがって，治療方針や結果に影響しない診断のための検査・手技のための搬送は疑問視されるべきである。搬送に伴うリスクを避けるためには，なるべく診断のための検査や手技はベッドサイドで行うべきである。

搬送チームには，受けたトレーニングや能力，使用可能な資器材などに応じて現在あるいは今後必要な救急医療が提供できるような者が選ばれる。搬送中は，モニタリングや患者の重要な機能を維持することの中断は最小限にすべきである。病院内あるいは施設間の重症小児患者の搬送は専門的な訓練を受けた者たちが行うのが理想的であるが，いつも可能とは限らない。

ほとんどの施設が重症小児搬送の専門チームを利用できないことを踏まえ，既存の医療資源を利用する方

法を発達させる必要がある。American Academy of Pediatrics（AAP）や Society of Critical Care Medicine（SCCM）で推奨されている組織立った搬送サービスの基本は厳格である。組織立った小児重症患者搬送チームを利用できない施設間の総合的かつ有効な搬送は4つのステップから成り立っている。

1. 臨床医，看護師，呼吸療法士，病院管理者や地域の救急医療従事者など多くの職種により構成され，搬送計画が練られるべきである。

2. 患者統計，搬送の量，搬送様式，利用可能な資源（人，物品，救急医療サービス，コミュニケーションなど）や受け入れ施設を考慮できるチームが必要である。

3. 基本的な搬送プランが明記されている。

4. 搬送計画は定期的に評価し改善していく必要がある。

患者が安全かつ状態が少しでも安定・改善するように，三次医療機関へ搬送する際には受け入れ先のスタッフと計画を立てる必要がある。小児救急や小児集中治療のトレーニングを受け，経験のある臨床医によって搬送が管理されるのが理想的である。

> 搬送手段や搬送チームの構成は，患者の緊急度や搬送中に必要となるケアの度合いにより決定される。

搬送手段は重症患者の総合的なケアの重要な側面である。施設間搬送に用いられるおもな方法として，救急車，ヘリコプター，飛行機が挙げられる。地理的な要因や利用できる資源から，ボート，自家用車，カート，自転車などが必要となる場合もある。搬送チームの構成は利用できる資源に影響されるが，患者の需要を満たすような技術と経験をもった者が含まれるべきである。

小児の搬送は比較的新しい分野であり，ここ30年くらいで発展してきた。AAPは，重症小児の施設間搬送は近隣の病院では必要なケアが受けられない重篤あるいは外傷患者の転帰の改善を目標としている。技術や搬送手段の発達に伴い，以前はICUでしか行えなかった治療介入を小児集中治療搬送チームが使用することができるようになってきた。このことにより，搬送中のリスクが軽減され，転帰の改善が認められるようになった。

すべての三次小児医療施設は組織立った小児搬送システムをもつべきである。地域に密着し，小児救急や小児集中治療のトレーニングを受けた者が中心となってメディカルコントロールを行うのが理想的である。

III. 施設内搬送

重症小児患者を別の部署に搬送する1番の理由は，現在の場所では受けられない技術や専門家による治療が必要だからである。そのために，患者を診断・検査部門，手術室あるいは小児集中治療室（PICU）へ移動させなければならないことがある。搬送の過程は患者のリスクを考慮し，スムーズかつ効率よく計画されなければならない。施設内の搬送は決して容易ではなく，搬送中に状態が悪化する可能性がある。重症小児患者を安全に搬送し，状態の悪化を避けるには，協力，コミュニケーションの構築，適切な資器材やモニタリングを必要とする。

> 搬送に重要な4つの要素は，コミュニケーションの構築，人材，物的資器材，搬送手段である。

A. 搬送前のコミュニケーションと調整

患者の状態や治療に関する臨床医間と看護師間での情報交換は，搬送前と搬送終了後に行われるべきである（付録14）。患者の管理が別のチームで行われたり，別のユニットに搬送されたり，検査や治療がPICUの外で行われる場合には，詳細な引き継ぎによりコミュニケーションを図るべきである。

> ! 患者ケアの責任の所在が移るたびにコミュニケーションは必要となってくる。

搬送する前に搬送先（放射線科，手術室，核医学検査室など）に受け入れ準備の確認をし，速やかに手技や検査が行えるようにすべきである。補助業務やヘルスケアチームの他のメンバー（秘書，呼吸療法士，案内役）にも搬送のタイミング，必要となる資器材やモニタリングを伝えるべきである。責任者の臨床医は，患者搬送に付き添うべきかPICUの外の他の部署で急変のリスクがあるかを知らされているべきである。モニタリングや蘇生のための資器材はPICU内と同等であるべきで，もし可能であれば安全に搬送するために搬送中はさらにモニタリングを追加すべきである。記録には搬送の適応や搬送中の患者の状態および行った医療行為を記載する必要がある。

B. 施設内搬送中の人員

重症小児患者には最低2名が付き添うべきと強く推奨されている。1名は小児救急認定の基準を満たし，十分なオリエンテーションを受けた看護師である。もう1名は呼吸療法士，登録された看護師，あるいは必要に応じて集中治療医が同行すべきである。挿管されていたり状態が不安定な重症患者には，気道管理やadvanced pediatric life supportや集中治療のトレーニングを受けた医療スタッフ（臨床医，臨床看護師，医師助手）の同行が推奨される。

予想される手技が時間がかかるものであり，受け入れ病棟のスタッフなどの準備が十分整っている場合は，患者の治療は速やかに移行すべきである。このようにすることで，人的・物的医療資源を最大限に活用できる。責任の所在が移動に伴い不明確な場合は，搬送スタッフは患者がPICUに戻るまで付き添うべきである。

C. 施設内搬送中の資器材やモニタリング

搬送中は患者に付き添うために必要最低限の資器材やモニターにとどめておくことを勧める。すべての重症患者で，血圧計，パルスオキシメータ，心電図，除細動器は必要である。搬送中のモニタリング設備は，ICUで使用するものと同等であるべきである。持続的な心電図モニター・パルスオキシメータ，間欠的な血圧・心拍数・呼吸数の測定などは最低限必要である。一部の患者で呼気終末カプノグラフィ，持続的な観血的血圧モニター・中心静脈圧・頭蓋内圧モニターなどが有用である。

患者のベッドサイドでのデータを保管・表示できるモニター設備が利用できるのであれば，手技や搬送中に収集されたデータが再評価できるようにしておくべきである。最低限必要なものを表14-1に記載した。

> ! 重症小児患者を搬送する際のモニタリング設備は，ICUと同等のレベルにすべきである。

気道管理の器具として蘇生バッグ，患者の年齢や体格に適切な大きさのフェイスマスクは患者のそばに備えておくべきである。搬送中に十分酸素供給ができるように，搬送時間より30分は多い量の酸素を準備しておくことも重要である。

搬送中の突然の不整脈や心停止にそなえて，エピネフリン（アドレナリン）や抗不整脈薬など蘇生に必要な薬物は備えておくべきである。患者搬送中や目的地においてもさまざまな薬物が処方できるように，救

表 14-1　搬送中に必要最低限のモニタリング設備

- 心電図モニター
- パルスオキシメータ
- 経皮ペーシングが可能でバッテリー駆動式の除細動器
- 酸素ボンベ，酸素流量計
- 乳児，小児および成人で使用可能な人工呼吸器
- 輸液ポンプ
- 非観血的血圧計
- 携帯用の吸引器

急蘇生カートなどにも備えておく必要がある。多くの施設で検査や手技の設備は小児と成人で共有していることが多い。したがって，小児の蘇生の器具や薬物は乳児から小児まですべてを網羅している必要がある。鎮静薬や麻薬など追加の薬物はおのおののケースで検討されるべきである。

輸液ポンプによる投与・調整されている経静脈輸液や持続点滴の薬物はきちんと投与されているか確認すべきである。バッテリー駆動式の器具は十分に充電をし，搬送中に使用できるようにしておくべきである。予備のバッテリーや電気コードも用意しておくべきである。患者搬送に医学的な判断ができる専門の医療スタッフが同行しないときには，緊急時の輸液や薬物投与が適切に行われるようなプロトコルやコミュニケーション手段が確立されている必要がある。

施設内搬送においてバッグマスク換気が最も一般的な呼吸補助の手技である。携帯用の人工呼吸器は決められた分時換気量や酸素供給ができるため，最近はよく使われるようになってきた。多くの場合100％酸素が使用される。しかし，新生児，単心室症や体循環が右-左シャントの血液に依存している先天性の心疾患では，酸素濃度を制限する必要がある。人工呼吸器を使用している患者において，搬送先でもPICUと同じような器具が使用できるのが望ましい。搬送先で患者の処置ができるように，PICUで使用されている医療機器も移送すべきである。

気管チューブは搬送前にX線で適切な位置にあることを確認すべきである。バッグマスクによる用手換気あるいは携帯用の人工呼吸器を使用し，適切な酸素化・換気をする必要がある。時折，搬送中あるいは搬送先で人工呼吸器のモードや設定が変わることがある。そのような場合には，適切な治療を施行し，患者を安定させるために搬送前に代替の呼吸器モードを試しておくべきである。もし代替の治療で患者の安定が維持できないときは，搬送に伴うリスクと利益を再評価する必要がある。

搬送用人工呼吸器には，接続がはずれたときと異常な高気道内圧を知らせるアラームを備えておくべきである。多くの在宅人工呼吸器では回路がはずれた際にアラームが反応するのが遅く，気管切開チューブが留置されている患者には細心の注意を払う必要がある。すべての人工呼吸器はバックアップのバッテリーがそなわっていることが望ましく，電気コードも搬送中は患者とともに持ち運ぶべきである。

IV. 施設間搬送

重症小児患者を別の施設に搬送するときのおもな適応は2つある。1つは現在治療を行っている施設では安定化が図られた後の治療が行えない。もう1つは，地域の三次医療機関でなければ包括的かつ専門的な治療ができないような診断であったり，重篤な疾患の場合である。患者を評価した施設で適切かつ専門的な治療が行えないと判断した場合には，速やかに搬送を計画すべきである。

どのタイミングで患者を搬送するかどうかを認識することは重要である。患者の良好な転帰は，受け入れ

病院での有効かつ専門的な看護，医療スタッフ，技術的介入に左右される。

施設間搬送に受け入れ病院からの搬送専門チームを利用する場合，遅れが生じることがある。したがって，患者の状態悪化は常に想定，予想されるべきであり，初期の安定が図られた後は速やかに適切な搬送チームを手配すべきである。

> **!** 受け入れ先病院への到着までに時間がかかる場合でも，重症あるいは外傷小児患者は経験豊富な搬送チームにより最善の処置がなされるべきである。

安定化が図れていないときには早期の施設間搬送が唯一の方法である。状態悪化の予防，安定した状態を継続して維持するためには搬送中に行える医療行為の質は重要である。搬送チームは受け入れ病院と同等あるいはそれ以上のケアを行える能力をそなえておくべきで，搬送中もそのケアを提供する必要がある。搬送手段や方法，チーム構成などは，患者の状態に合わせて選択すべきである（**付録15**）。

> **!** 患者の適切な安定化が困難である場合には，搬送を考え直さなければならない。しかし，受け入れ先の病院でしか安定化が得られないこともある。

医療関係者は，患者搬送に関連する地方や国の法令に対し知識をもっておく必要がある。米国では，政府により病院の法的責任がきちんと定義されている。金銭的な理由による搬送は禁じられており，施設および携わったスタッフに重大なペナルティーが科せられる。米国では施設間搬送の前に，法的責任能力のある患者本人，あるいは未成年や責任能力のない患者の場合には親権者に十分に説明し，同意を得る必要がある。これには，搬送に伴うリスクや利益をきちんと説明し，診療録に記載，同意書に署名をもらうことが含まれている。インフォームドコンセントが行えない状況では，搬送する理由と同意書がとれない理由を記録に残すべきである。速やかに搬送するために搬送前に説明し，同意を得ておくべきである。施設間搬送の際に起こりうるイベントなどを，**図14-1**に搬送のアルゴリズムで示す。

A. 搬送の流れ

搬送を決定した場合，患者に対し準備を進めるべきである。目標は，患者の安定化である。疾患や外傷に伴う患者の状態変化や経過を考慮する必要がある。搬送チームと受け入れ病院のスタッフ間で，患者を安定化するために行う医療介入に関して協議すべきである。確実な気道開通性は保証されるべきである。

必要時は気管挿管を行うべきである。その際には，搬送先の病院あるいは搬送チームの中で，最も熟練した者が行う必要がある。気道の安定化が図られた後は適切な換気，酸素化を行うべきである。循環の評価および安定化も図られるべきである。適切な経静脈輸液路を維持することは重要である。多くの場合，搬送中は2本の輸液路を確保することが望ましい。適切な体温管理も重要であり，特に施設間搬送や乗り物での移動の際には気をつける必要がある。

> **!** 搬送中に安定した気道開通性が保てないときには，気管挿管をすべきである。

患者の安定化が図られた後には，診療録，検査所見，X線やその他の画像検査のコピーを作成し患者とともに移送できるようにすべきである。搬送前に適切で正確な情報が準備されているかを確認するため，最低1名の親あるいは法的な保護者が患者とともにいるべきである。多くの場合，搬送中も最低1名の親あるいは法的な保護者が同伴する。

B. 搬送方法

施設間搬送を成功させるためには，最も適した搬送手段およびチーム構成を選択すべきである。典型的な施設間搬送では，救急車，移動ICU機能を備えた救急車，ヘリコプターや飛行機などの固定翼を使用す

図 14-1 搬送のアルゴリズム

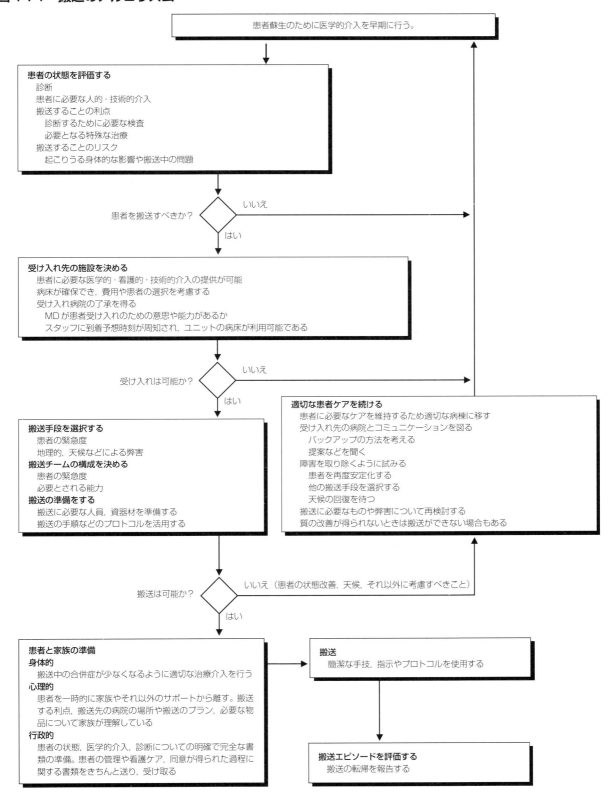

ることが多い。しかし，地域や地方によってはそれ以外の搬送手段が選択される。重症小児患者を搬送するときの手段を選択する際には，次の事項を考慮する必要がある：

- 疾患および重症度
- 搬送中に状態が悪化するリスク
- チームの能力
- 三次医療機関までの搬送時間およびチームが要請できるまでの時間
- 施設間の距離
- 地域の地形，天候や交通状況
- 乗り物や飛行機の手配が可能か

これらのことが考慮された後，かかる費用や使用可能な人的および物的資源がそれぞれ検討されるべきである。

搬送チームは限られた医療資源の中で，それぞれの搬送方法の制約について検討する必要がある（**表14-2**）。したがって，チームメンバーの認知，コミュニケーション，搬送領域は制限される。

表14-2　搬送手段の比較

	救急車	飛行機（固定翼）	ヘリコプター
利用のしやすさ[a]	優れている	許容範囲内	よい
安全性	よい	よい	よい
キャビン環境（空間，騒音，振動）	許容範囲内〜よい	よい	乏しい
搬送時間	許容範囲内	よい	優れている
距離	100マイル（160km）未満（一般的には）	200〜2,000マイル（322〜3,218km）	100〜150マイル（160〜241km）
考慮すべき事項	交通状況や天候	途中多くの搬送手段が必要	天候

[a] 地理的条件や地域のさまざまな資源に影響を受ける。
Adapted with permission. ©1997 Wolters Kluwer Health. Durbin DR. Preparing the child for interhospital transport. In: Henretig FM, King C, eds. *Textbook of Pediatric Emergency Procedures*. Baltimore, MD: William & Wilkins; 1997.

他の搬送手段と比較して，多くの場合で救急車は，常に使用可能，費用が安い，空間が広い。そのため，施設間搬送で最も多く使用される。どんな天候でも使用できることが多く，介入や処置が必要なときは停車することが可能である。施設間の距離が長くても，天候によっては救急車が選択される場合もある。ヘリコプターや飛行機と比較して救急車は一般的に安全であると考えられている。不利な点としては，搬送距離が長い場合に時間がかかる，天候や交通状況による影響を受けることが挙げられる。

ヘリコプターの利点は，遠くても搬送時間が早く，交通状況に影響を受けないことである。患者搬送の際に搬送スピードが最も優先されるときには，ヘリコプターが最もよい手段である。ヘリコプターでの搬送中は，モニタリングや患者の状態評価はきわめて困難である。飛行中は，キャビンの狭い空間やロター

から絶えず伝わる雑音と振動により行える手技などが限られる。それに加えて，ヘリコプター搬送は救急車と比較して高価である。天候によっては飛行の15％程度が妨げられ，この手段の限界でもある。

150マイル（240km）以上の距離を搬送する場合には，飛行機が選択される。選択する機体にもよるが，患者のモニタリングや評価を行う際のキャビンの環境はよい。多くの機体は加圧されており，決まった場所にしか着陸できない。ローターで駆動するヘリコプターと比較して処置がしやすい。欠点としては，手配が完了するまでの時間が長い（しかし，搬送時間で相殺されることが多い），患者を複数回移動させなければならない，多くの場合に機体から病院までは救急車を使用しなければならない，ことなどが挙げられる。複数回移動させることにより，気道が不安定になったり，経静脈カテーテルや器具の不具合が起こるリスクが高くなってしまう。低酸素，ガスの拡散，気温の変化，湿度，重力に伴う変化や高度が高くなるなど航空搬送特異なリスクも考えられる。

航空搬送において低酸素は最も考慮すべき事項の1つである。減圧されたキャビン内では高度の上昇とともに低酸素のリスクは増加する。

低酸素に対して患者は代償反応として呼吸努力および呼吸数を増やす。患者の呼吸機能が危うい場合には酸素を供給すべきである。それに加えて高度が上がると，ガスの容積は増える。生理学的には，高度が上がり気圧が下がることにより，小さな気胸がある患者ではそれが増大し，緊張性気胸を呈することがある。同様な機序で気脳症が増悪し，閉鎖性頭部損傷が悪化することがある。経鼻胃管チューブは，胃の減圧のために吸引器にきちんと接続されるべきである。高度が上がることにより加圧された器具は適切な陰圧を保つように調整が必要となることがある。高容量，低圧のカフを有する気管チューブでは，飛行前にカフ内の空気を少し抜き，適切な密閉が得られる最低のカフ量になるよう，飛行中は定期的にチェックする必要がある。多くの懸案事項があるにもかかわらず，飛行により短縮される時間がリスクを上回る。

C. 搬送チームの構成

受け入れ病院から搬送チームが派遣されている場合以外は，患者に対する第1の責任は搬送先病院に到着するまでは多くの場合，搬送元病院にある。搬送中はケアの質を下げることで，患者の状態を危険にさらすことは避けなければならない。そのため，搬送スタッフの能力や経験には注意する必要がある。

チーム構成の人員はさまざまである（表14-3）。患者の需要および病院が利用可能な資源によって規定される。チームには，臨床医，看護師，呼吸療法士，コメディカルや救急医療技術者などが含まれる。すべての面において優れているチーム構成はない。

表14-3　搬送チームの比較

搬送	利点	欠点
個人の乗り物	コスト，スピード，手配のしやすさ	輸液を含めケアが行えない
救急車・救急医療サービス	コスト，スピード，いくつかのモニタリングが可能	介入や手技が限られている
救急医療サービスチーム＋看護師，臨床医	確かな技術，モニタリング	限られた医療資源が消耗される
広範な重症対応チーム	コスト，スピード，確かな介入およびモニタリング	小児重症対応の技術や知識が限られている
小児重症患者搬送チーム	最も高いケア，モニタリング，技術	利用が限られている

Adapted with permission. ©1997 Wolters Kluwer Health. Durbin DR. Preparing the child for interhospital transport. In: Henretig FM, King C, eds. *Textbook of Pediatric Emergency Procedures*. Baltimore, MD: William & Wilkins; 1997.

チームメンバーは，地域の救急医療サービスのスタッフ，依頼元病院からの医師，成人や外傷患者をおもに搬送する集中治療チームや小児・新生児の搬送専門チームから選別される。特異な搬送を行うときには，患者の安全性および必要な医療的介入を考慮しチームを構成する。地域の救急医療サービスは迅速な対応が可能であるが，重症あるいは外傷小児患者の搬送に対し，トレーニングや経験，あるいは機材が不十分であることが多い。依頼元病院の医療従事者は早期に対応が可能であるが，不在になることで病院の不利益につながるかもしれない。小児の病院前救護や集中治療の経験が少ない人は搬送中の管理が難しいと感じるであろう。成人の重症患者搬送サービスでは陸路および空路を使用するが，小児重症患者への対応の経験や資器材には限度がある。

小児・新生児の専門搬送システムは，重症小児患者のケアに慣れた人（看護師，呼吸療法士，ナースプラクティショナー，臨床医や救急医療技術者など）が含まれている。これらの専門チームは搬送中に最善のケアを提供し，PICUへの搬送までの間はケアを継続することが可能である。多くの場合，地域の三次医療機関に所属しているため搬送先の病院に到着するまで時間を要し，他の搬送法と比較して費用がかかる。残念ながら，利用できない地域もあり，搬送手段が限られてしまうこともある。最も不安定な患者の搬送には，到着するまでや安定化するまで時間がかかるとはいえ，可能であればこのようなチームを利用すべきである。

V. 施設間搬送での患者の準備

A. 搬送前のコミュニケーションと調整

どの施設でも必要時に使えるように，搬送のためのプロトコルや概要を示した計画書を作成しておくべきである。救急外来では重症小児患者の対応ができる施設名や電話番号を記したリストを準備しておく必要がある。受け入れ先の三次医療機関に搬送ができないときのために，受け入れ可能な搬送システムの連絡先のリストも作成しておくべきである。

重症小児患者の施設間搬送において最も重要なステップは，最初の紹介のための連絡である。提供された情報をもとに受け入れ病院では最適な病床（PICUあるいは一般小児病棟）を準備しておくべきである。診断や治療のために必要なものを準備しておく必要がある。受け入れ病院で小児専門の搬送チームが利用できる場合には最善のメンバーで構成されるべきである。はじめの紹介の連絡に含まれるべき重要な患者情報としては，次のものがある：

> !
> 搬送を成功させる最も大事なことは依頼元と受け入れ先病院の有効なコミュニケーションである。
> !

- 患者の個人情報

- 依頼元の医師名

- 依頼元の施設名，所在地，連絡先電話番号

- 患者の状態を記した簡潔な書類

- バイタルサインと体重

- 身体検査で得られた所見

- 検査所見や画像所見

- 行った処置および治療に対する反応性

受け入れ先の臨床医は，さらに行うべき評価や介入に関してアドバイスをすることもある．搬送が行われる前に，受け入れ先病院では患者受け入れのための適切な資源などを確実に準備する必要がある．搬送手段は，患者の緊急度，時間，天候，安定化のために継続して必要とされる介入や，利用可能な人的・物的資源などを考慮し，搬送する医療者と受け入れ先の医療者との間で協議されて決定される．

搬送チームが依頼元あるいは受け入れ先施設とは無関係であるときには，有効な患者搬送が行えるように依頼元病院は協力すべきである．搬送者は，患者の状態や搬送中に必要とされる器具の確認のため，有効性や移動性を確実にするために連絡をとるべきである．準備や搬送するためにかかる時間を共有する必要もある（**表14-4**）．

表14-4　搬送チームに提供すべき情報

- 患者の氏名，体重，年齢，性別，生年月日
- 依頼元病院および搬送先病院での患者の病棟（ユニット，施設），住所や電話番号を含む
- 依頼元および搬送先病院の担当医の氏名，連絡先
- 診断名
- 搬送手段（陸路，飛行機，ヘリコプター）
- 移動手段（保育器，小児用ストレッチャー，成人用ストレッチャー）
- チーム構成（メンバーの人数）
- 搬送手段選択の理由（患者の緊急度，交通状況や天候など）
- 搬送に必要な資器材
- 患者の状態，すでに行われた処置などを含める

看護師同士の申し送りを受け入れ先施設に提供すべきである．患者搬送の過程で受け入れ病院が関与していない場合は，出発前に依頼元病院の臨床医は速やかに受け入れ先病院に電話連絡をし，直近のバイタルサイン，現在の状態および到着予定時刻を伝える必要がある．

搬送チームの到着あるいは準備を待つ間，依頼元病院のスタッフは患者搬送の準備をしておくべきである．診療録，検査所見，X線検査などのコピーを作成し，モニタリングや評価は継続して行い，最も経験のある者により適切な処置を行う．気道の開通性や呼吸状態に不安があるときには，気管チューブの挿管をする必要がある．すべての静脈ラインの開通性を確認し，きちんと固定をする必要がある．搬送前に頸椎および骨折部位は安定化あるいは不動化されるべきである．搬送中は患者の経口摂取を中止すべきである．経鼻胃管チューブは吸引器にきちんと接続すべきである．臨床的に著しい気胸や血胸が認められる場合には，搬送前に胸腔ドレナージを行い，脱気や血液を除去すべきである．それに加え，患者家族には患者の状態を伝え，搬送が必要な理由を説明し，インフォームドコンセントが得られるようにすべきである．依頼元病院の責任に関して**表14-5**にまとめた．

表14-5　依頼元病院の責任

- 患者の状態を安定化する
- 早期に受け入れ先病院と連絡をとる
- 搬送の必要性を家族に説明し同意を得る
- 静脈ラインおよび気道確保を行う
- 頸椎および骨折部の安定化を図る（適応があれば）
- 診療録，X線検査の結果，搬送の概要，使用薬物のリスト，検査結果のコピーを準備する
- 搬送チームに検査中の結果を電話で報告する
- 必要に応じて血液製剤を準備する

B. 施設間搬送中の人員

運転手に加えて患者搬送には最低2名が同行すべきである。最低1名は，気管挿管を含む高度な気道確保，経静脈による治療，不整脈の解釈および治療，一次・二次救命処置が行える看護師，臨床医あるいは救急医療技術者でなければならない。もし患者に臨床医が同行しない場合には，患者の状態が変化したときに医学的アドバイスや指示がだせる医療従事者と連絡がとれるようにしておくべきである。もしこれが技術的に不可能なときには，緊急時の救命処置が行える継続的な指示を伝達する方法を準備しておくべきである。

C. 施設間搬送中に最低限必要な資器材

誰が搬送するときでも，必要最低限の資器材について協議し再考しておくべきである。緊急時に使用できるように小児用の適正なサイズの資器材や薬物が入った移動用バッグを準備しておくことが望ましい。**表14-6～14-8**にて，小児患者の呼吸に関する資器材，搬送用資器材，搬送用薬物について推奨されてい

表14-6　最低限の呼吸に関する資器材

- 容量が500mLの蘇生バッグ
- 容量が1Lの蘇生バッグと酸素リザーバー
- 酸素供給用のチューブ #2
- アダプターとチューブがついた血圧計
- 鼻カニューレ：新生児，小児，成人
- 非再呼吸HCマスク：小児，成人
- 蘇生用フェイスマスク，おのおの1サイズずつ：新生児，乳児，幼児，児童，10歳代前半，10歳代後半
- カプノメータ（使い捨て）：小児，成人
- カプノメータ：気管チューブ用のアダプター，チューブ，小児および成人用鼻カニューレ
- PEEPバルブ（可変式）
- バッグバルブに気管チューブ，気管切開チューブを接続するためのアダプター
- 経口エアウェイ，おのおの1サイズずつ：5, 6, 7, 8, 9（小児用サイズ）
 ：0, 1, 2, 3, 4（成人用サイズ）
- 経鼻エアウェイ，おのおの1サイズずつ：14F, 16F, 18F, 20F, 22F, 24F, 26F, 30F
- マスク，気管チューブにネブライザーをつなげるためのアダプター
- Macintosh型喉頭鏡ブレード：#1, #2, #3, #4
- Miller型喉頭鏡ブレード：#0, #1, #2
- 気管チューブ用スタイレット，おのおの1サイズずつ：小，中，大
- Magill鉗子，おのおの1サイズずつ：小児，成人
- 喉頭鏡のハンドル：小児，成人
- 喉頭鏡用の予備の電球，バッテリー
- 固定用のテープ
- ブーツ型止血鉗子
- 10mLシリンジ2本
- 気管チューブ，おのおの2本ずつ：カフなし 2.0, 2.5, 3.0, 3.5, 4.0, 4.5mm
 ：カフ付き 3.0, 3.5, 4.0, 4.5, 5.0, 5.5, 6.0, 6.5, 7.0, 8.0mm
- 水溶性の潤滑剤
- 吸引カテーテルおのおの2本ずつ：6F, 8F, 10F, 12F, 14F
- 口腔内吸引
- 回転アダプター
- 聴診器
- 持続性気道内陽圧（CPAP）のプロング：極小，小，大
- 輪状甲状膜切開用のメス
- 輪状甲状膜穿刺用キット

表 14-7　最低限の搬送用資器材

- 固定用のテープ
- アルコール消毒用のスワブ
- 腕のボード：小児，成人
- 動脈ライン用のチューブ
- 骨髄針
- 血圧測定用マンシェット：新生児，乳児，小児，体格の小さい成人，体格の大きい成人
- 翼状針：23，25G
- コミュニケーション用のバックアップ（例，携帯電話）
- 除細動器用のパッド（小児，成人），ゼリー
- 血糖測定用の器具
- 心電図モニター用のコード：乳児，小児，成人
- 懐中電灯，予備の電池
- Heimlich バルブ（胸部の排気バルブ）
- 輸液ポンプ
- 輸液用チューブ：小児，成人
- 輸血用のYチューブ
- 延長チューブ
- シリンジポンプ用のマイクロボアチューブ
- 三方活栓
- 静脈留置針：14〜24G
- 経静脈輸液（プラスチックバッグ製）
- 1,000mL，500mL 生理食塩液
- 1,000mL リンゲル液
- 250mL の 5%ブドウ糖液
- 灌流用シリンジ（60mL），カテーテルチップ
- Kelly 鉗子
- 皮下注射用の針（各サイズ）
- 皮下注射用のシリンジ（各サイズ）
- 洗浄用の生理食塩液
- 輸液用の加圧バッグ
- パルスオキシメータとセンサープローブ：新生児，小児，成人
- セイラムサンプチューブ（各サイズ）
- 上肢，下肢用の抑制用具など
- 聴診器
- 吸引器
- 吸引カテーテル
- 外科用被覆材（スポンジ，ガーゼ）
- 駆血帯（静脈穿刺時用）
- ハサミ
- 頸椎および脊椎固定用の器具
- 体温計
- 滅菌および非滅菌手袋
- 胸腔チューブ：12F，16F，20F，26F
- 胸腔ドレーン挿入用のキット
- 経鼻胃チューブ：8F，10F，12F，14F
- 尿道カテーテル，採尿バッグ
- 静脈カテーテル固定用のドレッシング材

るものをまとめた。これらの物品は施設間搬送の際に，患者とともにあるべきである。資器材や薬物は小児の全年齢をカバーできることが好ましい。患者の需要や搬送形態に適応できるようにすべきである。

D. 搬送中のモニタリング

最低限，施設間搬送の際には施設内の搬送と同等のモニタリングが行われる必要がある（**表 14-1**）。動脈血圧，中心静脈圧，頭蓋内圧や呼気終末二酸化炭素のモニタリングなどが有用なことがある。人工呼吸器のサポートが必要な患者では，搬送前に気管チューブの位置を確認し，適切な位置に固定すべきである。適正な酸素化や換気は頻回に評価すべきである。搬送中の安定化を確実にするためには，搬送前に人工呼吸器のモードを評価する必要がある。搬送中の患者の状態，行った介入や管理などは記録に残す。受け入れ病院は，依頼元病院からの情報とともに搬送中の記録のすべてのコピーなども提供されるべきである。

表 14-8　最低限の搬送用薬物

- 小児救急における薬物の参考書
- アデノシン
- アルブテロール
- アミオダロン
- アトロピン
- カルシウム製剤
- 麻酔用スプレー：口腔, 皮膚粘膜用
- 25%ブドウ糖
- 50%ブドウ糖
- ジゴシン
- ジルチアゼム
- ジフェンヒドラミン
- ドパミン
- エピネフリン/アドレナリン 1mg/10mL（10,000倍）
- エピネフリン/アドレナリン 1mg/1mL（1,000倍）
- ホスフェニトイン（冷所保存）
- フロセミド
- グルカゴン
- ヘパリン 1,000U/1mL
- イソプロテレノール
- ラベタロール
- リドカイン 100mg/10mL
- リドカイン 2g/10mL
- マグネシウム製剤
- マンニトール
- メチルプレドニゾロン
- メトプロロール
- ナロキソン
- 麻薬（例：モルヒネ, フェンタニルなど）
- 筋弛緩薬（例：ベクロニウム, pancuronium, ロクロニウム）
- ニトログリセリン製剤（静注用）
- ニトログリセリン製剤（錠剤）
- ニトロプルシド
- 生理食塩液（静注用）
- フェノバルビタール
- カリウム製剤
- プロカインアミド
- プロスタグランジン E_1（冷所保存）
- サーファクタント製剤
- 鎮静薬/催眠薬（例：lorazepam, ミダゾラム, ケタミンなど）
- 炭酸水素ナトリウム製剤
- 蒸留水（静注用）
- テルブタリン
- ベラパミル

重症小児患者の搬送

Key Points

- 依頼元病院のスタッフは，小児患者の安定化のためにあらゆる介入をしなければならない。搬送中の状態悪化を避けるために，搬送チームが必要とする手技などのアシストも含まれる。

- 安全に搬送するためには患者を適切に安定化する必要がある。

- 最善の搬送手段および搬送チーム構成を決定するためには，適切な情報が必要である。

- 患者を適切に搬送するためには，受け入れ施設および臨床医と早期に連絡をとるべきである。

- 可能であれば搬送前に必要なもの（診療録，検査所見，X線写真や連絡先電話番号）を準備しておかなければならない。

- 患者の状態に変化があれば，搬送チームおよび受け入れ先病院（医師）に情報提供がされるべきである。

- 施設内および施設間搬送中は，患者とともに適切な資器材を運ぶ必要がある。

- 搬送チームは搬送にかかる時間より最低30分は余裕がもてるように，余分に必要な資器材や薬物を準備しておくべきである。

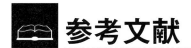

参考文献

1. American Heart Association. *PALS Provider Manual*. Dallas, TX; 2011.
2. Henretig FM, King C, eds. *Textbook of Pediatric Emergency Procedures*. Baltimore, MD: Lippincott Williams & Wilkins; 1997.
3. Kanter RK, Tompkins JM. Adverse events during interhospital transport: physiologic deterioration associated with pretransport severity of illness. *Pediatrics*. 1989;84:43–48.
4. McCloskey K, Orr R, eds. *Pediatric Transport Medicine*. St. Louis, MO: Mosby; 1995.
5. Wallen E, Venkataraman ST, Grosso MJ, Kiene K, Orr RA. Intrahospital transport of critically ill pediatric patients. *Crit Care Med*. 1995;23:1588–1595.
6. Warren J, Fromm RE, Orr RA, Rotello RC, Horst HM. SCCM guideline for the inter- and intrahospital transport of critically ill patients. *Crit Care Med*. 2004;32:256–262.
7. Woodward GA, ed. *Guidelines for Air and Ground Transport of Neonatal and Pediatric Patients*. 3rd ed. Elk Grove Village, IL: American Academy of Pediatrics; 2007.

15章
緊急を要する中枢神経系疾患

 目的

- 正常な頭蓋内容物と脳血流の生理を理解する。
- 小児患者の緊急時の神経学的評価について理解する。
- 痙攣発作やてんかん重積状態の急性期治療を理解する。
- 意識変容や昏睡状態にある小児患者の診察・初期治療について理解する。
- 現在推奨されている頭蓋内圧亢進に対する治療の要点を整理する。

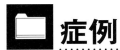 **症例**

3歳の女児が，発熱・意識障害・右半身の痙攣発作にて救急外来を受診した。両親がリビングルームで意識のない状態の女児を発見したとき，そばに空の薬瓶が落ちていたという。救急隊の到着時には無呼吸で徐脈を呈しており，バッグマスク換気を行いながら病院へ搬送された。女児の評価・治療を行うよう，コールがかかった。

Detection（発見）

　　——最も考えられる疾患は何か？

Intervention（処置）

　　——緊急気管挿管の必要性はあるか？

　　——どのような気道確保の方法・用具を用いるべきか？

　　——ブドウ糖を投与すべきか？

Reassessment（再評価）

　　——ナロキソンなどの拮抗薬の投与を行う必要はあるか？

Effective Communication（効果的なコミュニケーション）

——治療を行うにあたって誰に連絡をする必要があるか？

Teamwork（チームワーク）

——どのメンバーに何の治療をいつ行ってもらうか？

I. はじめに

神経細胞の生理や病態生理の理解が深まり，中枢神経保護を目的にした治療が行われるようになってきた。

大脳の機能は病理的な状況でも中枢神経の恒常性を保つための反射によって維持され，障害を防ぐことができる。そのため，小児で意識変容や意識低下を認めた場合は，原因に対する適切な治療を緊急に開始し，二次障害を最小限に食い止めることが機能回復の鍵になる。つまり，中枢神経系への酸素供給を保ちながらその酸素消費を可能な限り抑えることが中枢神経障害の治療の目的である。

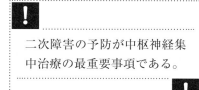

二次障害の予防が中枢神経集中治療の最重要事項である。

緊急を要する中枢神経疾患についても，その他の重症疾患と同様に，気道・呼吸・循環（ABC）の確保が最優先であるが，外傷が原因である場合やそれを疑う状況では気道確保の際に頸椎保護に注意する必要がある（2章，9章）。

中枢神経疾患の患者では，さまざまな理由から低換気や気道閉塞などの呼吸不全がみられるため，神経症状が悪化した場合は呼吸不全を伴っている可能性が高いことを念頭に確実な気道確保を考慮すべきである。基本的には，緊急気管挿管よりも待期的な気管挿管のほうが安全面からも望ましく，低酸素血症と高二酸化炭素血症の予防にもなる。また，初期輸液としては脳浮腫の悪化を防ぐために等張液か高張液を用いる。

1. 気道・呼吸・循環（ABC）の確保が，緊急を要する中枢神経疾患の治療の基本である。
2. 早期の気管挿管によって低酸素血症や高二酸化炭素血症を防ぐことができる。
3. 外傷が原因だと疑われる場合は頸椎保護を忘れない。
4. 蘇生のための輸液には等張液か高張液を用いる。

II. 頭蓋内生理の基礎

多くの緊急を要する中枢神経疾患は，同じような病態生理の過程を経て頭蓋内圧の亢進や脳血流障害をきたす。人体にはこれらの変化をとどめたり，機能障害を軽減したりするための調節機能が数多くそなわっているが，小児の中枢神経障害を診療するためにはこれら調節機能の基礎や破綻した場合の介入について理解しておくことが必要である。

A. 頭蓋内圧

頭蓋内には脳実質（80%）・血液（10%）・脳脊髄液（10%）の3つの分画があり，厚く弾力性のない硬膜と半剛性の頭蓋骨によって頭蓋内容積が決められているというのがMonro-Kellieの法則である。それぞ

れの分画は容積や圧の平衡がとれた状態にあるが，いずれかの分画の容量が増すと残りの1つか2つの分画の容量が犠牲になる。**図 15-1** は，頭蓋内コンプライアンスについて説明したグラフである。3つの分画（脳実質・血液・脳脊髄液）の相互関係や，それぞれを調節する生理機能を駆使することが中枢神経集中治療の基本である。

たとえ大泉門のまだ閉じていない乳児であったとしても，弾力性に乏しい硬膜によって頭蓋内容量の増大が妨げられるため，頭蓋内圧亢進を起こしやすくなっている可能性がある。さらに，乳児は成人に比べて頭蓋脊椎軸（脳硬膜の高さから脊髄を経由して腰仙部までの長さ）が短いため，押しやられた脳脊髄液や脳血液が転移できるスペースはより少ない。**図 15-2** は頭蓋内分画の増大により他の分画がどう変化するかを示している。

図 15-1　頭蓋内コンプライアンス

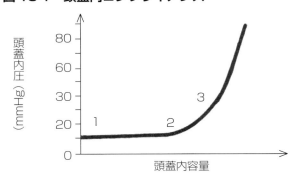

点1と点2の間では，頭蓋内容量が増えていく（例えば，脳腫瘍，脳浮腫，頭蓋内出血など）にもかかわらず，脳脊髄液と血液が脊髄腔に移動することにより頭蓋内圧は一定に保たれている。点2では頭蓋内圧は正常のままであるが，さらなる頭蓋内容量の増大（例えば，脳腫瘍，脳浮腫，閉塞性水頭症，頭蓋内出血など）により急激な頭蓋内圧の上昇が引き起こされ，生命が危険にさらされる可能性がある。点3では頭蓋内容量の増大に代償しきれないため頭蓋内圧が非常に高くなっている。

上段は正常頭蓋内圧での3分画の分布を表している。中段は占拠性病変（出血など）が出現した状態で，頭蓋内圧はおもに脳脊髄液と静脈血が頭蓋内から押しやられることで正常に維持されている。これは**図 15-1** では点1から点2の間に相当する。下段は占拠性病変の増大に代償しきれなくなった状態で，最大限に脳脊髄液の移動が起きた後に頭蓋内圧が上昇しはじめる。**図 15-1** の点2から点3の間に相当する。3分画の関係やそれぞれを調節することが中枢神経集中治療の基本である。

図 15-2　頭蓋内容量の増加に伴う分画の変化

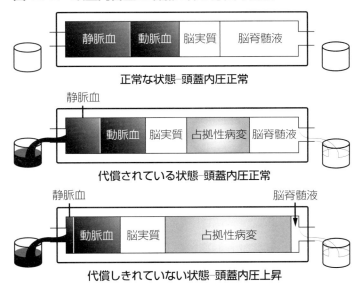

1. 脳

脳は頭蓋内の最大（80％）の容量を占める。脳実質は神経細胞（50％）と，グリア細胞や血管などで構成されている。神経細胞は活発に活動電位を発しており，神経伝達物質を生成するために多くのエネルギーを必要とする。しかし，脳は少ししかエネルギーを蓄えておくことができないため，痙攣中や高体温症などエネルギーの需要が増大した状態では脳血流を増やす必要がある。

脳の容量は少しの幅であれば変化するため、細胞浮腫や細胞外液増加にある程度は反応できる。細胞傷害による浮腫（細胞傷害性浮腫）は細胞の恒常性破綻によって引き起こされるが、特に高浸透圧治療に対して反応が乏しいためしばしば悪い転帰をたどる。一方、細胞外液増加は血液脳関門の透過性亢進が原因で起きる（血管原性浮腫）。さまざまな疾患で、これらが原因となって脳容量の増大が起こり頭蓋内圧亢進を認める。

2. 脳血液量

動脈、静脈、毛細血管を循環する血液は頭蓋内の10％を占め、脳血流は脳の代謝量・血圧の変化や$Paco_2$・Pao_2の上下に反応して変化する。これは、動脈の緊張度により脳血流が調整されることで脳血液容量が変化することによる。動脈の緊張度上昇（過換気による$Paco_2$低下など）によって脳血液量の急激な減少（結果的に頭蓋内圧低下）を誘導できるが、同時に脳虚血を起こす可能性があることに注意すべきである。したがって、脳血液容量や頭蓋内圧を低下させるために$Paco_2$を下げるのは短時間にとどめるよう推奨されている。

長時間の過換気で頭蓋内圧を急に下げると、脳血液量の減少によって脳虚血が惹起される。

3. 脳脊髄液

脳脊髄液は残りの約10％を占める。脳は脳脊髄液に浮かんでいるため、脳脊髄液は神経根・血管・脆弱な膜にかかる張力を弱めるクッションの役割をしている。実際の脳室容積は、乳児で40～60mL、年少児で60～100mL、年長児で80～120mL、成人で100～160mLほどである。脳脊髄液の約70％は脈絡叢で産生され、残りは脳質上衣、中脳水道、くも膜下軟膜の表面、脳脊髄実質で産生されている。産生の速度は年齢によらず0.35～0.40mL/min、または500～600mL/日で5～7時間で入れ替わる。

脳脊髄液は年齢にかかわらず一定の速度で産生される。循環の閉塞、産生増加、吸収不全は頭蓋内圧の上昇につながる。

図15-3 脳脊髄液の循環

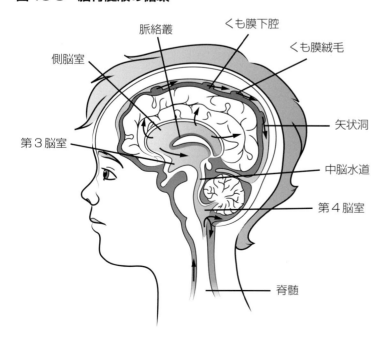

図15-3は脳脊髄液の正常な循環経路を示している。圧勾配と脳質上衣繊毛の動きが流れをつくる。脳の上部表面のくも膜絨毛から吸収され上矢状静脈洞に流れる。

循環の閉塞、産生増加、吸収不全が起きると脳脊髄液の容量が増大し、頭蓋内圧上昇に至る。脳脊髄液は血漿が限外濾過されたもので、血清や細胞外液と同じ電解質組成であり、神経伝達と副産物の代謝にとって化学的に最適な組成になっている。ブドウ糖やその他の大きい分子は不浸透性の血液脳関門を輸送によって通過する。そのため、血液脳関門が破綻すると中枢神経機能に異常を生じる。高浸透圧物質による脳浮腫の治療には、正常に機能している血液脳関門が不可欠である。

B. 脳血流

脳の代謝需要は，外因性のブドウ糖のみによってまかなわれるため脳血流はそれに合わせて厳密に調整されている。当然ながら灰白質は代謝がより活発なため白質に比べて血流量が多い。その他の脳血流にかかわる要因としては，平均動脈圧，PaO_2，$PaCO_2$，年齢がある。成人の正常脳血流量は 50mL/100g/min であるが，新生児は 40mL/100g/min，小児では 100mL/100g/min である。脳虚血をきたし脳波異常が出現しはじめるのは，成人で 20mL/100g/min，乳児で 5〜10mL/100g/min とされている。

臓器の灌流圧は上流と下流の圧差で決まる。脳では中心静脈圧もしくは頭蓋内圧を下流の圧とするため，（脳灌流圧）＝（平均動脈圧）−（中心静脈圧か頭蓋内圧のどちらか高い方）となる。

生体は広い範囲の血圧変化に対し，必要に応じて前毛細血管を拡張・収縮させることで自己調節を行い安定した脳血流を維持している。図 15-4 は正常成人での脳血流の自己調節能について示している。極端に脳灌流圧が低いと脳血流量の減少から脳虚血に至る。逆に脳灌流圧が自己調節できる範囲を超えて上昇した場合には脳血流増加による脳浮腫が起きる。自己調節できる範囲は患者の年齢に対応した正常血圧に応じて変化する。一般的には自己調節域の下限値は平均動脈圧の 25% であり，これを下回る降圧は脳虚血を引き起こすため避けるべきである。成人に比べて年少児や乳児は平均動脈圧が低めであるため，脳灌流圧の許容下限値は成人のそれ（60〜70mmHg）よりやや低いとされるが，最適な閾値については十分な研究がなされていない。

図 15-4　脳血流の自己調整

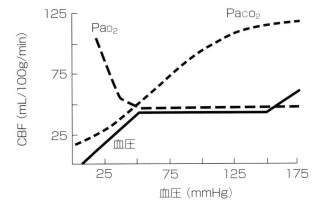

CBF：脳血流

> !
> 1. 慢性的な高血圧では自己調節曲線は右方に移動する。平均動脈圧が基礎値の 25% より低下すると脳虚血にさらされうる。
> 2. 高二酸化炭素血症と低酸素血症は脳血管を拡張させる。
> 3. 痙攣発作などでは脳活動活性化による脳血流増加で頭蓋内圧上昇が起こりうる。

20〜80mmHg（2.7〜10.7kPa）の範囲内での $PaCO_2$ の増加では脳血流も直線的に増加するが，この血流変化は動脈血の pH とは独立して起こる。過換気によって $PaCO_2$ を下げると脳血液量と頭蓋内圧の急激な低下を起こせるが，前述のように脳虚血の危険性が増す。40〜50mmHg（5.3〜6.7kPa）以下の低酸素血症によっても血管拡張が起こるが，これは脳血流を増やすことで酸素供給の不足している領域に酸素を供給するためだと考えられるが，脳血液量の増加によって同時に頭蓋内圧も上昇してくる可能性がある。その他，体温上昇や痙攣発作などで脳の代謝需要が増加すると脳血流も増加する。

III. 小児の緊急時の神経学的評価

A. 意識レベル

緊急時の神経学的評価は意識レベルと頭蓋内圧亢進症状・局所症状の評価を中心に行われる。成人で行われる検査の一部は，年少児では指示に従うことや言葉によるコミュニケーションが難しいため使えない。神経学的評価で最も重要なのは注意深く経時的に評価を繰り返すことである。好戦的な態度が中枢神経機能障害の徴候の場合もあるし，目を閉じておとなしくしている小児は寝ているだけかもしれないが意識レベルが低下している可能性もある。このような状況では，不快な刺激に対する反応をみることで意識障害の程度をチェックする。グラスゴー・コーマ・スケール（GCS）は成人の意識レベル評価に広く用いられており，乳幼児・小児用に変更を加えたスケールがある（**表 15-1**）。

表 15-1　グラスゴー・コーマ・スケール（乳幼児・小児用）

臨床パラメータ	乳幼児（年齢０～12か月）	小児（年齢１～５歳）	点数[a]
開眼	自発的に開眼	自発的に開眼	4
	呼びかけに反応	呼びかけに反応	3
	痛み刺激に反応	痛み刺激に反応	2
	反応なし	反応なし	1
言語的反応	哺語	適切な言葉	5
	興奮性の啼泣	不適切な言葉	4
	啼泣	持続的な啼泣	3
	うめき声を出す	低いうなり声をあげる	2
	反応なし	反応なし	1
最善の運動反応	正常	自発的に動ける	6
	触ると引っ込める	痛む部位を認識	5
	痛み刺激で手足を引っ込める	痛み刺激で手足を引っ込める	4
	屈曲反応	屈曲反応	3
	伸展反応	伸展反応	2
	反応なし	反応なし	1

[a]グラスゴー・コーマ・スケールの合計点＝開眼＋言語反応＋最善の運動反応のスコアの合計＝最高点15点，最低点3点。

B. 体の動き

四肢や顔面/眼球の非対称の運動を注意深く観察することは診断の一助となる。異常運動は痙攣発作（間代性，典型的）を，振戦・羽ばたき振戦・ミオクローヌスは代謝疾患や中毒を，舞踏様運動・ジストニアは基底核障害をそれぞれ疑う所見である。吸引やその他の処置の刺激で誘発される異常姿勢には，伸展位，屈曲位，脱力などがある。ペンなどで爪を圧迫したときの四肢すべての反応が適切であるかにより，感覚・効果器の障害の程度を診察する。**除皮質硬直，除脳硬直**という言葉そのものは単純化されすぎているが，これらを認めた場合はより重症でより尾側への病変部位の伸展を示すと考えられる。下肢三重屈曲現象のような異常反射の有無の確認を注意深く行う。

> **!**
> 1. 四肢すべての運動・感覚機能を評価する。
> 2. ペンなどでの爪の圧迫は傷を残さずに強い刺激を与えられる。
> 3. 運動・感覚障害の分布から脊椎障害を強く疑うことができる。
> **!**

患者の協力の下，注意深い運動・感覚障害の診察をすることで脊髄障害の部位の推定などが可能となる。

C. 運動・知覚の評価

脳幹反射（脳神経の診察）は，病変の部位推定や診断に加えて正常な気道防御反射や呼吸刺激の有無の判断に役立つ。意識障害の患者では病変の部位・重症度の判断のために，瞳孔反射，角膜反射，眼球頭反射（人形の目現象），内耳反射（冷水を用いたカロリックテスト），咽頭反射を検査する。ただし，頸椎損傷の可能性がある場合は眼球頭反射を検査してはいけない。

筋弛緩薬が投与されているときは，神経学的所見として瞳孔反射のみしか観察できなくなることがある。瞳孔反射は代謝疾患による深い昏睡でも保たれるため，消失している場合は脳ヘルニアなどによる動眼神経か中脳の障害を示唆している。また，咽頭反射の減弱や消失があると気道狭窄が起きることがある。

D. 呼吸のパターン

呼吸のパターンの観察は神経障害（**表15-2**）の部位や気道確保の必要性を考慮する際に重要である。Cheyne-Stokes 呼吸では次第に過換気が激しくなり，次いで低換気や無呼吸に向かうことを繰り返す。持続的な過換気（1回換気量が多い）は吻側脳幹障害でみられるが，脳神経疾患による肺水腫（神経原性肺水腫）でも同様に過換気を認めることがあるので鑑別が必要である。中枢性過換気では Pa_{O_2} は上昇（または正常範囲）し，動脈血 pH も上昇している。一方，Kussmaul 呼吸（深く速い呼吸）は代謝性アシドーシス（糖尿病性ケトアシドーシスなど）を代償するために起きる。橋尾側の障害では吸気終末に典型的には2〜3秒の呼吸運動停止を伴う持続吸息性呼吸を，延髄の障害では浅呼吸と深呼吸を不規則に繰り返す失調性呼吸を認める。障害の部位が下位に及ぶほど人工呼吸が必要になることが多く，特に持続性吸息や失調性呼吸を認める場合は高確率で完全な人工呼吸による補助が必要になる。

表15-2 中枢神経疾患でみられる呼吸パターン

呼吸パターン	症状	障害の部位
Cheyne-Stokes 呼吸	漸増漸減	皮質深部か間脳
中枢性過呼吸	動脈血酸素分圧（Pa_{O_2}）の上昇	吻側脳幹
持続吸息性呼吸	吸気終末の呼吸停止	橋尾側の中間位
失調性呼吸	不規則な深呼吸，浅呼吸	延髄中枢

E. ヘルニア症候群

中枢神経のヘルニアではいくつかの特徴的な症状を認める。それらは予後不良であることを示すため速やかな介入が必要になる。中心型ヘルニアは大脳半球や基底核がテント切痕を超えて下方に陥入した状態であるが，初期には意識レベルの低下や意識変容がみられ，Cheyne-Stokes 呼吸と反射が保たれた縮瞳を認める。ただし眼球の共同運動は通常保たれている。症状の進行に伴って上肢屈曲位を示すようになり，さらなる進行により中枢性過換気，眼球の正中位固定，伸展位がみられしばしば痙攣と間違われる。この時点で眼球頭反射や冷水でのカロリックテストで眼球共同運動の障害を認めるようになる。

1. ヘルニア症候群の症状を認めた場合には緊急に治療が必要である。
2. 初期の鉤ヘルニアでは片側の散瞳しか認めないことがある。
3. 姿位の異常は中心型・鉤ヘルニアでは遅れて出現する。

鉤ヘルニアは外側の病変によって内側の海馬鉤や海馬回がテント切痕の縁に押し付けられている状態である。片側の散瞳は初期に最もよく認める症状で，その後は急速な意識レベルの低下と屈曲位を認めるようになる。典型例では，最終的に病変と対側に伸展位や眼球共同運動の障害を認めるようになる。

IV. てんかん重積状態

📁 症例

18カ月の女児が祖父母に会いに行っているときに発熱した。食欲がなかったので昼寝のためにベッドに寝かされていたが，大きな音に気づいて祖父母が見に行くと，女児が全般性強直間代性の動きをしていたため救急要請し病院に搬送された。非再呼吸マスクで100％酸素（F_{IO_2} 1.0）を投与したときの酸素飽和度は92％，病院到着時には体温は104°F（40℃）で昏睡状態であった。

Detection（発見）

――最も考えられる疾患は何か？

Intervention（処置）

――もし必要であればどの抗痙攣薬の投与を考えるか？

Reassessment（再評価）

――抗痙攣薬の投与を行った場合は，次の抗痙攣薬は何を投与するか？

――画像検査の必要性があればその理由は何か？

――髄液検査の必要性があれはその理由は何か？

Effective Communication（効果的なコミュニケーション）

――この患者の治療を行うのに最も適している病棟はどこか？

Teamwork（チームワーク）

――この患者の治療を行うのに最も適している病棟はどこか？

てんかん重積状態は緊急を要する神経疾患のうち頻度の高い疾患の1つで，年間25,000～50,000人の小児が罹患しており，そのうちの40％は2歳未満である。てんかん重積状態の病因は**表15-3**に示した。

現在，成人や5歳より年長の小児に用いられているてんかん重積状態の定義は，5分以上持続する痙攣発作か，間欠期に意識が完全には回復しない痙攣発作を2回以上認める場合とされるが，これを報告した論文では5歳未満の小児についてはデータが少ないため定義の対象に含まれていない。一般的には5分以上持続している痙攣発作は治療が必要だとされているが，過剰な治療による転帰の悪化にも注意が必要である。

A. 病態生理と臓器機能不全

中枢神経性の神経細胞の一群が異常な同期放電（脱分極）をすることで痙攣は発症する。脱分極は神経細胞へのナトリウムの流入で起き，再分極は神経細胞からのカリウムの流出によって陰性の休止電位に戻る役割をするため，活動電位の変化はアデノシン三リン酸によって動くナトリウム−カリウムポンプによっ

表 15-3　小児患者におけるてんかん重積状態の病因

抗痙攣薬の服薬コンプライアンス不良	薬物毒性（ペニシリン，シプロフロキサシン，テオフィリン，シクロスポリン，アミトリプチリン，フェノチアジン系抗精神病薬，リドカイン，イミペネム，タクロリムス，コカイン，交感神経様作用薬，イソニアジド，エタノール）
脳血管イベント（脳卒中，脳動静脈奇形）	発熱
中枢神経系の感染症（髄膜炎，脳炎）	薬物離脱
脳腫瘍	悪性高血圧症
頭部外傷（偶発性，非偶発性）	中枢神経系の基礎疾患
低酸素性虚血性障害	神経皮膚症候群（Sturge-Weber 症候群，結節性硬化症，神経線維腫症 1 型）
電解質異常（血糖，ナトリウム，カルシウム）	

て制御されている。

痙攣発作の遷延により，神経細胞傷害を海馬，脳皮質，視床のグルタミン酸受容体が密な部分に選択的に認めることがある。このカルシウムイオンによって起きる細胞死は興奮毒性と呼ばれ，中枢神経の虚血で起きるとされていることに類似している。痙攣発作の遷延だけでも十分に神経障害を引き起こしうるが，低酸素，低血圧，アシドーシス，高体温症などが合併すると神経障害はより悪化する。

てんかん重積状態は 2 つのステージに分けられる。最初の 30 分間は自律神経の興奮によって，血圧上昇，頻脈，血糖上昇，発汗，体温上昇が起き，その後は呼吸不全（低酸素血症，高二酸化炭素血症），脳血流減少，頭蓋内圧亢進，動脈血圧低下を含め多臓器にわたる影響がみられるようになる。続いて重度のアシドーシスや白血球増加，高カリウム血症，クレアチンキナーゼの上昇（筋攣縮の結果）などがみられることもある。**表 15-4** にてんかん重積状態の早期・晩期の比較を示した。

表 15-4　てんかん重積状態の早期・晩期にみられる生理学的障害

	早期（<30 分）	晩期（>30 分）	合併症
血圧	↑	↓	低血圧
Pa_{O_2}	↓	↓	低酸素血症
Pa_{CO_2}	↑	多様	ICP 亢進
血清 pH	↓	↓	アシドーシス
自律神経	↑	↔	不整脈
CK	正常	↑	腎不全
カリウム	正常	↑	不整脈
CBF	↑ 900%	↑ 200%	脳出血
CMR_{O_2}	↑ 300%	↑ 300%	虚血

CK：クレアチンキナーゼ，CBF：脳血流，CMR_{O_2}：脳酸素代謝率，ICP：頭蓋内圧

Adapted with permission. © 1987 Wolters Kluwer Health. Dean JM, Singer HS. Status epilepticus. In: Rogers MC, ed. *Textbook of Pediatric Intensive Care Medicine*. Baltimore, MD: Williams & Wilkins; 1987:618.

脳のエネルギー基質（酸素・ブドウ糖）の需要が著しく上昇し，自己調節能が破綻すると脳血流が減少する。

てんかん重積状態でみられる呼吸不全は，代謝亢進による二酸化炭素産生増加や呼吸刺激の減弱（呼吸筋疲労や抗痙攣薬の影響）や呼吸筋の物理的負荷の増加が関与しているが，誤嚥や神経原性肺水腫の合併による低酸素血症や呼吸性アシドーシスの影響もありうる。

初期にみられる血行動態変化とアドレナリン過剰状態は，内因性カテコールアミンの放出によって起きる。患者は，はじめに全身血管抵抗の上昇を認め，その後に低下していく。痙攣が持続している場合は，神経細胞死になるため高体温症を起こさないように注意する。成人患者の研究では，てんかん重積状態により髄液中の細胞数増加が起きうることが示されているが，小児患者の髄液細胞増加は感染症の可能性を常に考慮して適切に細菌培養検体を採取して治療を開始する。また，痙攣発作の遷延による筋攣縮持続が原因で，クレアチンキナーゼの上昇やミオグロビン上昇によるミオグロビン尿症が発生するため患者の体液バランスや腎機能に注意を配ることも重要である。さらに強い異化亢進により高カリウム血症がみられることもあり電解質のチェックを怠ってはならない。また，低換気，低酸素血症，嫌気性代謝によってアシドーシスが悪化することもある。

B. てんかん重積状態の評価と治療

てんかん重積状態の治療目標は，(1) 全身の支持療法，(2) てんかん重積状態の止痙，(3) 痙攣再発の予防，(4) 原因の治療，(5) 起こりうる合併症の予防と治療である。まず速やかに気道・呼吸・循環（ABC）に注意を向けることが最も重要で，平行しててんかん重積状態の評価と治療を行う必要がある。推奨されているてんかん重積状態の診療を**表15-5**に示す。

大多数の痙攣発作は5分以内に自然におさまるが，救急外来や小児集中治療室に到着したときにも痙攣している場合には，発症から発見までの時間，救急での治療開始までの時間，病院に搬送されている時間を含めると患者はかなり長い間痙攣している場合が多い。また患者の多くが，家族か救急隊員によって薬物の投与をされており，到着時にそれらが呼吸障害の原因になっていることがある。

> てんかん重積状態の治療は，
> 1. 全身の支持療法
> 2. 止痙
> 3. 痙攣再発の予防
> 4. 原因の治療
> 5. 起こりうる合併症の予防と治療
>
> からなる。

1. 気道の管理

気道開通性と防御反射の評価から開始する。吸引・体位・器具（鼻咽頭エアウェイ）などの簡単な処置で気道確保できる場合もある。高流量酸素投与を開始し，酸素化の評価のためパルスオキシメトリを行う。鼻翼呼吸，吸気時の不十分な胸郭挙上，陥没呼吸，チアノーゼ，シーソー呼吸，呼吸音の減弱，無呼吸を認める場合には気管挿管と人工呼吸の必要がある。もし挿管のために筋弛緩薬投与が必要であれば短時間作用型の薬物を選択する。筋弛緩薬は痙攣運動を止めるが，脳の異常な電気活動には効果がないため持続的に筋弛緩薬の投与を行うときには持続脳波モニターを行う。

2. 循環の管理

頻脈，四肢冷感，毛細血管再充満の遅延，脈拍の減弱，尿量の低下は脱水を示唆する。脱水とそれによる低灌流は薬物投与や陽圧人工呼吸によってさらに悪化しうるため，Pediatric Advanced Life Support（PALS）のガイドラインに沿って輸液ラインを確保して等張液のボーラス投与（20mL/kg）を行うことを考慮する。また，てんかん重積状態の治療の早い段階で解熱薬の投与を行う。

3. 検査

各種検査は患者の病歴に合わせて項目を調整すべきであるが，特に幼い乳児では血糖はすぐにチェックす

表15-5　てんかん重積状態の治療アルゴリズム

1. **病院前救護**：lorazepam 2～4mg PR かジアゼパム 5～10mg PR を考慮
2. **救急外来搬入**。気道・呼吸・循環（ABC）の評価。酸素投与，気道と呼吸の確保。治療中も評価を繰り返し行う。鼻咽頭チューブや非再呼吸マスクで 100%酸素（FIO_2 1.0）を投与するなどの呼吸補助を考慮する。
3. 静脈ライン，骨髄輸液ラインの確保。初回の血液検査。低血糖ならばブドウ糖投与。灌流不全や低血圧ならば等張液のボーラス投与。
4. 薬物治療
    a. lorazepam 0.1mg/kg（最大4mg）IV。1回は追加投与してもよい。
       代替薬：ジアゼパム 0.5mg/kg PR，ミダゾラム 0.2mg/kg IM
    b. 初回のベンゾジアゼピン投与の直後に，ホスフェニトイン 20mg/kg IV，PE 150mg/min を超えない速度で投与。痙攣が持続している場合は，バルビツレートを開始する前にホスフェニトイン 5～10mg/kg の追加投与を行ってもよい。気道と循環の評価とモニターを実施。
       代替薬：フェニトイン 20mg/kg，1mg/kg/min を超えない速度（最大50mg/min）で投与。
       気管挿管の必要性を考慮して準備する。
       持続的に呼吸循環のモニタリング。
    c. 初回のベンゾジアゼピンとホスフェニトイン投与後も痙攣が持続している場合は，神経科医師にコンサルトを行い**フェノバルビタール** 20mg/kg IV，1mg/kg/min を超えない速度（最大50mg/min）で投与。血圧のモニタリングにより待期的気管挿管を考慮する。
       気管挿管の必要性を考慮して準備をする。
       持続的に呼吸循環のモニタリング。
    d. 痙攣が持続している場合は，治療抵抗性 SE に対する治療を開始する。ミダゾラム 0.2mg/kg のボーラス投与をして，0.1mg/kg/hr から持続投与をはじめる。痙攣が止まらない場合は15分ごとに投与量を増やし，ECG，血圧，EEG のモニターを行う。
       気管挿管の必要性を考慮して準備をする。
       持続的に呼吸循環のモニタリング。
    e. 痙攣が持続している場合は，**PENTobarbital** 5mg/kg IV，50mg/min を超えない速度で投与して 1mg/kg/hr から持続投与をはじめる。EEG 上で群発抑止を得るため，もしくはてんかん放電を止めるために 5mg/kg の追加ボーラス投与を行ってもよい。
       気管挿管の必要性を考慮して準備をする。
       持続的に呼吸循環のモニタリング。
       その他。バルプロ酸（20mg/kg IV）やレベチラセタム（20～30mg/kg IV 負荷投与）が治療抵抗性 SE に対する治療に用いられる。
    f. 臨床的に痙攣が止まってみえる場合でも，非痙攣性の SE が持続していることがある。神経学的所見が正常に戻らない患者では EEG 検査が必要である。
5. 診断評価。原因となった病態と全身合併症の治療。

PR：挿肛，IV：静脈内投与，IM：筋肉内投与，PE：フェニトインナトリウム換算量，SE：てんかん重積状態，ECG：心電図，EEG：脳波

る。その他の検査では，血清電解質（ナトリウム，カルシウム，マグネシウム），肝機能，動脈血ガス，抗痙攣薬血中濃度，尿薬物検査などを行う。意識変容や局所症状を認める患者では，腰椎穿刺の前に画像検査（造影剤なしの CT）を行う。抗菌薬や抗ウイルス薬（適応があれば）の投与はすぐに行い，腰椎穿刺は重症呼吸・循環障害，凝固障害，頭蓋内圧亢進などの禁忌があれば後回しにする。

すぐに普通の状態に戻らない患者では，非痙攣性てんかん重積状態の可能性がある。臨床的に明らかな痙攣発作が薬物治療で止まっている患者の 15%程度にてんかん放電を認めたと報告されている。この状態の患者は，意識変容を認めるも運動についての異常所見は認めないか軽微であり（指のピクつき），脳波所見で診断する。小児における非痙攣性てんかん重積状態の頻度は不明であるが，成人の研究での死亡率は 30～50%になると報告されている。

C. 薬物療法

抗痙攣薬投与の目標は，迅速かつ安全に痙攣発作を止めることと再発を予防することである。一般的な第1選択薬はベンゾジアゼピン（ジアゼパム，lorazepam，ミダゾラム）で，第2選択薬としてはフェニトイン，ホスフェニトイン，フェノバルビタールが挙げられる。これらの薬物の薬物動態と投与経路については**表15-6**にまとめてある。てんかん重積状態の治療失敗の原因は，不十分な量の薬物投与，第2選択薬投与の遅延，不適切な支持療法などであることが多い。

表15-6 てんかん重積状態治療に用いられる薬物

薬物	投与量	作用発現	持続時間
Lorazepam	0.1mg/kg/回 IV/IO，追加投与1回可 最大量：4mg/回	2〜3分	>6時間
ミダゾラム	0.05〜0.2mg/回 IV/IO/IM 最大量：5mg/回 持続投与：1μg/kg/min（1〜18μg/kg/min） PR：0.5〜1mg/kg/回	2〜5分	30〜60分
ジアゼパム	0.1〜0.3mg/kg/回 最大量：10mg/回 PR：0.3〜0.5mg/kg/回	2〜5分	60〜90分
ホスフェニトイン	PE 20mg/kg 負荷投与 IV/IM 3mg/kg/min から 150mg/min まで	IV：10〜30分 IM：>30分	>10時間
フェニトイン	20mg/kg 負荷投与 IV 1mg/kg/min から 50mg/min まで	15〜30分	>10時間
フェノバルビタール	20mg/kg 負荷投与 IV/IM 1mg/kg/min から 100mg/min まで	20〜30分	>50時間
PENTobarbital	5〜15mg/kg 負荷投与 IV 最大投与速度 50mg/min 持続投与 1mg/kg/hr	20〜30分	>72時間
バルプロ酸	20mg/kg 負荷投与 IV 持続投与 3〜6mg/kg/hr	5〜15分	>10時間
レベチラセタム	20〜30mg/kg 負荷投与 IV 後に 持続投与 5mg/kg/min（最大3g）	60分	>24時間

IV：静脈内投与，IO：骨髄内投与，IM：筋肉内投与，PR：挿肛，PE：フェニトインナトリウム換算量

D. 治療抵抗性てんかん重積状態

治療抵抗性は，ベンゾジアゼピン，ホスフェニトイン，フェニトイン，フェノバルビタールを含む複数の薬物投与にもかかわらず，てんかん重積が持続している状態と定義される。治療にはバルプロ酸，pentobarbital，レベチラセタム，プロポフォールなどが用いられる。多くの患者で（臨床的もしくは脳波上）数時間にわたってんかん重積状態が続いており，治療は集中治療医や神経科医と協力して行い，集中

> **!**
> てんかん重積状態の治療失敗のよくある原因：
> 1. 薬物の初回投与量が不十分
> 2. 第2選択薬投与の遅延
> 3. 不適切な支持療法

治療で行われる標準的な侵襲的モニタリングと 24 時間脳波モニタリングが必要である。

V. 意識変容と昏睡

 症例

15 歳の少年が、学校で激しい口論をした後に、好戦的になり見当識障害をきたしたため救急外来を受診した。患者の意識状態は悪化し続けており、気管挿管とその後の治療を行うよう、あなたにコールがかかった。

Detection（発見）

——最も考えられる疾患は何か？

Intervention（処置）

——頭部外傷患者の気道管理で考慮すべき方法と手技は何か？

——頭部外傷患者の気管挿管で用いるべき薬物は何か？

Reassessment（再評価）

——意識変容をきたした患者の鑑別疾患は何か？

Effective Communication（効果的なコミュニケーション）

——治療を行うにあたって誰に連絡をする必要があるか？

Teamwork（チームワーク）

——どのように治療を施行するか？

昏睡と意識変容の鑑別診断には、神経疾患と非神経疾患があり緊急性が高い疾患で構成されている。これらの患者では系統的に診察を行うことで特異的診断を下せる可能性が増える。最大限に機能回復を得るには、可能であれば原因に対する治療と二次障害の予防が重要である。

A. 病因

意識低下は両側大脳皮質か脳幹網様体賦活系（RAS）の障害によって起き、状態の遷延は完全回復の可能性を低下させるため早急に介入する必要がある。小児の意識変容の原因はさまざまで、**表 15-7** にそれらをまとめた。頭部外傷などの偶発性・非偶発性外傷は小児の昏睡でよくある原因であり、これについては **9 章** と **11 章** で述べられている。

脳低酸素症と低酸素性虚血性脳症は、小児における昏睡の原因のうち大きな部分を占める（全般性の虚血については **3 章** を参照）。成人に比べ小児では局所症状を認める脳血管障害の頻度はかなり低くなるが、血栓塞栓性の基礎疾患をもつ患者では局所の虚血性脳血管障害をきたす可能性がある。先天性心疾患では奇異性塞栓や塞栓症の危険性が増え、また異常ヘモグロビン症やネフローゼ症候群、プロテイン C 欠損症、

表 15-7　小児の意識変容と昏睡の原因

虚血性	感染性	中毒性
心停止，脳血管障害，溺水，ショック	髄膜炎，脳炎，脳膿瘍	有機リン，血糖降下薬，薬物乱用，誤飲

代謝性	外傷性	腫瘍性
糖尿病性ケトアシドーシス，低血糖，血清ナトリウムか血清浸透圧異常，低酸素血症，高二酸化炭素血症，高アンモニア血症	偶発性，非偶発性	腫瘤，閉塞性水頭症，髄液の過剰産生（脈絡叢）

炎症性

ループス脳炎

プロテインS欠損症などの凝固亢進状態では血栓塞栓性脳血管障害がみられることもある。塞栓性脳血管障害で昏睡が起きる場合は，両側大脳皮質の障害（まれ）か網様体賦活系を栄養する椎骨脳底動脈系の障害が起きる必要がある。新生児の重度の脱水で眼窩か副鼻腔（特に蝶形骨洞）に感染をきたした場合には，硬膜静脈洞の血栓による脳幹の静脈梗塞が原因で昏睡状態になることがある。

中毒は内因性または外因性の毒素が原因になる。低血糖，高/低カルシウム血症，高/低マグネシウム血症，高/低血清浸透圧はすべて意識変容の原因になり，また重度のアシドーシス（乳酸，先天性代謝異常），高アンモニア血症（肝不全，先天性異常）も原因になりうる。年少児は家庭に置いてある薬物を誤って摂取することがあるかもしれないが，青少年では意図的にさまざまな薬物を摂取する可能性があり，鎮静薬（ベンゾジアゼピン，バルビツレート，アルコール），三環系抗うつ薬，刺激薬（フェンシクリジン，アンフェタミン，コカイン），麻薬，サリチル酸，有機リンやその他多くの薬物が意識変容の原因になりうる（13章）。

原因が何であれ痙攣中や痙攣発作後は意識低下が起きうるが，病歴からは痙攣発作を疑うことが難しいこともある。継続的に痙攣発作の原因（低血糖，脳血管障害，低ナトリウム血症）がある状況や痙攣発作自体の後遺症が原因となり，痙攣発作後に意識障害の遷延を起こす症例もある。痙攣による神経細胞のエネルギー需要増加に供給が追いつかないと虚血性障害が起こりうる。

髄膜炎，脳炎，脳膿瘍，硬膜下膿瘍も意識変容の原因になるが，これは頭蓋内圧亢進，網様体賦活系への炎症波及，血管炎，これらによる梗塞や痙攣発作などの病態によってもたらされる。膠原病（全身性エリテマトーデス）や特に急速に増大している腫瘤（腫瘍内出血）や閉塞性水頭症も同様に意識レベルの異常をきたす。

B. 評価

神経学的診察で最も重要なのが経時的に意識レベルの評価をすることである。すべての症例で，適切な気道の維持・呼吸努力・血行動態の確認が最重要事項である。重症の年少児や幼児は成人に比べて低血糖になりやすいため通常のABCの評価に加えて，"D"すなわち血糖値〔dextrose (glucose) level〕，緊急を要する中枢神経系障害（disability）〔瞳孔散大やCushing三徴（高血圧，徐脈，呼吸の異常）〕などの評価もすべきである。これらの生命維持に欠かせな

> **!** 意識変容は緊急を要する状態である。ABC（気道・呼吸・循環）の評価が最重要だが，disability（ヘルニア徴候，頸椎または他の外傷）とdextrose（血糖値）の評価も重要である。

い機能に重大な異常が生じた場合に，意識変容をきたすことがある。昏睡状態にある患者の蘇生中は，以下の2つの事項を注意する必要がある。1つ目は，外傷が原因として疑われる場合には人工気道による気道確保を試みている間も含めて常時頸椎固定をしておく（2章）ことで，2つ目は蘇生に用いる輸液は脳浮腫や頭蓋内圧亢進を最小限にとどめるため等張液か高張液を投与することである。

初期の安定状態が得られ維持できたならば，意識低下や意識変容の原因をみつけるための特異的な評価を始める。小児の昏睡や意識変容の鑑別疾患には多くの可能性があるが（表15-7），生命を脅かすような病態は，外傷の所見，髄膜刺激徴候，頭蓋内圧亢進（乳頭浮腫），中毒症候群の症状などを注意深い病歴聴取と身体所見から迅速に除外していくべきである（13章）。病歴聴取は限られているかまたは非常に困難なことがあるが，意識レベルは悪化または改善しているのか，どこでどのように発見されたのか，近くに何があったのか，家族または他院の救急医師によって薬物を投与されているのか，について注意して問診を行う。

明らかな頭蓋内出血，腫瘍，正中変位，頭蓋骨骨折，脳溝や脳底槽消失の頭蓋内圧亢進所見は，CTによる緊急画像検査で指摘できる。CT撮影前には患者の状態が十分に安定しているかについて注意すべきで，画像検査の前に患者に適切な蘇生処置を行い，気道防御反射や呼吸努力に問題をもつ場合は気道確保をすべきである。

腰椎穿刺では，初圧，細胞数，蛋白，血糖値の確認や，細菌培養（グラム染色）が可能である。特に体位や処置で呼吸が非常に妨げられうる乳児と年少児では，CTと同様に腰椎穿刺を行う前にも心肺機能が適切であることを確認する。腫瘍や頭蓋内圧が亢進している患者で腰椎穿刺を行うと脳ヘルニアを起こす可能性があるが，CTが陰性だったとしても腰椎穿刺後にヘルニアが進行しうる病態（髄膜炎など）は除外しきれないため，腰椎穿刺を行う前のCTの必要性については議論がある。中枢神経系感染症が疑われるが腰椎穿刺が禁忌の場合は，経験的な抗菌薬（適応があれば抗ウイルス薬も）の投与を行い，安全だと判断され必要であれば脳外科医の補助のもとで脳脊髄液を採取する。

> 1. 頸椎の傷害があるか疑われる場合は，気管挿管のときに2人による頸椎固定が必要である。ファイバー挿管も考慮に入れる。
> 2. 蘇生は等張または高張液輸液で行う。
> 3. 生命を脅かすような病態は，はじめに除外するか精密検査の間に平行して治療する。

意識変容を認める患者では，血糖値に加えて少なくとも血清電解質（カルシウム，マグネシウム，リンを含む），肝腎機能，動脈血ガス，乳酸，アンモニアを検査する。全血球計算によって感染症や慢性疾患による貧血の所見が得られることもある。尿と血清の薬物スクリーニングを行うべきであるが，できれば鎮静薬や鎮痛薬の投与前に行うことが望ましい。

C. 治療

最重要項目である血中酸素分圧・二酸化炭素分圧・循環を正常に維持している間に，原因となる病態に介入することが昏睡の治療である。低血糖は25%ブドウ糖（2mL/kg）か10%ブドウ糖（5mL/kg）で急速に補正した後，正常血糖（80～150mg/dLか4.4～8.3mmol/L）を維持できているか注意深くモニタリングする。症候性低ナトリウム血症は症状を止めるレベルまで急速にナ

> 1. 頭蓋内圧亢進を疑った場合は，診断的な検査（CT，MRI，腰椎穿刺）の前に気道確保と循環の安定を図る。
> 2. 診断的な検査が遅れる場合でも，頭蓋内圧亢進や中枢神経感染症が想定されるならば，それらに対する治療を開始する。
> 3. 頭蓋内圧亢進症状を認める場合は，頭部CTが陰性であったとしても腰椎穿刺後の脳ヘルニアの可能性を除外できない。

トリウム投与で補正する。通常は，3％高張食塩液6mL/kgの投与で得られる5mEq/Lの増加で十分である。

VI. 頭蓋内圧亢進症

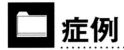 症例

2歳の幼児が，階段から落ちたために救急外来を受診した。受診時は好戦的でパルスオキシメトリは酸素投与なしで82％であったため，頸椎固定をして気管挿管が行われた。患者の治療を手伝うよう，あなたにコールがかかった。診察では患者は硬直しており，血圧は150/90mmHgに上昇，脈拍数は55回/minであった。

Detection（発見）

――頭蓋内圧亢進を示す臨床所見や症状は何か？

――Cushing 三徴とは何か？

Intervention（処置）

――マンニトールや高張食塩液の投与の適応は何か？

Reassessment（再評価）

――頭蓋内圧亢進に対する治療として他に何が考えられるか？

Effective Communication（効果的なコミュニケーション）

――治療を行うにあたって誰に連絡をする必要があるか？

Teamwork（チームワーク）

――この患者に対するモニタリングをどのように進めていくか？

頭蓋内圧亢進の病因はさまざまであるが，特異的な治療は適切な脳灌流圧と脳血流を確保するために不可欠である。

A. 症状

Monro-Kellieの法則によると，脳実質と脳脊髄液，あるいは脳血液の容量増大を他の分画の容量減少により代償できないと頭蓋内圧亢進が生じる。頭蓋内圧亢進の原因で多く認めるものを表15-8に示した。初期の段階では頭蓋内圧亢進はこれらの臨床症状から予測できる。ただし，頭蓋内圧亢進自体の臨床症状は腫瘍効果による局所の虚血や頭蓋内容のヘルニアが起こらない限りほとんど目立たない（乳頭浮腫，頭痛を除く）。また，特に緩徐に進行する慢性の頭蓋内圧亢進はほとんど症状を認めない。夜間（$Paco_2$の増加），起床時（体位変化に伴う），咳嗽時（脳血流量の増加）の症状の悪化は，頭蓋内圧亢進を示唆する所見である。急激な頭蓋内圧亢進では意識変容や脳神経所見が急速に発症する。頭蓋内圧亢進を疑う場合は，速やかに治療介入を開始して頭蓋内圧のモニタリングを考慮する。

表 15-8　頭蓋内圧亢進の原因

A	アルコール（Alcohol）
E	電解質異常（Electrolytes），脳炎（Encephalitis）
I	薬物摂取（Ingestion），感染症（Infection），インスリン（Insulin）
O	麻薬（Opiate）
U	尿毒症（Uremia）
T	外傷（Trauma）
H	高/低血糖（Hyper/Hypoglycemia），体温の異常（Temperature），血圧の異常（Blood Pressure）
I	腸重積（Intussusception）
P	精神疾患（Psychiatric）
S	痙攣発作（Seizures），構造奇形（Structural）

B. 頭蓋内圧のモニタリング

頭蓋内圧はさまざまな手技を用いていくつかの部位（脳室内，脳実質内，くも膜下・硬膜下，硬膜外）でモニタリングできる。ゴールドスタンダードは脳室内カテーテル留置であるが，これは同時に頭蓋内圧亢進の治療として脳脊髄液のドレナージをすることができるからである。この方法の欠点は脳室が圧縮されている患者の留置が困難であること，感染症合併リスクの増大，脳室圧迫の進行によるモニター機能不全などである。モニタリングの最大の目標は頭蓋内圧亢進を認識することで，頭蓋内圧＞20mmHg では通常は介入するが，脳灌流圧＜65mmHg（乳児ではおそらく 40 ～ 50mmHg）であった場合でも平均動脈圧を上げ，頭蓋内圧を下げる必要がある。

1. 頭蓋内圧が 20mmHg より高い場合は，通常は下げるための治療を行う。
2. 脳灌流圧の維持が主要目的である。

C. 治療

適正な呼吸と循環機能を保つことは頭蓋内圧亢進を含めたすべての患者で最優先される。気管挿管中は，頭蓋内圧を亢進する薬物を避けて喉頭鏡の刺激による頭蓋内圧急上昇を防ぐために適切な麻酔を行う。また，発熱や痙攣発作により脳の代謝や血流が増加するため，これらを防ぐために積極的に治療する。痛みを伴う処置を行う際には，適切な鎮痛と鎮静によって頭蓋内圧の変化を抑えられる。

頭蓋内圧亢進の治療は短時間の過換気と鎮静に加え，首を正中位に保ち頭を 30°挙上する（禁忌でなければ）ことで最良の静脈灌流を得ることから始める。その他の治療には頭蓋内のある分画の容量を減らす治療や脳代謝需要を下げる治療法がある。

1. スキサメトニウム（攣縮予防の非脱分極性筋弛緩薬でのプライミングをしない）とケタミンは頭蓋内圧を上昇させる。
2. 低酸素血症と高二酸化炭素血症は頭蓋内圧を上昇させる。
3. 麻酔が不十分な状態で喉頭鏡を使用すると，頭蓋内圧は確実に上昇してしまう。

頭蓋内圧亢進が疑われるが換気能が保たれている患者に対して，いつ鎮静を導入して気管挿管を行うかの判断は非常に難しい。ただし，鎮静によって臨床症状がわかりにくくなるかもしれないが，無呼吸や低換気が起きてから緊急気管挿管を行うより待期的に行うほうがはるかに安全である。ただし，気管挿管が行われた後は臨床所見から得られる情報が減るため，頭蓋内圧モニタリングの必要性が増すことになる。すでに脳室内カテーテルが挿入されている場合は，次に行う治療はドレナージであり，脳室内シャント不全・感染症・腫瘍による閉塞性水頭症の初期治療では脳室外に留置されたカテーテルからのド

レナージが特に有効である。適切に鎮静されている患者でも筋弛緩薬を加えることで、さらに頭蓋内圧が下げられ全身酸素消費量を減らすことができる可能性がある。

次に選択する治療は浸透圧治療である。血清浸透圧を上げるためにマンニトール〔必要時 0.5g/kg（0.25～1g/kg の範囲）静注〕か高張食塩液が用いられる。脱水気味に調整することは低血圧や脳灌流圧低下にさらす可能性があり適切な治療ではないし、またマンニトールによる利尿効果も同様に注意が必要である。しかし、体液バランスが正常か過剰な状態でマンニトールに対する反応が乏しい場合には利尿薬を投与してもよい。マンニトール（320mOsm）より高張食塩液（最高360mOsm）の投与で、より副作用が少なく血清浸透圧を上げられるという報告がいくつかあるものの、基本的に薬物選択はより早く投与可能なほうか患者の体液バランスによって決まる。高張食塩液の投与量は濃度によって調整する。投与されたナトリウムは細胞外液に分配されるため、0.6mEq/kg の投与で血清ナトリウム濃度は 1mEq/L 上昇する（**8章**）。頭蓋内圧低下を得られる血清ナトリウム濃度（浸透圧）を維持するために、3%高張食塩液を持続投与する（0.1～1mL/kg/hr の範囲で）。これらの治療では低ナトリウム血症の治療とは異なり、血清ナトリウム濃度が 0.5mEq/L/hr を超える速度で急激に上昇補正されることがある。浸透圧治療は一定の浸透圧上昇速度を目標に行うわけではなく頭蓋内圧（や脳灌流圧）の正常化が目的であるため、血清浸透圧が 360mOsm 未満である限りは高張食塩液投与の頻度や投与速度は患者の治療への反応によって決定する。

> 高張食塩液ボーラス量：3%高張食塩液 3mEq/kg で血清ナトリウムは 5mEq/L 上昇する。これは、3%高張食塩液 6mL/kg に相当する。

特定の状況のみに効果がある治療のうち、副腎皮質ステロイド（デキサメタゾン）は腫瘍周囲の浮腫を軽減させるものの非腫瘍性の頭蓋内圧亢進には効果がない。頭蓋内圧が上昇している患者では、消化管潰瘍や出血のリスクが増加している（Cushing潰瘍）ため、ステロイドを投与する際には制酸薬による潰瘍の予防を行うことを十分に検討すべきである。高用量バルビツレートによる薬剤性昏睡は頭蓋内圧を低下させる効果があるが、転帰に与える影響についてはよくわかっていない。ただし、薬剤性の昏睡状態では脳酸素消費を押さえることができる。バルビツレートによる昏睡は治療抵抗性の痙攣発作でも用いられる。

頭蓋内圧亢進の治療において、ふれておくべき2つの特異的治療がある。1つ目は積極的な過換気〔Paco₂＜35mmHg（＜4.7kPa）〕である。急激な頭蓋内圧上昇に対して行われるが、前述のように脳血流の減少による虚血をもたらすため長期的な治療として行ってはならない。また、治療効果は脳脊髄液のpH変化によって起きるため、持続的な低二酸化炭素状態では順応が起きてしまう。ただし、代謝性アシドーシス（糖尿病性ケトアシドーシスなど）を認める場合は、正常な脳血流を保つためにpH 7.35～7.4を維持する必要があり、アシドーシスの補正が行われるまでの間はPaco₂を低くしておくべきである。2つ目は低体温で、理論上は頭蓋内圧を低下させる状態を誘導する。実験動物や小児の頭部外傷の研究で脳酸素消費の低下、脳血流減少、炎症の抑制、細胞間シグナルの変化が低体温の導入で起きると報告されており、重症頭部外傷の受傷後48時間以内であれば中等度低体温〔90～92°F（32～33℃）〕の導入を考慮してもよいかもしれない。

> 過換気〔Paco₂＜35mmHg（＜4.7kPa）〕は、頭蓋内圧亢進の長期的な治療として行ってはならない。

頭蓋内圧亢進の外科的治療としては、頭蓋内腔のコンプライアンス改善のための腫瘤（腫瘍、血腫）切除や頭蓋骨切除（開頭術）がある。開頭減圧術の有効性については比較できるデータが限られているが、内科治療に反応しない場合では頭蓋内圧を下げる効果が期待できる。その他の第2選択の外科治療としては、頭蓋内圧亢進で脳室が細隙状になっているが脳槽はまだ開いている患者に対する腰椎ドレーンの留置がある。限られたエビデンスでは、頭蓋内圧を下げヘルニアを進行させないと報告されている。

15章　緊急を要する中枢神経系疾患

VII. 脳血管障害

症例

5歳の鎌状赤血球症を基礎疾患にもつ女児が，早朝に頭痛を訴えた。しばらく後に，反応に乏しく呂律が回らず左手の動きが低下していることに母親が気づき，救急外来を受診した。治療のサポートをするよう，あなたにコールがかかった。患者は構音障害と左側の片麻痺を認め，意識レベルはやや低下している。バイタルサインは明らかに軽度頻脈を認めるが，その他は正常である。

Detection（発見）

——小児の脳血管障害で一般的にみられる症状と徴候は何か？

Intervention（処置）

——脳血管障害を疑う場合に行うべき血液検査は何か？

——脳血管障害を疑う場合に行うべき神経系の画像検査は何か？

Reassessment（再評価）

——脳血管障害を疑った場合の鑑別疾患は何か？

Effective Communication（効果的なコミュニケーション）

——治療を行うにあたって誰に連絡をする必要があるか？

Teamwork（チームワーク）

——脳血管障害をきたした小児患者での治療戦略には何があるか？

脳血管障害は，小児では成人に比べかなり頻度が低くなるものの，報告されている発生率（1年に小児人口100,000人あたり約2例）は小児脳腫瘍とほぼ同程度であり，特定のリスクが高いグループではこの発生率は上昇する。さらに脳血管障害は小児期の死因の10位までに入る。よって，小児救急に携わる医療従事者はこれを認識し治療する技術を身につけていなければならない。成人と同様，最大限の機能回復を得るために治療はなるべく早く開始する必要がある。

A. 脳血管障害の症状

脳血管障害の症状は，部分的には病因（出血性か血栓塞栓性）や傷害の部位によって変わってくる。小児の脳血管障害では多くの症例で頸動脈の頭蓋内への分枝，特に中大脳動脈の障害を認めるため，片麻痺，片側感覚消失，半盲，優位半球の障害による失語などの症状が生じる。下肢の運動感覚野は大脳皮質の内側にあり，感情の制御や知的機能をつかさどる領域と同様に前大脳動脈の支配を受ける。後大脳動脈は視野や脳幹深部の構造を灌流しており，障害によって運動や感覚障害，瞳孔の異常，意識低下が起きる。また，椎骨脳底動脈（後方循環）は脳幹下部と一部の脳神経に血流を供給しているため，障害により深昏睡，脳神経障害，小脳障害を認める。

B. 出血性脳血管障害

出血性脳卒中は動脈瘤や動静脈奇形が原因で発症し虚血性脳卒中より死亡率が高く，また虚血性のイベント（特に静脈梗塞）の後に出血する場合もある。脳動脈瘤は，動脈筋層の先天性欠損に起因するものと神経皮膚症候群や先天性結合組織疾患（Ehlers-Danlos症候群）に合併するものがあり，半数近くは後方循環に発生し，そのうちの多くは脳の深部の遠位血管でみられる。

脳動脈瘤出血後の脳血流減少は頭蓋内圧上昇と血管攣縮がかかわっている。脳底槽に溜まった血液は視床下部への血流を障害しアドレナリン分泌異常が起きるため，くも膜下出血では不整脈や心電図変化がみられるかもしれない。また，交感神経系の緊張亢進はこれらの疾患に合併する神経原性肺水腫発症におそらく関与している。

小児のくも膜下出血は成人症例とはいくつかの点において異なっている。まず，血管攣縮の影響が成人に比べて明らかではない。血管攣縮は小児も成人と同程度発生するといくつかの論文で示されているが，症状の出現頻度は小児のほうが低い。次に，一般的に血管攣縮の治療は，脳血管障害に対する治療と同様に十分な脳血流の維持が目標である。しかし，未治療の脳動脈瘤の症例では誘発性高血圧によって再出血が起きる可能性が高まるため降圧を図る必要があるものの，小児のくも膜下出血の治療においてカルシウム拮抗薬は使用が限られている。最後に，小児は成人に比べて再出血の頻度が低く，明らかな血腫形成や頭蓋内圧亢進を認めない限りは緊急の外科的介入を要する場合はまれである。

脳動静脈奇形は10代で最も頻度が高く，テント上の中大脳動脈の走行に沿った構造に発生する。半数以上の症例で脳実質内に出血するが，くも膜下出血のように脳室系や脳表面に出血することはないため，通常では脳槽に血液が貯留することはない。したがって，血管攣縮は問題にならないが，その他の治療に関しては動脈瘤出血の治療と同様に行う。外科的切除や限られた症例で施行される塞栓術によって，1年あたりの再出血のリスクを2〜3%減らすことができる。

C. 血栓塞栓性脳血管障害

虚血性脳卒中を引き起こす血栓塞栓の多くは中大脳動脈領域に発症する。血栓塞栓は多様な疾患が原因になるが，後天性または先天性の心疾患が最も多い。鎌状赤血球症もよく知られた原因の1つで，比較臨床試験が行われた唯一の疾患である。髄膜炎や副鼻腔炎などの感染症は虚血性脳卒中の主要な原因であるが，小児では多くの内分泌疾患と遺伝性血液疾患も原因になりうる。

残念ながら，小児の虚血性脳血管障害は多くの症例で受診が遅れる。血栓溶解薬の静脈内投与は発症から3時間以上経過すると適応にならず，動脈内治療は動脈領域にもよるが，最長で8時間までしか行われない。簡略化されたMRI拡散強調画像は血栓溶解薬投与の適応を決めるのに役立つ可能性があるかもしれないが，現状では脳血管障害に対する血栓溶解療法は小児ではまれにしか行われてない。虚血性脳血管障害に対する治療の多くは，周辺領域への酸素供給を保つことで二次障害を防ぐことを目的としている。前述したように，血液量減少，血圧低下，低二酸化炭素血症は脳虚血を悪化させる。そのため，いくつかの論文では膠質液輸液によって血液を希釈し，微小血管の血液流動性を改善することを推奨している。ただし，こういった治療には議論の余地があるため，ヘマトクリットを正常範囲内に保ち過度に粘稠度が上がらないようにするのが適切であろう。

基本的には，血栓塞栓性脳血管障害はいったん塞栓が発生した後には臨床症状は変化しないはずであり，神経所見の悪化を認めた場合は，低ナトリウム血症，高/低血糖，灌流の悪化，出血性梗塞などの二次障害が起きている可能性を疑う。他の可能性として，塞栓症の再発や血栓の拡大もある。梗塞領域の周辺の浮腫は通常，24〜48時間で最高に達するため，これら二次障害の可能性も考慮して適切に診断・治療を行うことが求められる。また，再塞栓や低血圧による脳虚血や，細胞外液張度の低下などの二次障害を合併した症例において，脳浮腫増悪は長引くため症状が最も激しい時期は遅れる。症状増悪の原因が各種検

査によっても特定できない場合は，ヘパリンでの全身抗凝固療法を考慮すべきである。ヘパリン投与は，初回の頭部 CT で出血を認めない塞栓症や血栓塞栓性脳血管障害も適応になる。

VIII. 脳脊髄液シャント

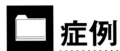 症例

生下時より中脳水道狭窄に対して脳室腹腔シャントが留置されている 14 歳男児。3 カ月前にシャント再建を行った既往があり，今回は頭痛と気分不良を主訴に来院した。数日間学校には行っておらず，救急外来を受診する前に 3 回嘔吐した。また，母親によると感冒様症状があるという。病歴を聴取している間に 1 分間の右側の痙攣発作を認め，その後は診察を継続しようとするも患者の意識ははっきりとしない。呼吸数 20 回/min，脈拍数 70 回/min，血圧 150/90mmHg，体温 100.8°F（38.2℃）。母親は，何が起きているのかあなたに聞いてきた。

Detection（発見）

——脳室腹腔シャント不全の一般的な症状は何か？

——シャントを挿入されている水頭症のおもな合併症は何か？

Intervention（処置）

——どのような検査と神経学的画像検査が必要か？

Reassessment（再評価）

——どのような治療介入を考慮するか？

Effective Communication（効果的なコミュニケーション）

——治療を行うにあたって誰に連絡をする必要があるか？

Teamwork（チームワーク）

——どのように治療をはじめるか？

シャント閉塞の患者は頭蓋内圧亢進により，頭痛，悪心・嘔吐，傾眠傾向，乳頭浮腫を認めることがある。シャント不全の評価や治療は早い段階で脳外科医にも参加してもらうことが重要であり，まずは詳細な病歴と身体所見をとり，気道・呼吸・循環（ABC）の評価と頭部 CT やシャントの画像撮影（頭蓋骨側面像と頸胸腹部の X 線写真前後像でシャントの位置走行と結合をチェックする）などの画像検査を行う。脳外科医が画像を読影した後に，清潔手技でシャントから脳脊髄液の採取を試みる。採取できない場合か初圧が上昇していた場合は外科的な再建が必要になり，検体が採取できた場合には，細胞数，グラム染色，糖，蛋白などの検査を行う。

> ! 脳脊髄液シャントが留置されている患者に神経所見の異常を認めた場合，否定されない限りはシャント不全を疑う。!

シャント不全の重篤な合併症は、機械的不全（近位または遠位の閉塞）と感染症である。シャント不全は留置後数カ月に最も頻発する。すべてではないが、多くの小児のシャント不全は経過観察のため小児集中治療室に入室し再建術を待つことになる。これらの患者によくみられる所見・症状には、頭痛、悪心・嘔吐、意識変容、傾眠傾向、全身倦怠感などがある。

シャント不全のうち閉塞によるものが最も頻度が高く、シャント近位端閉塞のほうが遠位端閉塞より多い。シャントの近位端閉塞は、脈絡叢、上衣細胞、グリア細胞、脳の堆積物、フィブリン、血液などにより起きるか、カテーテル先端が脳実質に迷入することで起きる。遠位端閉塞は、シャントのねじれ、切断、先端の腹腔外への迷入、腹腔内感染症、偽嚢胞形成などで起きる。病因にかかわらずシャント閉塞によって脳室系からの脳脊髄液排出が障害され、最終的には貯留した髄液により頭蓋内圧亢進をきたす。

シャント感染は5～8％の症例で発生する。感染はシャント自体、術創部、脳脊髄液、シャントの遠位端に起き、約70％は手術後2カ月以内に、約90％は6カ月以内に起きる。おもな起因菌は表皮ブドウ球菌（40％）、黄色ブドウ球菌（20％）で、その他には腸球菌、レンサ球菌、グラム陰性桿菌、真菌などが起因病原体になる。臨床所見は感染している部位による（**表15-9**）。創部感染では、創部やシャント走行に沿った熱感や発赤がみられ、感染の進行とともに創部からの膿排出を認める。脳室炎や髄膜炎では、発熱、頭痛、過敏性、項部硬直がみられる。治療はシャントの抜去と脳室外ドレナージ挿入を行い抗菌薬の経静脈投与を行う。一時的に挿入された脳室外ドレナージに感染が起きた場合も同様に治療を行う。

表15-9　シャント不全の症状

乳児	幼児	青年
発熱、嘔吐	発熱、嘔吐	発熱、嘔吐
頭囲拡大	頭痛	頭痛
大泉門緊張	過敏性と疲労感	視野異常
頭皮静脈の怒張	シャントの走行に沿った腫脹	過敏性や疲労感
シャントの走行に沿った腫脹	獲得した機能の喪失（感覚、運動）	性格変化、学力低下
過敏性と疲労	痙攣発作	協調運動の障害
眼球の下方視		覚醒や覚醒状態保持が困難

Key Points: 緊急を要する中枢神経系疾患

- 年少児では過敏性が意識変化の初期症状になる。

- 意識変容や脱力といった神経学的異常が急激に進行する場合は、最大限の回復を得るために緊急に評価と治療を開始する必要がある。

- 緊急を要する神経疾患では、脳血流を保つことが最優先事項である。

- いかなる神経学的異常を認める場合でも、低酸素血症、高二酸化炭素血症、高体温は積極的に防ぐべきである。

- 乳児早期の頭蓋内出血では、血行動態に影響をきたすほどの失血が起きうる。

- ストレス状態にある乳児では低血糖をしばしば認めるため適切に治療を行うべきである。

参考文献

1. Avner JR. Altered states of consciousness. *Pediatr Rev*. 2006;27:331-338.
2. Bratton S, Bullock R, Carney N. Guidelines for the management of severe traumatic brain injury. *J Neurotrauma*. 2007;24(Suppl 1):S1-S105.
3. Emeriaud G, Pettersen G, Ozanne B. Pediatric traumatic brain injury: an update. *Curr Opin Anaesthesiol*. 2011;24:307-313.
4. Forsyth LL, Liu-DeRyke X, Parker D, Rhoney DH. Role of hypertonic saline for the management of intracranial hypertension after stroke and traumatic brain injury. *Pharmacotherapy*. 2008;28:469-484.
5. Fuhrman BP, Zimmerman JJ, eds. *Pediatric Critical Care*. 4th ed. Philadelphia, PA: Mosby; 2011:805-870, 893-906.
6. Issacman DJ, Trainor JL, Rothrock SG. Central nervous system. In: Gausche-Hill M, Fuchs S, Yamamoto L, eds. *The Pediatric Emergency Medicine Resource*. 4th ed. Sudbury, MA: Jones and Bartlett Publishers; 2004:146-185.
7. Kligman RM, Stanton BF, St. Geme JW, eds. *Nelson Textbook of Pediatrics*. 19th ed. Philadelphia, PA: Saunders; 2011:1998-2108.
8. Kochanek PM, Carney N, Adelson PD, et al. Guidelines for the acute medical management of severe traumatic brain injury in infants, children, and adolescents-second edition. *Pediatr Crit Care Med*. 2012;13(Suppl 1):S1-S82.
9. Posner JB, Saper CB, Schiff N, Plum F. *The Diagnosis of Stupor and Coma*. 4th ed. Cambridge, MA: Oxford University Press; 2007.
10. Shearer P, Riviello J. Generalized convulsive status epilepticus in adults and children: treatment guidelines and protocols. *Emerg Med Clin North Am*. 2011;29:51-64.
11. Shu S. Section VI. Neurologic. In: Perkin RM, Swift JD, Newton DA, eds. *Pediatric Hospitalist Medicine: Textbook of Inpatient Management*. 2nd ed. Philadelphia, PA: Lippincott Williams & Wilkins; 2008:259-276.
12. Wheeler DS, Wong HR, Shanley TP. *Pediatric Critical Care Medicine: Basic Science and Clinical Evidence*. London, UK: Springer-Verlag; 2007:865-1012.

16章
先天性心疾患における小児の管理

目的

- 低心拍出量をきたす新生児の先天性心奇形を理解する。
- チアノーゼを呈する乳児の初期管理と診断的検査について考察する。
- 非チアノーゼ性先天性心疾患をもつ小児の評価と治療を見直す。
- 小児心臓手術患者の術後の低心拍出量症候群の最も一般的な原因を理解する。
- 低心拍出量症候群の評価と管理の要点を述べる。
- 最も一般的な術後の不整脈を要約する。

症例

生後6日の男児が2日前からの食欲減退，頻呼吸の増悪，嗜眠で小児ユニットに入っている。バイタルサインは心拍数195回/min，呼吸数は90回/min，パルスオキシメトリで計測した室内気での酸素飽和度は右腕（動脈管前）と右足（動脈管後）ともに87％である。肋間や胸骨上の陥没は認めていない。聴診上は呼気性や吸気性の喘鳴は認めないがラ音を聴取する。すべての四肢で脈拍は触知困難である。

Detection（発見）

——この新生児の評価において最も重要な初期ステップは何か？

——鑑別診断にどんな疾患を含めるべきか？

——最もありうる診断名は何か？

Intervention（処置）

——どんな検査や治療方針を優先して行うか？

Reassessment（再評価）

——今の治療方針は効果的か？

——患者に別の治療的介入は必要か？

Effective Communication（効果的なコミュニケーション）

——誰がこの患者を注意してみる必要があるか？

——この患者の治療を行うのに最も適している病棟はどこか？

Teamwork（チームワーク）

——どのように治療方針を実行するか？

——いつ誰が何を行うべきか？

I. はじめに

本章の目的は，小児心疾患患者のケアにおける重要な問題点について考えることである。すべての心疾患患者のケアには，通常，多くの側面があるが，小児心疾患集中治療においては，患者の出生時の心臓解剖学や心臓生理学の明確な理解が，外科的治療の介入後に引き続いて起こる循環の変化の明確な理解と同様に必要である。

II. 低心拍出量の新生児

A. 左心低形成症候群

左心低形成症候群 hypoplastic left heart syndrome（HLHS）は，さまざまな程度の左心系構造物の低形成により特徴づけられる先天性心疾患である。米国における発生率は出生 10,000 人に対して 2.4 人である。左心低形成症候群はごく小さな左室が特徴であり，体循環を支持することができず，僧帽弁および大動脈弁の発育不良を伴う。上行大動脈および大動脈弓の低形成を伴う大動脈弁閉鎖は，最もよくみられ，中心的となる解剖学的特徴である。大動脈弁閉鎖と僧帽弁閉鎖がある例では上行大動脈がとても小さいのが特徴的であり，上行大動脈には動脈管を介して大動脈弓から逆行性に血液が流れ込む。出生後の生存は体循環を維持するために動脈管が持続的に開存しているかによる。治療しなければ，左心低形成症候群は生後数日以内に死亡する。通常，軽度のチアノーゼや頻呼吸，体循環に依存する動脈管よりも遠位でのショック徴候を示す新生児は，動脈管が閉じはじめている。

> **!** 生後数週間にショック徴候と脈拍の著しい減弱から欠落を認めるすべての乳児には，左心低形成症候群を疑うべきである。**!**

動脈血ガス検査では乳酸アシドーシスと $PaO_2 < 100 mmHg$（$< 13.3 kPa$）の明らかな低酸素血症を示す。軽度チアノーゼ，呼吸困難，切迫性の心血管虚脱などの身体所見は非特異的であり，この動脈管依存性の心機能障害とその他の新生児期に生じる心機能障害とを区別するのには役立たない。心電図は主として右室負荷を示す所見や新生児での正常範囲の所見を示す。胸部 X 線検査では心拡大と肺うっ血を示す。心臓超音波検査は確定診断をつけられるので，早急に実施すべきである。

時宜を得た適切な初期医療管理を行うことで救命できる。プロスタグランジン E_1（PGE_1）製剤の点滴を初期に迅速に行うべきである。これにより動脈管が再開通し，下行大動脈さらには逆行性血流を介して上行大動脈や冠循環に血流が再分配される。PGE_1 の通常の開始量は $0.05\,\mu g/kg/min$（$0.025 \sim 0.1\,\mu g/kg/min$ の範囲で）である。PGE_1 のおもな副作用には無呼吸や末梢血管の拡張があり，臨床医は必要ならば人工呼吸器管理や輸液の追加，強心薬投与の準備をすべきである。出生前に診断されていたり，安定した血行動態にある乳児では，自発呼吸ができるかもしれない。しかしながら，重篤な酸素運搬の低下を伴う心原性ショックの状態にある乳児では，気道と血行動態のコントロールに気管挿管や人工呼吸が必要となる。

左心低形成症候群の小児にとって，PGE_1 の点滴は治療と蘇生の最も重要な構成要素である。酸素療法は有害となりうる。

動脈管が再開通し末梢循環の再灌流が得られれば，十分な肺血流量を維持しつつ，体循環と肺循環の間で好ましいバランスを保つことが，末梢臓器灌流を保持するために重要である。過換気と高酸素症はともに体循環の血流を動脈管から選択的に肺血流へと導く。症例によっては，低心拍出量に対し，注意深い輸液投与（0.9％生理食塩液を $10 \sim 20mL/kg$ または5％アルブミン製剤）と強心薬（ドパミン $3 \sim 10\,\mu g/kg/min$ またはアドレナリンを $0.01 \sim 0.1\,\mu g/kg/min$）による支持療法が必要となるかもしれない。

左心低形成症候群の姑息的外科手術の詳細についてはさまざまあるかもしれないが，多くの基幹施設では新しい大動脈を形成し，十分な肺血流を得るために，生後第1週目で段階的手術アプローチがとられる（**表16-1**）。左心低形成症候群に対する再建術のステージIにおける3つの目的は，1）動脈管から独立した体循環を提供する，2）容量負荷と圧負荷を回避しながら心機能を保持する，3）肺血管系の正常な成熟を可能にすることである。その方法は，1）主肺動脈幹と低形成な大動脈弓の側面を吻合，大動脈縮窄の解除と大動脈弓再建，2）無名動脈-肺動脈のグラフト術または右室-肺動脈の導管を通して肺循環血流を確保する体循環-肺動脈シャント形成術，3）肺静脈の高血圧を回避するための心房中隔切除術の3つからなる。上大静脈と右肺動脈をつなぐ大静脈-肺動脈吻合（両方向性Glenn手術）は生後6カ月までに行われることが多い。第3期手術であるFontan手術は下大静脈を肺循環に連結するもので，2歳前後に行われる。

表16-1　左心低形成の段階的手術修復

術式	患者の年齢	手術内容
Norwood 手術	生後数週間	開存している動脈管を結紮する。 主肺動脈を左右の末梢肺動脈から離断し，同種血管移植片を用いて主肺動脈と小さな下行大動脈から新しい大動脈を作製する。 Blalock-Taussig シャント（無名動脈または鎖骨下動脈と同側の肺動脈をつなぐ）や佐野シャント（右室-肺動脈導管）を通して肺動脈血流再建を行う。 心房中隔切開術を行う。 肺動脈血流は，心房中隔切開術により得られた制限を受けない生体内部での連絡血流と，直径や長さにより一定に決まるシャントでの血流とで調節され，過剰な心室容量負荷を避けながら肺動脈管系の正常な発育を可能にする。
Modified 両方向性 Glen 手術	3〜6カ月	modified Blalock-Taussig シャントまたは右室-肺動脈導管（佐野シャント）により肺循環への血流を確保する。 上大静脈遠位部と左右肺動脈を縫合（端側吻合）する。
Modified Fontan 手術	2〜4歳	心臓外での導管を用いて，または心臓内でトンネルを作製して下大静脈と末梢肺動脈を吻合する。

体静脈還流を右心系から完全に分離し，シャントを用いて肺動脈に直接血液を流すことで第3期手術は完了する。神経学的予後のよい長期生存は手術により得られる高い血流量に依存しているので，左心低形成症候群の患者の家族が手術を選択する際には，複雑な先天性心疾患手術を専門としている地域の基幹施設に紹介すべきである。

B. 大動脈弁狭窄症

米国では大動脈弁狭窄症 aortic stenosis が先天性心疾患の小児の3％を占める。大動脈弁の交連部は癒合し，結果的に肥厚し，狭窄口はドーム状の弁となる。現れる症状と身体所見はさまざまであり，大動脈弁狭窄の程度と関係する。胸骨右縁上部に最強点を有し頸部に放散する収縮期駆出性雑音を聴取する。クリックを聴取できることもある。重篤な大動脈弁狭窄症の患者は体循環血流が減少する結果，心原性ショックに陥る。経口摂取の低下から尿量も低下する。患者は運動による四肢末梢の循環低下を伴い，頻呼吸や嗜眠を認める。軽度から中等度の大動脈弁狭窄症の小児は，収縮期雑音はよく聞こえるものの症状はない。

重篤な大動脈弁狭窄症の新生児では心血管虚脱を認めるので，動脈管依存性の体循環血流を再開通させるために PGE_1 の点滴を用いた緊急治療が求められる。このような重篤な新生児には，気管挿管，人工呼吸管理，強心薬が必要となる。

バルーン弁形成術はこの病変をうまく治療できることもあるが，治療中に重度の大動脈弁逆流を生じたり，術後に再狭窄をきたすことが重大なリスクとして知られている。外科的弁置換術は人工機械弁や自己肺動脈弁（Ross手術）を用いることで，弁輪が極度に小さい患者や弁形成術が成功しなかった患者に推奨されている。パッチを用いて左室流出路を拡大する術式（今野法）では，左室流出路に存在する弁に対し適切な空間をつくるために，同時に弁置換術が必要とされる。

C. 大動脈縮窄症

大動脈縮窄症 coarctation of the aorta（CoA）は小児先天性心疾患の5％を占め，通常は動脈管接続部と対側の下行大動脈に狭窄病変がある。症状は狭窄の程度によってさまざまである。重篤な大動脈縮窄症は乳児期に心原性ショックを呈するが，軽度であれば後に高血圧や無症候性の心雑音として現れることが多い。

> ! 動脈管が自然閉鎖する生後1週に，重篤な大動脈縮窄症の乳児はショックを呈する。後負荷の増大に伴って左室駆出率が急激に低下すると，心室壁の張力が上昇し，心筋灌流圧が弱くなり，心筋虚血のリスクとなる。

重篤な大動脈縮窄症の乳児は，神経質で，授乳困難となり，長時間の嗜眠を認める。運動をすると，両側の大腿動脈の脈拍は減弱している一方で，右上肢の脈拍は正常または反跳脈となる。もしも診断を誤れば，患者は呼吸不全やうっ血性心不全を呈し，心原性ショックへと進展するだろう。

> ! PGE_1 の点滴（$0.05\,\mu g/kg/min$）はショックを呈する重篤な大動脈縮窄症の新生児の救命処置となる。

大動脈縮窄症の子どもは外科的修復術を受けることが多い。一部の適応となる年長の患者ではバルーン動脈形成術やステント留置術が実施される。術後の年長児の多くは高血圧を呈するが，通常はβ遮断薬やアンジオテンシン変換酵素阻害薬に反応する。術後の急性期において，エスモロール（$50\sim250\,\mu g/kg/min$）は半減期が極めて短いという利点があり，滴下調整が容易である。通常，患者の経口薬物への移行は，アテノロール（$0.5\sim2mg/kg/$日）かエナラプリル（$0.05\sim0.25mg/kg$，1日2回）を必要量に調剤して（最大投与量5mg），血圧を正常範囲に維持する。

D. 心筋炎と心筋症

心筋炎と心筋症は新生児期にもみられるが，より一般的には年長児のほうが多い。いずれの疾患においても心室機能の低下が特徴的である。典型的にはうっ血性心不全の徴候と症状（**表 16-2**，**16-3**）を呈するが，心原性ショックとなることもある。

表 16-2	一般的な心不全の症状
乳児	小児
頻呼吸	発育障害
発汗	活動性低下
食欲低下	運動制限
尿量低下	頻回の呼吸器感染症
発育障害	胸痛

表 16-3	一般的なうっ血性心不全の身体所見
頻脈	頻呼吸
心尖拍動の移動・鈍化	発育障害
奔馬調律（S3・S4）	湿性ラ音
肝腫大	末梢性浮腫

心筋炎はウイルス性疾患と関係していることが最も多いが，一方，心筋症の病因は本章の範囲を越えるほど幅広い（先天性代謝障害など）。適切な薬物療法（後負荷軽減薬，利尿薬）で明らかな改善を示す病態もあるが，病状が改善せず心臓移植が必要となる患者もいる。

新生児の低心機能の原因の一覧を**表 16-4** に，低心機能の初期評価と初期治療の要約を**表 16-5** に示す。

表 16-4	新生児における低心拍出量の原因
大動脈縮窄症	心筋炎
左心低形成症候群	心タンポナーデ
重篤な大動脈弁狭窄症	気胸
大動脈弓離断	胎児水腫
不整脈（頻脈性または徐脈性）	敗血症（非代償性，後期）
心筋症（妊娠糖尿病由来の心肥大）	

表 16-5	低心拍出量の新生児における初期評価と治療
初期評価	初期治療
血液培養	静脈輸液蘇生：生理食塩液 10mL/kg のボーラス投与または 5％アルブミン製剤または（貧血があれば）濃厚赤血球製剤の投与。臨床的な適応があれば繰り返す
動脈血ガス	
中心静脈血酸素飽和度	強心薬（**表 16-9**）
乳酸値	PGE$_1$（動脈管依存性の病態に対し）：0.05μg/kg/min 静注
胸部 X 線写真	背後にある不整脈の治療
心電図検査	心筋炎に対する免疫グロブリンの静注
心臓超音波検査	抗菌薬
	注意：酸素は左心低形成症候群では有害になりうる

III. チアノーゼ性先天性心疾患

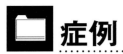 症例

生後12時間の女児がチアノーゼの状態であることに気がついた。動脈管の上流（右上腕）と動脈管の下流（右足）でのパルスオキシメトリは70％を示していた。女児は軽度の頻呼吸である以外，覚醒して意識があり，窮迫している状態ではなかった。

Detection（発見）

——この新生児の評価において，最も重要な初期ステップは何か？

——鑑別診断にどんな疾患を含めるべきか？

——最もありうる診断名は何か？

Intervention（処置）

——どんな検査や治療方針を優先して行うか？

Reassessment（再評価）

——今の治療方針は効果的か？

——患者に別の治療的介入は必要か？

Effective Communication（効果的なコミュニケーション）

——誰がこの患者を注意してみる必要があるか？

——この患者の治療を行うのに最も適している病棟はどこか？

Teamwork（チームワーク）

——どのように治療方針を実行するか？

——いつ誰が何を行うべきか？

中心性チアノーゼも末梢性チアノーゼも，ともに新生児でみられる。末梢性チアノーゼは両手足に認めるものだが，これは真の動脈性低酸素血症を示すものではない。中心性チアノーゼは体幹部のいたるところに認めるが，口唇や舌などの粘膜で一層はっきり確認することができ，真の低酸素血症を示している。5g/dL以上のヘモグロビンが脱酸素化すると，臨床的に中心性チアノーゼが認められる。

A. 肺血流の減少を伴うチアノーゼ性先天性心疾患

肺血流の減少を伴うチアノーゼ性先天性心疾患の患者は肺血流を妨げられ，心房または心室の位置で右-左シャントを生じる。新生児期において，このような欠損がある患者は，通常，肺動脈弁狭窄の程度に比

16 章　先天性心疾患における小児の管理

例してチアノーゼを呈するが，うっ血性心不全を生じていない病態ではめったに呼吸困難は起こらない。

1. Fallot 四徴症

Fallot 四徴症 Tetralogy of Fallot（TOF）は，チアノーゼ性先天性心疾患の最も一般的な形態であり，米国における先天性心疾患の小児の 7％を占める。四徴は以下のとおりである：

- 肺動脈弁狭窄（弁下部，弁性，弁上部）
- 心室中隔欠損（VSD）
- 心室中隔の大動脈騎乗
- 右室肥大

病態生理学的観点から，心室中隔欠損と右室流出路狭窄（RVOTO）の程度が Fallot 四徴症の主要な特色となる。軽度の右室流出路狭窄を認める患者では，心室中隔欠損を介した左-右シャントによって血流量増大の徴候が現れる。これらの患者では酸素飽和度は正常を示し（"pink TOF"），うっ血性心不全の徴候を示す。しかしながら，高度な右室流出路狭窄を認める患者では心室中隔欠損の部位での明らかな右-左シャントを生じる。これらの患者では生後間もなくは動脈管開存（PDA）によって正常な肺動脈血流を維持している。チアノーゼの程度は肺動脈弁狭窄の重症度に依存し，動脈管開存の閉鎖につれて悪化する。チアノーゼ発作，いわゆる四徴症発作（"tet spell"）は年長の幼児や小児に臨床的所見を生じる特徴的な連鎖であり，短気や過呼吸ではじまり，続いてチアノーゼが増強して意識を消失する。

> チアノーゼ発作の特徴的な連鎖：
> ■ 短気や過呼吸
> ■ 強いチアノーゼ
> ■ 失神
> 治療：
> ■ 蹲踞の姿勢をとらせる。
> ■ 高流量酸素投与を開始する。
> ■ 必要であればモルヒネ 0.1mg/kg を筋注する。

チアノーゼ発作をきたした小児を救うには，医療的介入を実践する。まずは小児を落ち着かせ，蹲踞の姿勢をとらせる。高流量酸素投与をフェイスマスクで開始する。それでも発作が続くようであれば，モルヒネ（0.1mg/kg）を筋肉内注射してもよい。まだ発作が持続するならば，直ちに静脈路確保を行い，経静脈的に等張性輸液（生理食塩液 20mL/kg）と重炭酸ナトリウム（1〜2mEq/kg）を投与するという，より強力な治療を開始する。右室流出路狭窄を和らげ肺血流を増やす目的で β 遮断薬を投与することもある。これらの処置に反応を示さない重症例では，体血管抵抗を増やし心室中隔欠損での右-左シャントを減らすために，気管挿管や α 作動薬（フェニレフリン）の投与が必要となるかもしれない。貧血（Hb<10g/dL）を認める際には，突然チアノーゼ発作を起こすことがあり，輸血を行うこともある。

Fallot 四徴症の外科的修復が適応となるのは，チアノーゼ発作を生じたり，チアノーゼが増悪（酸素飽和度<75％）しているすべての小児である。最近まで，Fallot 四徴症で症状が出現した患者の手術は，段階的アプローチにより修復が行われてきた。これは，幼児期早期に Blalock-Taussig シャント手術〔ポリテトラフルオロエチレン（PTFE）の導管で無名動脈と肺動脈をつなぐ〕を姑息的方法として実施した後，3〜4 歳の時期に最終修復術である肺動脈弁切開術，右室の漏斗部心筋束切除術，心室中隔欠損パッチ閉鎖術を実施する。

先天性心疾患をもつ年少児に対する医学と術式の進歩に伴い，現在では 6 カ月前後で最終的な修復が単一の術式により実施されている。

2. 三尖弁閉鎖症

三尖弁閉鎖症 tricuspid atresia は，通常，大血管転位症と関係し，三尖弁口が開存していないまれな先天性心疾患である。卵円孔の開存または心房中隔欠損は体静脈血流を右-左シャントさせるために必要である。大きな心室中隔欠損がなければ，典型的には右室と肺静脈流出路は低形成を認める。三尖弁閉鎖症の患者は，通常，大血管転位症と関係しており，新生児期のごく早期にチアノーゼを呈する（酸素飽和度は70％以下）。初期治療は動脈管開存を維持する目的で PGE_1 の点滴（$0.05\,\mu g/kg/min$）を開始する。生後1週に姑息的手術として Blalock-Taussig シャントを行う。両方向性 Glenn 手術（上大静脈と右肺動脈を結ぶ上大静脈-肺動脈吻合）は6カ月前後に段階的な姑息的手術として行われ，次に2歳前後で modified Fontan 手術が行われる。modified Fontan 手術は体静脈血流を右心系から完全にバイパスし，下大静脈から心臓外の導管を通して肺動脈に直接送血する。この段階的手術修復法について，**表 16-1** にまとめた。

3. 肺動脈弁狭窄症

肺動脈弁狭窄症 pulmonary stenosis は心疾患の小児の9％に起こり，その多くの患者で粗い収縮期駆出性雑音を胸骨左縁上部で聴取し，背部に放散する。重篤な肺動脈弁狭窄症の乳児はチアノーゼを呈し，動脈管依存性に肺血流を保っている。この重篤な狭窄症の形態もまた，大きく不可避な右房から左房へのシャントによって肺血流が減少し，チアノーゼ性先天性心疾患の範疇に含まれる。重篤な肺動脈弁狭窄症の新生児は PGE_1 の点滴による治療が必要である。肺動脈弁に対するバルーン弁形成術は新生児期に直ちに行うことで通常成功する。手術加療は高度な弁の形成異常や低形成があったり，弁下または弁上の位置で閉塞機転を生じている小児に対してのみ考慮する。

B. 肺血流の増加を伴うチアノーゼ性先天性心疾患

チアノーゼを呈し肺血流が増加する心疾患は，さらに2つに分類される。1つは肺動脈血管分布が増加するもので，胸部X線写真では肺門部が突出してみえる（大血管転位症や総動脈幹症）。もう1つは肺静脈血管分布が増加するもので，胸部X線写真では明らかなすりガラス像や浸潤影を示すものである（肺静脈閉塞や左心低形成症候群を合併した総肺静脈還流異常症）。臨床的には，徴候や症状，X線所見にもとづいてこれら2つのグループを正確に区別することはできないことが多いので，診断には心臓超音波検査が必要である。

1. 大血管転位症

D 型（右旋性）大血管転位症 dextrotransposition of the great arteries（d-TGA）においては，大動脈は右室から起始する一方で肺動脈は左室から起始する。肺循環および体循環は並列循環となるので，酸素飽和度の低い暗紫色の血液が体循環をめぐり続ける。通常，チアノーゼは分娩室在室から認めるが，その他の点では心臓に関する身体所見は正常である。胸部X線写真は正常かもしれないが，優位な右室に狭小化した上部縦隔を伴う "egg on a string" の心陰影を時折認める。肺血管陰影は正常または微増している。D型大血管転位症の新生児において，より最終的な姑息術であるバルーン心房中隔切開術 balloon atrial septostomy（BAS）を待つ間に PGE_1 の点滴（$0.05\,\mu g/kg/min$）をはじめることが酸素飽和度の増加に役立つ。バルーン心房中隔切開術は，重度のチアノーゼを一時的に軽減するのに，しばしば必要である。これにより動脈管の位置とこれより低圧の心房との間で血液が最適となるように混合される。さらにバルーン心房中隔切開術は，生後数日で肺血流が増加するにつれて膨張する左房の減圧にも効果的である。しかしながら，バルーン心房中隔切開術を施行された新生児は有害な神経学的転帰を生じるリスクが増加するので，施設によっては不安定な患者にのみ，この手術を実施している。

姑息的なバルーン心房中隔切開術によって安定化を得られたり，環境に適応できていたとしても，新生児の多くは生後1週のうちに欠損の外科的修復術を受ける。D 型大血管転位症と中等度から大きな心室中隔欠損をあわせもつ幼児では，心室内混合血が生じるのでごくわずかなチアノーゼしか呈さず，これほど早

期には診断されないかもしれない。しかしながら，生後数週間で肺血管抵抗が下がるにつれて，大きな左-右シャントの所見がうっ血性心不全の徴候（食欲減退，頻呼吸など）を伴って進展する。肺動脈を右室に再吻合し，大動脈を左室に再吻合しつつ冠動脈の転移も行う大動脈スイッチ手術が，現在のところD型大血管転位症の修正を行うために選択される術式である。

> ! 大血管転位症は生後初日に現れるチアノーゼ性心疾患の最も一般的な形態である。チアノーゼを呈する乳児，なかでも酸素の投与に反応の乏しい乳児をみたら，この疾患を疑うべきである。

2. 総動脈幹症

総動脈幹症 truncus arteriosus は先天性心疾患のなかでもまれであり，大きな単一血管（総動脈幹弁）が右室と左室に共通する流出路を提供する。大きな心室中隔欠損があり，両心室の血液は混ざりあう。この共通血管，すなわち総動脈幹は上行して大動脈，冠動脈，肺動脈に分岐する。総動脈幹症は肺動脈の位置や，動脈幹から分枝する血管の位置によって分類される。心室内での酸素飽和および不飽和の混合血と単一血管からの駆出によって軽度のチアノーゼが引き起こされる。うっ血性心不全を呈し肺動脈が増加すると，すぐに肺血管抵抗は低下してしまう。胸部X線写真では心陰影は正常から増大し，肺血管陰影は増大する。なかには右大動脈弓を示すものもある。これらの患者は22q11の微小欠失をもつ可能性が明らかに高く，DiGeorge症候群を生じる。よって総動脈幹症の患者では，迅速に低カルシウム血症（二次性副甲状腺機能低下症）やT細胞性免疫不全の有無を評価すべきである。DiGeorge症候群が疑われる患者では，輸血を行う際には移植片対宿主病（GVHD）を起こさないように照射血液を使用すべきである。最終的な外科修復術は，通常，生後1週に行われる。総動脈幹から肺動脈枝を分離した後に弁つき人工血管を右室と主肺動脈の間に設置する。そして，左室の血液を直接大動脈幹を通して大動脈に流す方法で，心室中隔欠損を閉鎖する。一連の外科手術では，小児の成長に合わせて人工血管を大きくすることが必要である。

> ! 両心室からの血液は総動脈幹に駆出される。体循環と肺循環は混合し，動脈血酸素飽和度は肺血流の量に依存している。肺血管抵抗が減弱するにつれ肺血流は増え，左室は過負荷となり，肺水腫が出現して，体循環への酸素運搬量は減る。

3. 総肺静脈還流異常症

総肺静脈還流異常症 total anomalous pulmonary venous connection は先天性心疾患ではまれだが，酸素化された肺静脈血液はすべて体静脈血に戻される。この酸素化と脱酸素化の混合体静脈血がチアノーゼを引き起こす。総肺静脈還流異常には肺静脈が還流する部位によって4つの型がある。上心臓型（無名静脈や上大静脈へ還流する），心臓型（冠静脈洞や右房へ還流する），下心臓型（横隔膜を貫いて肝静脈，門脈，臍静脈へ還流する），混合型（これらの亜型が組み合わされたもの）である。肺静脈血液還流の閉塞の程度によって分娩の時期や，チアノーゼの重症度が決まる。総肺静脈還流異常症や明らかな閉塞機転を伴う新生児は，四肢に重度のチアノーゼを呈することが頻繁に認められる。閉塞機転のない新生児は軽度のチアノーゼと肺性の心雑音を聴取する程度であり，初期には診断を誤るかもしれない。外科的修復術が迅速に行われれば，長期の生命予後はよい。

> 閉塞性の総肺静脈還流異常症の新生児は重度のチアノーゼを呈する。

表16-6に新生児のチアノーゼの原因を，表16-7にチアノーゼを呈する新生児の初期評価と治療の概要を示す。

表 16-6　新生児のチアノーゼの原因

チアノーゼ性心疾患
　肺血流量の減少を伴うもの
　　・Fallot 四徴症
　　・三尖弁閉鎖症
　重篤な肺動脈弁狭窄症
　肺血流量の増加を伴うもの
　　・大血管転位症
　　・総動脈幹症
　　・総肺静脈還流異常症
呼吸器疾患
血液疾患（メトヘモグロビン血症）
神経筋疾患（低換気）

表 16-7　チアノーゼを呈する新生児の初期評価と管理

初期評価

胸部 X 線写真
心電図検査
高酸素負荷テスト（hyperoxia test）
　・室内気と 100%濃度の酸素を 10 分間吸入した後に動脈血酸素分圧（PaO_2）を測定する
　・動脈管の上流で採血した PaO_2＞150mm Hg（＞19.9kPa）ならば，チアノーゼ性先天性心疾患ではない
先天性心疾患が疑わしいときは，適切な確定診断を心臓超音波検査で下せる循環器科に相談する

初期治療

気道，循環，呼吸
PGE_1 を 0.05μg/kg/min で点滴する
一度チアノーゼ性先天性心疾患と診断が確定すれば，特異的な心臓障害を考慮し，酸素濃度は酸素飽和度が適切な値に到達する程度に調節する

IV. 非チアノーゼ性先天性心疾患

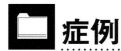
症例

2 カ月の男児が数日前からの頻呼吸，発汗，食欲不振，活動性の低下のために，救急外来を受診した。バイタルサインは心拍数 180 回/min，呼吸数は 75 回/min である。粗い収縮期逆流性雑音を聴取する。右の肋骨弓下 6cm に肝を触知する。

Detection（発見）

　──この幼児の評価において最も重要な初期ステップは何か？

　──鑑別診断にどんな疾患を含めるべきか？

――最もありうる診断名は何か？

Intervention（処置）

――どんな検査や治療方針を優先して行うか？

Reassessment（再評価）

――今の治療方針は効果的か？

――患者に別の治療的介入は必要か？

Effective Communication（効果的なコミュニケーション）

――誰がこの患者を注意してみる必要があるか？

――この患者の治療を行うのに最も適している病棟はどこか？

Teamwork（チームワーク）

――どのように治療方針を実行するか？

――いつ誰が何を行うべきか？

A. 肺血流の増加を伴う非チアノーゼ性先天性心疾患

1. 心室中隔欠損症

心室中隔欠損症 ventricular septal defect（VSD）は先天性心疾患の最も一般的な形態である。徴候と症状は心室性の左-右シャントの量による。シャントの大きさと方向は体循環および肺循環の両方の相対的な血圧と抵抗に依存している。心室中隔欠損症の新生児は，2～6週頃に肺血管抵抗が下がるまで症状がないことが多く，シャントが増加すると臨床的な症状が出現することとなる。

小さなものから中等度までの心室中隔欠損症をもつ乳児は，全（逆流性）収縮期雑音を聴取するが，無症状のままである。雑音の強さは欠損孔の大きさに反比例する。大きな心室中隔欠損症をもつ小児は，特徴的な心雑音をほとんど聴取できないものの，通常は心不全の徴候や症状が進展する（表16-2，16-3）。大きな欠損孔では右室圧と肺動脈圧が体循環レベルまで増大する。小さな欠損孔では左室と右室の圧差を構築する。

小児先天性心疾患の内科的および外科的治療の進歩から，今では小さな乳児でさえも心臓胸部手術を安全に施行できる。経皮的カテーテル欠損孔閉鎖術は筋性部欠損や心室中隔欠損症の術後遺残に用いられる。手技は安全で効果的であるものの，対象となる患者の欠損孔の大きさには制限がある。外科的閉鎖術の適応は以下のとおりである：

■ コントロールできないうっ血性心不全

■ 肺血管閉塞性疾患のリスクがある肺動脈血管抵抗の上昇

■ 最大限の薬物療法にもかかわらず病状が改善しない

- 繰り返す肺感染症
- 感染性心内膜炎
- 奇異性塞栓症

明らかな左-右シャント性病変が手術をされないまま肺高血圧が長期間続くと，不可逆性の肺血管閉塞性疾患となり，その結果，右-左シャントとチアノーゼを生じて Eisenmenger 症候群に進展し，肺出血，感染症，奇異性塞栓症で死亡する。

2. 心房中隔欠損症

心房中隔欠損症 atrial septal defect（ASD）は先天性心疾患の小児の 10% を占める。男児よりも女児により多くみられる（比率は 2：1 である）。心房中隔欠損症は心房中隔をつくる 3 つの隔膜の欠損により生じる:

- **一次孔欠損**は房室弁に近接した心房中隔の下方 1/3 の部位に位置する。
- **二次孔欠損**は心房中隔の中位部にみられ，最も多い。
- **静脈洞型欠損**は大静脈に近接した心房中隔の後部に生じる。

右室と左室の相対的なコンプライアンスと欠損孔の大きさにより，心房の位置でのシャントの方向と量が決定される。概してコンプライアンスは右室のほうが高いので，左-右シャントを生じることが多い。

まれな例外として，心房中隔欠損をもつ患者で症状がなく，定型的な固定性II音（S_2）の分裂と相対的な肺動脈弁狭窄に由来する胸骨左縁上部での収縮期駆出性雑音を聴取する。症状が出現するとしたら小児期後期に現れ，しばしば不整脈に関係する。心房中隔欠損閉鎖の適応となるのは，右室容量負荷や不整脈，奇異性塞栓症，肺血管抵抗の上昇がある。心臓カテーテルでのデバイス留置による閉鎖術か，欠損孔を直接またはパッチを用いて縫合する閉鎖術が行われる。いずれの術式を選択しても，合併症発生率や死亡率は低い。

3. 動脈管開存症

動脈管開存症 patent ductus arteriosus（PDA）単独の奇形は，おおよそ出生 2,000 〜 2,500 人に対して 1 人の割合である。発生率は早産児で増加し，在胎齢に反比例する。動脈管は主肺動脈と下行大動脈を結ぶ発生学的構造物であり，通常は生後数日以内に閉鎖する。動脈管開存症の患者は左-右シャントを有し，ここでの解剖学的シャントの大きさや相対的血管抵抗に依存して心室中隔欠損の血流が決定する。肺血管抵抗の上昇を認める際には，動脈管を介したシャントは両方向性になるかもしれない。大きな動脈管開存症をもつ乳児，特に早産児は，心不全の症状を呈するかもしれない。小さなものから中等度までの動脈管開存症では，連続性雑音を上部胸骨左縁で聴取するが症状はない。

インドメタシン投与により早産児の動脈管開存症の多くを閉鎖することができる。年長の患者では，カテーテル閉鎖術や外科的結紮術が基本的には合併症や死亡がなく非常に効果的である。

> ! 房室中隔欠損症は 21 番染色体トリソミー（Down 症候群）の患者に認められることが多く，生後数カ月で心不全の徴候や症状が現れる。

4. 房室中隔欠損症

房室中隔欠損症 atrioventricular septal defect は小児先天性心疾患の 7% を占め，通常は 21 番染色体トリソミー（Down 症候群）

の小児にみられる。この疾患は心房と心室の中隔の大きな欠損と左右の心室の入口部に位置する共通の房室弁からなる。房室中隔欠損症を認める小児は，収縮期逆流性雑音を聴取することで，通常，生後数週間で診断される。診断されなければ患者は，通常，生後数カ月で典型的な心不全の徴候と症状が現れ，肺血管抵抗が上昇するにつれて左-右シャントの程度が増加する。急激な，そして長期的な肺高血圧の影響を回避するために，理想的には生後3～6カ月の乳児期に外科的修復術が必要となる。

非チアノーゼ性心疾患の原因のまとめは**表16-8**を，非チアノーゼ性心疾患の初期評価と治療の概要は**表16-9**を参照されたい。

表16-8　非チアノーゼ性先天性心疾患の原因

肺血流量が増加する非チアノーゼ性先天性心疾患（シャント性心疾患）
・心室中隔欠損症
・心房中隔欠損症
・動脈管開存症
・房室中隔欠損症

閉塞を伴う非チアノーゼ性先天性心疾患
・肺動脈弁狭窄症（弁性，弁上性，弁下性）
・大動脈弁狭窄症（弁性，弁上性，弁下性）
・大動脈縮窄症

心不全の他の原因
・不整脈
・心筋症
・心筋炎
・冠動脈奇形

表16-9　非チアノーゼ性心疾患の初期評価と治療

初期評価

胸部X線写真
リズムストリップの心電図
心臓超音波検査

初期治療

利尿薬
・ループ利尿薬（フロセミド1～2mg/kg/回　POまたはIV，6～12時間ごと）
・サイアザイド系利尿薬（クロロチアジド2～5mg/kg/回　IV，12時間ごと）
・カリウム保持性利尿薬（スピロノラクトン0.5～3mg/kg/日，6～24時間ごとに分割投与）

後負荷軽減薬物
・ACE阻害薬：enalaprilat 5～10μg/kg/回　IV，8～12時間ごと，またはエナラプリル 0.05～0.25mg/kg/日　PO，12～24時間ごと
・ミルリノン 0.25～0.75μg/kg/min IV
・ニトロプルシド 0.5～10μg/kg/min IV
・ニトログリセリン 0.5～5μg/kg/min IV

強心薬
・ジゴキシン8～10μg/kg/日，12時間ごとに分割投与（用量は年齢依存性）
・ドパミン5～10μg/kg/min（アドレナリン受容体作動薬）
・ドブタミン5～15μg/kg/min（アドレナリン受容体作動薬）
・アドレナリン0.05～0.1μg/kg/min（アドレナリン受容体作動薬）
・ミルリノン0.25～0.75μg/kg/min（ホスホジエステラーゼ阻害薬）
　注意：酸素を適切に投与すること：過剰な酸素投与は左-右シャントを増悪させる

IV：静注，PO：経口，ACE：アンジオテンシン変換酵素

V. 低心拍出量症候群

症例

4歳の男児が心房中隔欠損症の修復術を合併症なく終えた後、嗜眠が2週間続くとのことで救急外来を受診した。頻脈と頻呼吸を呈している。動脈血ガス測定では著しい乳酸アシドーシスを呈している。

Detection（発見）

——この小児の評価において最も重要な初期ステップは何か？

——鑑別診断にどんな疾患を含めるべきか？

——最もありうる診断名は何か？

Intervention（処置）

——どんな検査や治療方針を優先して行うか？

Reassessment（再評価）

——今の治療方針は効果的か？

——患者に別の治療的介入は必要か？

Effective Communication（効果的なコミュニケーション）

——誰がこの患者を注意して診察する必要があるか？

——この患者の治療を行うのに最も適している病棟はどこか？

Teamwork（チームワーク）

——どのように治療方針を実行するか？

——いつ誰が何を行うべきか？

低心拍出量症候群 low cardiac output syndrome（LCOS）は臨床的そして生化学的に患者の代謝需要に見合った酸素供給を十分に行うことができない状態と表現される。低心拍出量症候群は重症敗血症、心筋炎、心筋症、小児心臓手術後の患者によくみられる。低心拍出量症候群は、心肺バイパスの反応による術後の生理学的変化、遺残病変、心停止法、心室切開術、心筋負荷のコンディション変化、大動脈遮断中の心筋虚血などによって進展する。

低心拍出量が見過ごされたり、治療が不十分であった場合は、不可逆性の終末臓器不全を引き起こし、心停止から死に至る。重篤な病状の患者において正確で明解な酸素供給の評価を行うことは困難であるが、臨床医にとってベッドサイドでの血行動態や生化学的なパラメータはこの指標となりうる。低心拍出量症候群患者の評価において、動脈血の乳酸値と中心静脈血酸素飽和度の2つは生化学的マーカーとして重要

である。重症の低心拍出量症候群は心原性ショックの形をとるが，心筋収縮力の低下を生じた原因は他にもあるかもしれない。

低心拍出量の一般的な原因を**表16-10**，**16-11**に示す。低心拍出量症候群に関連する所見を**表16-12**に列挙するが，診断にあたりすべての所見を必要とするわけではない。目的は，不可逆的な終末臓器不全を回避するため，治療可能な原因を同定し，治療を適時に開始するため，早期に低心拍出量症候群の診断をすることである。

表16-10 術後低心機能の原因

- 不整脈
- 循環血液量減少
- 貧血
- 心筋機能障害
- 遺残心病変
- 肺高血圧
- 心タンポナーデ

表16-11 可能性のある術後遺残病変

- 弁狭窄
- 弁閉鎖不全
- 大動脈弁狭窄
- 遺残シャント
- 流出路閉塞

表16-12 低心拍出量症候群の徴候と症状

- 頻脈
- 末梢循環の減少
- 排尿量の減少
- 乳酸アシドーシス
- 乳酸の高値または迅速な上昇〔>0.75mmol/L/hr（>6.76mg/dL）〕
- 動脈血と混合静脈血の酸素飽和度の差の拡大（>30～40%）
- 意識変容
- 後期所見
    - クレアチニン値の上昇
    - 肝酵素の上昇
    - 痙攣
    - 低血圧

A. 不整脈

不安定な状態の術後患者を評価する際には心リズムを判定しなければならない。長時間リズムストリップの12誘導心電図を可能な限り速やかに実施すべきである。先天性心疾患の術後に最もよくみられる不整脈の種類と一般的な治療法を**表16-13**に

> ! 術後の低心拍出量症候群の進行には，遺残する血行動態の障害，心タンポナーデ，不整脈の再評価を速やかに実施すべきである。
>
> QRS幅の広い頻脈をきたした不安定な状態の患者は心室頻拍と仮定し，2～4J/kgでの同期電気ショックを用いて直ちに治療すべきである。

示す。心電図を図 16-1 〜 16-4 に示す。これらのリズムは心筋炎や川崎病のような心臓の構造的障害を背景にもっていなくても生じうる。

表 16-13　先天性心疾患手術後によくみられる不整脈と一般的な治療

不整脈	徴候／症状	詳細	治療
接合部異所性頻拍	狭い（正常な）QRS 幅の頻脈 心拍数≧180 回/min 1：1 房室伝導（逆行性 P 波を認めたり，大きな P 波となる）	最も一般的には心室中隔を含んだ手術の後に生じる： 　Fallot 四徴症 　VSD 　心房中隔欠損症	房室間の同期性を取り戻すために心房のペーシングをする 高体温や不安への治療をする β作動薬の服用量を最小限にする アミオダロン（5mg/kg の 1 回量を 20 〜 60 分かけて静注） プロカインアミド（3 〜 6mg/kg/回 IV）
心ブロック	1 度：PR 間隔の延長 2 度 　Ⅰ型/Wenckebach 型：PR 間隔が徐々に延長して房室伝導が途絶する 　Ⅱ型：1：1 の房室伝導比に突然欠落が生じる 3 度：房室伝導が完全に途絶する	最も一般的には房室結節周囲の手術の後に生じる： 　VSD 修復術 　僧帽弁置換術 　左室流出路の拡張（今野法） 　L 型（左旋性）大血管転位症の心臓（心房心室不一致）は危険因子として追加される	何もせず経過観察（1 度房室ブロックと Wenckebach 型 2 度房室ブロックは無症状のことが多い） 一時的または永久的ペースメーカ 1 度房室ブロックと Wenckebach 型 2 度房室ブロック：頻脈と房室間隔が高度に延長している状態の混在（接合部異所性頻拍に似る） Ⅱ型 2 度房室ブロックと 3 度房室ブロック：心房心室の二腔ペーシングが常に必要となるが，これが不可能であれば，少なくとも心室ペーシングで心静止を回避する
順方向性房室回帰性頻拍	T 波に P 波を伴うリエントリー性頻拍（副伝導路経由で心房へのリエントリーを生じ，心房から心室へは房室結節を経由し，正常に伝導する） 常に 1：1 房室伝導である 突然始まり突然停止する頻脈	Wolff-Parkinson White 症候群 潜在性（隠されていた）副伝導路	アデノシン（100 〜 300μg/kg を急速 IV） 同期電気ショック（0.5 〜 2J/kg） 再発性の発作にはアミオダロンまたはβ遮断薬（アテノロール）の投与 心房オーバードライブペーシング法
心房粗動	心房内で生じるリエントリー性頻拍 狭い QRS 幅で，通常は 2：1 から 3：1 の房室伝導である	最も一般的には重度の右房拡張や広範囲にわたる心房手術で生じる Fontan 手術〔心房肺動脈連結法（APC 法）や側方トンネル法（TCPC-LT 法）〕数年後 Ebstein 奇形 Mustard 手術（大血管転位症） Senning 手術（大血管転位症）	アデノシン（心房拍数を変化はさせないが，心房粗動の診断に役立つ） 同期電気ショック（0.5 〜 2J/kg） 高頻度心房ペーシング（心房レートよりも速いレートでの） アミオダロンやその他の抗不整脈薬の投与（再発性の発作に対して）
心室頻拍	広い QRS 幅の頻脈 小児ではまれである	最も一般的には： 　循環動態のすぐれない病的な心室 　重度に肥大した心室	同期電気ショック（2 〜 4J/kg） アミオダロン（5mg/kg IV） リドカイン（0.5 〜 1.5mg/kg IV）

VSD：心室中隔欠損，IV：静注

図 16-1 完全（Ⅲ度）房室ブロック

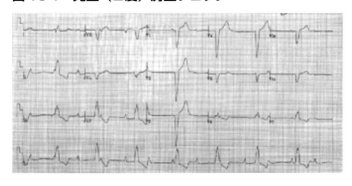

完全（Ⅲ度）房室ブロックは先天性疾患でも後天性疾患でも生じるが，小児では最も一般的な徐脈性不整脈である。心房と心室の間に伝導欠如が生じ，遅い QRS 波形と規則正しい心房調律を認め，PR 間隔は不規則となる。
Courtesy of Ana Lia Graciano, MD, FAAP.

図 16-2 上室頻拍（SVT）

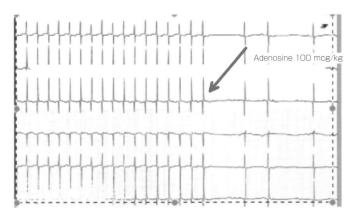

発作性上室頻拍における心電図は規則正しい RR 間隔を伴う狭い QRS 波を示す。上室頻拍は，通常，房室結節を含むリエントリー回路を原因として生じる。アデノシンは房室結節に作用し，リエントリー回路を中断させる一過性のブロックを起こす。
Courtesy of Ana Lia Graciano, MD, FAAP.

図 16-3 Wolff-Parkinson-White（WPW）症候群

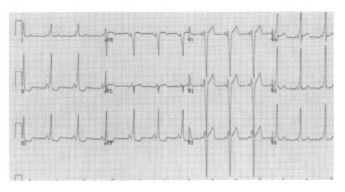

Wolff-Parkinson-White 症候群では，電気刺激が房室結節を順行性に伝導する（順行性伝導）と QRS 幅が正常となり，副伝導路を通り心房への逆行性伝導が生じると頻脈が持続する。上向きの QRS 波（Δ波）を伴う典型的な心電図パターンが頻脈の停止後に認められる。
Courtesy of Ana Lia Graciano, MD, FAAP.

図 16-4 心房粗動

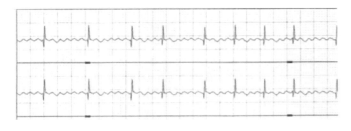

心房粗動は 250〜500 回 /min の速く規則的な鋸歯状波が特徴的である。房室伝導はある程度遮断され，心室応答は 2〜4 回の心房波に 1 回程度と不規則となる。
Courtesy of Ana Lia Graciano, MD, FAAP.

B. 心タンポナーデ

迅速な認識と管理が必要な低心拍出量症候群の重要な原因の1つとして心タンポナーデがある。これは心臓周囲の空間に液体が貯留することで，心室充満が損なわれ，それに引き続いて循環動態の破綻を生じる臨床的な症候群である。心臓超音波検査において，心房の圧迫や心室収縮時の虚脱の原因となる心臓周囲の液体貯留が認められれば，確定診断ができる。心室充満圧が高くなく，X線や心臓超音波検査での変化に乏しかったとしても，術後に低心拍出量症候群を生じるすべての患者で心タンポナーデの診断を考えなければならない。なぜならば少量の液体貯留であったとしても心室充満を損なう心タンポナーデの原因となるからである。心タンポナーデに対する治療として，貯留した液体を胸腔チューブで吸いだしたり，心囊穿刺を行ったり，縦隔再切開術を実施する。心臓周囲の液体を適切にドレナージできるまで，循環を維持するために速度の速い輸液蘇生が必要である。

心タンポナーデは開心術後に低心拍出量症候群を生じたすべての患者において，考えなければならない。

C. 心筋機能障害

心筋収縮性はβ作動薬やホスホジエステラーゼ阻害薬の使用により影響を受ける（**表16-9**）。心筋細胞の収縮と弛緩は細胞内の迅速なカルシウムサイクルにより生じる。β作動薬は，細胞内サイクリックアデノシン一リン酸（cAMP）を増加させ，それに続き収縮期と拡張期の両方でカルシウムサイクルが増加することで作用する。ホスホジエステラーゼによりcAMP濃度が低下すると，ホスホジエステラーゼ阻害薬はcAMPを増加させるように作用する。

ミルリノンは選択的ホスホジエステラーゼⅢ阻害薬であり，cAMPの効力を強めて，細胞内カルシウムを増やすように働きかけることで，心筋収縮力の増加を導く。先天性心疾患の外科的修復術後に続いて生じる低心拍出量症候群を避ける目的で，ミルリノンが0.75μg/kg/minの速度で用いられる。ホスホジエステラーゼ阻害薬は受容体依存性ではないので，慢性的なアドレナリン刺激から生じる受容体のダウンレギュレーションが起きたとしても薬効に変化はない。この薬物のもう1つの利点は体（および肺）循環における心室の後負荷を減らすことであり，強心血管拡張薬（inodilator）と名づけられている。

血圧は心拍出量と体血管抵抗の両方で規定され，体血管抵抗と心収縮力は正反対の（対立する）関係にある。よって，しばしば低血圧にもかかわらず血管拡張薬を使用して後負荷を減らすことは，心収縮力や心拍出量，酸素供給の増加をもたらすこととなる。一次的またはアドレナリン受容体作動薬の高用量投与から二次的に血管トーヌスが亢進し，心拍出量が低下しているとき，添加物のない血管拡張薬の使用により酸素供給を改善することができる。この目的でニトロプルシド（0.5～10μg/kg/min）やニトログリセリン（0.5～5μg/kg/min）がよく使用される。特に心筋収縮力を改善するためには低用量アドレナリン/ノルアドレナリン（0.01～0.05μg/kg/min）と併用される。ニトロプルシドに関して，高用量を数日にわたって静脈内投与する際にはシアン中毒を起こすことがあるので，その使用には注意が必要である。

適切な臓器灌流を維持できないほど血圧が低い場合には，体血管抵抗を増加させるように働きかけるよりも，前負荷と心筋収縮力を最大限にするほうがよい。後負荷と心機能の間にある逆相関関係，および血圧の上昇が心拍出量と酸素供給の低下をもたらす可能性からそのような方法が好まれるのである。冠動脈灌流が生命の危機を及ぼすほどに低下する際は，この関係の例外とする。このような状況下では体血管抵抗を増やすことが心筋への酸素供給を増やすことになるので，心機能が改善する。心室機能と後負荷の間には逆相関関係があるにもかかわらず，ときとして好ましい血圧に到達するために体血管抵抗を増やす必要がある。アドレナリンやノルアドレナリン（これらはいずれも明らかなαアドレ

カテコールアミンに対する反応が乏しい低血圧患者では，副腎機能と甲状腺機能を評価することを考える。

ナリン受容体アゴニスト効果がある）が一般的な血管収縮薬として用いられるが，より最近ではアドレナリン受容体に結合しないのでカテコールアミン抵抗性の状態でも効果的に作用するバソプレシン（0.0003～0.002U/kg/min）も使用される。輸液やカテコールアミンに反応しない難治性の低血圧は，副腎不全の徴候であるかもしれない。ヒドロコルチゾンのような副腎皮質ステロイドを補充することで難治性の低血圧患者の血圧は安定化する。

新生児の心臓ではカルシウムハンドリングシステムが未熟であり，心筋収縮を細胞外のカルシウムに依存している割合が高い。生化学的な根拠と経験の蓄積から，正常な生理学的範囲よりも20〜30％上昇したイオン化カルシウムレベルを維持することが，新生児の心臓術後早期の血行動態の改善に関係することが示唆されている。遺伝的な問題（22番染色体の欠失のような）と関連する二次的なことであったとしても，赤血球輸血によるクエン酸塩の影響であったとしても，低カルシウム血症があれば積極的に治療すべきである。

心疾患をもつ小児患者を最適に管理するにあたっては，酸素供給や心臓血管生理，先天性心疾患の解剖と病態生理学に関する基本的な原理・原則を幅広く理解することが必要である。低心拍出量症候群の徴候と症状は積極的に治療されるべきであり，診断的および治療的方針は一般的な問題と病変特異的な問題の両面から取り組む必要がある。

低心拍出量の患者の評価に用いられる検査を**表16-14**にまとめる。

表16-14　低心拍出量患者の評価

胸部X線写真
心電図検査
動脈血ガス検査
全血球計算
血清電解質
心臓超音波検査
中心静脈圧と動脈圧のモニタリング

Key Points：先天性心疾患における小児の管理

- 生後数週で低心拍出量やショックを示す小児は先天性心疾患の評価をしなければならない。

- 先天性心疾患の主要な形式は非チアノーゼ性とチアノーゼ性の2つのグループに分類することができる。診断を推定するために，病歴や身体所見，胸部X線写真，パルスオキシメトリからの情報を集約する。心臓超音波検査により，しばしば確定診断ができる。

- PGE_1の点滴の開始は先天性心疾患や動脈管血流に依存している児を救命するので，ショックやチアノーゼを呈しているすべての新生児に投与を考えるべきである。

- 低心拍出量症候群に即座に気づき，適切な治療を行うことは，先天性心疾患をもつ小児の臓器機能を維持するために必要不可欠である。

参考文献

1. Fuhrman BP, Zimmerman JJ, eds. *Pediatric Critical Care*. 4th ed. Philadelphia, PA: Saunders Elsevier; 2011:319-321, 340-343.
2. Garson A Jr, Bricker JT, Fisher DJ, Neish SR, eds. *The Science and Practice of Pediatric Cardiology*. 3rd ed. Baltimore, MD: Williams and Wilkins; 2005.
3. Hoffman TM, Wernovsky G, Atz AM, et al. Efficacy and safety of milrinone in preventing low cardiac output syndrome in infants and children after corrective surgery for congenital heart disease. *Circulation*. 2003;107:996-1002.
4. Keane JF, Lock JE, Fyler DC, eds. *Nada's Pediatric Cardiology*. 2nd ed. Philadelphia, PA: Saunders Elsevier; 2006.
5. Kolovos NS, Bratton SL, Moler FW, et al. Outcome of pediatric patients treated with extracorporeal life support after cardiac surgery. *Ann Thorac Surg*. 2003;76:1435-1441.
6. Mackie AS, Gauvreau K, Booth KL, Newburger JW, Laussen PC, Roth SJ. Hemodynamic correlates of serum cortisol in neonates after cardiopulmonary bypass. *Pediatr Crit Care Med*. 2011;12: 297-303.
7. McQuillen PS, Hamrick SE, Perez MJ, et al. Balloon atrial septostomy is associated with preoperative stroke in neonates with transposition of the great arteries. *Circulation*. 2006;113: 280-285.
8. Nichols D, Greeley WJ, Lappe DG, Wetzel RC, eds. *Critical Heart Disease in Infants and Children*. 2nd ed. Philadelphia, PA: Mosby Elsevier; 2006.
9. Wheeler D, Wong H, Shanley T, eds. *Pediatric Critical Care Medicine: Basic Science and Clinical Evidence*. New York, NY: Springer-Verlag; 2007:672-706.

17章

悪性腫瘍および血液疾患による危急事態と合併症

 目的

- 小児の免疫不全患者に特有の危険因子について述べる。
- 小児癌患者におけるショックの原因を認識し対処する。
- 小児癌患者における呼吸不全の原因を認識し対処する。
- 腫瘍崩壊症候群に関連する代謝異常を概観し治療の優先順位を挙げる。
- 白血球増加症に関連する危険因子について述べる。
- 脊髄圧迫を同定し治療する。

 症例

急性リンパ性白血病に対する寛解導入療法が終わり退院したばかりの 12 歳女児が，中心静脈ラインをヘパリンフラッシュした後，2 時間前から発熱，ふるえ，悪寒をきたして受診した。入院時の体温 102.6°F（39.2℃），心拍数 156 回/min，血圧 82/35mmHg，呼吸数 28 回/min であった。血液検査所見は，白血球数 0.1×10^9 個/L，ヘモグロビン 7.2g/dL（72g/L），血小板数は $45,000 \times 10^9$ 個/L であった。電解質は K^+ 2.8mEq/L（2.8 mmol/L）以外は正常，血液培養からは 12 時間後にグラム陽性球菌が検出された。あなたは患者の評価を求められている。

Detection（発見）

――この患者の生理学的状態は何か？

――診断として何が疑わしいか？

Intervention（処置）

――優先すべき治療戦略は何か？

Reassessment（再評価）

——現行の治療戦略は有効か？

——もっと輸液が必要か？ 輸血の適応はあるか？

Effective Communication（効果的なコミュニケーション）

——患者の状態が変わった場合はそれを誰が知るべきか，そしてそれをどのように周知するか？

——この患者の治療を行うのに最も適している病棟はどこか？

Teamwork（チームワーク）

——治療戦略をどのように遂行するか？

——いつ誰が何を行うべきか？

I. はじめに

本章では，小児悪性腫瘍または血液疾患患者の医学的合併症を治療するにあたり，きわめて重要なケアについての必須情報を提供する。

最近のエビデンスはこれらの患者に起こった急性疾患に対して，積極的な治療，すなわち，広域抗菌薬の使用，輸液蘇生，早期の呼吸管理と強心薬の使用を支持している。治療目標は，担当医，患者保護者，患者自身（適切な場合）と集中治療チームによって話し合われるべきである。治療の中断や差し控えについての決定は，患者の原疾患，腫瘍学的予後および臨床経過をもとに頻回に検討されるべきである。

II. 発熱と好中球減少

A. 定義

小児悪性腫瘍の治療経過中によくある合併症の1つである好中球減少性発熱は，ある時点での口腔温が100.9°F（38.3℃）を超えた場合か，1時間以上にわたり100.4°F（38℃）以上が続く場合と定義される。好中球が減少した患者では，直腸粘膜が破綻し，感染門戸となる可能性があるため，直腸温測定は推奨されない。発熱性好中球減少症とは好中球絶対数が＜500×10^9個/L，もしくは＜$1,000 \times 10^9$個/Lで2，3日間にわたり減少傾向が続くことが予想される場合をいう。

B. 危険因子

感染のリスクは好中球減少の程度と持続期間に応じて増加する。好中球減少期間が7日間未満と予想される患者は低リスクであり，これは標準的化学療法を受けている固形腫瘍の患者のほとんどにあてはまる。好中球減少期間が7〜10日間の場合は中等度のリスクで，リンパ腫，慢性白血病，自家造血幹細胞移植患者があてはまる。好中球減少期間が10日間を超えると高リスクとなり，急性白血病や同種造血幹細胞移植患者があてはまる。いくつかの臨床的および検査上の危険因子はまた，重症感染症に結びつく。臨床的危険因子は，血行動態学的不安定（ショック），肺炎，好中球減少性腸炎，重症の口内炎，下痢，肛門周囲病変，カテーテル関連感染症，1種類の広域抗菌薬の経静脈的投与にもかかわらず持続的に＞102.2°F

（39℃）の発熱を認める例である。検査上の危険因子は，C 反応性蛋白（CRP）が＞10mg/L（＞95.2nmol/L），単球絶対数が＜100×10⁹ 個 /L，グラム陰性菌血症の存在である。

C. 治療

発熱性好中球減少症患者に対する標準的ケアは，速やかに経験的経静脈的抗菌療法を実施し，少なくとも 3 日間厳重経過観察をすることである。患者は徹底的な病歴聴取と身体診察，全血球計算，生化学，すべてのカテーテル挿入経路に関する細菌培養検査（血液，尿，腹腔ドレーン），下痢のある患者では *Clostridium difficile* 毒素およびその他の便検査，胸部 X 線，適応のある場合の腰椎穿刺を含む一通りの検査を受けなくてはならない。膿瘍，滲出液，蓄膿などの液体貯留は培養と症状軽減のために早期ドレナージがすすめられる。

小児における重症感染症に関連する病原菌および推奨される抗菌薬とその用量を**表 17-1** に挙げる。感染巣が不明の発熱性好中球減少症患者では，抗緑膿菌作用をあわせもつ，セフェピム，メロペネム，またはピペラシリン / タゾバクタムなどの広域抗菌薬の単剤投与でよい。グラム陰性桿菌菌血症あるいは敗血症患者では，アミノグリコシド系薬と抗緑膿菌 β ラクタム薬の併用を考慮しなくてはならない。好中球絶対数が 500×10⁹ 個 /L に達するまでは，たとえ解熱した後でも経験的抗菌療法を続けるべきである。発熱が持続する場合は，嫌気性菌，薬物耐性グラム陰性菌，グラム陽性菌，真菌までスペクトルを広げた抗菌療法を行う。グラム陽性菌が培養された場合やカテーテル関連感染が疑われた場合はバンコマイシンの併用が推奨される。カテーテル関連感染症の診断がついた後，血行動態的に不安定な患者，適切な抗菌療法によっても血液培養陽性が持続する患者，起因微生物が真菌，抗酸菌，黄色ブドウ球菌，*Acinetobacter baumannii*，緑膿菌，*Stenotrophomonas maltophilia*，バンコマイシン耐性腸球菌 vancomycin-resistant *Enterococcus* の場合は，カテーテル抜去が妥当である。

表 17-1　免疫抑制状態の小児における重症感染症の推奨治療 [a]

起因微生物	治療
グラム陽性菌 コアグラーゼ陰性ブドウ球菌，α溶血レンサ球菌，腸球菌，*Corynebacterium*	バンコマイシン[b]：15mg/kg 静注，6 時間ごと リネゾリド：10mg/kg 静注，8 時間ごと，最大 1,200mg/24 時間 ダプトマイシン[b]：4～6mg/kg 静注，24 時間ごと（18 歳未満は未承認）
グラム陰性菌 *Klebsiella*, *Bacillus*, *Pseudomonas*, 大腸菌	セファロスポリン系薬[b]： 　—セフェピム：50mg/kg 静注または筋注，8 時間ごと，最大 6g/24 時間 　—セフタジジム：50mg/kg 静注または筋注，8 時間ごと，最大 6g/24 時間 アミノグリコシド系薬[b]： 　—ゲンタマイシン：2.5mg/kg 静注，8 時間ごと 　—トブラマイシン：2.5mg/kg 静注，8 時間ごと カルバペネム系薬[b]： 　—イミペネム / シラスタチン：25mg/kg 静注，6 時間ごと，最大 4g/24 時間 　—メロペネム：40mg/kg 静注，8 時間ごと，最大 6g/24 時間
真菌 *Candida*, *Aspergillus*	フルコナゾール[b]：初回量 12mg/kg 静注，維持量 6mg/kg 静注，24 時間ごと，最大初回量 400mg リポソーマルアムホテリシン B：3～5mg/kg 静注，24 時間ごと カスポファンギン：初回量 70mg/m² 静注，維持量 50mg/m² 静注，24 時間ごと，最大初回量 70mg ボリコナゾール：初回量 6mg/kg 静注，12 時間ごと×2 回，4mg/kg 静注，12 時間ごと
嫌気性菌	クリンダマイシン：10mg/kg 静注または筋注，6～8 時間ごと，最大 2,800mg/24 時間 メトロニダゾール：7.5mg/kg 静注または内服，6 時間ごと，最大 4g/24 時間

（つづく）

表17-1　免疫抑制状態の小児における重症感染症の推奨治療 [a]（続き）

起因微生物	治療
ウイルス	
―RSウイルス	リバビリン：6g エアロゾル（小粒子エアロゾル噴霧器），12～18時間かけて，3～7日間（保存剤非添加滅菌水 300mLに対し6g）[c]
―インフルエンザA型	アマンタジン 　―1～9歳：5mg/kg 内服，1日1回，最大 150mg/24時間 　―>9歳（40kg未満）：5mg/kg 内服，1日1回，最大 200mg/24時間 　―>40kg：200mg，1日1回 Rimantadine 　―1～9歳：5mg/kg 内服，1日1回，最大 150mg/24時間 　―>10歳（40kg未満）：5mg/kg 内服，1日1回，最大 150mg/24時間 　―>40kg：100mg 内服，1日2回
―インフルエンザA，B型	ザナミビル：>7歳 　―1日目：2回（5mg吸入），2～12時間間隔 　―2～5日目：2回（5mg吸入），12時間ごと，4日間，発症から2日以内に開始 オセルタミビル[b]： 　―<15kg：30mg 内服，1日2回 　―15～23kg：45mg 内服，1日2回 　―23～40kg：60mg 内服，1日2回 　―>40kg：75mg 内服，1日2回 　―>12歳：75mg 内服，1日2回，5日間
―パラインフルエンザ	早期使用によりリバビリン有効の可能性（用量についてはRSウイルスの項参照）
―サイトメガロウイルス肺炎	ガンシクロビル[b]：5mg/kg 静注，12時間ごと 　または ホスカルネット[b]：90mg/kg 静注，12時間ごと 　および 免疫グロブリン：0.5g/kg/日静注
Pneumocystis jiroveci	スルファメトキサゾール/トリメトプリム[b]：トリメトプリムとして 5mg/kg 静注，6～8時間ごと メチルプレドニゾロン：1mg/kg，12時間ごと，低酸素症〔大気下 Pao_2<70mmHg（9.3kPa）〕を呈する患者では 72時間以内に開始すべき

[a] これらの推奨は一般的なガイドラインを示しているにすぎない。臨床的状況（腎機能，肝機能），患者年齢，免疫状態，地域微生物の毒性，感受性，耐性パターンなどを考慮し，抗菌薬を個別に選択すべきである。抗菌薬の量，投与間隔，投与回数については，小児集中治療医あるいは小児感染症専門医と議論すべきである。
[b] 腎不全では調整する。
[c] 重症例に限る。

高リスク患者では，好中球減少の期間を短縮するためにコロニー刺激因子を使用することがある。これらの薬物は，好中球減少症と多臓器不全，敗血症または敗血症性ショック，侵襲性真菌感染症などがある患者において使用されることが多くなっている。顆粒球コロニー刺激因子5～10μg/kg/日の静注または皮下注は好中球の放出を刺激する。顆粒球単球コロニー刺激因子5μg/kg/日の静注または皮下注は好中球と単球の放出を促進し，真菌感染症が確定あるいは強く疑われた患者で考慮される。どちらの治療も好中球絶対数が3日間連続して $1,000×10^9$ 個/L を超えるまで継続するべきである。ある研究では，これらのコロニー刺激因子の使用により好中球減少期間，抗菌療法期間，入院期間が短縮した。

!

発熱と好中球減少症

- 血液培養，尿培養および胸部X線検査
- 速やかに経静脈的抗菌療法：セフェピム 150mg/kg/24hr 時間を8時間ごとに静注または筋注±バンコマイシン 60mg/kg/24hr を6時間ごとに静注（地域あるいは施設の耐性パターンを確認する）
- 顆粒球コロニー刺激因子を考慮：5～10μg/kg/日静注または皮下注（菌血症または敗血症性ショックを呈する高リスク患者において）
- 入院させて厳重監視

!

D. 発熱性好中球減少状態の合併症

1. 菌血症

発熱性好中球減少患者の 40％ もの症例で菌血症が証明され，その最多の原因はカテーテル関連感染である。米国で最も頻度の多い起因菌は，コアグラーゼ陰性ブドウ球菌，黄色ブドウ球菌，腸球菌である。急性骨髄性白血病患者は緑色レンサ球菌感染の高リスクである。グラム陰性菌感染症の発生率が増加しているようである。

2. 下気道感染症

 症例

12 日前に末梢血幹細胞移植を受けた 11 歳の男児が，呼吸困難と低酸素症を呈して移植病棟から集中治療室に転棟になった。SpO_2 は FIO_2 0.5 で 89％ である。胸部 CT スキャンはびまん性すりガラス影を示している。白血球数は 0.2×10^9 個/L である。

Detection（発見）

——この患者の生理学的状態は何か？

——診断として何が疑わしいか？

Intervention（処置）

——優先すべき治療戦略は何か？

Reassessment（再評価）

——現行の治療戦略は有効か？

——患者は非侵襲性人工換気療法の対象か？ それともすぐに気管挿管すべきか？

Effective Communication（効果的なコミュニケーション）

——患者の状態が変わった場合はそれを誰が知るべきか，そしてそれをどのように周知するか？

——この患者の治療を行うのに最も適している病棟はどこか？

Teamwork（チームワーク）

——治療戦略をどのように遂行するか？

——いつ誰が何を行うべきか？

原病の免疫不全や治療毒性により，小児癌患者はさまざまな感染性および非感染性の問題に陥りやすく，それによってすぐに呼吸不全に進展してしまうことがある。臨床的にあるいは画像的に悪化が早い患者に

おいては，しばしば広域の抗細菌・真菌・ウイルス薬が適応となる。呼吸器病態が存在するすべての患者において，高解像度 CT 撮影が施行されるべきである。病期の早い段階で，気管支肺胞洗浄を伴う気管支鏡検査または開胸肺生検を考慮する。これにより，特に骨髄あるいは造血幹細胞移植後の患者において，感染性の病態と非感染性の病態（びまん性肺胞出血）を鑑別することができるであろう。

小児悪性腫瘍患者，特に移植後の患者においては，インフルエンザ，RSV，パラインフルエンザなどの市中ウイルス感染症も非常に重篤な影響をもたらすことがある。RSV 感染症の患者では，リバビリン，パリビズマブ，RSV 高力価免疫グロブリンが有効かもしれない。インフルエンザ患者では，早期の抗ウイルス薬（アマンタジン，rimantadine，ザナミビル，オセルタミビル）が有効であろう。パラインフルエンザ感染症に対しては有効な治療は存在しない。骨髄移植患者におけるサイトメガロウイルス（CMV）性間質性肺炎の致死率は高い。CMV 肺炎に推奨される初期治療はガンシクロビルと免疫グロブリンの静注療法である。呼吸器症状，低酸素血症，胸部 X 線上のまだら陰影を呈するすべての免疫抑制患者において，*Pneumocystis jiroveci*（旧 *Pneumocystis carinii*）肺炎と CMV 肺炎が鑑別診断に挙げられなければならない。*Pneumocystis jiroveci* 肺炎の治療の第 1 選択はスルファメトキサゾール/トリメトプリム（アレルギー患者ではペンタミジン）の静注である。中等症から重症例〔大気下 PaO_2＜70mmHg（9.3kPa）〕では，抗菌療法開始 72 時間以内に副腎皮質ステロイド剤（メチルプレドニゾロン 1～2mg/kg/ 日を分割して静注，以後 6 時間ごと）を開始するべきである。

呼吸不全を呈する小児悪性腫瘍患者では，速やかに非侵襲的陽圧換気を開始し，適応があれば気管挿管のうえ人工呼吸管理を開始するべきである。最近のデータは，急性呼吸不全を呈する小児造血幹細胞移植患者において人工呼吸管理開始 6 時間以内に高頻度振動換気はじめることを支持している。これらのデータは，急性肺損傷において早期の肺保護戦略が予後を改善する可能性を示した。

3. 好中球減少性腸炎（虫垂炎）

好中球減少性腸炎は盲腸と結腸の粘膜壁を侵す壊死性炎症過程である。その病態は明らかではないが，好中球減少，粘膜炎，化学療法の直接的細胞毒性などの因子が関連していると考えられる。あるケースでは腸管壁への腫瘍細胞浸潤が粘膜を機能不全に陥らせ，病原微生物の侵入，増殖，出血，壊死をきたしやすくなるという機序が関係しているかもしれない。好中球減少性腸炎の典型的な発症様式は急性虫垂炎に似ている。患者のほとんどは発熱，腹痛，水様性または血性下痢，悪心・嘔吐を呈する。診断的検査としては CT スキャンが有用で，腸管壁の肥厚像が確認できる。重篤な患者においては，ベッドサイドで施行できる検査として，超音波検査が診断と腸管壁の変化をフォローするのに有用であろう。合併症としては敗血症と腸管穿孔が最も頻度が高い。良好な予後には早期診断が欠かせない。まず行うべき治療は，経鼻胃管による減圧と腸管安静，血小板および赤血球の輸血，経静脈的栄養，嫌気性菌とグラム陰性菌，および真菌をカバーする広域抗菌薬などの保存的治療である。適切な初期治療を行っても状態が悪化する場合，膿瘍形成，持続性の腸管出血，腸管穿孔例では外科的治療が適応となる。

4. 侵襲性真菌感染症

発熱が持続する好中球減少患者およそ 15～45％で，侵襲性真菌感染症を発症している可能性がある。小児悪性腫瘍患者において，反復性の遷延性好中球減少症，免疫抑制薬への曝露，副腎皮質ステロイド剤の慢性的使用がその危険因子となる。最も頻度の高い病原菌は *Candida albicans*，その他の *Candida* 属，そして *Aspergillus fumigatus* である。フルコナゾール耐性例では *C. albicans* 以外の *Candida* 属による感染症が増加する。3～5 日間以上発熱が持続する好中球減少患者では，経験的抗真菌薬投与が行われるべきであり，この際アムホテリシン B が第 1 選択薬となる。カスポファンギンとリポソーマルアムホテリシン B の併用とその後のボリコナゾール維持投与は，侵襲性アスペルギルス感染症をきたした免疫抑制状態の小児に対して安全性が証明されている。

発熱性好中球減少患者の感染性合併症の管理においては，多職種が積極的に連携して取り組む必要がある。

最善の治療戦略をとるために，救急医，看護師，呼吸療法士，総合医，集中治療医が小児腫瘍医および感染症医と連携しなくてはならない。

III. 小児悪性腫瘍患者におけるショック

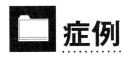 症例

急性リンパ性白血病の病歴のある5歳男児が，24時間前からの発熱と好中球および血小板減少症を呈し，小児集中治療室（PICU）に搬送された。患者は前医で，セフトリアキソンとアセトアミノフェン（パラセタモール）の投与を受けたが，その後，乏尿，頻脈，低体温を呈し，転送前に生理食塩液500mLを輸液されている。PICU入室時は傾眠で，体温95.9°F（35.5℃），血圧70/30mmHg，心拍数175回/minであった。

Detection（発見）

——この患者の生理学的状態は何か？

——診断として何が疑わしいか？

Intervention（処置）

——優先すべき治療戦略は何か？

Reassessment（再評価）

——現行の治療戦略は有効か？

——もっと輸液が必要か？

——昇圧薬を検討するか？

——気管挿管の適応か？

Effective Communication（効果的なコミュニケーション）

——患者の状態が変わった場合はそれを誰が知るべきか，そしてそれをどのように周知するか？

Teamwork（チームワーク）

——治療戦略をどのように遂行するか？

——いつ誰が何を行うべきか？

A. 危険因子

ショックと呼吸不全は，PICU入室理由として最多のものである。悪性腫瘍患者における敗血症性ショックの発症様式は非腫瘍性患者のそれと似ているが（6章），重篤な悪性腫瘍患者ならではの付加的留意事

項も存在する。これらの患者は典型的には，発熱性好中球減少症，敗血症性ショック，以前より存在する終末臓器機能不全を呈する。

B. 治療

敗血症性ショックの診断・治療の原則は**6章**に述べられている。究極の治療目標は臓器灌流を1時間以内に回復し，それを維持することである。積極的な輸液管理（最初の1時間でおそらく60mL/kg以上），グラム陽性・陰性菌，真菌，ウイルスを広域にカバーする抗菌薬の投与（臨床症状に応じて），強心薬・昇圧薬の早期投与，陽圧換気などが，良好な予後の可能性を最大にする。腎代替療法は腎機能不全を伴い水分過剰となった患者に適応となる。従来型の蘇生療法に反応しない患者には注意が必要である。薬物（アントラサイクリン系，高用量シクロホスファミド，5-フルオロウラシル）あるいは放射線による二次性の拡張型心筋症がショック状態に影響している可能性がある。

輸液不応性で昇圧薬抵抗性のショック患者，劇症型紫斑病，副腎機能不全疑いまたは確定患者では，副腎皮質ステロイド剤が適応となる。**ストレス量としてのヒドロコルチゾンの推奨初回投与量は1〜2mg/kg/日で，ショックの回復度に応じて，50mg/kg/日までの範囲で量を調整する。**輸液蘇生に反応しない患者では，強心薬・昇圧薬の投与と侵襲的心肺モニタリングのために，早期にPICUに転送する。

> 敗血症における強心薬・昇圧薬
> ■ warm shock では，ノルアドレナリン 0.05〜2μg/kg/min
> ■ cold shock では，アドレナリン 0.05〜2μg/kg/min
> ■ ストレス量として，ヒドロコルチゾン 2mg/kg を1回投与または 50mg/m²/日

これらの患者では，原疾患の複雑な性質と免疫抑制状態のため，非悪性腫瘍患者に比べて致死率が高く，終末臓器機能不全に陥らないよう注意深く管理しなくてはならない。

C. 予後

敗血症性ショックを呈した小児癌患者の生命予後は非癌患者に比べて悪いが，近年のデータは積極的管理を支持している。

IV. 体液，電解質の異常

小児悪性腫瘍患者において，体液，電解質の異常（**8章**）はしばしばみられる。これらは，原発性腎・尿路系腫瘍の結果として，あるいは化学療法による腎障害の続発症として発症する。

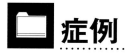

症例

生来健康な12歳女児が，発熱，頻呼吸，乏尿，点状出血斑，全身性浮腫を主訴に救急外来を受診した。血液検査所見は，白血球数 250,000×10⁹個/L，血小板 32,000×10⁹個/L，ヘモグロビン 7.2g/dL，乳酸デヒドロゲナーゼ 3,000IU/L，尿酸 12mg/dL，カリウム 6.2mEq/L（6.2mmol/L），リン 9mg/dL（2.9mmol/L），カルシウム 6mg/dL（1.5mmol/L）であった。

Detection（発見）

――この患者の診断は何か？

──どんなリスクがあるか？

Intervention（処置）

──優先すべき治療戦略は何か？

──交換輸血を考慮するか？

──低カルシウム血症を治療すべきか？

Reassessment（再評価）

──現行の治療戦略は有効か？

──もっと輸液が必要か？

──どんな種類の輸液製剤が適当か？

──輸血は必要か？

──血小板輸血の適応か？

Effective Communication（効果的なコミュニケーション）

──腎臓医に連絡をとるべきか？

──この患者の治療を行うのに最も適している病棟はどこか？

Teamwork（チームワーク）

──いつ誰が何を行うべきか？

A. 腫瘍崩壊症候群

腫瘍崩壊症候群 tumor lysis syndrome（TLS）は，大量の細胞崩壊と核酸，蛋白，リン，カリウムなどの細胞内代謝物の放出に起因する危急的合併症である。ほとんどの場合は，化学療法開始後およそ 12 〜 72 時間後に発症するが，自然発生的あるいは副腎皮質ステロイド剤，ホルモン製剤，放射線治療の後に発症することもある。

1. 診断

腫瘍崩壊は，Burkitt リンパ腫，リンパ芽球性リンパ腫，白血病などの大きな腫瘍が存在する患者や腫瘍が播種性に広がっていたり，急速に増殖したり，化学療法に高度感受性だったりする場合に起きやすい。2004 年の Cairo-Bishop 分類では TLS は次の 2 つに分類される：

a. Laboratory TLS（最多）

癌治療開始 3 日前から 7 日後までの期間に次のうち 2 つ以上が発生したもの：

- 尿酸：ベースラインより 25％以上の上昇，または ≧8mg/dL（＞475.8 μmol/L）

- カリウム：ベースラインより25％以上の上昇，または≧6mEq/dL（＞6mmol/L）
- リン：ベースラインより25％以上の上昇，または≧6.5mg/dL（＞2.10mmol/L）
- カルシウム：ベースラインより25％以上の低下，または≦7mg/dL（＜1.75mmol/L）

b. Clinical TLS

上記臨床検査値異常に加えて次のうち1つ以上があるもの：

- 腎不全（eGFR≦60mL/min）
- 不整脈
- 痙攣

2. 症状

TLS患者で最もよくみられる症状は，食欲不振，倦怠感，脱力，嘔吐，しゃっくり，異常知覚，テタニー，手足痙縮，乏尿，無尿，傾眠，脳症，痙攣，そして危急的不整脈・失神・ショックおよび補正されなかった場合には死につながる心電図上のT波増高である。

3. 病態生理

細胞休止状態から解き放たれた腫瘍細胞の高い細胞回転効率は化学療法によってよりいっそう促進され，尿酸，尿素窒素，リン，カリウムの血清濃度が劇的に上昇し，腎臓の恒常性維持機能の限界を容易に超えてしまう。微小血管へのリン酸カルシウムの沈着と腎尿細管への尿酸結晶の沈着の結果，糸球体濾過率は減少し，腎不全に進展する。

4. 治療

TLS管理の鍵は，初期段階における早期診断と危険因子の早期認識，予防的治療の迅速な開始である。**表17-2**にTLS治療の概略を示す。おもな治療法は以下のとおりである。

表17-2　腫瘍崩壊症候群（TLS）の治療

- 5％ブドウ糖入り生理食塩液により，維持量の2倍以上補液する。尿量を持続的にモニタリングする。
- 尿酸のコントロール：
  - ラスブリカーゼ：0.2mg/kgを1日1回30分かけて静注，必要により3～5日間継続。グルコース-6-リン酸デヒドロゲナーゼ欠損症およびメトヘモグロビン血症患者では禁忌。

  あるいは
  - アロプリノール：100mg/m²内服，化学療法の開始24～48時間前に
- 尿比重1.010以下，尿量3mL/kg/hr以上を保つ。
- カリウムとリンの制限：高カリウム血症患者では心肺モニタリングをする。
- 低カルシウム血症は症候性の場合のみに補充する。
- 治療不応性の高カリウム血症あるいは腎機能の急速な悪化では，早めに腎代替療法を考慮する。

---

a. モニタリング

TLSまたはその危険性のある患者では，高カリウム血症や低カルシウム血症に伴う心電図変化（前者ではPR延長，P波平坦化，QRS幅増大，T波増高。後者ではQT間隔延長）についてモニタリングする必要がある。患者の血清ナトリウム，カリウム，リン，カルシウム，マグネシウム，クレアチニンお

よび尿素窒素，LDH，尿酸は，はじめの 24 時間は 6 時間ごと，次の 3 日間は 12 時間ごと，その後は 1 日 1 回測定するべきである。

b. 補液

経静脈的補液は，少なくとも抗腫瘍薬投与開始の 48 時間前までに開始するべきである。その速度は維持量の 2 倍以上とする。尿量を継続的に測定し，3mL/kg/hr 以上を保つ。このためにフロセミドまたはマンニトールが必要かもしれないが，これらの使用は循環血液量減少患者では控えるべきである。

c. 尿アルカリ化

尿アルカリ化についてはもはや推奨されない。尿アルカリ化は尿酸の溶解性を改善するかもしれないが，アロプリノール使用後または使用中のキサンチンとヒポキサンチン代謝物の溶解性は増加させず，その結果キサンチン閉塞性尿症をきたす可能性がある。尿アルカリ化はまた，リン酸カルシウム沈着により TLS を増悪させるおそれがある。

d. 高カリウム血症と高リン血症

カリウムとリンの補充を制限する。

e. 尿酸のコントロール

尿酸については，低リスク患者ではアロプリノールにより，高リスク患者ではラスブリカーゼ（遺伝子組換え尿酸オキシダーゼ）によりコントロールする。アロプリノールは補液開始と同時に $100mg/m^2$ を 1 日 2 回内服投与する。ラスブリカーゼは 0.2mg/kg を 30 分以上かけて 1 日 1 回経静脈的に投与する。初回量は抗腫瘍薬投与の少なくとも 4 時間以上前に投与し，必要により 3 ～ 5 日間継続する。両者の併用は推奨されない。ラスブリカーゼはグルコース-6-リン酸デヒドロゲナーゼ欠損症およびメトヘモグロビン血症患者では禁忌である。ラスブリカーゼは clinical TLS および高リスク患者の TLS 予防に対する第 1 選択薬である。

f. 重度の電解質異常の管理

＞6mEq/L（＞6mmol/L）の高カリウム血症患者または高カリウム血症の心電図変化を示す患者にはインスリン，ブドウ糖，重炭酸塩，カルシウムを投与するべきである（**8章**）。利尿薬は脱水患者では慎重に用いる。ポリスチレンスルホン酸ナトリウムは 1g/kg で経口投与され，急性高カリウム血症治療後のリバウンドを予防するのに有用である。高リン血症患者は，リン吸着剤である塩酸セベラマー，炭酸カルシウム，酢酸カルシウム，水酸化アルミニウムなどを経口投与する。

TLS 患者におけるグルコン酸カルシウム 50mg/kg，1 回投与によるカルシウムの補充は，痙攣，不整脈，Chvostek 徴候または Trousseau 徴候陽性など，低カルシウム血症による神経筋被刺激性が存在する場合のみに適応となる。治療不応性の高カリウム血症，重症代謝性アシドーシス，利尿薬に不応性の水分過剰状態，心膜炎や脳症などの尿毒症症状を呈する患者や急速に腎機能が悪化する患者では腎代替療法（透析，持続的血液濾過）を開始すべきである。

V. 神経学的緊急事態

A. 白血球増加症

1. 定義

白血球増加症は末梢血白血球数が $≧100,000×10^9$ 個/L の場合をいう。

2. 危険因子

白血球増加症は，急性骨髄性白血病（AML），急性リンパ性白血病，慢性骨髄性白血病，および骨髄増殖症候群の小児において起こりうる。白血球増加症の小児では，白血球停滞（白血球の毛細血管内における沈滞）のために肺あるいは中枢神経系（CNS）での合併症のリスクが増加する。AMLの小児では，単芽球が血管壁に接着しやすいため最もリスクが高い。白血球増加症患者は，TLS，脳卒中，肺うっ血のリスクがある。

3. 臨床所見

臨床的に意味のある白血球増加症は，AML患者においては≧200,000×10⁹個/L，急性リンパ性白血病や慢性骨髄性白血病患者では300,000×10⁹個/L以上に白血球が増加した場合に起こる。発症時はほとんどの患者は無症状だが，頭痛，耳鳴，めまい感，霧視などのわずかなCNS徴候を呈する場合もある。ときには，脳卒中（意識状態の変化，巣症状，痙攣，頭蓋内圧亢進症状）を含む劇的な症状で発症することもある。肺症状としては，頻呼吸，呼吸困難，低酸素症，およびアシドーシスなどがある。

白血球増加症の小児では，外因系凝固カスケードの活性化を通じてしばしば消費性凝固障害をきたす。血小板数，プロトロンビン時間（PT），部分トロンボプラスチン時間（PTT），フィブリノーゲン値を頻回にモニタリングする必要がある。CT・MRI検査（単純または造影）が脳卒中の性質と範囲を評価するのに有用である。

4. 治療

白血球増加症の治療は，TLSを予防し，補液によって腫瘍負荷を軽減し，白血球除去あるいは交換輸血によって腫瘍特異的治療を行うことを目的とする。卒中と肺白血球停滞では，支持療法を行う。背景の腫瘍を治療することにより，さらなる卒中や肺合併症の予防ができるかもしれない。血小板数は50,000×10⁹個/Lよりも多く維持，凝固障害は直ちに補正する。濃厚赤血球は過粘稠状態を悪化させるおそれがあり，無症候性の貧血では推奨されない。

B. 脊髄圧迫

 症例

バスケットボールをしている15歳の高校生が，1カ月前からの右下肢に放散する進行性背部痛を主訴に救急外来を受診した。疼痛は当初イブプロフェンで軽減したという。患者は現在，右下肢の脱力感と異常知覚を訴えている。身体診察では，背部の叩打痛，右下肢の筋力低下と反射の減弱，直腸診で括約筋の緊張低下を認める。

Detection（発見）

——考えられる診断は何か？

Intervention（処置）

——どんな診断的検査を選択するか？

——どんな薬物治療を開始すべきか？

——神経外科医に連絡をとるべきか？

Reassessment（再評価）

——現行の治療戦略は有効か？

Effective Communication（効果的なコミュニケーション）

——患者が神経学的に悪化し続けた場合は誰がそれを知るべきか？

——この患者の治療を行うのに最も適している病棟はどこか？

Teamwork（チームワーク）

——治療戦略をどのように遂行するか？

——いつ誰が何を行うべきか？

1. 病態生理

小児癌患者における脊髄圧迫は原発性腫瘍より転移性浸潤によることが多い（85％）。転移性腫瘍としては，肉腫（Ewing肉腫，骨肉腫），神経芽細胞腫，リンパ腫，胚細胞性腫瘍，および転移性CNS腫瘍が多い。腫瘍は典型的には，近隣の組織から椎間孔を通じて硬膜外腔に局所浸潤するか，血行性浸潤する。腫瘍のほとんどははじめ腰仙椎領域に存在し，脊髄をつつみこむ。脊髄と椎体静脈叢が取り巻く腫瘍によって進行性に圧迫され，脊髄が血管性浮腫から出血，虚血に至る。

2. 症状

局所性あるいは根性疼痛が小児における脊髄圧迫の初発症状として最も頻度が高い（80％）。疼痛はじわじわと発症し，数週から数カ月かけて徐々に進行する。硬膜外腔の圧迫に伴う疼痛は横になると増悪し，起立すると軽快する。ひとたび筋力低下と知覚障害が出現してからの病気の進行は早い。自律神経失調（尿便失禁）は硬膜外圧迫の晩期徴候である。T10より上位の領域では反射亢進，Babinski反射陽性を示し，円錐や馬尾を圧迫するT10より下位の領域では反射低下を示す。

3. 診断

脊髄圧迫が疑われた小児の診断法としては，ガドリニウム造影による全脊髄MRI撮影が推奨される。T1およびT2強調画像では，硬膜外病変，間質内浸潤，神経根の圧迫が描出される。単純X線像では骨破壊についてはわかるかもしれないが，脊髄構造についてはわからない。軟膜病変を除いて，脊髄腫瘍では腰椎穿刺は相対的禁忌である。

4. 治療

小児において脊髄圧迫の早期診断と治療は非常に重要である。高用量の副腎皮質ステロイド剤（デキサメタゾン1～2mg/kg）を迅速に投与し，診断が確定した場合は低用量（0.25～0.5mg/kg静注，6時間ごと）で維持する。適応があれば，緊急椎弓切除による後方除圧，放射線治療，および化学療

脊髄圧迫：診断と治療
- 緊急ガドリニウム造影MRI
- デキサメタゾン1～2mg/kg静注，その後0.25～0.5mg/kgを6時間ごと
- 緊急椎弓切除による後方除圧
- 放射線治療と化学療法

法を開始する。非腫瘍性の疾患（結核，骨髄炎）を除外しなくてはならない。小児神経外科医および腫瘍医の評価のため小児病院への速やかな転送が望ましい。神経障害を伴う場合，診断時の重症度と有症状期間がその予後と関連する。運動・知覚機能をいくぶんなりとも回復するのは66%程度である。

VI. 血液学：凝固と輸血

 症例

急性リンパ芽球性白血病の化学療法を施行中の8歳のアフリカ系米国人の女児が，3～4週ごとに行っている定期の赤血球輸血のためクリニックを訪れた。輸血開始30分後に，患者は悪寒，発熱，低血圧，肉眼的血尿，および粘膜からの多量の出血を呈した。はじめの血液検査所見は，白血球数 $32,000\times10^9$ 個/L（好中球68%，桿状核球20%，リンパ球12%），ヘモグロビン4.5g/dL，血小板数 $54,000\times10^9$ 個/L，PT38秒，活性化部分トロンボプラスチン時間58秒，フィブリノーゲン50mg/dL（1.47μmol/L），そしてDダイマーは10,000ng/mLを超えていた（正常域：0～230ng/mL）。

Detection（発見）

――考えられる診断は何か？

Intervention（処置）

――優先すべき治療戦略は何か？

――どんな診断的検査を選択するか？

――輸血は必要か？

Reassessment（再評価）

――現行の治療戦略は有効か？

Effective Communication（効果的なコミュニケーション）

――患者の状態が変わった場合はそれを誰が知るべきか，そしてそれをどのように周知するか？

――この患者をPICUに入室させるべきか？

Teamwork（チームワーク）

――治療戦略をどのように遂行するか？

――いつ誰が何を行うべきか？

この特別なケースでは，輸血を速やかに中止し，集中治療を開始し，失われた凝固因子と赤血球を新鮮凍結血漿（FFP），クリオプレシピテート，および濃厚赤血球で補充するべきである。輸血関連細菌感染症の可能性があれば，経験的抗菌薬療法を行う。

止血機構は，前駆凝固因子と抗血栓因子間の繊細なバランスによって維持されている。凝固関連蛋白の重度の欠損は出血や凝固につながる。臨床的に重度の貧血や血小板減少，凝固関連蛋白の減少は治療的介入を必要とする。血液製剤の輸血は，酸素運搬能の改善，血管内容積の拡大，凝固・止血能の改善を助ける。濃厚赤血球は最もよく使われる血液製剤であり，血小板とFFPがそれに続く。

> 血液製剤の輸血は，酸素運搬能の改善，血管内容積の拡大，凝固・止血能の改善を助ける。

A. 凝固異常症

悪性腫瘍，感染，血管内溶血による播種性血管内凝固症候群（DIC）は微小血管障害の原因となり，溶血性貧血と血小板・凝固因子の消費をきたす。DIC は生命にかかわる出血や大血管の血栓症，四肢や指趾の壊疽を起こしうる。小児における DIC のおもな原因は感染（例えば，髄膜炎菌血症），悪性腫瘍，広範な組織障害，および免疫学的反応である。治療の焦点は，背景因子を治療し，出血症状に対しては FFP，クリオプレシピテート，濃厚赤血球，血小板の輸血によって，不足する凝固因子と細胞成分を補充することである。

DIC は血栓性の病態であるが，血栓症とともに出血症状も呈しうる。トロンビン形成と出血は DIC における 2 つの主要な症状である。患者はしばしば，微小血管におけるフィブリン形成と異常出血によって終末臓器機能不全の徴候や症状を呈する。その症状のタイプは原疾患によって異なる。

> DIC：診断と治療
> ■ 背後にある原因を治療する。
> ■ 必要な因子を補充する。

微小血栓は電撃性紫斑症，皮膚壊死，臓器不全，あるいは壊疽をきたすことがある。血小板と凝固因子は著明に減少し，電撃性紫斑症，粘膜出血，点状出血，中心あるいは末梢静脈路からの出血，場合により頭蓋内出血をきたす。

DIC の診断は特異的な検査ではなく，検査所見と臨床所見によってなされる。よくある検査所見は，PT と活性化部分トロンボプラスチン時間の延長，フィブリノーゲン値低下，D ダイマー上昇，血小板減少，凝固第 V および第 VIII 因子活性低下，末梢血スメアにおける分裂赤血球の存在である。これらの異常は過剰な血栓症から血小板・凝固因子が消費され，線溶系が亢進していることを反映している。

> 後天性凝固異常症の鑑別診断
> ■ ビタミン K 欠乏症
> ■ 肝疾患
> ■ 腎疾患
> ■ 薬物誘発性凝固障害

最も効果的な治療は原疾患を治療し，血管内凝固反応を停止させることにはじまる。ただし，原疾患の治療の前に補充療法を行うことも重要で，ほとんどの重篤患者管理においては両者は同時に行われる。補充療法は血小板と FFP から開始する。フィブリノーゲンの補充にはクリオプレシピテート輸血が必要となる。これらの欠乏症の補正の確認に，検査所見のフォローアップが必要となる。

B. 血液製剤

新規に悪性腫瘍と診断された重篤な患者の管理において，血液製剤の輸血がしばしば必要となるが，合併症のリスクがないわけではない。これらの合併症には感染症と非感染症の両方がある。過去 20 年にわたり，血液製剤のスクリーニング法は非常に進歩したため，感染の発生率は減少した。しかしながら，その危険性は依然なくなったわけはなく，慎重に検討されなくてはならない。これらの輸血は臨床的に適応のある患者に対してのみなされるべきである。投与に際しては，インフォームドコンセントが必須である。

医療過誤を防ぐため，型判定と交差試験に供されるすべての血液製剤は，対象患者情報でラベル化されていなければならない。輸血開始前には患者特定用バンドをチェックし，血液型を確認する。血液型不適合

輸血は，死をも含む重大な結果をもたらすことがある。

ヒト免疫不全ウイルス1, 2型，B型およびC型肝炎ウイルス，ヒトT細胞性白血病ウイルスⅠ，Ⅱ型に対する核酸スクリーニング検査が導入され，血液製剤によってこれらに感染する危険性は実質的にはなくなったが，統計的に0とはなっていない。依然，血小板輸血2,000例あたり1例，濃厚赤血球輸血ではそれよりも低い確率で，細菌感染症が発生する。スクリーニング検査の進歩によってもこれらのリスクはなくなっていない。輸血によって感染しうる病原微生物には，CMV, *Bartonella*属, *Borrelia*属, *Brucella*属, *Leishmania*属, *Parvovirus*属, plasmodia属, rickettsiae属, *Toxoplasma*属, プリオンprions, およびある種の*Trypanosoma*属がある。

1. 赤血球

重篤患者の管理に際し，貧血はしばしば経験する。赤血球輸血は臨床的徴候と症状にもとづいてのみ施行されるべきである（**表17-3**）。血液の突然の喪失は心血管系を危険にさらすことがあるが，健康な若年者ではおよそ30%の失血に耐えられるかもしれない。しかし，50%もの失血では迅速に介入されなければ心不全から死に至る。

表17-3 貧血の臨床的徴候と症状

全身状態：突然血液を喪失した患者では，循環血液量減少性ショックの患者と同様，混乱や反応性の低下をきたしうる。緩徐に発症した貧血患者では易疲労感，頭痛，いらいらしやすさ，食欲不振などを示す。

皮膚色：本来ならピンク色の粘膜・爪床が蒼白やまだら調，冷たくじっとりした皮膚，毛細血管再充満時間の延長をチェックする。鉄欠乏が遷延すると爪が軟らかくなり，匙状爪となる。

頻呼吸：頻呼吸と呼吸困難は乳幼児における貧血の重要な徴候である。健康な青年では，中等度貧血のある場合でも運動時の息切れのみが症状のことがある。

頻脈：循環血液量減少性ショックの患者では速く弱い脈となる。遷延性貧血患者では，心雑音を聴取する。

緩徐に血液を喪失した患者や慢性貧血の患者では代償機構がよく働いていることが多い。これらの患者は結果的に無症状のため医療機関にすぐには受診しないが，別のストレスにさらされるとすぐ代償できなくなる可能性がある。これらの患者の臨床的徴候や症状は，頭痛，疲労，呼吸困難，いらいらしやすさ，食欲不振，頻脈などである。

貧血の原因について検索し，可能ならばさらなる輸血を避けるために治療する。貧血の原因は，活動性出血，慢性炎症，骨髄への腫瘍の浸潤，骨髄機能不全，栄養欠乏，化学療法，放射線治療など多岐にわたる。ヘモグロビンが7g/dLを下回ったら濃厚赤血球輸血を考慮するが，単に検査値だけでなく，臨床パラメータや経過の中で決定されるべきである。1単位をきるような少量の輸血しか必要としない乳幼児に対する輸血量は体重をもとに計算する。一般的に，10mL/kgの濃厚赤血球輸血で患者のヘモグロビン値は1.5g/dL上がる。

外科的治療や放射線治療を予定されている重度の貧血患者では予防的に輸血をするべきである。ただし，うっ血性心不全をきたさないように急速な輸血は避け，何回かに分けて輸血することが望ましい。心血管系が不安定であるヘモグロビン値5g/dL未満の患者では，1mL×ヘモグロビン(g)/kgでの輸血を検討する。濃厚赤血球1単位は225～350mLの容量があり，血液バンクによって55～80%のヘマトクリットをもつ。濃厚赤血球は酸素運搬能と赤血球容積を回復するのに最適な製剤である。大量輸血反応を防ぐために，ABO型と

> ! 活動性出血，慢性炎症，骨髄への腫瘍の浸潤，骨髄機能不全，栄養欠乏，化学療法，放射線治療など，貧血はさまざまな要因により引き起こされる。!

Rh（D）型を適合させなくてはならない。不規則抗体による不適合輸血を防ぐためには交差適合試験が必要である。生命が危機に瀕している緊急事態の場合のみ，O 型（－）血の輸血が許容される。

白血球除去フィルターが多くの施設において標準的に使用されるようになっている。白血球が除去された赤血球は，発熱や他のサイトカイン誘発性副作用の発生率を下げる。このフィルターは発熱の原因となる白血球の 99.9％を除去する。さらに洗浄赤血球では約 85％の赤血球容積を保ったまま，望ましくない細胞を効率よく除去する。照射血はがんセンターでは標準的に使用されているが，通常は骨髄移植予定患者に限定される。赤血球輸血の適応を表 17-4 に挙げる。

表 17-4　赤血球輸血の適応

1. ＜4 カ月の乳児
   a. Hgb 値＜13g/dL の生後 24 時間以内の新生児
   b. 重症な肺疾患，チアノーゼ性心疾患，または心不全をもつ Hgb 値＜13g/dL の症例
   c. 少なくとも 10％以上の急性失血
   d. 少なくとも 10％以上の瀉血
   e. 臨床的な貧血症状を示す Hgb 値＜9g/dL の乳児
2. ＞4 カ月の小児
   a. 症候性貧血
   b. Hgb 値＜7g/dL
   c. 手術や侵襲的処置を予定している Hgb 値＜8g/dL の症例
   d. 術中に 10 ～ 15％以上の失血があり，術後の Hgb 値が＜8g/dL で，貧血の徴候や症状を示す症例
   e. 症候性貧血で Hgb 値＜9g/dL
   f. 放射線治療を受けている Hgb 値＜10g/dL の症例
   g. 晶質液または膠質液の輸液に反応しない出血性循環血液量減少患者

Hgb：ヘモグロビン

アフリカ人，米国先住民，アジア人，地中海沿岸住民では，遺伝性のグロビン構造異常症の頻度が多い。鎌状赤血球症のホモ接合型は衰弱性の疾患であり，人生の早い段階で重度の溶血性貧血と血管閉塞性疾患を呈する。鎌状赤血球症患者は敗血症や CNS 血栓症による死亡率が高い。鎌状赤血球症のようなヘモグロビン異常症患者では，骨髄・脾臓・腎髄質の梗塞のリスクが高く，繰り返す激痛発作のエピソードがある。

ヘモグロビン値を 10g/dL 以上に維持する過剰輸血療法は，鎌状赤血球の産生を抑制する。このことにより生命をおびやかす事象のリスクや激痛発作の頻度は減り，患者の健康度は非常に向上する。ただし，卒中や過粘稠度のリスクも高いので，輸血はヘモグロビン値 12g/dL を超えないようにするべきである。

過剰輸血療法はまた，ヘモグロビン S 産生も最小にする。輸血に内在する危険性のため，予防的輸血は重症患者，CNS 血栓症の病歴のある患者，あるいは経頭蓋骨 Doppler 検査にて中大脳または内頸動脈の血液流速が＞200cm/sec の患者に限定される。

鎌状赤血球症患者においては鎌状赤血球を減少させるのに交換輸血も有用である。この治療は血液のヘマトクリットや粘稠度を増加させないので，反復性卒中をきたした患者に有益である。交換輸血はまた白血球増加症や高ビリルビン血症の患者に適応となる。

小児悪性腫瘍患者はたいていの場合，診断時に貧血がある。加えて，進行中の化学療法によって重度の貧血になることもあり，日常的に濃厚赤血球輸血を受けている。彼らはたいていヘモグロビン値が 7g/dL を下回ると輸血され，放射線治療を受けている場合は 10g/dL を維持するように輸血される。すべての血液悪性腫瘍患者は移植片対宿主病を予防するために照射血を輸血されるべきである。

用量。濃厚赤血球の量は目標のヘモグロビン値やヘマトクリット値，赤血球破壊の速度，失血の存在による。進行中の失血のない重症貧血患者は，10～15mL/kg の濃厚赤血球輸血によりヘモグロビン値が 2.5～3g/dL，ヘマトクリット値が 10％上昇する。

2. 血小板

血小板は凝固止血機構において重要な役割を担っている。機能的血小板が適切な数だけあることが止血には必要である。血管損傷において，一次止血栓の形成が小・中型血管からの血液流出を阻止する。さらに，血小板はトロンボキサン A_2 を放出し，それが血管緊張の変化と血小板活性化を媒介する。

機能的血小板をもつ健常人では，血小板数が $10,000×10^9$ 個/L に低下しても耐えられる。発熱，感染症，急性疾患罹患中の患者では血小板数が $30,000×10^9$ 個/L あっても出血の危険性が増す。

血小板減少症の臨床的徴候と症状は非特異的だが，おもに歯肉出血，鼻出血，血尿，点状出血斑からなる。出血は上肢と下肢にみられることが最も多い。血小板減少症の診断は血小板数の測定による。

血小板輸血は血小板減少症あるいは血小板機能不全による出血の予防と治療の目的で行われる。免疫性血小板減少性紫斑病（ITP）のように血小板の急速破壊が問題の患者では，生命を脅かす重大出血の場合を除いて適応とならない。血小板輸血は DIC のような消費性凝固障害のある出血患者に対して有効で，しばしば化学療法中の患者や骨髄浸潤のある患者に対しても行われる。血小板輸血の適応を**表 17-5**に示す。

表 17-5　血小板輸血の適応

未熟児または具合の悪い乳児
- 血小板数＜$50,000×10^9$ 個/L
- 血行動態の不安定な乳児では＜$100,000×10^9$ 個/L

小児
- 血小板産生不全が証明されている場合は血小板数＜$10,000×10^9$ 個/L
- 血小板機能障害がある患者における活動性出血
- 活動性出血がある場合は血小板数＜$30,000×10^9$ 個/L
- 小さな外科的処置予定患者では血小板数＜$50,000×10^9$ 個/L，大きな外科手術予定患者では血小板数＜$100,000×10^9$ 個/L

悪性腫瘍患者
- 活動性出血や血小板産生不全がない場合は血小板数＜$10,000×10^9$ 個/L
- 急性リンパ性白血病に対する寛解導入療法前では血小板数＜$10,000×10^9$ 個/L
- 急性骨髄性白血病に対する寛解導入療法前では血小板数＜$20,000×10^9$ 個/L
- 中枢神経腫瘍のある患者では血小板数＜$30,000×10^9$ 個/L
- 腰椎穿刺前は血小板数＜$20,000×10^9$ 個/L
- 外傷性腰椎穿刺の危険性が高い患者では血小板数＜$100,000×10^9$ 個/L
- 凝固検査に異常のない出血患者では血小板数＜$50,000×10^9$ 個/L
- 筋肉内注射の前では血小板数＜$20,000×10^9$ 個/L

用量。ランダムドナー由来血小板 1U/10kg の輸血は活動性の消費病態（発熱，ITP，敗血症，同種免疫，DIC）や投与した血小板の隔離がなければ，血小板数を約 $50,000×10^9$ 個/L 増加させる。輸血不応性の患者を同定するために輸血後 1～2 時間で血小板数を検査すべきである。

もし独立した 2 回の血小板輸血にても期待した血小板数増加が得られない場合は，同種抗体による免疫介在性の血小板不応症があるかもしれない。免疫非介在性の血小板不応症も多く，脾腫，発熱，感染症，DIC，アムホテリシン投与などによる。

血小板不応患者では，交差適合試験でマッチした血小板を試験投与してみる。これでも血小板数が増加しない場合は，白血球除去HLA適合血小板か抗体濃度を飽和させるほどのランダムドナー血小板大量輸血が選択肢となる。

浄化血小板は1人のドナーから採取され，たいていランダムドナー血小板の6〜8単位に相当する>30,000×10^9個/Lの血小板を含んでいる。その容量は通常250〜300mLである。浄化血小板はドナー数を減らし，内在する危険性を減らすために，頻回あるいは多くの単位数の輸血を必要とする患者に適応となる。

3. 血漿製剤

a. 新鮮凍結血漿

重度の凝固異常あるいは消費性の凝固障害患者では，血漿製剤を必要とするかもしれない。新鮮凍結血漿（FFP）は凝固因子の宝庫で，フィブリノーゲン，凝固第Ⅷ因子，von Willebrand因子，凝固第XIII因子を豊富に含んでいる。これは，肝機能異常のため凝固因子を産生できない患者や外傷後の消費性凝固障害患者においてしばしば使用される。

FFPは全血から回収された血漿製剤である。全血が遠心分離され，過剰な血漿が8時間以内に回収・凍結される。FFPは$-4°F$（$-20°C$）で1年間保存できる。使用前には$98.6°F$（$37°C$）で30〜60分間融解する。製剤の無菌性と適切なレベルの凝固因子をできる限り保つために融解後は8時間以内に投与しなくてはならない。さらに，投与される患者とABO型を一致させる必要がある。

PTとPTTが高度に延長している患者では，その凝固因子活性は平常の15〜25%程度に低下しており，活性を30%以上に上昇させるためには大量のFFPが必要となる。FFP 1単位は約250mLの血漿を含むが，凝固因子活性を3%しか上昇させない。FFP輸血の適応を**表17-6**に示す。

表17-6　新鮮凍結血漿（FFP）輸血の適応
・ワルファリンによる抗凝固作用の緊急リバース ・播種性血管内凝固症候群（DIC） ・血栓性血小板減少性紫斑病 ・部分トロンボプラスチン時間が>60秒延長 ・ビタミンK投与にかかわらずプロトロンビン時間が>18秒延長 ・肝疾患 ・大量失血

用量。 FFPは10〜20mL/kgを最大0.5mL/kg/minの速度で投与する。

FFPは凝固因子製剤が不要および/または手に入らない場合のみに限定して使用されるべきである。一般的に，FFPはもはや凝固第Ⅷあるいは第IX因子の補充としては使用されない。

b. クリオプレシピテート

クリオプレシピテートの調整は，新鮮血漿を瞬間凍結したあとに，$39.2°F$（$4°C$）で融解する。その際の沈殿物内には15mLあたり150〜200mgのフィブリノーゲンが含まれている。クリオプレシピテートはまた，FFPより高濃度の凝固第Ⅷ因子，凝固第XIII因子，von Willebrand因子，フィブロネクチンを含んでいる。クリオプレシピテートはフィブリノーゲン値が<100mg/dLのときに適応となる。融解後は4時間以内に投与するべきである。

用量。 クリオプレシピテートの用量は5〜10kgあたり1単位である。1単位の容量は10〜15mLで，フィ

ブリノーゲン値を5～10mg/dL上昇させる。適切な用量投与により，フィブリノーゲン値は60～100mg/dL上昇する。フィブリノーゲン値の治療的目標は＞100mg/dLである。

C. 副作用

急性溶血反応のおもな原因はABO型不適合輸血である。治療は反応促進因子を除去し，一般的な支持療法を行うことである。

血液製剤の輸血に関連する副作用の発生率は約5％である。ほとんどは軽度の蕁麻疹反応であり，治療としては輸血を30分間中断し，抗ヒスタミン薬を投与する。症状がおさまれば輸血は再開できる。その他の副作用はすべて輸血の中止が必要であり，さらなる評価のために使用された血液製剤と患者から採取した血液検体を血液バンクに送らなければならない。

輸血反応の治療の詳細を**表17-7**に示す。

表17-7　輸血反応の治療

薬物	用量	適応
ジフェンヒドラミン	0.5～1mg/kg IV（最大，50mg）	蕁麻疹
アセトアミノフェン／パラセタモール	10～15mg/kg PO（最大，1,000mg）	発熱と悪寒
ヒドロコルチゾン	1～2mg/kg IV（最大，100mg）	重症蕁麻疹，発汗，硬直，蒼白
エピネフリン／アドレナリン（1：1,000）	0.01mL/kg IM（最大，1回量0.5mL）	ショック[a]，気管支痙攣，低血圧
フロセミド	1～2mg/kg IV（乳児）0.5～1mg/kg（小児以上；最大40mg）	急性溶血反応—＞1mL/kg/hrの尿量を維持する
酸素	非再呼吸マスクで100％酸素を投与	

IV：静注，PO：経口，IM：筋注
[a]ショック患者はさらに，輸液，確実な気道確保，血管作動薬などの治療介入を要する。

1. アレルギー反応

重度のアレルギー反応は蕁麻疹からはじまり，喉頭痙攣，気管支痙攣，そして血管性浮腫をきたすことがある。これらの患者では速やかに輸血を中止し，副腎皮質ステロイド剤を投与する。おそらくはアドレナリンも投与されるであろう。患者の症状が軽症なら，4～6時間の慎重な経過観察が必要である。無症状の患者でも過去に重症のアナフィラキシー反応の既往がある場合は，高流量酸素，気道の確保，慎重な心モニタリング，静脈路の確保を検討すべきである。IgE介在性のアレルギー反応であるアナフィラキシーはまれな合併症ではあるが，迅速に治療されなければ死に至ることがある。ほとんどのアナフィラキシー様反応（アナフィラキシーに似るが非免疫学的機序による）はIgA欠損症の患者に起こる。いかなる重症のアレルギー反応でも輸血の再開はするべきでない。

2. 発熱性非溶血性反応

温めたりフィルターを通したりした濃厚赤血球でも，少量の白血球とサイトカインは残存している。血液製剤中の同種抗原に反応する抗体を有する患者の輸血中に，残存した白血球からはサイトカインが放出される。その結果，発熱，悪寒，あるいは発汗が起こる。これらの症状はまた，血液製剤が細菌に汚染されていた場合にも起こりうる。長期間にわたり輸血を受ける患者においては，他者の白血球に反応する抗体産生を最低限にするために白血球除去製剤を使用すべきである。

発熱性非溶血性反応の治療では輸血を中止し，患者を診察したうえ，バイタルサインを監視する。症状は，解熱薬と場合によっては抗菌薬で治療する。使用された輸血製剤を培養検査に回し，再度交差適合試験も行う。

3. 急性溶血性反応

ABO型不適合輸血は急性溶血反応をきたす。これは多くの場合，製剤のラベルミスか投与患者の間違いによって起こり，輸血された赤血球が免疫学的に破壊される。

臨床的徴候と症状は，発熱，悪寒，蕁麻疹，呼吸困難，頻脈，悪心，腹痛，腰背部痛，高血圧あるいは低血圧，黄疸，ヘモグロビン尿（ポートワイン尿），ショックである。ヘモグロビン尿は乏尿，そしてついには腎不全に至る。必要な検査は，全血球計算，凝固検査，検尿，直接Coombs試験である。有意な検査所見は，貧血，DIC，ヘモグロビン尿，Coombs試験陽性である。

治療としては直ちに輸血を中止し，適切な血行動態を維持するために輸液を施行し，適切な腎血流量を維持するために必要なら利尿薬（マンニトール）を投与する。尿量はおよそ1〜2mL/kg/hrとなるべきである。血行動態的安定のために昇圧薬と強心薬が必要となるかもしれない。炎症反応の効果的抑制のために，副腎皮質ステロイド剤が使用される。

4. 遅発性溶血性反応

遅発性溶血性反応には，一次免疫付加と記憶反応の2つのタイプがある。一次免疫付加は，血液製剤投与数週間後に起こることの多い軽度な反応で特徴づけられる。このタイプの反応は重症の溶血につながることはめったにない。検査所見上は，輸血の2〜4週後にヘモグロビン値が低下することが多い。

記憶反応は，妊娠あるいは以前の輸血によりマイナー抗原に感作された既往のある患者に起こることが多い。この反応では3〜10日間の間にヘモグロビン値の大幅な低下が起こりうる。臨床的徴候と症状は，ABO型不適合による溶血性貧血ほど重症ではない。すべての溶血性反応と同様，診断はCoombs試験陽性と患者赤血球における同種抗体の同定による。症状がたいていの場合軽症なので，治療は非特異的なものになり，通常は症状のコントロールだけで十分である。

5. 輸血関連急性肺損傷

輸血関連急性肺損傷は，呼吸困難，低酸素血症，チアノーゼ，低血圧，発熱，悪寒，非心原性肺水腫を呈する臨床的症候群である。これは重症で，ときに致死的な反応であり，輸血に関連する死因の第3位である。症状は通常，輸血の1〜4時間後にはじまる。病態生理は，HLA特異的抗体の輸血が毛細血管透過性を亢進させ，肺微小血管障害をきたすことである。治療は呼吸補助療法となる。

6. 輸血媒介疾患

血液製剤スクリーニングの顕著な進歩によって，感染症の発生率は減少した。一般的な輸血媒介感染は，C型肝炎ウイルス，B型肝炎ウイルス，ヒト免疫不全ウイルス，そしてCMVである。献血は日常的に両

方の肝炎ウイルスとヒト免疫不全ウイルスに対してスクリーニングされているが，最近感染した献血者はすり抜けてしまう可能性がある。受血者はまた，パルボウイルス B19 およびさまざまな寄生虫感染のリスクがある。

悪性腫瘍および血液疾患による危急事態と合併症

Key Points

- 悪性腫瘍による合併症をもつ小児では早期の PICU 入室を考慮する。

- 化学療法によって事前に存在する臓器機能不全とその合併症は小児悪性腫瘍患者に多い。

- 発熱性好中球減少患者では単一の広域抗菌薬で積極的に治療すべきである。敗血症性ショック患者においてはコロニー刺激因子の使用を検討する。

- 単一の広域抗菌薬にもかかわらず 3 日間発熱が持続する場合は薬物耐性菌や真菌感染の可能性がある。

- 呼吸機能不全を呈する患者では高解像度 CT および気管支肺胞洗浄を考慮する。

- 高頻度振動換気療法を含む肺保護戦略の早期開始が，呼吸不全患者の予後を改善するかもしれない。

- 従来の輸液療法に反応しないショック患者では心機能不全と副腎機能不全について早期に評価する。

- 腫瘍崩壊症候群―高尿酸血症，高カリウム血症，高リン血症，そして低カルシウム血症で特徴づけられる―は腎不全，痙攣，致死的不整脈をきたす可能性がある。

- 白血球増加症は凝固障害と過粘稠状態をきたし，肺障害と脳卒中につながることがある。癌治療の速やかな開始が推奨される。

- 小児癌患者における，緊急的な下肢の筋力低下と知覚異常や膀胱直腸障害は，脊髄圧迫を示唆する症状である。

- スタミナの低下，頭痛，呼吸困難，蒼白は貧血の徴候である。

- DIC の治療は触媒の停止に焦点をしぼる。補充療法は血小板，FFP，クリオプレシピテートからなる。欠乏症補正を監視するため繰り返し検査する必要がある。

- 濃厚赤血球はうっ血性心不全を避けるため 10〜15mL/kg を 2〜4 時間かけて投与する。急性失血やショックの際は迅速な輸血の適応である。

- ランダムドナー由来血小板 1U/10kg の輸血は活動性の消費病態（発熱，ITP，敗血症，同種免疫，DIC）や投与した血小板の隔離がなければ，血小板数を約 $50,000 \times 10^9$ 個/L 増加させる。

- FFP は 10〜20mL/kg を最大 0.5mL/kg/min の速度で投与する。

- 輸血関連急性肺損傷は，呼吸困難，低酸素血症，チアノーゼ，低血圧，発熱，悪寒，非心原性肺水腫を呈する臨床的症候群であり，呼吸補助を必要とする。

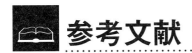 参考文献

1. Brierley J, Carcillo JA, Choong K, et al. Clinical practice parameters for hemodynamic support of pediatric and neonatal septic shock: 2007 update from the American College of Critical Care Medicine. *Crit Care Med*. 2009;37:666-688.
2. Coiffier B, Altman A, Pui CH, Younes A, Cairo MS. Guidelines for the management of pediatric and adult tumor lysis syndrome: an evidence-based review. *J Clin Oncol*. 2008;26:2767-2778.
3. Consumptive coagulopathies. In: Hillman RS, Ault KA, Rinder HM. *Hematology in Clinical Practice*. 4th ed. New York, NY: McGraw Hill; 2005:387-392.
4. Fiser RT, West NK, Bush AJ, Sillos EM, Schmidt JE, Tamburro RF. Outcome of severe sepsis in pediatric oncology patients. *Pediatr Crit Care Med*. 2005;6:531-536.
5. Freifeld AG, Bow EJ, Sepkowitz KA, et al. Clinical practice guideline for the use of antimicrobial agents in neutropenic patients with cancer: 2010 update by the Infectious Diseases Society of America. *Clin Infect Dis*. 2011;52:e56-e93.
6. Hagen SA, Craig DM, Martin PL, et al. Mechanically ventilated pediatric stem cell transplant recipients: effect of cord blood transplant and organ dysfunction on outcome. *Pediatr Crit Care Med*. 2003;4:206-213.
7. Hughes WT, Armstrong D, Bodey GP, et al. 2002 guidelines for the use of antimicrobial agents in neutropenic patients with cancer. *Clin Infect Dis*. 2002;34:730-751.
8. Jacobe SJ, Hassan A, Veys P, Mok Q. Outcome of children requiring admission to an intensive care unit after bone marrow transplantation. *Crit Care Med*. 2003;31:1299-1305.
9. Josephson CD. Transfusion formulas. In: Hillyer CD, Strauss RG, Luban NLC. *Handbook of Pediatric Transfusion Medicine*. Philadelphia, PA: Elsevier; 2004:375-377.
10. Klastersky J, Paesmans M, Rubenstein EB, et al. The Multinational Association for Supportive Care in Cancer risk index: A multinational scoring system for identifying low-risk febrile neutropenic cancer patients. *J Clin Oncol*. 2000;18:3038-3051.
11. Kreuz WD. Treatment of consumption coagulopathy with antithrombin concentrate in children with acquired antithrombin deficiency: A feasibility pilot study. *Eur J Pediatr*. 1999;158 (Suppl 3):S187-S191.
12. Lusher JM. Clinical and laboratory approach to the patient with bleeding. In: Nathan DG, Orkin SH, Look AT, Ginsberg D. *Hematology of Infancy and Childhood*. 6th ed. Philadelphia, PA: WB Saunders: 2003:1515-1526.
13. Matthay MA. Severe sepsis — a new treatment with both anticoagulant and anti-inflammatory properties. *N Engl J Med*. 2001;344:759-762.
14. Mejia R, Cortes J, Brown D, et al. Oncologic emergencies and complications. In: Rogers MC, ed. *Rogers Textbook of Pediatric Intensive Care*. Philadelphia, PA: Lippincott Williams & Wilkins; 2008:1710-1724.
15. Porcu P, Cripe LD, Ng EW, et al. Hyperleukocytic leukemias and leukostasis: a review of pathophysiology, clinical presentation and management. *Leuk Lymphoma*. 2000;39:1-18.
16. Rheingold SR, Lange BJ. Oncologic emergencies. In: Fleisher GR, Ludwig S, Henretig FM, Ruddy RM, Silverman BK. *Textbook of Pediatric Emergency Medicine*. 5th ed. Philadelphia, PA: Lippincott Williams & Wilkins; 2005:1202-1230.
17. Sloan SR, Benjamin RJ, Freidman DF, et al. Transfusion medicine. In: Nathan DG, Orkin SH, Look AT, Ginsberg D. *Hematology of Infancy and Childhood*. 6th ed. Philadelphia, PA: WB Saunders; 2003:1709-1756.
18. Transfusion medicine blood component therapy. In: Hillman RS, Ault KA, Rinder HM. *Hematology in Clinical Practice*. 4th ed. New York, NY: McGraw Hill; 2005:431-440.
19. Watson RS, Carcillo JA. Scope and epidemiology of pediatric sepsis. *Pediatr Crit Care*. 2005;6(3 Suppl):S3-S5.
20. Wong ECC, Perez-Albuerne E, Moscow JA, et al. Transfusion management strategies: a survey of practicing pediatric hematology-oncology specialists. *Pediatr Blood Cancer*. 2005;44:119-127.

18章
急性腎障害

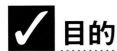 **目的**

- 急性腎障害または腎不全リスクがある患者を認識できる。
- 急性腎障害の疫学と病因を説明できる。
- 死亡を予防するための急性腎障害の管理を概説できる。
- 全身性疾患と関連した腎機能に対するリスクを識別できる。
- 高カリウム血症を認識し治療計画を立案できる。
- 腎機能障害の程度に対する現行の用語について論ずることができる。
- 腎代替療法の方法について概要を提示することができる。

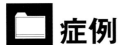 **症例**

5歳の元気のない男児が5日前からの発熱・悪心・嘔吐で来院した。自宅での先週の体重は20kgであったが、来院時の体重は17kgである。血圧80/40mmHg、心拍数140回/minで、毛細血管再充満時間は3〜4秒である。最初の検査結果は、ナトリウム147mEq/L、カリウム5.2mEq/L、血清重炭酸塩15mEq/L、血液尿素窒素40mg/dL（14.3mmol/L）、血清クレアチニン0.9mg/dL（79.6μmol/L）である。

Detection（発見）

　——この患者の生理学的状態は何か？

　——最も可能性の高い診断は何か？

Intervention（処置）

　——最も迅速に行うべき治療戦略は何か？

　——病因の決定にどんな検査と画像診断が有効か？

Reassessment（再評価）

——患者は救急治療部において，最初の1時間に生理食塩液20mL/kgを3回の輸液蘇生で受ける。その後，小児集中治療室（PICU）に入室し，血圧90/50mm Hg，心拍数125回/minである。

——現在の治療戦略は効果的か？

——他の評価が必要か？

——さらなる腎障害の進行を避けるには，次にどんなステップが重要か？

Effective Communication（効果的なコミュニケーション）

——患者の臨床状態が変化した場合，誰にどのように知らせるべきか？

——腎機能がさらに悪化した場合，誰に知らせるべきか？

——この患者の治療を行うのに最も適している病棟はどこか？

Teamwork（チームワーク）

——どのように治療戦略を実践するか？

——いつ誰が何を行うべきか？

I. はじめに

急性腎障害 acute kidney injury（AKI）は対処可能な疾患ではあるが，合併症発生率や死亡率が高い。そして，さまざまな症候を示す急性腎障害に対し，医療提供者が素早く感知し，注意を払えば，それらを防ぐことができるであろう。これには臨床的には無症候だが危険な状態にある小児を，迅速にいかにして安定させるかということについて，熟知していることが求められる。

急性腎障害は腎糸球体濾過量（GFR）の突然の減少によって特徴づけられる。その結果，代謝老廃物を排泄し，電解質・酸塩基・水分の恒常性を維持する能力が低下する。急性腎障害の小児は高カリウム血症や基礎疾患を有するリスクが非常に高く，リスクの同定，発症の早期発見，病因の決定により，目標指向型治療を行うことの重要性が文献でも強調されている。重症疾患の患者は，特に急性腎障害のリスクが高い。本章では，小児の急性腎障害について，現在の定義，疫学，診断，分類と治療戦略を概説する。

II. 急性腎障害の定義

急性腎障害（AKI）の現在の定義は，血清クレアチニン（SCr）の上昇と尿量減少にもとづいている。2004年，Acute Dialysis Quality Initiative は腎機能悪化の進行により急性腎障害を階層化するスコアリング法を作成した。Risk, Injury, Failure, Loss, End-Stage Renal Disease（RIFLE）基準は，急性腎障害の発症後48時間のSCr値の上昇と尿量の低下にもとづき，3つの異なったカテゴリー（リスク，損傷，機能不全）に重症度を分類する。さらに2つのカテゴリー（機能喪失，末期腎不全）による急性腎障害後の臨床的転帰を加えている。その後，RIFLE基準を修正した小児版（pRIFLE）が発表された（**表18-1**）。これらの基準は，臨床および研究の両面で急性腎障害を評価する標準化された方法として確立している。そ

して，現在いくつかの研究において，これらのスコアと臨床転帰の関連性が示されている。

表 18-1　小児 RIFLE 基準

分類	クレアチニンクリアランス	尿量
リスク	予測値の 25％までの低下	＜0.5mL/kg/hr が 8 時間続く
障害	予測値の 50％までの低下	＜0.5mL/kg/hr が 16 時間続く
機能不全	予測値の 75％までの低下または＜35mL/min/1.73m^2	＜0.3mL/kg/hr が 24 時間続くまたは 12 時間無尿
腎機能喪失	＜0.3mL/kg/hr が 24 時間続く	
末期腎不全	＞3 カ月持続する機能不全	

A. 危険因子と病因

急性腎障害の予防と治療には，どのような臨床状況において腎障害のリスクが増加するかを識別することが助けになる。基礎的な原因はそれぞれの患者に特有であるが，特に急性腎障害に進展するリスクが高いのは，人工心肺中の患者，造血幹細胞移植患者，多臓器機能不全に陥った重症患者，薬物中毒患者である。これらの患者群のリスク増加は，最近 10 年間の急性腎障害の病因の変化の特徴で，原発性腎疾患（溶血性尿毒症症候群など）から全身疾患にシフトした。このことは，腎灌流（敗血症，毒素曝露など）に影響を及ぼす外因子に起因する急性腎障害と原発性腎疾患による急性腎障害を鑑別することに役立つ。重篤な病態にある小児では，これらの要因の多数が同時に存在する場合，最もリスクが高い群に位置づけられ，これらの患者ケアには集学的アプローチの必要性が高まる。

> 急性腎障害（AKI）の臨床的な予後を改善するためには，AKI のリスクのある患者を早期に認識することが必須である。

新生児期の臍帯動脈または静脈カテーテルに関連した腎血管血栓塞栓症は，急性腎障害の要因となりうる。この病態は非代償性脱水の乳児にも発症しうる。しかし，新生児で最もよくある原因は，重篤な新生児仮死，敗血症，血行動態に影響を及ぼす複雑な手術である。小児において，急性腎障害は一般に併存する病態から生じる。その病態には血液疾患，腫瘍性疾患，泌尿器疾患，肝不全，あるいは心臓血管外科術後や臓器移植後が含まれる。しかしながら，最も頻度の高い要因は，虚血と敗血症である。抗菌薬，抗真菌薬，化学療法薬，非ステロイド性抗炎症薬（NSAIDs），アンジオテンシン変換酵素（ACE）阻害薬の使用は，急性腎障害に関与する。虚血は幼児期のよくある原因であるが，学童と思春期では腎毒性によるものが多い。急性腎障害が多臓器不全患者に発症した場合，虚血，敗血症，炎症性メディエーター，腎毒性薬物の影響など複数の要因が関与する。

血液量減少または有効循環血液量の減少は，腎灌流量を制限して，腎機能に悪影響を及ぼす。原因には，不十分な摂取量，出血，イレウス，胃腸での水分喪失，重篤な熱傷，非代償性ネフローゼ症候群，外傷がある。糖尿病性ケトアシドーシスの浸透圧利尿，尿崩症，塩類喪失性症候群，鉱質コルチコイド欠乏などにより引き起こされる多尿の結果として発症することもある。有効循環血液量の減少は，心不全や有意な心拍出量減少を示すいかなる病態でもみられる。濾過が輸出細動脈の血管収縮により維持された有効循環血液量の減少した患者では，アンジオテンシン受容体拮抗薬や ACE 阻害薬のような血管拡張薬は濾過の急激な減少を引き起こす。

溶血性尿毒症症候群（HUS）は，しばしば血性の下痢の後に，乏尿または無尿を伴う微小血管症性溶血性貧血と血小板減少として発症する。原因として多いのは，ベロ毒素産生大腸菌による腸管感染症である。HUS は，中枢神経系，結腸壁，膵や心筋を含む多臓器の臨床症状を呈する可能性がある。内因性急性腎

障害の一般的な原因として重要である。HUSは，依然として内因性急性腎障害の原因として多い。尿路閉塞は，腎損傷と機能喪失を引き起こす。両側性尿管閉塞症，単腎症の閉塞または弁，凝血塊または尿管瘤による尿道閉塞が原因になりうる。

敗血症と急性腎障害の関係には強いエビデンスがある。他の素因的要因が存在することが通常であるが，血圧低下とショックがしばしば関係している。どの程度のレベルのクレアチンキナーゼとミオグロビンで発症するかは明らかにされていないが，横紋筋融解症は急性腎障害を発生させる。循環血液量減少または虚血が存在する場合，ミオグロビンは特に腎毒性が強い。

心臓血管外科手術の術後経過において，背景にある心臓の病態，手術法，人工心肺または大動脈遮断の持続時間は，すべて急性腎障害の発症リスクを増加させる要因である。移植レシピエントの危険因子には，手術時間と血液喪失量がある。臓器機能とカルシニューリン阻害薬（タクロリムス，シクロスポリンなど）の使用も寄与因子となる。

特に脱水または腎疾患の患者や比較的高用量の造影剤を投与された患者で，造影剤と関連した急性腎障害のリスクが持続する。腎毒性に関連する最も一般的な薬物には，NSAIDs，ACE阻害薬，アンジオテンシン受容体拮抗薬，アミノグリコシド系抗菌薬，バンコマイシン，アムホテリシンB，免疫グロブリン静注，アシクロビル，免疫抑制薬のカルシニューリン阻害薬がある。

腫瘍崩壊症候群も，特にリンパ腫（治療開始前に発症することがある）（**17章**）の小児において，急性腎障害を誘発する。院内急性腎障害の発生に関連するベースライン・リスク，急性期の臨床症状，診断・治療薬を**表18-2**に示す。最近は，neutrophil gelatinase-associated lipocalin，kidney injury molecule-1，cystatin Cのような新しいバイオマーカーが急性腎障害の早期診断において評価されている。

表18-2 急性腎障害の危険因子

基礎危険因子	急性臨床状態	腎毒性物質
慢性腎疾患	敗血症	抗真菌薬
心不全	低血圧	化学療法薬
先天性心疾患	循環血液量減少	免疫抑制薬
肝不全	横紋筋融解	非ステロイド性抗炎症薬
低アルブミン血症	腎以外の臓器移植	造影剤
	腹部コンパートメント症候群	
	人工呼吸	

Adapted with permission. ©2005 Wolters Kluwer Health. Leblanc M, Kellum J, Gibney N, et al. Risk factors for acute renal failure: inherent and modifiable risks. *Curr Opin Crit Care*. 2005;11:533-536.

B. 急性腎障害の分類

急性腎障害は，一般的に大きく3つのカテゴリーに分類される。腎前性高窒素血症，内因性急性腎障害，腎後性または閉塞性急性腎障害である。このカテゴリー分類は，医療提供者が鑑別診断を狭め，治療的介入の目標をしぼるうえで手助けとなる。

正確な病歴は，急性に発生したイベントと急性腎障害発症の間の時間的関係と同様に，背景にある慢性疾患に関するデータを提供する。身体検査は，腎臓を侵す潜在する全身性基礎疾患について，手がか

> 腎不全から腎前性を鑑別するための伝統的指標は，重篤な状態の患者では利用できない。

りを与える．尿量変化は大部分のタイプの急性腎障害で存在するが，非乏尿性腎不全と乏無尿性機能不全では治療がまったく異なるので，この直ちに利用できる情報は貴重である．最初の臨床検査では，リン，マグネシウムとイオン化カルシウムを含む血清電解質，血液尿素窒素（BUN），SCr，全血球計算を行わなければならない．尿検査では，検尿，比重，尿沈渣分析，電解質，クレアチニン，蛋白，浸透圧を行わなければならない．これらの検査値の多くを利用して，急性腎障害の分類のための他の指数を算出する．これらの指数は，容易に計算できて，ベッドサイドで直ちに利用できる．

> !
> 腎前性，内因性，閉塞性AKIの鑑別は，AKIの根本的な病因を決定する際に重要である．
> !

減少した腎灌流（腎前性）由来の急性腎障害と内因性腎尿細管機能異常に関連した急性腎障害の差異は，急性腎障害の根本的病因を決定する際に重要である．低灌流の条件下でも，健康な腎臓は複数の機能によりナトリウムと水の尿細管再吸収を増加させる．適切な腎臓の反応メカニズムと正常な尿細管機能を示す1つの指数としてBUN/クレアチニン比率の増加がある（減少した腎灌流の状態では＞20：1となることが多い）．同様の指数として，ナトリウム排泄率（FENa）がある．腎機能そのものが正常な場合，腎細管によるナトリウム再吸収は増加し，尿中ナトリウムは20mEq/L未満に低下し，そしてFENaは1％未満となり，腎前性急性腎障害の存在を示唆する．対照的に，急性尿細管壊死や内因性急性腎障害の場合には，FENaは3％を超えることが多い．FENaは，血清ナトリウム（SNa），SCr〔尿中ナトリウム（UNa）〕，尿クレアチニン（UCr）を同時に測定し，以下の式により求める：

$$FENa（\%）=(UNa \times SCr)/(SNa \times UCr) \times 100$$

利尿薬のような外的因子はこの正常な生理的反応を妨げることもある．そして，尿ナトリウム濃度に影響を及ぼし，腎前性急性腎障害のマーカーとしてのFENaの精度を減少させる．そのような場合，尿素排泄率（FEurea）を利用することができる．FEureaの算出は，血漿ナトリウムと尿中ナトリウムを血漿尿素（PUrea）と尿中尿素（Uurea）に置き換えれば，FENaの計算と同様である．

$$FEurea（\%）=(Uurea \times SCr)/(PUrea \times UCr) \times 100$$

腎前性急性腎障害において，FEureaは35％未満（**表18-3**）のことが多い．

表18-3　急性腎障害における尿指標

AKIの分類	尿量	BUN/Cr比	尿比重	FENa	FEurea
腎前性AKI	≦0.5mL/kg/hr	＞20	＞1.020	＜1％	＜35％
内因性AKI	さまざま	さまざま	1.010〜1.020	＞3％	＞35％

AKI：急性腎障害，BUN：血液尿素窒素，Cr：クレアチニン，FENa：ナトリウム排泄率，FEurea：尿素排泄率

尿検査と尿沈渣の顕微鏡的評価は，急性腎障害の根本的病因の手がかりを提供することができる．腎前性高窒素血症の検尿では，しばしば顆粒円柱や硝子円柱を検出するが，通常は正常である．内因性尿細管損傷または急性尿細管壊死の尿顕微鏡的評価では，上皮細胞円柱と粗い顆粒円柱がみられる．尿中白血球と白血球円柱の存在は，活動性の炎症プロセス（糸球体腎炎，感染，急性尿細管間質性腎炎など）を示唆する．尿好酸球は，従来的には後期の炎症プロセスに関係しているとされるが，急性腎障害の多くの他の原因（糸球体腎炎，膀胱炎など）でみられる．アルブミン尿と赤血球円柱は，何らかの糸球体疾患を意味する．**表18-4**に，この分類に従い急性腎障害の一般的な原因を列記した．

> !
> 腎前性腎不全は，腎の構造的損傷を避けるために，迅速に認識し，介入しなければならない高リスクな病態である．
> !

表 18-4　一般的な急性腎障害の要因

腎前性
- 循環血液量減少
    - 胃腸での喪失（下痢，嘔吐）
    - 外傷，出血，失血
    - 重症脱水
    - サードスペースへの移行（熱傷，外傷，毛細血管漏出症候群）
- 尿からの喪失（中枢性または腎性尿崩症，浸透圧利尿，塩類喪失，利尿薬）
- 有効循環血液量の減少
    - 心不全／うっ血性心不全
    - 低心拍出量症候群
    - 心タンポナーデまたは心内膜炎
- 腹部コンパートメント症候群
- 薬物
    - アンジオテンシン変換酵素阻害薬，アンジオテンシンⅡ受容体拮抗薬
    - 非ステロイド性抗炎症薬

内因性急性腎障害
- 急性尿細管壊死
    - 虚血／進行性腎前性急性腎障害：敗血症または敗血症性ショック
    - 外因性腎毒性物質
        - アシクロビル
        - アミノグリコシド系抗菌薬
        - アムホテリシンB
        - シスプラチン
        - カルシニューリン阻害薬
        - ホスカルネット
        - イホスファミド
        - ペンタミジン
        - 放射線造影剤
    - 内因性腎毒性物質：横紋筋融解，溶血，腫瘍崩壊症候群
- 腎盂腎炎／感染症
- 溶血性尿毒症症候群
- 急性間質性腎炎：薬剤性または特発性
- 癌浸潤
- 糸球体腎炎
    - 血栓性微小血管症
    - Pauci-immune型
    - 全身性エリテマトーデス
    - Goodpasture症候群
- 血管障害：両側腎皮質壊死，腎または腎動脈血栓

閉塞性急性腎障害
- 尿道閉塞
    - 尿道カテーテル閉塞
    - 先天奇形
    - 後部尿道弁
    - 腎盂尿管移行部閉塞
- 術後癒着
- 腎結石症
- 膀胱閉塞：神経因性膀胱，腫瘍
- 両側尿管閉塞：腫瘍または腫瘤

III. 診断

A. 臨床診断

急性腎障害は，脱水，外傷，敗血症，腎毒性物質への曝露などにより循環血液量減少に陥った患者に起こる場合がある．末梢浮腫と循環血液量過多（心不全）の存在は，腎損傷を示唆する．皮膚徴候（出血斑，紫斑など）は，溶血性尿毒症症候群（HUS）または血管炎の診断を疑わせる．

無尿は，完全な閉塞性病変，血管障害，急速進行性糸球体腎炎，両側性皮質壊死を意味する．膀胱拡張を伴うとき，それは閉塞性尿路疾患を示唆する．しかし，閉塞は無尿を引き起こすことなく急性腎障害の要因になることがある．

B. 検査診断

血清クレアチニン値の正常上限は年齢により異なる．クレアチニンとBUNは，特異的な臨床的状況（図18-1）によって上昇することも低下することもある．両検査値の正常値は**付録1**を参照されたい．急性腎障害を有する患者の中に認められる他の代謝的変化を以下に示した：

- 硫酸塩，リン酸塩やその他の陰イオンの再吸収によるアニオンギャップ増加を伴う代謝性アシドーシス

- 高カリウム血症

- 低ナトリウム血症

- 高リン血症と低カルシウム血症

- 高マグネシウム血症

図 18-1　血液尿素窒素（BUN）と血清クレアチニン値に影響を与える臨床病態

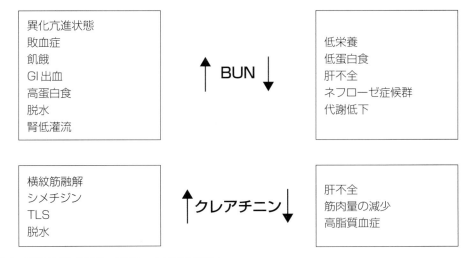

GI：消化管，TLS：腫瘍崩壊症候群，BUN：血液尿素窒素

C. 画像診断

腎の放射線学的画像診断も，急性腎障害を有する患者の評価において重要である。最も一般的に最初に実施される検査である腎臓超音波検査では，腎臓の長さと大きさのみならず，閉塞の徴候（水腎，尿管および膀胱拡張）と膀胱壁の輪郭の変化を検出することで情報が得られる。小さな閉鎖性の腎臓は，慢性腎疾患の存在を示唆する。Doppler 超音波は，腎血管障害を除外するために有効である。テクネチウム・ジエチレントリアミン五酢酸（TcDTPA）によるシンチレノグラフィは，分腎（**表 18-5**）の糸球体濾過量を算出することに役立つ。第 I 相（血管相）は腎灌流を反映し，最初の数分後に測定される活性は分腎機能を示す。TcDTPA は尿をとおして除去され，腎排泄システムの評価に役立つ。

表 18-5　腎画像診断

- US：両側腎のサイズと形状
- 尿管閉塞（水腎症，腎結石，膀胱拡張，膀胱粘膜肥厚）の有無
- 腎静脈閉塞の有無
- 慢性腎疾患の有無
- 片側性腎欠損の有無
- 放射線スキャン：TcDTPA（分腎 GFR が必要）
- 腎灌流量と腎機能（糸球体濾過）
- 尿路集合管系の視覚化
- 皮質部位の視覚化
- TcDMSA：腎構造（60～70％が腎髄質内に残存）の視覚化
- Doppler US：腎血流量の評価と拡張期流量の有無

US：超音波検査，TcDTPA：テクネチウム・ジエチレントリアミン五酢酸，　GFR：糸球体濾過量，　TcDMSA：テクネチウム標識ジメルカプトコハク酸

IV. 予防と治療

小児における AKI 管理の目的は，水分，電解質，代謝の恒常性を維持し，腎疾患の進展を避け，AKI の根本要因を治療し，適切な栄養サポートを実施することである。

急性腎障害を効果的に治療するための特異的治療法はない。介入は，急性腎障害発症予防と輸液，電解質，血行動態異常に対する支持療法である。

A. 水分量管理

厳密な水分摂取量と排泄量のモニタリングは，急性腎障害を有するすべての患者に必須である。尿道カテーテル（例えば，Foley カテーテル）留置は，安定している患者には不必要で，感染リスク低下のために回避しなければならない。尿道カテーテルは，胃腸炎で乏尿または無尿が疑われる乳幼児で適応となる。すべての患者で 1 日 1 回または 1 日 2 回の体重測定が実施されるべきである。

血行力学的サポートで腎灌流を維持することは，急性腎障害の発症と進行を予防するには，きわめて重要である。これは，十分な水分補給と血管作動薬の使用で可能である。正常血液量の患者では，輸液量は不感蒸泄と体液損失から計算されるべきである。最近のデータは，早期目標指向輸液蘇生法の後に，水分過剰負荷を制限するために遅い控え目な輸液療法を位置づける方法が推奨されている。研究では，重篤な患者における累積的な水分バランスと死亡率の関係が示されている。さらに急性腎障害をもつ重篤な小児の

管理では，厳密な水分バランスのモニタリングと早期介入の重要性を強調している。

> ⚠ 注意深く水分バランスをモニタリングし，早急に水分過剰負荷に対応する。

水分過剰負荷を評価する提案された方法の1つが，以下の公式を利用して，小児の推定ドライウェイトとの関係から入院中の水分バランスを調べることである：

$$[摂取された水分量（L）－排泄された水分量（L）]／入院時体重（kg）×100\%$$

その他の有効性のある治療として，低用量ドパミン（1～3μg/kg/min）とfenoldopam（ドパミンと同等の腎血管系効果を有し，全身性α，βアドレナリン作用を減弱したドパミン作動薬）による腎灌流の維持がある。fenoldopamが特定の集団で急性腎障害のリスクを低下させることを示唆するエビデンスがあるが，無作為化比較試験のデータはない。同様に，急性腎障害を有する患者において，ドパミンの使用による明瞭な有益性を示す明確なエビデンスはない。低用量ドパミン療法は急性腎障害を予防や改善はしないが，尿量を確保する可能性がある。急性腎障害に対する利尿薬の使用に関するデータは公表されていないか確かな有益性が示されていないか，どちらかである。さらに，有害な副作用の可能性のない薬はない。したがって，どんな特定の臨床状況での使用でも，厳密なモニタリングを行い，望むような反応がない場合や有害反応が現れる場合には投与の中断が必須である。

> ⚠ 適切な腎灌流の維持は管理戦略の1つの要素である。

B. 腎毒性物質の回避

腎障害を起こす可能性のある薬物のリストは広範囲である。最もよく腎毒性がみられるのは，アミノグリコシド系抗菌薬，抗真菌薬，NSAIDs，化学療法薬と放射線造影剤（**表18-3**）である。可能な限りこれらの薬物を回避することが，急性腎障害を予防するうえで1つの鍵となる。使用が不可避の場合には，腎機能評価にもとづいて調整した量で投与し，頻繁なモニタリングが必要である。Schwartzの式により，GFRをベッドサイドで迅速に推算することができる：

$$GFR = k × 身長（cm）/SCr$$

k値は年齢により決定：乳児＝0.45，1～13歳と思春期女児＝0.55，思春期男児＝0.7。

> ⚠ AKI患者には，常に可能な限り腎毒性物質の投与を避ける。

この式はGFRの推定値にすぎず，多くの臨床状況で真の腎機能を過大評価する傾向がある。SCrが定常状態であるときのみ，GFRの正確な推定値が得られる。したがって，SCrが上昇している場合，薬物の投与量は腎機能の最も低い範囲に調整すべきである。

C. 電解質管理

前述したように，急性腎障害の特徴の1つは，電解質の恒常性を維持できないことである。よくみられる電解質異常は，高カリウム血症，代謝性アシドーシス，高リン血症，低カルシウム血症，高マグネシウム血症である。電解質の異常の治療に関して，ここでは簡潔に述べる。より詳しくは**8章**を参照されたい。

1. 高カリウム血症

急性腎障害患者においてよくみられる高カリウム血症は，摂取量と代謝は正常であるが，腎臓が機能しな

くなった場合，正常量のカリウム（K⁺）を排出することができない場合，カリウムの過剰負荷が存在する場合に起こりうる。基本的に無症候性であり，最初の徴候が心臓伝導異常に続発する致命的な心停止であることもある。

不十分なカリウム排出は，糸球体濾過または尿細管分泌不全から，またはその両方により生じる。いくつかの薬物または毒素は，非乏尿性腎不全をもたらす。尿量が維持されると，進行性尿毒症と高カリウム血症をマスキングする可能性がある。しばしば潜在する過程により腎機能が損なわれている患者の場合，腫瘍細胞，赤血球，筋細胞の崩壊は血漿中へ細胞内カリウムを放出する。迅速な認識と積極的な処置は，血行動態の破綻や死亡の回避のために不可欠である。

急性腎障害が疑わしい場合や確定した場合，高カリウム血症の予防と管理は優先順位が最も高い。高カリウム血症の既知の危険因子を有する患者は，高カリウム血症を仮定して管理しなければならない。持続心電図（ECG）モニタリング下で，カリウムの摂取は経静脈・経腸管ともに中止しなければならない。ほとんどの病態において，治療が不十分であることは治療過剰より致命的である。

a. 軽度高カリウム血症

5.1～6.0mEq/L のカリウム濃度は，軽度高カリウム血症とされる。過剰なカリウム負荷がなく，尿量が確保できている患者には，通常カリウム摂取を中止し，ループ利尿薬を考慮しつつ輸液療法によって管理を行う。血清カリウム値の連続モニタリングと持続 ECG モニタリングによる監視は必須である。

b. 中等度高カリウム血症

6.1～7.0mEq/L のカリウム濃度は，中等度高カリウム血症と定義される。その管理には，ECG 上の変化がない場合，軽度高カリウム血症の管理に追加してポリスチレンスルホン酸ナトリウム経直腸的・経口的・経鼻的胃内投与を考慮し，付加的な治療的介入の準備をする。付加的な治療的介入には，ブドウ糖・インスリン点滴と透析がある。静脈路を確保し，カルシウム静注，サルブタモール，重炭酸塩をベッドサイドで利用できるように準備する。

- グルコン酸カルシウム：5 分以上かけて 100mg/kg/回静注
- 重炭酸ナトリウム：5～10 分かけて 1～2mEq/kg 静注
- インスリン：低血糖を避けるために 25％ブドウ糖液 2mL/kg/hr とともにインスリン 0.1U/kg/hr
- ポリスチレンスルホン酸ナトリウム：経直腸的・経口的に 1g/kg
- β作動薬：ネブライザー吸入

c. 重度高カリウム血症

7mEq/L 以上へのカリウム濃度の上昇は，ECG 変化と心機能に影響を与える。P 波は平坦になり PR 時間は延長し，T 波は対称性にピークが上昇する。そして，QRS 幅は広がり，正弦波に近づく。ECG 変化が存在する場合，心停止はいつでも発生しうる。この心膜電位の障害は，持続 ECG 監視下で緊急蘇生用量のカルシウムを 1～3 分間かけて投与することにより，最も迅速に是正される。β作動薬も細胞内へのカリウム導入を促すことから，サルブタモール噴霧吸入療法も同時にはじめる。しかし，これはさほど有効ではない。カルシウムの作用は一過性であるため，他の手段が開始されるまでの間，反復投与が必要になる。ポリスチレンスル

> **!** ジギタリス中毒は重度高カリウム血症を起こすことがあり，ジゴキシン結合免疫物質により治療されるべきで，決してカルシウム静注を**行ってはいけな**い。ジギタリス中毒がカルシウム投与により悪化するためである。

ホン酸ナトリウムまたは透析によるカリウム除去を準備する間，ブドウ糖・インスリン療法は比較的迅速に行うことができ，患者を安定させるために役立つ。血液透析ができないときには，緊急腹膜透析が適応となる。暖めた 10 〜 12mL/kg の D5W 生理食塩液を利用し，15 分のサイクルで腹腔洗浄を繰り返す方法である。ピッグテール胸膜ドレナージカテーテルの超音波ガイド下留置は，腹腔洗浄用のアクセスとして利用できる。腹膜透析液が利用できる場合，1.5％または2.5％溶液が一般的によい選択である。

高カリウム血症による ECG 変化をきたした患者では，注意深いカルシウム投与が心機能の安定を取り戻すための最も素早い対処法である。

致死的な心臓の変化をきたす血清カリウム値が個々の患者で異なることを，医療提供者は知っておかなければならない。

2. 代謝性アシドーシス

代謝性アシドーシスは，水素イオンとアンモニアの不十分な排出に続いて起こる。重篤なアシドーシスは心筋過敏性を増加させ，末梢血管抵抗，酵素活性，エネルギー産生に影響を及ぼす。アシドーシスの治療はその原因を改善することを目的としなければならない。原因には低心拍出量，外因性の酸の投与（塩化ナトリウム投与に起因する高クロール血症など）や呼吸性アシドーシスも含まれる。pH＞7.20 の軽度から中等度の代謝性アシドーシスは，経口で重炭酸塩を補充することで治療できる。pH＜7.20 の重篤な代謝性アシドーシスまたは高カリウム血症が認められる場合は，静注で治療する。特にリン酸塩再吸収のため，すでにカルシウム値が低い場合，腎不全状態で低い pH を修正することはイオン化カルシウムを減少させる危険性があり，重大な問題である。投与する場合は，ナトリウムとイオン化カルシウムをモニタリングしながら，重炭酸ナトリウムをゆっくり静注しなければならない（1mEq/kg の用量）。

高リン血症を伴い低カルシウム血症が存在する場合，カルシウムレベルを上昇させることより，むしろリン濃度を減らすことを管理の目的とすべきである。

3. 高リン血症

―リン摂取量を制限する。

―リン結合性カルシウム塩が利用される。

4. 低カルシウム血症

―症候性の患者のみ修正する。

―グルコン酸カルシウム 100mg/kg 静注または塩化カルシウム 10％，10mg/kg/回の静注）投与。

5. 低ナトリウム血症

―ナトリウム欠乏量の算出：0.6×体重（kg）×（目標ナトリウム値－ナトリウム実測値）

―中枢神経系の症状を有する患者には注意深いナトリウム修正が必要である。一方で，急性腎障害以外の原因がないか検索しなければならない（**8章**）。

―輸液制限

D. 腎代替療法

体液と電解質の異常が内科的治療で修正できない場合，急性腎障害を有する患者では何らかの腎代替療法を必要とする．腎代替療法の拡大適応を表 18-6 に挙げた．透析または腎代替療法のいくつかの方法が利用できる．

表 18-6 腎代替療法の拡大適応

水分過剰負荷
- 肺水腫
- うっ血性心不全
- 必須の栄養と治療下での遷延性無尿または乏尿
- 難治性高血圧
- 乏尿かつ高容量水分負荷を必要とする重症疾患の患者（経静脈的栄養，抗菌薬，鎮静薬，強心薬）
- 負の水分バランスを必要とする乏尿を有する重症疾患の患者

電解質または酸塩基の異常
- 重症低ナトリウム血症または高ナトリウム血症
- 血清カリウム値＞7mEq/L の高カリウム血症
- 遷延する重症アシドーシス

毒素除去
- 尿素
- 尿酸
- 透析で除去可能な外因性毒素

腹膜透析は，カテーテルが経皮的に，望ましくは外科的に腹腔に挿入され，透析フィルターとして腹膜を利用する方法である．溶質クリアランスは，おもに血管側と注入された透析溶液の間にある腹膜間の濃度勾配による拡散により生じる．同様に，液体除去は注入された透析液に含まれるブドウ糖によってつくられる浸透勾配によって生じる．腹膜透析は中心静脈路確保や抗凝固療法を必要とせず，より緩徐な電解質異常の補正や体液除去のために，必要に応じて継続して利用できる．腹膜透析は腹部手術の既往や先天性腹壁形成異常の患者には使用に制限があり，さらに摂取された毒素の除去にはよい適応にならない．

血液透析は一般的に，外部ポンプにより患者の血液を体外回線に循環させ，人工膜をとおして体液除去と代謝障害の補正を行う治療法として説明される．血液透析には，間欠的血液透析 intermittent hemodialysis（IHD），持続的腎代替療法 continuous renal replacement therapy（CRRT）がある．

IHD では，患者は決められた時間に治療を受けて，次のセッションまで治療を中止する．実施期間の制約から，IHD では溶質と体液除去がかなり急速に起こることになる．したがって，IHD は循環血液量の急速な変化を許容できる血行動態の安定した患者により適している．IHD の長所は，先天性代謝異常症と毒物摂取を効率的に修正することができることである．さらに IHD は，必要な診断的検査と調整のための治療，例えば理学療法を患者が受けることを可能にする．

血行動態が不安定な患者や水分過剰負荷量が多い患者には，より遅い速度の体液除去と溶質修正が適当であり，CRRT がよりよい選択であろう．24 時間終日，CRRT は連続的に実施できる．体液平衡の調節がより緩徐に行われるため，低血圧やさらなる輸液が必要な患者など，臨床状態の著しい変化に注意して治療を行う必要がある場合に適応になる．これにより，CRRT は血行動態が不安定で輸液量の頻繁な変化が予想される非常に重篤な患者に理想的で適しているといえる．さらに，通常，抗凝固療法が CRRT 回路

ために必要とされる．IHDとCRRTを直接比較した研究はないが，CRRTは臨床的転帰において優れていることが示されており，この優位性により重篤な患者の治療にしばしば選択される．

IHDとCRRTのどちらを選択するにしても，良好な脈管アクセスの確保は鍵となるステップである．中心静脈カテーテル留置の好ましい部位は内頸静脈であり，次に大腿静脈である．安全に留置された最大径のカテーテルは，処方された血流量の達成を可能にし，凝固のリスクを低下させる．透析を必要としている患者で脈管アクセスを維持することは，救命上重要な問題である．

透析において，薬物クリアランス動態は可変的である．すなわち，薬物濃度の注意深いモニタリングと臨床反応にもとづく投薬量の調整を必要とする．集中治療室薬剤師へのコンサルトは，投薬量調整管理にきわめて有効である．

E. 栄養サポート

急性腎障害の小児は，異化作用の亢進状態で栄養失調の危険性がある．十分な栄養は急性腎障害の治療にとって不可欠である．しかし，十分な栄養を提供することは輸液制限のために難しい場合がある．

濃縮された経腸的または静脈栄養を利用しなければならない．利用できる場合には，常に経腸ルートが好ましい．脂質と濃縮ブドウ糖溶液はカロリー濃度を改善する．必須アミノ酸は，尿素産生を減少させるために用いられる．初期蛋白摂取量は0.5〜1g/kg/日に制限する．状況によっては，投与可能な輸液量を増加させて，栄養的な制限を減少させるために透析を行うこともある．

F. 高血圧管理

高血圧は，しばしば乏尿患者において容量過剰負荷に起因して発症する．透析は，抗高血圧薬，輸液制限，利尿薬に反応しない循環血液量過多で高血圧状態の患者に適応がある．重度高血圧症，脳症，心筋症をもつ患者は，積極的に治療されなければならない（**表18-7**）．より重篤でない状態では，ニフェジピン（0.25〜0.5mg/kg，最大投与量10mg）を用いた治療できる．抗高血圧薬の用量は，GFRを考慮する必要がある．

表18-7　危急高血圧の治療

薬物	初期開始量	維持量	最大投与量	投与経路
ラベタロール	0.2〜1mg/kg（最大20mg）	0.4〜1mg/kg/hr	3mg/kg/hr	IV
ニカルジピン	なし	0.5〜5μg/kg/hr	5μg/kg/hr	IV
ニトロプルシドナトリウム（チオシアン酸値をモニタリングする）	なし	0.3μg/kg/min	10μg/kg/min	IV
ヒドララジン	0.2mg/kg	5〜20mgを4時間ごと	20mg	IV

IV：静注

V. 長期予後

急性腎障害を乗り越えた小児は，腎機能，微量アルブミン尿，高血圧の長期的変化のリスクが増す可能性がある．急性腎障害発症後3〜5年間を経た患者を対象とした研究では，ほぼ60％の小児にさまざまな腎機能異常が残存していた．これらの成績は急性腎障害を経験した小児にとって有意な併存症があること

を意味し，早期診断や予防と治療の必要性を強調している。複数の代謝障害を管理する複雑性に対しては，おそらく潜在する基礎疾患を発見することと同様に，早期に腎臓病学の専門知識と設備の提供を考慮することが求められる。小児専門医療施設への搬送（**14章**）は，これらの小児の転帰とその後の生活の質の改善のチャンスとなる。

最後に，1つの開始手順として，急性腎障害の徴候と症状をもつ患者の評価と安定化に役立つ急性腎障害のアルゴリズムを**表18-8**に示す。

表18-8　急性腎障害管理戦略のアルゴリズム

1. 気道，呼吸，循環を評価し，安定させる
2. 患者は高カリウム血症もしくはそのリスクがあるかを判断する
3. 12誘導ECGをとる
4. 以下の検査を実施する：
    a. クレアチニン
    b. ヘモグロビン
    c. イオン化カルシウム
    d. マグネシウム
    e. ナトリウム
    f. カリウム
    g. リン
    h. 血清二酸化炭素
5. 経腸的または経静脈的にさらなるカリウム投与を確実に除去する

AKF　二次チェックリスト

1. 主訴・病歴の確認と臓器別の病態の要約
2. AKIになりうる病因を考察する：
    a. 低酸素-虚血イベント？　外傷，敗血症性ショック
    b. うっ血性心不全の心原性イベント
    c. 重症脱水
    d. 肉眼的血尿
    e. 高血圧
    f. 感染症：溶血レンサ球菌性咽頭または膿痂疹
    g. 浮腫
    h. 貧血，血小板減少
    i. GIの症状
    j. NSAIDsの長期投与
    k. 放射線造影剤，他の腎毒性物質
    l. リンパ性悪性腫瘍
    m. 急性呼吸不全＋喀血
    n. 腹腔内圧亢進

ECG：心電図，AKF：急性腎不全，：AKI：急性腎障害，GI：消化管，NSAIDs：非ステロイド性抗炎症薬

Key Points 急性腎障害

- 急性腎障害（AKI）は通常，非常に重篤な疾患の小児に発症し有意に合併症発生率と死亡率を上昇させる。

- 敗血症と腎毒性薬物は急性腎障害の一般的な原因である。

- 患者が利尿薬または血管作用薬を投与される前の初期段階の急性腎障害の診断には，伝統的な指標による腎不全から腎前性に鑑別が有用であるが，一般的に，複数の薬物療法を必要とする重篤な小児には役立たない。

- 代謝性アシドーシス，高カリウム血症，低カルシウム血症は，しばしば急性腎障害患者にみられる代謝性病態である。

- 一次性および二次性腎障害を回避する戦略は，おもに十分な腎血流を確保して腎毒性を回避することからなる。

- 患者の水分過剰負荷の徴候をモニタリングしなければならない。厳密な水分バランスと毎日の体重記録は必須である。

- 腎代替療法の適応は，水分過剰負荷，電解質または酸塩基平衡異常や，内科的治療に反応しない場合の毒素除去など広範囲である。

- 腎代替療法の選択は臨床状態全般と治療の目的を考慮しなければならない。

- 薬物投与量に関する精密性が急性腎障害と透析には必要である。

- 急性腎障害患者に対する理想的な栄養計画とは，輸液制限や蛋白摂取制限，カリウムの減量および除去を考慮しつつ，十分なカロリー摂取を提供しなければならない。

- 急性腎障害は長期にわたり後遺症が残る可能性がある。

参考文献

1. Akcan-Arikan A, Zappitelli M, Loftis LL, Washburn KK, Jefferson LS, Goldstein SL. Modified RIFLE criteria in critically ill children with acute kidney injury. *Kidney Int*. 2007;71:1028-1035.
2. Bagshaw SM, Berthiaume LR, Delaney A, Bellomo R. Continuous versus intermittent renal replacement therapy for critically ill patients with acute kidney injury: a meta-analysis. *Crit Care Med*. 2008;36:610-617.
3. Bailey D, Phan V, Litalien C, et al. Risk factors of acute renal failure in critically ill children: a prospective descriptive epidemiological study. *Pediatr Crit Care Med*. 2007;8:29-35.
4. Barozzi L, Valentino M, Santoro A, Mancini E, Pavlica P. Renal ultrasonography in critically ill patients. *Crit Care Med*. 2007;35(5 Suppl):S198-S205.
5. Bellomo R, Ronco C, Kellum JA, Mehta RL, Palevsky P, Acute Dialysis Quality Initiative Workgroup. Acute renal failure—definition, outcome measures, animal models, fluid therapy and information technology needs: the Second International Consensus Conference of the Acute Dialysis Quality Initiative (ADQI) Group. *Crit Care*. 2004;8:R204-212.

6. Bellomo R, Wan L, May C. Vasoactive drugs and acute kidney injury. *Crit Care Med*. 2008;36(4 Suppl): S179-S186.
7. Boyd JH, Forbes J, Nakada TA, Walley KR, Russell JA. Fluid resuscitation in septic shock: a positive fluid balance and elevated central venous pressure are associated with increased mortality. *Crit Care Med*. 2011;39:259-265.
8. Chertow GM, Burdick E, Honour M, Bonventre JV, Bates DW. Acute kidney injury, mortality, length of stay, and costs in hospitalized patients. *J Am Soc Nephrol*. 2005;16:3365-3370.
9. Durkan AM, Alexander RT. Acute kidney injury post neonatal asphyxia. *J Pediatr*. 2011;158(2 Suppl):e29-e33.
10. Flynn JT. Choice of dialysis modality for management of pediatric acute renal failure. *Pediatric Nephrol*. 2002;17:61-69.
11. Foland JA, Fortenberry JD, Warshaw BL, et al. Fluid overload before continuous hemofiltration and survival in critically ill children: a retrospective analysis. *Crit Care Med*. 2004;32:1771-1776.
12. Gotfried J, Wiesen J, Raina R, Nally JV Jr. Finding the cause of acute kidney injury: which index of fractional excretion is better? *Cleve Clin J Med*. 2012;79:121-126.
13. Hoste EA, Clermont G, Kersten A, et al. RIFLE criteria for acute kidney injury are associated with hospital mortality in critically ill patients: a cohort analysis. *Crit Care*. 2006;10:R73.
14. Hui-Stickle S, Brewer ED, Goldstein SL. Pediatric ARF epidemiology at a tertiary care center from 1999 to 2001. *Am J Kidney Dis*. 2005;45:96-101.
15. Kellum JA, Angus DC, Johnson JP, et al. Continuous versus intermittent renal replacement therapy: a meta-analysis. *Intensive Care Med*. 2002;28:29-37.
16. Kellum JA, Levin N, Bouman C, Lameire N. Developing a consensus classification system for acute renal failure. *Curr Opin Crit Care*. 2002;8:509-514.
17. Lassnigg A, Donner E, Grubhofer G, Presterl E, Druml W, Hiesmayr M. Lack of renoprotective effects of dopamine and furosemide during cardiac surgery. *J Am Soc Nephrol*. 2000;11:97-104.
18. Mehta RL, Pascual MT, Soroko S, Chertow GM, PICARD Study Group. Diuretics, mortality, and nonrecovery of renal function in acute renal failure. *JAMA*. 2002;288:2547-2553.
19. Michael M, Kuehnle I, Goldstein SL. Fluid overload and acute renal failure in pediatric stem cell transplant patients. *Pediatr Nephrol*. 2004;19:91-95.
20. Murphy CV, Schramm GE, Doherty JA, et al. The importance of fluid management in acute lung injury secondary to septic shock. *Chest*. 2009;136:102-109.
21. Skippen PW, Krahn GE. Acute renal failure in children undergoing cardiopulmonary bypass. *Criti Care Resusc*. 2005;7:286-291.
22. Tumlin JA, Finkel KW, Murray PT, Samuels J, Cotsonis G, Shaw AD. Fenoldopam mesylate in early acute tubular necrosis: a randomized, double-blind, placebo-controlled clinical trial. *Am J Kidney Dis*. 2005;46:26-34.
23. Uchino S, Kellum JA, Bellomo R, et al. Acute renal failure in critically ill patients: a multinational, multicenter study. *JAMA*. 2005;294:813-818.
24. Varghese SA, Powell TB, Janech MG, et al. Identification of diagnostic urinary biomarkers for acute kidney injury. *J Investig Med*. 2010;58:612-620.

19章
術後管理

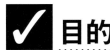 **目的**

- 麻酔の因子とそれらの術後への関連を検討する。
- 一般的な術後合併症を認識し治療する。
- 術後痛管理に対する多角的手法を述べる。
- 水分や電解質の管理，栄養サポートについて要約する。
- 術後の悪心・嘔吐の治療を概説する。
- 体温調節や術後の発熱の評価について検討する。

 症例

4歳の女児が，発熱，頻脈，急性腹症の所見で入院した。喘息の既往があったが，ベクロメタゾンの定量吸入器で良好に管理されていた。試験開腹を行ったところ，急性虫垂炎の破裂と腹腔内膿瘍がみつかった。病棟に着いてまもなく，心拍数 160 回 /min，呼吸数 25 回 /min，血圧 130/80mmHg，体温 103.1°F（39.5℃）となった。患者は興奮していて，吸気に stridor（吸気性喘鳴）があり，あなたは治療を手伝うためにベッドサイドに呼ばれている。あなたの到着前に，患者は硫酸モルヒネ 0.1mg/kg の静注を受けている。

Detection（発見）

――術前術中の経過について知りたいことは何か？

――Stridor の最も考えられる病因は何か？

――患者が興奮している原因は何か？

Intervention（処置）

――Stridor に対する治療計画は何か？

――疼痛管理の最良の方法は何か？

——術後最初の24時間の輸液管理はどうするか？

Reassessment（再評価）

　　——疼痛管理の効果をどのように分析するか？

　　——起こりうる水分と電解質の合併症は何か？

　　——遷延する術後発熱の原因は何か？

Effective Communication（効果的なコミュニケーション）

　　——手術室チームと患者のケアを引き継ぐ病棟との間でどのようなことが伝達されるべきか？

Teamwork（チームワーク）

　　——患者のケアに他の誰が関与する必要があるか？

　　——患者の術後治療において他の医療従事者の役割は何か？

I. はじめに

患者の術前の臨床状態と治療は，術中経過と同様に，術後の生理学的な状態とその後の経過を決定づける。鍵となるコンセプトには，水分や電解質に対する治療や，小児の鎮痛，心肺機能の評価と管理が含まれる。本章では，これらのコンセプトを統合し，特に小児患者の術後管理について述べる。

II. 術前と麻酔に関する考察

小児麻酔における現代の麻酔手技の進歩と専門的教育によって，子どもの麻酔関連死はまれとなり，185,000人に1人とされている。麻酔関連の心停止のリスクは，1歳未満の乳児や重症基礎疾患をもった患者で増加する。緊急手術を受ける患者が死亡することが多い。術前の病状の重症度が重要な危険因子である。American Society of Anesthesiologists（ASA）は，鎮静や麻酔の開始前の病状の重症度を評価する術前状態分類を作成した（**20章**）。AHA分類でリスクが予測できるわけではないが，麻酔科医は患者背景を考慮して麻酔薬を調節できる。このように，ASA分類のクラスが高ければ高いほど，術後に合併症をきたしたり，集中的な管理やモニタリングが必要となる。

術前の病歴は，その患者が術中や術後に合併症を起こすような背景をもっているかどうかを認識するために重要である。病歴は，手術室スタッフと患者のケアを引き継ぐ集中治療室や病棟との間で行われる申し送りの重要な項目の1つである。その中には，以前の投薬やアレルギー，慢性的な病状（喘息，てんかんなど），さまざまな麻酔薬や処置に対する反応が含まれるべきである。術中経過に関する情報は，術後ケアを行う医療チームに適切に伝えられなければならない。それには，(1) 行われた処置，(2) 使用麻酔薬，(3) 投与されたオピオイドの種類と用量，(4) 出血量と輸血，(5) 輸液量，(6) 気道と換気に関する問題，(7) 術中所見，(8) 合併症，(9) チューブやライン，ドレーン，が含まれる。

III. 呼吸に関する考察

A. 術後無呼吸

術後無呼吸は 15 秒以上の呼吸の休止か 15 秒未満の徐脈を伴った呼吸の休止と定義される。未熟な乳児は麻酔後の 48 時間以内での無呼吸（中枢性と閉塞性）のリスクが高い。多くは術後 2 ～ 12 時間に認められる。これは，脳幹の呼吸中枢が未熟なためや筋肉組織の未発達による新生児の横隔膜の易疲労性によるものであろう。新生児では，無呼吸はストレス反応であり，おそらく不適切な麻酔と鎮痛に関連している。

未熟児と受胎後 44 週未満の満期産児は無呼吸のリスクがある。このリスクがなくなる年齢には議論がある。受胎後 44 週未満の満期産児では，緊急手術を要するのでなければ，麻酔を避けるべきである。1 カ月未満の満期産児と受胎後 60 週未満の未熟児は全身麻酔後に無呼吸となるリスクを考慮し，術後 24 時間の入院でのモニタリングと観察が必要である。

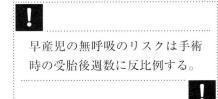
早産児の無呼吸のリスクは手術時の受胎後週数に反比例する。

貧血は，新生児の術後無呼吸の可能性を上昇させる独立した危険因子である。ヘモグロビン値＜10g/dL の幼児では，予定手術は延期し，ヘモグロビン＞10g/dL となるまで経口で鉄を補うべきである。もし手術が延期できなければ，患者は術後に入院して観察とモニタリングをする必要があるだろう。既知の閉塞性睡眠時無呼吸がある子どもや未熟で無呼吸の治療を行っている幼児も，術後 24 時間観察すべきである。

B. 呼吸抑制

術直後の呼吸抑制は，通常，オピオイドや鎮静薬，麻酔効果の残存，不十分な神経筋遮断のリバースによるものである。胸部や腹部の重度の疼痛も呼吸を減弱させ，その結果，低換気となり，吸入麻酔薬の排出を遅らせうる。もしオピオイドやベンゾジアゼピンの効果過剰が疑われるならば，それぞれナロキソン，フルマゼニルによる段階的なリバースが考慮される。これらの薬物の半減期は，多くのオピオイドやベンゾジアゼピンよりも相対的に短く，呼吸抑制の再発を監視しなくてはならない。

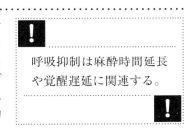
呼吸抑制は麻酔時間延長や覚醒遅延に関連する。

C. 上気道閉塞

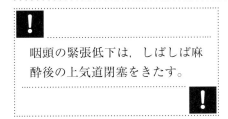
咽頭の緊張低下は，しばしば麻酔後の上気道閉塞をきたす。

上気道閉塞は，子どもが麻酔後で，まだ少し鎮静状態にあるときにしばしば生じる。保護的反射が正常でも，舌の後方移動を伴った咽頭の緊張低下が起こりうる。

この結果，患者は奇異呼吸またはシーソー呼吸（腹部が挙上し，胸部が陥凹する）を呈する。この呼吸様式が認められたら，患者が無効な換気を行っていることを直ちに認識しなくてはならない。酸素マスクの内側があまり曇らなければ，気道が閉塞している疑いが強い。息の呼出が感じられなければ気道閉塞の診断は確定的となる。通常，あご先挙上や下顎挙上を行い，慎重に吸引することで患者は覚醒し，気道が開通する。経鼻エアウェイまたは経口エアウェイが必要かもしれない。これらの状況では，患者をモニターし，医療従事者は確実な気道確保，および酸素化と換気の補助を準備すべきである（**2 章**）。

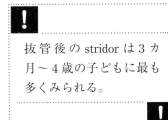
抜管後の stridor は 3 カ月～ 4 歳の子どもに最も多くみられる。

抜管後の stridor（吸気性喘鳴）は術後の全小児患者の約 2％で発生する。

原因には，太すぎる気管チューブの使用で起きる声門下浮腫，強引な挿管や複数回の挿管試行，気管チューブ留置による咳嗽やバッキング，気管チューブの位置変更，がある。

適切なサイズの気管チューブを用いて30cmH$_2$O以下でリークがあれば，気道損傷のリスクは低下する。もし患者が重度のstridorと呼吸仕事量の増加を示していれば，ラセミ体アドレナリン／アドレナリン（2.25％溶液0.25〜0.5mLを生理食塩液2〜3mLに混ぜる）の吸入を行うべきである。浮腫再発の可能性があるため，患者はモニターをつけて観察する必要がある。持続するstridorと上気道閉塞の徴候がある場合には，副腎皮質ステロイド（デキサメタゾン0.5mg/kg静注または筋注，最大投与量12mg）を投与すべきである。これらの介入に反応がなく，著明な呼吸仕事量の増大や意識変容，酸素飽和度の低下，非効率的なガス交換を示す患者は再挿管すべきである。このような状況で再挿管を試みる場合，麻酔で用いた気管チューブの少なくとも半サイズ細い直径のチューブを使用する。

上気道閉塞の他の理由としては，喉頭軟化症，口腔咽頭構造（舌など）の軟部組織腫脹，喉頭痙攣，鼻咽頭・口腔咽頭・下咽頭からの制御困難な出血，口蓋裂修復後の後咽頭狭窄がある。通常，これらの患者は，起坐位や適切な鎮静，分泌物の吸引除去，活動性出血の制御で改善をみる。疑われる場合や，これらの介入でも患者の臨床状態が改善しなければ気管挿管を行う。

D. 下気道疾患

無気肺は，術後の呼吸器合併症で最も多く，通常，術直後の48時間に発生する。肺胞虚脱は，吸入麻酔薬や高濃度酸素吸入，疼痛や術後麻薬による低換気の結果として発生する。このために分泌物は持続し，もし喀出されなければ二次性の細菌性肺炎となる。年長の子ども（6歳以上）では肺活量計をすすめることで，また年少の子どもでは頑張って泡や風車を吹くようにすることで，深呼吸や咳嗽，分泌物の除去ができることがある。これらは無気肺の予防に有効で，効果的な肺の清浄化をもたらすことが多い。

院内肺炎は2番目に多い院内感染で，人工呼吸中の患者や術後の患者，重症の患者で多くみられる（**7章**）。院内肺炎の病因は，口腔咽頭や胃腸管腔に生着している細菌の不顕性誤嚥microaspirationである。肺炎は，先行する感染がない患者では，術後48時間で発生する。中心となる予防法は，ベッドの頭側を30°〜45°（もし禁忌がなければ）挙上し，早期歩行を行い，肺の清浄化をすすめることである。

E. 肺水腫

> **!** 閉塞性睡眠時無呼吸の既往のある患児は閉塞後肺水腫をきたすリスクが高い。**!**

肺水腫は，患者がうっ血性心不全を有していたり術中に過剰の輸液を行われていなければ，通常まれである。閉塞後肺水腫（以前は**陰圧性肺水腫**として知られていた）は，慢性の重症上気道閉塞の急速解除の後や，閉塞した声門に抗して強い吸気努力を行う喉頭痙攣のような抜管後閉塞の後に発症するものである。閉塞性睡眠時無呼吸に対してアデノイド口蓋扁桃摘出術を受けた子どもにみられることもある。

肺水腫の治療は支持療法で，軽症では酸素投与と，場合によっては1回量の静注利尿薬（フロセミド1mg/kg静注）が必要となる。重症呼吸促迫の患者では，非侵襲的人工呼吸での治療や，気管挿管と十分な呼気終末持続陽圧を必要とするかもしれない。これらの症例では，通常，肺水腫は適切な治療で早急に解決する。

IV. 循環動態に関する考察

A. 不整脈

子どもは健康であることが多く，潜在的な心臓の病態や電解質異常がなければ，術後の心電図異常や不整脈はまれである。心拍数の異常は最も頻度の高い不整脈で，洞性頻脈が最も多い。

洞性頻脈は術後に最も多くみられる不整脈で，通常は疼痛と血液量減少によるものである。

洞性頻脈は特定の治療を行う必要はほとんどないが，その背景にある病因は確定する必要がある。頻脈は代償性ショックの早期の指標の可能性や，術後の患者に最も多い原因である血液量減少の可能性がある。身体検査で四肢冷感や尿量減少，非代償性ショックを示唆する低血圧を認めるかもしれない。輸液蘇生を直ちに行うべきである。洞性頻脈になりうる他の因子には，覚醒時興奮や疼痛，貧血，不安，高体温，高二酸化炭素症，アトロピンやグリコピロニウムのような副交感神経作用薬の存在などがある。

徐脈の最も多い原因は，低酸素症と副交感神経緊張の亢進である。

幼児の徐脈は直ちに注意を払う必要がある。この年代の子どもは心拍出量を心拍数に依存しているからである。徐脈の最も生命を脅かす原因は低酸素症である。このため，酸素投与と補助換気は初期治療における最良の対応である。気管吸引や経鼻胃管挿入，眼球圧迫の施行は，この年代の徐脈の一般的な原因である副交感神経緊張を増加させうる。

B. 血圧異常

子どもの高血圧は病的原因があることはまれで，頻脈同様，普通は特定の治療を必要としないが，背景にある病因は確定する必要がある。高血圧と随伴する頻脈は，たいてい興奮や不安，疼痛，副交感神経作用の増強によるものである。心拍数が正常か低下している場合，高血圧は，低体温や頭蓋内圧上昇，αアドレナリン作動性の治療効果の影響かもしれない。これらの状況では，抗高血圧薬は適応ではない。抗高血圧治療は，既存の高血圧のある慢性腎疾患の患者に適応がある。

術後の患者の低血圧は，医学的な緊急事態と考えるべきである。これは，血管収縮のために冷感があり，急速に復温された患者に認められる。しかし，低血圧の最も多い原因は血管内容量の減少である。このような状況では，血管内容量の治療が早急に開始されなければならない。患者が期待したほど反応しなければ，敗血症や心機能障害のためにショックに陥っている。このような場合は，昇圧薬か陽性変力薬，または両者による治療が考慮され，患者はモニターできる環境で治療すべきである。

V. 神経学的考察

A. 意識変容

意識変容は，麻酔科医と術後管理を行う医療チームにとって診断に苦慮する。回復室から小児集中治療室（PICU）への予期せぬ入室のよくある理由の1つである。意識変容の原因は，多くの場合，他の一般的でない病因とともに，麻酔薬の効果遷延に帰着する（表19-1）。

表19-1　術後の意識変容の原因

- 麻酔薬の効果残存による麻酔延長や覚醒遅延
- 神経筋遮断の遷延
- 低体温
- 代謝，電解質の不均衡
    - 低血糖
    - 糖尿病性ケトアシドーシス
    - 低カリウム血症 → 重症筋力低下
    - 高ナトリウム血症，低ナトリウム血症
    - 甲状腺機能低下症
- 低換気に伴う高二酸化炭素症
    - 著明な二酸化炭素の上昇を伴うナルコーシス
- 神経学的イベント
    - 発作後の状態
    - 塞栓性イベント
    - 低酸素性虚血傷害
    - 頭蓋内腫瘍性病変と頭蓋内圧上昇やヘルニア進行

1. 麻酔薬効果残存

手術室で最も一般的に使用される麻酔薬は吸入麻酔薬で，その排出は分時換気量，心拍出量，薬物の可溶性，そして麻酔の深度と時間に依存している。そのため，換気と心拍出量は適切でなくてはならず，しばしば回復室滞在の延長を要し，ときとして人工呼吸のために中間集中治療室 intermediate care unit や PICU での観察が必要となる。前述のように，オピオイドの過量投与は呼吸抑制の原因の1つで，覚醒しない患者では評価しなくてはならない。ナロキソンの投与が試されるが，適切に使用すべきである。これは，抑制作用のリバースだけではなく鎮痛作用も減弱させるため，結果的に患者が痛がったり，興奮したり，血圧が上がったり，制御不能な行動を示すようになるからである。残存する麻酔薬や過量オピオイドの効果が減弱するまで，積極的に気道管理を行い，患者を換気し，急速な鎮痛の中止を行わないことが賢明である。これは，PICU の環境では安全に行うことができる。患者の識覚に改善が認められない場合は他の病因を検索しなくてはならない。

> ！ 残存している麻酔薬の効果が消失するまで積極的な気道管理と換気を行い，急速な鎮痛のリバースをしないことが望ましい。 ！

2. 神経筋遮断遷延

筋弛緩薬（神経筋遮断薬）は全身麻酔の導入から気管挿管の間で一般的に用いられている。これらの薬物は脱分極性と非脱分極性の2種類に分けられる。スキサメトニウムは脱分極性筋弛緩薬で，運動終板のアセチルコリン（ACh）受容体に非競合的に結合し，その結果，脱分極を起こす。その後，受容体から拡散し，肝臓と血漿の偽コリンエステラーゼで代謝される。スキサメトニウム投与後の遮断延長は，多くの場合，偽コリンエステラーゼの異常な遺伝的変異によるものである。患者は神経筋遮断（NMB）が解消されるまで補助換気で管理される。脱分極性NMB延長の他の原因としては肝機能障害や高マグネシウム血症がある。

非脱分極性筋弛緩薬，pancuronium やロクロニウム，ベクロニウム，cisatracurium などは，麻酔で一般的に使用されている。これらの薬物は，ACh受容体を競合的に阻害し，脱分極を起こさずに筋の麻痺を引き起こす。この種の薬物は，アセチルコリンエステラーゼ阻害薬（ネオスチグミン，エドロホニウム，ピリドスチグミン）の投与でリバースされたり，中和されたりする。これは，シナプスのACh濃度を上昇させ，受容体から筋弛緩薬を競合的に置換する。これらの薬物のムスカリン作用のため，アトロピン（0.02mg/kg 静注）かグリコピロニウム（0.01mg/kg 静注）が徐脈予防のために同時に投与される。非脱分極性薬物のリバース困難の一般的な原因を**表19-2**に示す。

表 19-2　非脱分極性筋弛緩薬のリバース困難と筋弛緩再発

- 呼吸性アシドーシス
- 低カリウム血症
- 高マグネシウム血症
- 低体温
- 薬物作用
  - 抗菌薬：アミノグリコシド，テトラサイクリン，ポリミキシン，リンコマイシン
  - 高用量副腎皮質ステロイド
  - カルシウムチャネル拮抗薬
  - 局所麻酔薬（キニジン）
  - 細胞傷害性のアルキル化薬物
- 重症筋無力症
- 筋ジストロフィとミオトニー

NMB 延長の患者は呼吸や体動ができないが，自律神経や眼球の反応は維持されている。それは末梢神経刺激装置で四連刺激 train-of-four を行い，刺激に一致する攣縮を観察することで評価できる。運動終板の 75％を超える ACh 受容体が遮断されているとき，通常 4 番目の攣縮は認められない。成人では，75％未満の受容体が遮断されていても，患者は有効な呼吸を行うことができる。一方，子どもでは機能的残気量が少なく，抜管後の気道閉塞をきたす頻度が高い。そのため，NMB リバースの適応は，5 秒以上の頭部挙上や握手，下肢挙上の保持などが可能かで判断する。

B. 覚醒時興奮

覚醒時興奮（EA）は以前**覚醒時譫妄**といわれていた。術直後に起こる現象としてよく報告されている現象である。患者は意識の解離状態を示し，慰めようがなく，過敏で，非協力的であり，典型的には術後の最初の数時間に暴力的で，号泣し，うめき，とり乱す。このような子どもはよく知っている物や人を認識や判別できないことが多い。子どもでの EA の発生率は成人より多く（12％対 5.3％），特に 3 ～ 9 歳に多く認められる。これらの患者は自傷の可能性があり，しばしば抑制をしたり，世話をする人に安楽にしてもらったり，暗く静かな部屋で環境の刺激を減らしたりする必要がある。EA はほとんどの場合自然に改善するが，ときに"レスキュー"薬物（鎮痛薬，ベンゾジアゼピン，または睡眠薬）が必要となる。しかし，これらの薬物の効果が消失した後に EA が再発するかもしれない。興奮の他の原因は，疼痛，低酸素，低血糖，不安であり，これらすべてを考慮する必要がある。

> 覚醒時興奮にしばしば関連する薬物は，バルビツレート，吸入麻酔薬，ケタミンである。

VI. 疼痛管理

すべての年齢の子どもは，未熟な新生児も含め，疼痛を体験する。子どものおよそ 40 ～ 75％は術後最初の 24 時間で中等度から重度の疼痛を体験する。子どもには痛みを感じる能力がない，または効力のある鎮痛に耐性があると思われていたため，過去には子どもの疼痛軽減は否定されていた。このような慣例のために，疼痛管理の手順は不適切になった。現在では薬物療法や手技が整備され，どの子どもも疼痛を体験する必要はない。薬物療法や手技には，多くの専門分野にかかわる集学的アプローチが術後期間にわたって必要で，患者個別の疼痛管理の戦略を要する。手術の種類や使われた麻酔手技，予想される回復期間，想定される術後痛の強さによって，治療戦略は決定される。

痛覚は，有害な刺激が知覚され，変換され，伝達され，修飾され，最終的に疼痛と認識される，複雑な過程である。疼痛管理の多角的手法では，その過程において複数の段階に対する薬理的および非薬理的治療が用いられる。鎮痛薬と補助薬を組み合わせて用いると，痛覚経路の1段階のみを標的とした鎮痛薬単体よりも，疼痛管理により効果的である（図19-1）。この戦略はオピオイドの使用量とその副作用を低減するという利点ももたらす。

図19-1 術後痛管理に対する多角的治療

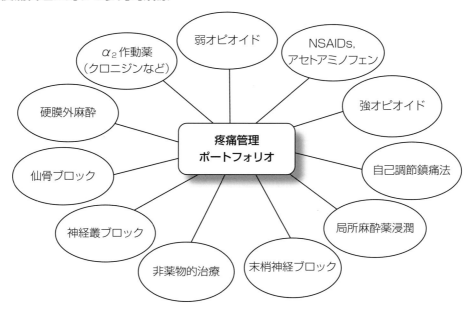

NSAIDs：非ステロイド性抗炎症薬

A. 疼痛評価

鎮痛薬の種類と量を適切に決定するには，患者の疼痛を測る方法が必要である。子どもの疼痛に対する反応は年齢によって異なり，興奮や不安との区別も困難なことが多く，子どもの疼痛分析は困難である。多くの子どもは環境から引き込もることで疼痛に対して反応し，さらなる苦痛を伴う介入を怖がって情報をみずからは表出しない。これは，医療スタッフに疼痛がないと誤って判断されかねない。有効で，かなり適切な方法が，子どもを客観的に分析するために開発されてきた（表19-3）。行動観察と生理学的変化をもとにした疼痛スケールが，新生児，幼児，認知障害の子ども，そして人工呼吸管理の患者に対して発展してきた。3～7歳の子どもはFACES疼痛評価スケールで疼痛を伝えられる。より年上の子どもでは言葉によるスケールや，成人の視覚的評価スケール visual analog scale（VAS）を使うことができる。最終的に最も重要なことは，状況だけでなく，想定される患者の集団に適合した疼痛評価法を一貫して適応することである。

B. 疼痛管理の多角的戦略

さまざまな鎮痛薬が子どもの術後痛管理に用いることができ，その中には非オピオイド性鎮痛薬や非ステロイド性抗炎症薬（NSAIDs），オピオイド，局所麻酔薬がある。

オピオイドの単剤療法が，小児の術後鎮痛の管理の伝統的方法である。これは，しばしば不適切な疼痛管理となり，悪心・嘔吐，瘙痒，便秘，尿閉，呼吸や中枢神経系の抑制の原因となった。単独の鎮痛薬への依存は，投薬遅延や不適切な投与量，その個人の疼痛の認識間違いとなる。

表 19-3　小児の疼痛分析の手法

疼痛スケール	年齢	種類	スケールの変数	用途
CRIES	32〜60週	行動的および生理学的変数	啼泣, O_2増加, バイタル上昇, 表情, 傾眠	急性疼痛, 処置時と術後の疼痛
PIPP	早産児と満期産児	行動的および生理学的変数	妊娠期間, 行動状態, 心拍数, Sp_{O_2}, 表情	処置時痛
FLACC	<3歳または未発語	行動的変数	顔, 足, 活動, 啼泣, 精神的安定	急性疼痛, 術後痛
表情スケール（FACES, Wong-Baker など）	3〜12歳	本人評価	0〜10の幸福から悲嘆の表情	急性疼痛, 術後痛
視覚的評価スケール（VAS）	>7歳	本人評価	10cmの横線(0=無痛, 10=激痛)	急性疼痛, 術後痛, 慢性痛
数値スケール	>7歳	本人評価	0〜10の整数（無痛〜激痛）	急性疼痛, 術後痛, 慢性痛

多角的鎮痛計画（図 19-1）は，痛覚のさまざまな経路を標的とするバランスのとれた手法で，(1) アセトアミノフェン/パラセタモールと末梢に作用するNSAIDs，(2) 末梢神経や神経根，脊髄の区域麻酔ブロック，(3) 中枢に作用するオピオイド，そして (4) 気晴らしや認知行動的，そして心理学的介入を組み入れた非薬物的治療，を組み合わせて行う。この多角的戦略はそれぞれの薬物の投与量を減らすことで副作用を最小限とし，オピオイド単剤療法と同等かそれ以上の疼痛管理を行うことができる。オピオイド単剤療法の弱点は，NSAIDsの定期投与や自己調節鎮痛法（PCA），長時間作用の区域鎮痛手技，そして突発痛に対する追加オピオイドの使用で解消できる。治療法の選択は，その患者個人の状況と疼痛強度によって調整すべきである。

> ! 鎮痛薬の組み合わせは，その子ども個人の疼痛強度と状況に応じて調整すべきである。!

疼痛管理での鎮痛薬の段階的使用方法は，疼痛の強度にもとづいており（図 19-2），世界保健機関（WHO）が開発した癌性疼痛管理の除痛ラダーモデルを踏襲している。この手法では，アセトアミノフェン/パラセタモールとNSAIDs（例えば，イブプロフェン）を含む非オピオイド性鎮痛薬を軽度疼痛に対して用いることができる。経口の弱オピオイド（コデイン，hydrocodone，オキシコドン）が中等度疼痛に対して非オピオイド性鎮痛薬との組み合わせでしばしば用いられ，重度疼痛には静注のオピオイド（モルヒネ，フェンタニル，hydromorphone，メサドン）が強い静注NSAIDs（ketorolac 0.5mg/kg 静注，6時間ごと）や静注アセトアミノフェン/パラセタモール（15mg/kg 静注，6時間ごと，または 12.5mg/kg 静注，4時間ごと）との組み合わせで利用される。

クロニジンはα_2作動薬で，術後の疼痛管理計画において有用な補助薬である。術前投与により，術後のオピオイド必要量が低下する。局所麻酔の補助薬でもあり，末梢神経ブロックや仙骨麻酔，硬膜外麻酔，脊髄くも膜下麻酔で鎮痛が延長し，効果が向上する。そのため，オピオイドの必要性が低下する。デクスメデトミジンは，また別のα_2作動薬であり，中枢性に作用し，クロニジンの8倍のα_2受容体に対する親和性をもつ。鎮痛効果とともに良好な鎮静をもたらし，オピオイドの必要量低下も期待できる。デクスメデトミジンの別の利点として，呼吸抑制が軽微であることがある。

術後に重度で制御困難または難治性の疼痛が予想されるのであれば，麻酔科やペインサービスへのコンサルトが強く推奨される。

図 19-2　術後の鎮痛管理の段階的手法

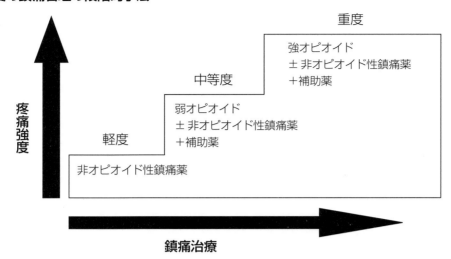

Classified using "The three-step analgesic ladder." In: *Cancer Pain Relief: With a Guide to Opioid Availability.* 2nd ed. Geneva, Switzerland: World Health Organization; 1996:15.

C. 自己調節鎮痛法

通常は，患者が疼痛を訴えたり，疼痛があることに気づかれたときに，オピオイドが投与される。このため，鎮痛薬の投与が遅れ，そのために疼痛が続いたり鎮静が深くなるリスクが生じるという，悪性のサイクルが生じる。このため，患者はオピオイドの副作用と不十分な疼痛緩和というリスクにさらされる。自己調節鎮痛法 patient-controlled analgesia（PCA）はこのサイクルを断ち切ることができる。PCA は適切なモニターを行えば，中等度から重度の疼痛管理に使用できる優れた投与システムである。適切な教育を受ければ5歳でも使用可能で，7歳以上であれば誰にでも使用できる。ビデオゲームで遊べる子どもであれば，PCA 装置を使用できる。目的は，(1) 適切な鎮痛を保証できるオピオイドの治療濃度を維持する，(2) 患者の鎮痛薬要求に即座に対応するシステムを利用する，の2つである。PCA は患者，親，そしてスタッフの満足度が高い。PCA の用法では，必要時投与，持続投与（基礎注入），または両方でのオピオイド投与が行われる（**表 19-4**）。

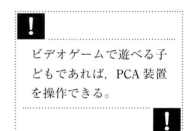

ビデオゲームで遊べる子どもであれば，PCA 装置を操作できる。

表 19-4　自己調節鎮痛法の用法

薬物	ボーラス投与 （μg/kg）	ロックアウト 時間（min）	基礎注入（μg/kg/hr）	1時間上限 （μg/kg）
モルヒネ	20（成人：1,000 μg）	8〜10	0〜20 （成人：2,000 μg/hr）	100
フェンタニル	0.5（成人：50〜100 μg）	6〜8	0〜0.5 （成人：50〜100 μg/hr）	2.5
hydromorphone	4（成人：200 μg）	8〜10	0〜4 （成人：200 μg/hr）	20

Adapted with permission. © 2006 Elsevier. Landsman IR, Vustar M, Hays SR. Pediatric anesthesia. In: Grosfeld JL, O'Neill JA, Coran AG, Fonkalsrud EW, eds. *Pediatric Surgery.* 6th ed. St. Louis, MO: Mosby; 2006:242-243.

持続基礎注入は，十分な心肺モニターが行える施設でのみ行うべきである。脊椎後方固定術などの特殊な

場合を除いて，オピオイド未使用の患者には持続注入を避ける。術後の患者で，疼痛があり，そしてそのためにオピオイドの自己投与を行うことで覚醒してしまう場合には，持続注入は睡眠パターンの正常化に作用するかもしれないと考えられてきた。しかし，子どもではこの仮定を支持するエビデンスはなく，オピオイドの持続注入による呼吸関連の有害事象のリスクが上昇する。このリスクのため，挿管されていない患者に対する持続注入の常用は推奨されない。

必要時投与は安全が確保され，一方で適切な鎮痛が得られ，オピオイドの副作用が最小となるために，しばしば用いられる。麻薬の必要時投与の最小間隔は**ロックアウト時間**と呼ばれ，その時間の間はいくらボタンを押しても薬物は投与されない。これは麻薬の蓄積を予防するためである。総投与量の最大値（1〜4時間量）が，過量投与防止のためにポンプにプログラムされている。患者の安全を確保し，副作用を最小限とするために，酸素飽和度と呼吸数，心拍数，血圧，呼気終末二酸化炭素（$ETCO_2$），疼痛，意識レベルはモニターすべきである。回復の指示がPCA管理の手法に組み込まれるべきで，オピオイドの不都合な有害作用である呼吸抑制のリバースのためにナロキソン（1〜2 μg/kg，5分ごと，総投与量10 μg/kg）を指示しておく。重度の突発痛は追加の静注オピオイド（ポンプと同じ麻薬製剤）で治療し，必要に応じて3時間ごとに投与する。オピオイドによる瘙痒はnalbuphine（50 μg/kg静注，4時間ごと）で治療可能で，重度の瘙痒の場合にはナロキソン静注（0.25 μg/kg/hr）が使用できる。

代理人によるPCAは，親や看護師がPCAボタンを押すことで6歳未満や発達遅滞のある患者に麻薬の投与ができる。しかし，世話する人による予期せぬ過量投与を予防するためにPCAポンプに違うパラメータを設定し，モニターできる環境にしなくてはならない。代理人によるPCAは，患者によるPCAと有害事象の発生率は同じだが，回復のための介入の必要性が高い。

D. 硬膜外鎮痛

持続硬膜外鎮痛 continuous epidural analgesia（CEA）は，新生児，幼児，小児の重度術後痛の治療には非常に有益な方法である。CEAはストレス反応を減少させ，在院期間を短縮させ，また，特定の小児の群では転帰を改善させるかもしれない。硬膜外カテーテルは小児では仙骨アプローチで行われたり，下位胸椎やL5とS1の腰椎椎間から挿入される。硬膜外カテーテルを胸部か高位腰椎まで上行させ，ブロックする皮膚分節の中心近傍にカテーテル先端を位置させる。これにより適切な疼痛管理が確実となり，局所麻酔薬の持続投与ができるだけでなく，さらなる利点として，持続的な疼痛緩和をもたらすオピオイドの投与を行うことができる。局所麻酔薬とオピオイドの併用効果は相乗的で，双方ともより少量で適切な鎮痛を行うことができる。

一般的な問題は，不正確なカテーテル留置やカテーテルの問題（ねじれ，漏出，位置移動，破損），もしくは不十分な注入速度や投与量による不適切な疼痛管理である。CEAの合併症としては，（1）局所麻酔薬の毒性，（2）局所麻酔薬の直接的作用や，コンパートメント症候群や硬膜外血腫の末期症状としての運動神経ブロック，（3）硬膜外膿瘍，（4）添加オピオイドの副作用，がありうる。局所麻酔薬の濃度や投与速度を下げたり，オピオイドの副作用を中和する薬物を使用することで，普通，これらの合併症に対応できる。循環や呼吸のパラメータの変動だけでなく，運動神経ブロックや皮膚感覚ブロック，発熱も常にモニターする。ブロックの分節レベル上昇のため，また，より頻度の高い，硬膜外オピオイドの補助に用いる静注や筋注のオピオイドのための，呼吸抑制を警戒してモニターする必要がある。

自己調節硬膜外鎮痛法はCEAとPCAの利点をあわせもち，患者は疼痛の増悪に直ちに対応できる。

E. 区域麻酔

区域麻酔は小児の術後鎮痛の管理法として，より一般的になってきている。超音波と神経刺激装置を用いれば，局所麻酔による神経ブロックの成功率は上昇する。区域麻酔は侵害受容体から中枢神経系までの求心性経路を局所麻酔薬でブロックする手法で，局所浸潤，末梢神経ブロック，神経叢ブロック，そして硬

膜外ブロックや髄腔内ブロックなどがある。麻酔薬は単回注入や持続注入で投与され，長時間作用型の局所麻酔薬がよく用いられる。これらの手法の例として，陰茎や大腿神経，坐骨神経，腋窩，踝，肋間，仙骨のブロックがある。

区域麻酔は，オピオイドの副作用（これは新生児と幼い子どもに多い）の反応を強く示す患者には都合がいい。非経口的投与のオピオイドで発生しやすい副作用，例えば悪心・嘔吐，鎮静，呼吸抑制のリスクを低減させうる。長時間作用型の局所麻酔薬の使用は，強オピオイドの必要量を低下させ，通常，最も疼痛の強い術直後の期間に数時間の疼痛緩和をもたらす。

子どもに用いられる最も一般的な区域麻酔は仙骨ブロックである。この手法では，硬膜外腔に仙骨裂孔から到達し，1mL/kgの局所麻酔薬の単回投与が行われる。可能であれば，このブロックは超音波ガイド下で行うこともできる。成功率は高く，合併症は少ない。通常，臍から尾側に鎮痛をもたらし，局所麻酔薬単独では数時間の無痛となる。一般的に，子どもは循環が不安定になったり尿閉になったりはしない。オピオイドの追加で鎮痛はさらに延長するが，副作用のリスクも増加する。通常，重度の疼痛が術後最初の24時間までと予想される場合にこの手法は奏効する。

> 硬膜外鎮痛や区域鎮痛を使用し，手術直後の疼痛を効果的に制御することで，静注オピオイドの必要量を低下させられる。

VII. 水分と電解質に関する考察

水分と電解質の不足は，小児の術後患者の治療において最もよく認められる問題の1つである。これらの欠乏は，普通，胃腸液の継続する喪失（嘔吐，経鼻胃管，手術のドレーン）や外側脳室ドレーンからの脳脊髄液の喪失，体液の血管外移動（腹膜炎，腸閉塞，熱傷）によるものである。小さい幼児では不顕性の極度な体液喪失をきたしやすく，特に放射加温器下や光線療法中に顕著である。このような場合，水分要求量は10〜20%増加する。患者が人工呼吸管理中であれば，回路内が加湿されているため，肺からの不顕性水分喪失は無視できる。

> 尿量の測定は血管内容量の不足状態の把握や施行している介入に対する反応を分析するのに役立つ。

子どもの臨床所見は血管内容量喪失の重症度に依存し，無関心や傾眠に進展していく易興奮性や，心拍数増加，まだらで冷たい四肢，そして尿量減少を認めうる。低血圧はショックの末期的症状である。検査データの評価では，一般的に血液尿素窒素（BUN）の上昇を認め，クレアチニンの上昇を認めることもあり，不適切にヘマトクリットが上昇した血液濃縮を認める。酸素運搬を損なうほどの重度の血管内容量喪失では，代謝性アシドーシスと血中乳酸値の上昇を認めうる。

周術期に水分の大きな移動や喪失をきたし，大量の輸液蘇生を要すると考えられる子どもは，中心静脈と動脈圧の連続測定を行う侵襲的なモニターをすべきである。尿道留置カテーテルを利用すべきである。

ショックの急性期治療の後に，水分管理を行って残存する不足分や維持水分量，進行中の喪失量の補充を行うべきである。重症の術後患者では，喪失し続けている水分は何であれ，その組成は低張ではなく等張であると考えたほうが安全である。ストレスを受けた術後の患者は，抗利尿ホルモンの放出によって，血行動態やそれ以外の刺激を受けるということも考えたほうがよい。この場合，術後期間の初期には，等張液を用いると，低ナトリウム血症と起こりうる神経学的合併症のリスクを低減できる。患者を頻回

> 術後水分補正＝ショックの急性期補正＋残存する水分不足＋維持水分量＋進行中の喪失量。

19章 術後管理

に評価して，水分と循環を調べ，血清電解質を検査し（6〜8時間ごと），結果に応じて電解質投与を調整すべきである。

抗利尿ホルモン不適合分泌症候群をきたした脳神経外科や頭部外傷の患者は特別な状況を呈する。これらの患者は，通常，血液量正常か体内総水分量の軽度の増加があり，さまざまな程度の低ナトリウム血症を認める。ナトリウムの維持量の供給と，維持量の50%の水分制限を要する。目標は，＜0.5mEq/L/hrまたは12mEq/L/日の速度での血清ナトリウム値の増加である（**8章**）。

VIII. 術後悪心・嘔吐

悪心と嘔吐は，患者，親，医療専門家にとって術後のつらい場面であり，再入院や退院遅延，術後出血，誤嚥，創部縫合不全，脱水，そして経腸栄養遅延といった悪影響の原因となる。術後悪心・嘔吐 postoperative nausea and vomiting（PONV）は吸入麻酔薬や疼痛，オピオイドの催吐効果によって引き起こされる。子どもでの術後嘔吐 postoperative vomiting（POV）の発生は成人のPONVの2倍と考えられている。3歳未満の子どもでのPOVの頻度は22〜40%とされ，より年長の子どもでは42〜51%の頻度とされる。小児のPOVの危険因子は，（1）30分以上の麻酔時間，（2）年齢≧3歳，（3）斜視の手術，そして（4）患者や親，同胞のPOVやPONV，乗物酔いの既往，である。POVの発生率は，危険因子が0，1，2，3，4で，それぞれ，9%，10%，30%，55%，70%である。そのため，POVのリスクが高い患者は判別可能で，患者に合わせた多段階の予防治療的な制吐計画によって対応できる。

PONVは，単一制吐薬による治療では効果が限られるため，多角的療法で対処する。POV/PONVの管理のためのアルゴリズム（**表19-5**）は，中等度から重度のリスクをもつ患者を判別することからはじまり，次に予防のために2種類，またはそれ以上の制吐薬を先行的に使用する。各制吐薬の追加により，PONVのリスクが30%減少する。吸入麻酔薬や術後のオピオイドの使用を避けるか最小限とし，全静脈麻酔（プロポフォールなど），区域麻酔，NSAIDsを使用することで，リスクはさらに減少する。

表19-5　術後悪心・嘔吐に対する多角的手法

- POV/PONVのリスクを評価
- もし中等度から重度のリスクであれば：
    - 基礎となるリスクを低減
        - 吸入麻酔薬やネオスチグミン，亜酸化窒素，術後オピオイドの回避または最小化
        - 全静脈麻酔（プロポフォール）
        - 区域麻酔/鎮痛（術中と術後）
        - 水分補給
        - 非麻薬性鎮痛薬（NSAIDs）
    - 2剤以上の異なる種類の制吐薬を予防的に使用（例えば，デキサメタゾン＋オンダンセトロン[a]）
        - セロトニン拮抗薬（オンダンセトロン[a]，グラニセトロン，dolasetron）
        - 通常，オンダンセトロン[a]が第1選択薬である
        - 副腎皮質ステロイド（デキサメタゾン）
        - 抗ヒスタミン薬（ジメンヒドリナート）
        - 抗ドパミン薬（ドロペリドール[b]）
        - フェノチアジン（ペルフェナジン）
    - PONVを治療
        - セロトニン拮抗薬か異なる種類の制吐薬

POV：術後嘔吐，PONV：術後悪心・嘔吐，NSAIDs：非ステロイド性抗炎症薬
[a]米国では，オンダンセトロンは1カ月以上の子どものPOVに対して承認されている。
[b]米国では，ドロペリドールは用量依存性のQT時間延長を起こすために黒枠警告（最も注意を喚起するレベルの副作用情報）となっている。

術前の絶食はPONVを予防しないが,水分とグルコースの補給はPONVを改善する。セロトニン拮抗薬は,最小限の副作用で安全に使用できるため,POV/PONVの薬物療法の主柱である。オンダンセトロン(0.15mg/kg静注,4～6時間ごと)は,POV/PONVの予防と治療に最もよく使われる第1選択薬であり,米国において1カ月以上の子どもへの使用が承認されている唯一のセロトニン拮抗薬である。オンダンセトロンとデキサメタゾン(0.5mg/kg静注)の組み合わせは,POV/PONVの管理において,予防的に使用すると非常に有効である。

IX. 栄養学的考察

> **!** 小児患者に特有の困難さは,通常の成長と発達の要求量だけでなく,重症疾患と治癒のために増加した必要量に見合う栄養を投与することである。**!**

術後の小児患者には,急性の栄養失調が認められることが多い。この場合,栄養失調は多元的で,術後の遷延する腸管機能不全や食物が食べられないため,異化亢進,積極的な介入の不足,または栄養支援増強の機を逸した,などのためであろう。さらに状況が悪いことに,多くの子どもは,既存の長期にわたる病態のために長期間の栄養失調になっている。

A. 栄養評価

入院時に,栄養失調ではないかをすべての患者で調べるべきである。体重,身長,頭囲といった基礎となる数値を測定する。2歳未満の子どもは,基準の成長図にプロットし,可能であれば診療所や以前の入院時の計測値と比較する。年長の子どもでは肥満度指数 body mass index(BMI)も測定できる。アルブミンやトランスフェリン,プレアルブミン,レチノール結合蛋白などの特定の体内蛋白の基礎値も測定できる。これらの蛋白は体内での回転が速いが,異化が亢進している間は合成が低下している。濃度上昇は,ストレスから解放されたか,適切な栄養が投与されているかの指標となる。プレアルブミンとレチノール結合蛋白は,半減期が短い(それぞれ2日,12時間)ため,患者の代謝状態の急性変化を反映するのにより適している。他の容易に利用できる生化学検査はC反応性蛋白(CRP)で,術後の患者では,値の正常化は同化作用の状態改善を示唆する。

B. ストレス反応

急性の生理学的ストレスがかかる間は,刺激となる事象の種類にかかわらず生体は同様の反応を示す傾向にある。視床下部-下垂体系と交感神経系が賦活化され,内因性カテコールアミン類などのインスリン拮抗ホルモンの増加につながり,最終的にインスリン抵抗性を示す。コルチゾールの上昇は筋の崩壊を惹起し,糖新生(糖以外のエネルギー源のグルコースへの変換)を助長する。カテコールアミン類の濃度上昇は,肝臓と骨格筋でのグリコーゲン分解と,遊離脂肪酸の動員を刺激し,異化亢進状態が促進される。

C. 栄養学的サポート

ストレス反応の間は,脂肪以外の生体組織の崩壊が中心的である。そのため,アミノ酸と適切な非蛋白質カロリーの供給によって,病気の急性期の蛋白崩壊を制限することが目標となる(表19-6)。

グルコースとしての糖質は,

表19-6　栄養必要量

年齢(歳)	エネルギー(kcal/kg/日)	蛋白質(g/kg/日)
<1	50～80	2.0～2.5
1～7	45～65	1.5～2.0
>7	30～60	1.5～2.0

4kcal/g のエネルギーを供給する。子どもには，代謝の需要に見合うように，5〜8mg/kg/min のグルコースの注入が必要である。ケトン症の閾値は＜2mg/kg/min のグルコース注入量であるが，ストレス反応の状況下ではインスリン抵抗性の状態のためにさらに高くなる可能性がある。グルコース投与量が 10mg/kg/min 以上の栄養過多は，脂質生成を助長して二酸化炭素産生を増加させるため，避けるべきである。もし適切なグルコース投与にもかかわらず高血糖が進行するならば，モニターできる環境でのインスリン補充（レギュラーインスリン 0.05〜0.1U/kg/hr の持続注入で開始）を，細胞内取り込みを促進させるために指示すべきであろう。経腸栄養再開時には，ラクトースを含まない製剤が最も問題なく使用できるであろう。

脂質は 9kcal/g のエネルギーを供給する。経腸栄養投与に問題のある患者では，脂肪を 20％乳剤として経静脈的に投与できる。必須脂肪酸（リノール酸とリノレン酸）供給のためには 0.5g/kg/日と少量で足りるが，注入量は必要カロリーに応じて，1g/kg/日から限度の 3g/kg/日まで増量できる。トリグリセリド値は，脂質注入終了後少なくとも 4 時間以上あけて測定するのが適切である。高トリグリセリド血症は糖質からの過剰カロリー負荷によってしばしば引き起こされる。経腸経路を使用した場合，いくつかの形態で提供されている中鎖トリグリセリドは，門脈系に直接入り吸収を促進する。

蛋白質の分解は 4kcal/g のエネルギーを供給する。ストレス反応の期間には蛋白質の分解を防ぐことはできないが，欠乏を予防して新しい蛋白質の合成を促進させるために，十分量のアミノ酸を供給すべきである。この分解と合成のバランスを維持するためには，2〜3g/kg/日の蛋白質摂取が必要であろう。

D. 投与経路

静脈注射の投与装置と中心静脈カテーテル留置を使用することで，経静脈栄養を行わなければ結果的に栄養失調（創傷治癒不良，感染，死亡までも）をこうむるであろう手術患者に経静脈的に栄養の投与を行うことができる。

胃腸系が機能している重症患者には，経腸栄養は経静脈栄養に比べて多くの利点があり，コストも安く，合併症も少ないため，好ましい栄養摂取の方法である（表 19-7）。

胃内容排出時間の延長が重症患者にはよく認められる。胃への栄養投与が失敗したり，誤嚥のリスクが高ければ，幽門後留置チューブでの栄養投与が有効であることが多く，予定抜管の前後や手術や処置の最中にも栄養を中断させずに継続できるという利点もある。循環が不安定で腸管虚血のリスクがある患者や，壊死性腸炎，腸管閉鎖症，胎便イレウス，腸管蠕動不全症候群，腸管閉塞，短腸症候群といった先天性または後天性の消化管異常の患者にとっては，経静脈栄養は重要な役割を持ち続けている。長期の経静脈栄養の合併症は多く，腸管経路を使用した栄養投与をわずかでも行うよう最善の努力を行うべきである（表 19-8）。

表 19-7	経腸栄養の利点

- 消化管栄養因子 gut trophic factor の放出を刺激
- 腸細胞量の維持
- 消化管運動能の保護
- 腸間膜血流の増進
- 院内感染発生率の低減
- コスト削減

表 19-8	経静脈栄養の合併症

- カテーテル関連感染症
- 電解質異常
- 肝機能障害
  —脂肪肝
  —胆汁うっ滞
  —肝線維症
  —胆汁性肝硬変（非経口栄養関連肝疾患）

! 腸が働くなら，腸を使え。

X. 血液学的考察

術中の出血は，外科医と麻酔科医の両方によって慎重に監視されるべきである。出血は少量ずつで外科的に制御できることが多い。出血が大量であったり初期のヘマトクリットが低値であったりしなければ，通常，血液製剤は必要としない。術中に投与された大量の血液製剤や継続する出血は，術後期間の患者の状態に重大な影響を与える。出血が少量ずつであれば，ヘモグロビンとヘマトクリットの低下速度は出血量の評価に使用できる。出血が活動性であれば，循環動態の不安定性が血管内容量の減少を最もよく反映する。留置ドレーン（胸腔ドレナージチューブなど）から収集された血液の直接測定も，継続する出血量の評価に用いられる。腹腔内の区画や大腿などの閉鎖された区画の中での不顕性出血は，これらの評価では確認できない。術後出血は，特に継続していたり活動性である場合には，原因を確認して治療しなくてはならない。出血の最も多い原因は，不適切な外科的止血である。他の主要な原因は凝固障害であり，これは血液希釈，凝固因子や血小板の消費増加，濃厚赤血球（PRBC）の大量輸血，敗血症や播種性血管内凝固症候群（DIC）などの基礎疾患による。

輸血は，はじめの患者の臨床状態や出血速度の評価により決定する。臨床的なエビデンスは，ヘモグロビン＜7g/dLでなければ，血行動態が安定した患者にPRBCsの輸血を支持していない。大量出血とは，24時間以内での循環血液量分の出血や3時間以内での循環血液量の50％の出血と定義される。循環血液量は，乳児（0〜1歳）で85mL/kg，子ども（1〜10歳）で80mL/kg，青年期で70〜75mL/kg，そして成人で65mL/kgと見積もられている。大量出血が続いている場合，患者を最初は大口径の静注ラインからの晶質液か膠質液かどちらかで回復させ，利用できるならばPRBCs（10〜20mL/kg）を輸血する。その間に基準となる検査（全血球計算，凝固スクリーニング，血液のタイプとスクリーン）を行うべきである。血液製剤の補充は，血管内容量減少の評価や持続する出血の速度，そして患者の輸液蘇生に対する反応で，判断する（**17章**）。晶質液，膠質液，PRBCsの組み合わせで，循環血液量や血行動態の維持，ヘモグロビン＞7g/dLという治療目標を達成する。新鮮凍結血漿と血小板は，凝固異常の予防または改善のために十分に考慮して使用すべきである。この輸血（10〜15mL/kg）は，一般的に循環血液量の1〜1.5倍の補充後にあたる，国際標準化比（INR）＞1.5を目安に開始する。大量出血の初期の凝固異常に対応するために，ほぼ同量の新鮮凍結血漿とPRBC（割合1：1）を輸血すべきである。血小板の必要量はさまざまである。血小板数＞20,000/μLであれば持続する出血がなければ事たりるであろうが，活動性の出血があれば血小板数＞50,000/μLが望ましい。脳外科的処置を受けている患者では血小板数≧100,000/μLを維持すべきである。幼児や子どもでは，血小板輸血10mL/kgでおよそ50,000/μLの血小板数上昇となる。しかしながら，最優先すべきは出血源の外科的止血である。

PRBCsと新鮮凍結血漿はクエン酸を含み，クエン酸はカルシウムをキレートして血清イオン化カルシウム濃度を低下させる。年長の子どもや成人では通常，カルシウムの動員と肝臓のクエン酸代謝は十分に速く，イオン化カルシウム濃度の重度の低下は防がれる。新生児ではカルシウム貯蔵が少なく，急性の低カルシウム血症とそれによる低血圧の影響を受けやすく，静注によるカルシウム補充（10％塩化カルシウム10〜20mg/kgまたはグルコン酸カルシウム100〜200mg/kg）を必要とする。大量の血液製剤が輸血された場合にもカルシウムが必要かもしれない。冷たい血液製剤の大量輸血は急激な低体温をきたすため，投与前に製剤を加温すべきである。

XI. 体温調節

術中管理の一部として，麻酔科医は体温を適切に管理し，基本的には正常体温を目標とする。患者によっては，麻酔中に低体温や高体温をきたしやすい。幼児，長時間の手術を受ける患者，加温していない輸液や輸血の大量投与後，そして術野に広範囲を露出させる必要がある場合には，低体温が大きな懸念となる。高体温は放射加温器や電気毛布の使用時に起こりうる。

> 乳児と年少の子どもは，体重に対する体表面積の比や高い代謝，少ない脂肪貯蓄のために，低体温のリスクが高い。

A．低体温

シバリングは術直後の極度の悪寒を訴える患者によく認められる。暖かい毛布の使用で改善し，落ち着くかもしれない（本人にもシバリングが減ったと感じられる）。一方，低体温は，シバリングの原因となりうるもので，除外しなくてはならない。

表 19-9	低体温の有害な影響

- 呼吸性アシドーシス
- 無呼吸
- 低血圧
- 徐脈
- 神経筋遮断の延長
- 麻薬の効果延長

低体温は，もし迅速に対応しなければ，特に新生児では生命の危険につながりうる（表19-9）。復温中には皮膚の高温と熱傷（特に放射加温器を不適切に使用した場合）を避けなくてはならない。

B．発熱

術後発熱（体温＞100.4°Fあるいは＞38℃）は一般的で，対症療法で治療し，普通，自然に改善する。術後発熱の開始時期は鑑別診断に重要で，精密検査と治療を決定づける。原因は術後発熱の5つのWを用いて覚えることができる（表19-10）。

術後最初の24時間での発熱は比較的一般的で，手術による組織傷害からの炎症反応とそれによって引き起こされる発熱因子の放出によることが多い。患者が手術の時点で不顕性もしくは既知の先行感染を起こしていたかもしれない。院内感染（HAI）は発熱をきたす感染の最も一般的な原因である。これには院内肺炎，カテーテル関連尿路感染，カテーテル関連血流感染，そして手術部位感染が含まれる。肺炎は通常，術後2，3日で顕在化し，尿路感染は3〜5日に最初に発症し，そして創部感染は5〜7日に最初に明らかになる。

表 19-10	術後発熱の5つのW

- 術後2〜3日：Wind —肺炎
- 術後3〜5日：Water —カテーテル関連尿路感染
- 術後4〜6日：Walking —深部静脈血栓症（子どもでの発生率は不明，思春期やリスクのある患者では考慮すべき）
- 術後5〜7日：Wound —通常では，手術部位感染が，明らかになる
- 術後7日以降：Wonder drugs —薬物は発熱の原因になりうる

術後の患者のHAIを減じる介入（表19-11）には，人工呼吸管理患者の抜管やできる限り早期の留置カテーテル抜去が含まれる。HAIを除外するために適切な培養を施行し，適切な抗菌薬を開始する（7章）。持続する術後発熱は感染性病原体によるとは限らず，他の原因を検索すべきである。消去法を用いることで潜在する病因を確定して適切に治療できることが多い。

高体温の他の原因としては，熱喪失がない状態での周囲の環境の過剰な熱があり，幼児をくるんで加温器を使用している場合にみられる。不十分な水分補給による脱水も患者を体温上昇に向かわせる。すべての症例で，発熱は代謝需要を増加させ，そのため頻脈，頻呼吸，そして二酸化炭素産生増加となり，患者へのストレスが増加する。102.2°F（39℃）を超える急速な体温上昇を吸入麻酔の最中や数時間以内にきたした患者では悪性高熱（MH）を考慮すべきである。

表 19-11　術後の医療関連感染のリスク低減

- 院内肺炎
    - 人工呼吸日数を最小化する
    - ベッドの頭側を 30°にする
    - 年齢と発達が適切であれば早くベッドから出て歩行させる
    - 人工呼吸管理ではない患者は深呼吸をすすめたり上達させる
        - 肺活量計の奨励（4～6 歳以上）
        - 泡や風車を吹く（幼児以上）
- 院内感染
    - 留置カテーテルやラインの使用と期間を最小化する
- 適切な手指衛生
- 手術部位感染
    - 切開 1 時間前に予防的抗菌薬を投与する
    - 手術終了より 24 時間（心臓手術患者では 48 時間）以内に予防的抗菌薬を停止する
    - 適切に除毛する（毛髪をそのまま残すか，バリカンで取り除く）

C. 悪性高熱

悪性高熱 malignant hyperthermia（MH）は，麻酔経過を悪化させて PICU でのさらなる管理を必要とするであろう，家族性の筋の過剰代謝異常である。MH の全身麻酔中の発症率は子どもで 15,000 人に 1 人から成人で 50,000 人に 1 人とさまざまである。潜在性の筋疾患のある子どもではリスクが高まる。MH を惹起する薬物には，吸入麻酔薬やスキサメトニウムのような脱分極性筋弛緩薬が含まれる。スキサメトニウム使用後の過度の顎の硬直（咬筋痙攣）と過剰な二酸化炭素産生が初期徴候であることが多い。その後，骨格筋硬直と頻脈，高体温が出現する。制御できない場合，強烈な筋活動によって横紋筋融解や高カリウム血症，そしてその結果，多臓器不全をきたす。MH に対する即時評価には，動脈血ガスや血清電解質，血清クレアチンキナーゼ，そして尿ミオグロビンがある。MH を疑った場合，麻酔科医や小児集中治療医にコンサルトして，診断と医学的治療に参加してもらうべきである。

治療は，原因薬物の回避や除去，ダントロレンナトリウムによる筋弛緩，そして支持療法からなる。ダントロレンナトリウムは，カルシウム放出チャネルへの直接作用によって骨格筋の完全な，持続する弛緩をもたらす。急性の MH の場合，1～3mg/kg を静注し，必要に応じて 15 分ごとに最大 10mg/kg まで反復投与する。ダントロレンナトリウム 1mg/kg 静注，6 時間ごとの投与を術後 24～48 時間に行うことで，再発を予防できる。支持療法には，大量投与時の経口気管挿管による気道保護と人工呼吸や，体温＜100.4°F（＜38℃）への積極的な冷却，かつ低体温の回避，そしてアシドーシスと高カリウム血症の是正が含まれる。臨床検査には，クレアチンキナーゼ，リン酸，カルシウム，ミオグロビンを入れるべきである。横紋筋融解とミオグロビン尿を認める場合は，静注の補液やマンニトールなどの浸透圧利尿薬を用いて十分な尿量を維持する。他の高体温となる症候群と同様に，凝固異常や肺水腫，そして脳浮腫が合併症として起こりうる。MH を示唆する臨床的事象や強い家族歴から MH が疑われた場合は，遺伝的評価と筋検査を行うことで診断が確定し，当該患者とすべての年代のその親族に適切な警告を示せるであろう。

術後管理

Key Points

- 術後回復は，手術前の状態と病気の重症度，麻酔時間に直接的に依存する。

- 呼吸器の有害事象は術後最初の 24 時間以内に発生する最も一般的な合併症である。

- 満期産の新生児（1 カ月未満）と受胎後 60 週未満の未熟児は全身麻酔後の無呼吸のリスクが高いと考えるべきで，入院でのモニタリングと術後 24 時間の観察が必要である。

- 過量のオピオイド使用による呼吸性もしくは中枢神経系の抑制が疑われる場合はナロキソンを使用する。しかし，抑制効果のみならず鎮痛もリバースすることで子どもが痛がり，興奮し，高血圧で，行動を制御できない状態になることもあるため，その使用は熟考すべきである。

- 覚醒時興奮は通常，オピオイドやベンゾジアゼピン，睡眠薬で治療するが，低酸素や低血糖，重度疼痛といった他の原因も除外しなくてはならない。

- どの年代の子どもにも痛みの感覚はあり，術後期間は積極的に治療すべきである。発育に応じた適切な疼痛スケールは疼痛強度の分析に欠かせない手法である。

- 疼痛管理に対するバランスのとれた多角的手法は，患者に合わせて調整することで，効果的な鎮痛をもたらし，薬物の有害事象を最小化する。

- 容量不足は，小児の術後患者で最も一般的な体液の問題で，普通は体液のサードスペースへの移動や持続する胃腸液の喪失による。

- 重症な術後患者では，持続する水分喪失はすべて，組成としてはほぼ等張であると仮定するのが安全である。

- 子どもの術後悪心・嘔吐の予防と治療のために，多角的治療を行うべきである。

- 早期の栄養確立（経腸栄養が好ましい）は，術後期間を短縮し，回復を促進する。

- 発熱は術後に一般的で，通常は自然に改善する。発熱のはじまりのタイミングは鑑別診断の確立に重要で，精密検査と治療を決定づける。

- 吸入麻酔を受けて数時間以内に患者の体温が急速に102.2°F（39℃）にも上昇した場合や特にスキサメトニウムを使用した場合，悪性高熱を考慮しなくてはならない。

参考文献

1. Chandrakantan A, Glass PSA. Multimodal therapies for postoperative nausea and vomiting, and pain. *Br J Anaesth*. 2011;107(Suppl 1):i27-i40.
2. Eberhart LHJ, Geldner G, Kranke P, et al. The development and validation of a risk score to predict the probability of postoperative vomiting in pediatric patients. *Anesth Analg*. 2004;99:1630-1637.
3. Gan TJ, Meyer TA, Apfel CC, et al. Society for Ambulatory Anesthesia guidelines for the management of postoperative nausea and vomiting. *Anesth Analg*. 2007;105:1615-1628.
4. Kovac AL. Management of postoperative nausea and vomiting in children. *Paediatr Drugs*. 2007;9:47-69.
5. Kraemer FW, Rose JB. Pharmacologic management of acute pediatric pain. *Anesthesiol Clin*. 2009;27:241-268.
6. Kulaylat MN, Dayton MTPA. Surgical complications. In: Townsend CM, Beauchamp RD, Evers BM, Mattox KL, eds. *Sabiston Textbook of Surgery*. 17th ed. Philadelphia, PA: Elsevier Saunders; 2012:281-327.
7. Landsman IS, Vustar MV, Hays SR. Pediatric anesthesia. In: Grosfeld JL, O'Neill JA, Coran AG, Fonkalsrud EW, eds. *Pediatric Surgery*. 6th ed. Philadelphia, PA: Mosby Elsevier; 2006:221-256.
8. Lehmann KA. Recent developments in patient-controlled analgesia. *J Pain Symptom Manage*. 2005;29(5 Suppl):S72-S89.
9. Letton RW, Chwals WJ, Jamie A, Charles B. Early postoperative alterations in infant energy use increase the risk of overfeeding. *J Pediatr Surg*. 1995;30:988-992.

10. McDonald AJ, Cooper MG. Patient-controlled analgesia: an appropriate method of pain control in children. *Paediatr Drugs*. 2001;3:273-284.
11. Mehta NM, Compher C, A.S.P.E.N. Board of Directors. A.S.P.E.N. clinical guidelines: nutrition support of the critically ill child. *JPEN J Parenter Enteral Nutr*. 2009;33:260-276.
12. Moritz ML, Ayus JC. Prevention of hospital acquired hyponatremia: a case for using isotonic saline. *Pediatrics*. 2003;111:227-230.
13. Vlajkovic GP, Sindjelic RP. Emergence delirium in children: many questions, few answers. *Anesth Analg*. 2007;104:84-91.
14. Voepel-Lewis T, Marinkovic A, Kostrzewa A, Tait AR, Malviya S. The prevalence of and risk factors for adverse events in children receiving patient-controlled analgesia by proxy or patient-controlled analgesia after surgery. *Anesth Analg*. 2008;107:70-75.
15. Wetzel RC. Anesthesia, perioperative care, and sedation. In: Kliegman RM, Stanton BF, St. Geme JW, Schor NF, Behrman RE, eds. *Nelson Textbook of Pediatrics*. 19th ed. Philadelphia, PA: Elsevier Saunders; 2011:359.

20章
鎮静，鎮痛，筋弛緩

 目的

- 待期的鎮静を受ける患者の適応，リスク，必要なモニターを理解する。
- 重症患者における鎮痛の利点と適切な使用法について述べる。
- 一般的に使用される鎮痛薬に関連する利点と副作用を説明する。
- 一般的に使用される鎮静/催眠薬に関連する利点と副作用を概説する。
- 一般的に使用される筋弛緩薬の利点と副作用を理解する。
- ベンゾジアゼピン，オピオイド，筋弛緩薬の拮抗薬について知る。
- ベンゾジアゼピンやオピオイド受容体作動薬の長期投与に関連する，タキフィラキシー（速成耐性）や医原性薬物依存について知る。

 症例

4歳の男児が入院し，心拍数170回/min，体温96°F（35.6℃），呼吸数40回/min，収縮期血圧70mmHgである。皮膚はまだらで末梢循環が悪く，著明な呼吸困難を呈していた。数日前に，A型インフルエンザと診断されていた。フェイスマスクで酸素投与し，生理食塩水輸液による蘇生が開始された。

Detection（発見）

——最も可能性の高い診断は何か？

——考えられる最も重症な診断は何か？

Intervention（処置）

——直ちにしなければならない治療は何か？

Reassessment（再評価）

——気管挿管する場合，使用すべき薬物は何か？

——PICUに移送する前に鎮痛・鎮静を得るために投与できる薬物は何か？

——投与を避けるべ薬物は何か？

Effective Communication（効果的なコミュニケーション）

——患者の状態が変わった場合は誰に知らせるべきか，またそれをどうやって周知するか？

——この患者の治療を行うのに最も適している病棟はどこか？

Teamwork（チームワーク）

——その治療方針をどのように実行するか？

——いつ誰が何を行うべきか？

I. はじめに

鎮痛薬，鎮静薬，筋弛緩薬（神経筋遮断薬）を併用しなければ，重症な患者の治療は不可能でないとしても困難であろう。これらの薬物を適切に使用すると，重症患者の救命だけでなく，痛みや侵襲を伴う処置の施行が可能になる。これらの処置には，気道確保，侵襲的モニタリングデバイスや中心静脈ラインの挿入，さらに小手術も含まれる。これらのデバイスを挿入された子どもを守るためには，これらの処置が不要になるまでの長期間の鎮痛，鎮静が必要となるかもしれない。鎮静薬の投与はCTやMRIといった痛みを伴わない医療行為を受ける患者，特に長時間じっとしていることが難しい乳児や幼児にも必要であろう。

定義上，ストレスや不安を軽減するために薬を投与されている患者は鎮静されており，痛みを取り除くために投薬または治療されている患者は鎮痛されている。鎮静作用なしに鎮痛作用をもつ薬がある一方で，鎮痛作用なしに鎮静作用を発揮する薬もあり，また両方の作用をもつ薬もある。治療上の目標に到達するために，それらのうちのどの状態を作り出したいかを決定し，適切な薬物または薬物の組み合わせを選択しなければならない。

集中治療における鎮静は，代謝，死亡率，合併症，病院のコストを減少させる。より重要なことに，重篤な疾患の治療は，疼痛を伴うだけでなく怖いものかもしれない。実際に，重篤な子どもたちへの治療が，長期間にわたる心的外傷やストレスにつながることがある。そのため，適切な鎮静や鎮痛によって，悪影響を軽減することが可能である。しかし，薬にはそれぞれに適応と副作用があり，症例ごとに患者一人ひとりの利益とリスクの観点から，それらを秤にかけて検討しなければならない。正しく使えば，これらの薬は信じられないほどの利益をもたらすが，使い方を誤ると，または注意が足りなければ，重大な害，ときには死さえももたらしかねない。

> ❗ 鎮静の基本原則は，賢明な臨床医によって応用されなければならない。いかなる鎮静にも，治療困難な合併症や致死的合併症さえも併発する可能性がある。❗

II. 鎮静前計画

薬にはそれぞれ固有の利点があるが，同時に重大な有害事象を引き起こしうる。どの薬を用いるべきか，あるいは避けるべきかを正しく判断するには，患者の状態にもとづいた注意深い計画が必要である。鎮静計画の最も重要なゴールは，治療上の目的に至るために必要最小限の鎮痛・鎮静薬を用いることである。患者は一人一人異なり，あらゆる薬に対する反応もさまざまであるかもしれない。慎重な評価と事前の計画によって，この差異を小さくまたはなくすことが可能である。

いかなる鎮静でもはじめる前に，いくつかの質問をしなければならない：

- この鎮静の目的は何か？
- 鎮静の時間はどのくらい必要か？
- どのような合併症が起こりうるか？　また起こりそうか？

第1の，そして最も重要な質問は，「この鎮静の目的は何か？」である。もし鎮痛だけが必要であれば，鎮痛効果がどれくらいの時間必要かを判断しなければならない。短時間の痛みを伴う処置を終わらせるのが目的ならば，おそらく鎮静効果がわずかかまったくない短時間作用型鎮痛薬が最良の選択である。また，処置が長時間を要し，痛みが特に強く侵襲的である場合は，鎮痛薬と鎮静薬の組み合わせがよりよい選択であろう。どのような合併症が起こりうるか？　その患者は，処置中に気道がとれなくなるリスクがあるだろうか？　もしそのリスクが高いならば，呼吸を抑制する長時間作用型の薬物は避けるべきで，処置前の待期的な気管挿管を考慮すべきである。気道がとれなくなるリスクが低い場合には，異なった薬物の選択が可能である。その患者は血行動態が不安定だろうか？　比較的安定した患者に使う薬物とはまったく違う薬物の選択が必要かもしれない。血行動態の不安定な患者の鎮静は，麻酔科医か特別なトレーニングを受けた医師のみが行うことが推奨される。最後に，自分自身そして自分の技量に問いかけなければならない。もし子どもたちの気道を守る反射がなくなり，侵襲的な気道確保が必要となったときどうするか？　鎮静開始前に，より経験のある医師に手助けに来てもらうべきか？　同様に，その処置はどの程度緊急度が高いのか？　その鎮静は麻酔科医が行うべきか？　患者の命を守り不要な合併症を避けるために，あらゆる薬物の投与前にこれらを問いかけるべきである。

A. ASAの分類

American Society of Anesthesiologists（ASA）の術前状態分類（**表20-1**）は麻酔を受ける予定の患者の重症度を分類するために開発された。この分類では，健康（PⅠ）から脳死患者（PⅥ）まで，全身状態が6

表20-1	ASAの術前状態分類
ASA PⅠ：	健康な患者
ASA PⅡ：	機能的に制限のない，軽度の全身疾患
ASA PⅢ：	活動は制限されるが日常生活は可能な重度の全身疾患
ASA PⅣ[a]：	常に生命を脅かし日常生活に支障をきたす疾患
ASA PⅤ[a]：	手術の有無にかかわらず24時間以上生存することが期待できない患者
ASA PⅥ：	臓器提供の準備をしている脳死患者

[a]これらの患者の鎮静は，熟練した麻酔科医または集中治療医が行うことが推奨される。

Reproduced with permission. © 2008 Macmillan Publishers Ltd. Wilson K. Vital guide to conscious sedation. *Vital*. 2008;5:19-22.

つのレベルに分けられる。この分類には予後予測の意味合いはないが、一般的な術前リスク評価に有用である。最も重要なことは、麻酔科医以外はASA PⅢ以上の患者の待期的な鎮静は慎重を期す、または場合によっては避けるべきである、ということである。同様にASA PⅣ以上の患者の待期的な鎮静は、もし避けられるならばいかなる場合でも避けるべきである。

B. 鎮静の深さ

現行の分類では、鎮静は4つのレベルに分けられる（表20-2）。これらのレベルは、鎮静の「深さ」を推定する4つのパラメータ（反応、気道の開通、自発呼吸、心血管系の機能）によって定義される。鎮静のレベルとそれに対応する患者の反応は、あるレベルから次のレベルへの明確な境界がない連続的なものである。さらに、ある患者で最小限の鎮静が得られる体重あたりの薬の投与量は、他の患者では全身麻酔になるかもしれない。同様に、ある患者が健康なときに最小限の鎮静が得られた体重あたりの投与量の薬が、同じ患者が重症疾患になり、腎機能障害や肝不全に陥った場合には、全身麻酔になったり循環の破綻を引き起こすかもしれない。これらの理由から、それぞれの患者において、治療上の目的に到達するのに必要最小限の鎮静を施すように試みなければならない。"start low and go slow"（低用量で開始し必要量まで徐々に増量する）という方法によって、必要最小限の鎮静レベルの投与量を決定することができる。必要最低限の鎮静レベルを得るように努力する一方で、治療域の投与量を用いることもまた重要である。よくある間違いは、治療域以下の薬を投与することである。この結果、鎮静は不十分で、なおかつ患者は副作用の危険にさらされる。最大限の努力にもかかわらず、患者が意図したよりも深い鎮静に移行する危険性は常にあり、常に積極的な気道および呼吸管理をする準備をしておかなければならない。

表20-2　鎮静レベル

鎮静レベル	反応	心肺機能
最小限の鎮静	呼びかけに正常に反応する	正常な換気／気道反射 心血管系への作用なし
中等度の鎮静／鎮痛 （以前の意識下鎮静）	呼びかけや軽い接触刺激に合目的反応	気道と十分な換気を維持 心血管系への作用は最小
深鎮静	容易には覚醒しないが、繰り返しまたは疼痛刺激で合目的反応	気道や換気を維持するために補助が必要 通常、心血管系機能は維持される
全身麻酔	意識がなく、呼びかけや刺激に反応しない	気道反射が消失し、換気補助が必要 心血管系の機能が抑制される

Adapted from Kalinowski M, Wagner HJ. Sedation and pain management in interventional radiology. *CoIo*. 2005;3:14-18.

C. 気道確保困難に直面するリスク

鎮静を行うときは必ず、目標とする鎮静レベルにかかわらず、いつ患者の気道保護反射がなくなってもいいように準備をしなくてはならない。そのため、すべての鎮静する患者について高度な気道確保の計画を立て、それを実行できる能力やトレーニングを受けていることが必要である。したがって、どんな薬でも投与する前に、患者の気道確保困難の可能性がどの程度であるかを予測しなければならない。気道確保困難は、通常のあるいは単純な方法では気道確保が難しいまたは不可能なこと、と定義される。どんな患者でも、病歴にかかわらず気道確保困難の可能性がある。その結果、エアウェイ挿入の試行回数が増えたり、マスク換気や酸素化が困難になる可能性がある。気道確保困難の可能性は、高度な気道確保を試みるまではっきりとはわからない。しかし、気道確保困難のリスクが高いか、少なくとも増加していることを示唆する因子がいくつかある（表20-3）。

表 20-3　気道確保困難と関連する臨床初見と症候群 [a]

- 挿管困難の病歴
- 麻酔に伴う合併症の病歴
- 気管挿管困難や麻酔困難の家族歴
- 閉塞性睡眠時無呼吸，いびき，気管軟化症，喉頭軟化症の病歴
- 咽頭や喉頭の病変
- 気管支痙攣
- 安静時の stridor（吸気性喘鳴）
- 染色体異常（13，18，21 トリソミー）
- Pierre Robin sequence
- Beckwith-Wiedemann 症候群
- Treacher Collins 症候群
- 小顎，顎後退
- 肥満
- 短頸
- 頸部後屈制限，頸椎癒合
- 高い口蓋
- 巨舌
- 半側小顔症
- オトガイ甲状間距離，オトガイ舌骨距離
- 気管偏位
- 顔面または頸部の外傷，腫瘤，感染
- 開口障害
- Mallampati 分類のクラスⅡ以上

[a] バッグバルブマスク換気や気管挿管。
Reproduced with permission. © 2002 Wolters Kluwer Health. American Society of Anesthesiologists Task Force on Sedation and Analgesia by Non-Anesthesiologists. Practice guidelines for sedation and analgesia by non-anesthesiologists. *Anesthesiology*. 2002;96:1004–1017.

Mallampati 分類（**図 20-1**）は簡単な気道評価法で，患者の発声あり・なしのときの開口所見による。Mallampati 分類のクラスの高さは，しばしば喉頭鏡使用時の気道グレード（気管挿管の難易度）の高さと相関する。もし気道確保困難を示唆する何らかの所見（**表 20-3**，**図 20-1**）があれば，特にその鎮静が待期的であれば，鎮静前に麻酔科医を呼ぶことを考慮すべきである。さらに，危険因子の有無にかかわらず，気道確保困難のアルゴリズム（**付録 8**）を使用できなければならない。ひとたび気道確保困難であることがわかると，特にその患者に筋弛緩薬が投与されていたならば，一刻の猶予もなくすぐに危機的状況に陥る。処置中の子どもに緊急気管挿管するより，気道確保困難の可能性がある患者にはあらかじめ気管挿管を計画するほうがはるかによい。

図 20-1　Mallampati 分類と関連する気道分類

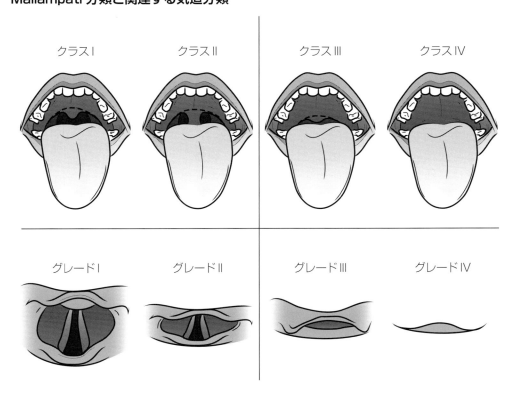

D. 鎮静前の病歴

避けられる合併症のリスクを軽減するため，鎮静をはじめる前に必ず完全な鎮静前の病歴を聴取すべきである。

- その患者は麻酔困難の既往があるか？　これには，特定の薬物に対する感受性，気道確保の難しさ，麻酔薬の作用遷延，また安全に影響を及ぼす可能性のあるその他の病歴が含まれる。

- その患者の両親やその他の家族に麻酔や鎮静が困難だった既往があるか？　これによって一般的な薬物のアレルギーや気道確保困難を示唆する病歴が明らかになる。

- その患者は鎮静中に投与されるかもしれない薬物に対してアレルギーがあるか？　病歴がわからなければ，アレルギーのある薬物を避けることができない。

- 他に既知のアレルギーがないか？　プロポフォールなどの薬物は卵や卵製品にアレルギーがある患者に投与することができないので，この病歴は重要である。

- 最近，何らかの病気に罹患したか？　特に待期症例において，上気道感染の合併は人工呼吸が長引くか困難になる原因となりうる。病歴がある場合は，可能ならば急性の疾患が治るまで鎮静を行うべきでない。

- 患者に既知の腎または肝機能障害がないか？　鎮痛や鎮静に用いられる薬物には，肝または腎での代謝を必要とするものがあり，腎または肝機能障害がある患者では使用を避けるか投与量を減らさなければならない。

- すべての血液検査結果を確認したか？　侵襲的なライン確保を試みた後に血小板減少や重度の凝固障害がわかると悲惨な状況になりかねない。

- すべての画像検査の結果は確認したか？　もし患者に大きな頭蓋内占拠病変による症状があるならば，多くの薬物は避けなければならない。同様に，胸腔内占拠病変があれば，資格をもった麻酔科医以外による鎮静は最小限の鎮静すら禁忌である。

- その患者はどのくらいの時間絶食しているか？　ASAのガイドラインによると，患者は鎮静前6時間は食物または乳児用人工乳を摂取してはならない。透明な液体または母乳は鎮静4時間前まで与えてかまわない。鎮静前2時間は経口摂取を一切してはならない。鎮静中の嘔吐は，通常の処置を致命的な事故にしてしまう危険性がある。ASAのガイドラインでは，待期的な鎮静にのみ適応される。場合によっては，緊急の鎮静が必要かもしれない。緊急で鎮静が必要なためにガイドラインを守れない場合は，鎮静による利益と増加する嘔吐と誤嚥のリスクを天秤にかけなければならない。

> ❗ 鎮静前6時間は食物または人工乳を摂取してはいけない。鎮静前4時間までは透明な液体か母乳は与えてもよいが，2時間以内は何も経口摂取させてはいけない。 ❗

目標を絞った少しの質問をするだけで，鎮静施行時の致死的合併症の多くを回避できることが明らかである。

III. 鎮静前のセットアップとモニタリング

ひとたび鎮静のゴールが決まり容易にみつけられるリスクをすべて発見したら，鎮静を成功させるために薬物投与前に多岐にわたる準備が必要である。ASA は麻酔科医以外による鎮静の前に必要な最低限の資機材やモニタリングを注意深く規定している（**表 20-4**）。非侵襲的な呼気終末二酸化炭素（$ETCO_2$）モニタリングは推奨でしかないが，これによってパルスオキシメトリが経皮的酸素飽和度（SpO_2）の低下を示す前に無呼吸が示される。もし資機材のすべてが手に入り準備できていなければ，鎮静をはじめるべきでない。

表 20-4　鎮静に必要な最小限の器具とモニタリング

- 心機能モニター
  - 3〜5 誘導の心電図
- パルスオキシメトリ
- 呼吸または無呼吸モニター
- $ETCO_2$ モニター
- 薬物投与ライン（末梢静脈路または中心静脈路など），2 つあるのが望ましい
- 蘇生用輸液が投与されている（生理食塩液または乳酸リンゲル液）
- 経口咽頭エアウェイ
- 経鼻胃管
- バッグマスク
  - 適切なサイズ
  - 酸素がつながっている
- 気管チューブ
  - 適切なサイズ
  - 1 サイズ大きいものと 1 サイズ小さいもの
- シリンジに吸ってラベルをつけた鎮静に用いる薬物
- 作動している Yankauer 吸引管がついたサクション
- 気管挿管後の位置確認用の $ETCO_2$ 検出器
- ラリンジアルマスクかその他の代替用気道確保器具
  - 経口咽頭エアウェイ
  - 経鼻咽頭エアウェイ
- 喉頭鏡ブレード
  - 鎮静される子どもに適当なサイズ
  - Macintosh か Miller ブレード
- 気管チューブに適当なサイズのスタイレット

Reproduced with permission. © 2002 Wolters Kluwer Health. American Society of Anesthesiologists Task Force on Sedation and Analgesia by Non-Anesthesiologists. Practice guidelines for sedation and analgesia by nonanesthesiologists. *Anesthesiology*. 2002;96:1004-1017.

すべての患者における気道確保の準備のための便利な記憶法（ON BED SCABS）：

Oral pharyngeal airway（経口咽頭エアウェイ）

Nasogastric tube（経鼻胃管）

Bag and mask（患者に適切なサイズで酸素投与ができるバッグマスク）

Endotracheal tube（適切なサイズとその前後 1 サイズずつの気管チューブ）

Drugs（シリンジに吸ってラベルをつけた適切な鎮静薬と拮抗薬）

Suction（接続され作動している Yankauer 吸引管がついたサクション）

CO$_2$ detecter（気管チューブの位置確認用の二酸化炭素検出器）

Alternative airway and alternative plan（気道確保のための代替器具と代替案）（ラリンジアルマスクなど）

Blade（ライトがつく，患者に適当なサイズの喉頭鏡ブレード）

Stylet（選択した気管チューブに適当なサイズのスタイレット）

また，覚えやすい記憶法（SOAPME）：

Suction（吸引）

Oxygen（2つの酸素供給元）

Advanced airway equipment（高度な気道確保器具）

Pharmacy（緊急時に投与する薬物と拮抗薬）

Monitoring（鎮静レベルを評価するモニタリング）

Equipment（緊急蘇生用の器具）

すべての資機材は鎮静をはじめる前に，ベッドサイドに準備しチェックしておかなければならない。「近くに」は，器具や蘇生用の薬物がすぐに使えるところになければ近いとはいえず，合併症の原因となりかねない。必要なときに適切にボーラス投与ができるように，処置中は蘇生用の晶質液（乳酸リンゲル液または生理食塩液）を投与するよう心掛けなければならない。同様に，「ポンピング」を遅滞なく行えるように，60mLシリンジをつけた三方活栓を点滴ラインに入れておくべきである。20mL/kgのボーラス投与がすぐにできるように，十分な量の輸液を用意しておくべきである。カリウムを含まない輸液は，蘇生時に注意を払わずに使うことができるため部屋においておくべきである。最後に，処置をする人が鎮静のモニタリングをする人であってはならない。これを守らなければ，直ちに治療が必要なバイタルサインの変化に気づくのが，とり返しがつかないほど遅れてしまうかもしれない。このセットアップは患者によっては過剰に思えるかもしれないが，考えられる限りの偶発事故に対する備えがあるかないかが，非常時の生死の分かれ目になることもある。

IV. 鎮静または気管挿管操作中の薬物投与

鎮静や気管挿管操作中の薬物投与では，前酸素化，前投薬，鎮静，筋弛緩を含む合理的で一貫した方法論を用いるべきである。

A. 前酸素化

前酸素化 pre-oxygenation は，挿管操作や鎮静中の低酸素症のリスクを軽減するために必須である。前酸素化は，換気の中断または変更前に肺胞を酸素で満たしておくだけではなく，窒素を洗いだし，換気再開までに必要な時間を最大にすることを可能にする。薬物投与前に3～5分間，理想的には吸入酸素濃度（F_{IO_2}）1.0でフェイスマスクを用いて酸素投与すべきである。そして，酸素投与は処置中ずっと続けるべきである。

B. 前投薬

何種類かの前投薬は，ほとんどの気管挿管で必要であり，鎮静でも必要なときがある。前投薬という言葉が示すとおり，これらの薬は，鎮静を最適化し，疼痛を避け，合併症を防ぐために，鎮静前に投与される。前投薬は，患者ごとに，病態，鎮静前計画で決めた鎮静の目的にもとづいて選択される。

最もよく使われる前投薬はアトロピンで，これは突然の迷走神経緊張によって引き起こされる徐脈を予防できる迷走神経抑制薬である。迷走神経緊張は，喉頭鏡，気道操作中や，気道分泌物の増加によって起きる可能性がある。乳児のほとんどは，1回拍出量の増加よりも心拍数の増加によって心拍出量を維持する。

そのため，循環が不安定な患者では特に，心拍数の低下によって心拍出量が致命的に低下するかもしれない。またアトロピンには口腔内分泌物を減らす作用があるため，鎮静中に分泌物の気道への流れ込みを防ぎ，喉頭痙攣や誤嚥（micro-aspiration）を減少すると考えられている。1歳未満の乳児には0.02mg/kgのアトロピンの投与を考慮すべきである。逆説的徐脈を起こす可能性があるため，最小投与量である0.1mg未満のアトロピンは投与すべきではない。スキサメトニウムはしばしば迷走神経の緊張を引き起こすので，使用前にアトロピンを投与すべきである。グリコピロニウム（4μg/kg）は中枢神経作用を伴わずにアトロピンと同程度に分泌物を減少させる。すべての鎮静されている患者において，特にケタミンのように口腔内または気道の分泌物を増やす薬物を投与されているときには，グリコピロニウムの投与を考慮すべきである。

鎮痛薬は前投薬としてしばしば必要である。これは特に，プロポフォールのような鎮痛作用のない鎮静薬が使用される，疼痛を伴う処置前には重要である。喉頭鏡の挿入は一過性の頭蓋内圧（ICP）の上昇をもたらすことが知られており，喉頭鏡は疼痛を伴う処置と考えるべきである。フェンタニル（1μg/kg）は，作用発現が早い，作用時間が短い，心筋収縮力への影響が比較的少ないため優れた第1選択薬である。

最後に，リドカイン（1mg/kg）の静注は一過性のICP上昇を抑えることが知られており，頭蓋内病変があると推測されるまたはわかっているすべての患者に前投薬として考慮すべきである。機序は明らかでないが，喉頭鏡使用前のリドカイン投与は，ICPが上昇している患者に対する標準的な処置だと考えられている。またリドカイン静注は咳嗽反射を抑制し気管支痙攣を軽快しうるため，喘息患者への気管挿管に有用かもしれない。リドカインは抗不整脈薬であり，それぞれの患者でその有益性を起こりうる副作用と秤にかけて考えるべきである。

C. 鎮静

前投薬投与後，鎮静前計画で選択した鎮静薬を投与することができる。非常に多くの薬物が存在し，それぞれに利点と欠点がある。鎮静に用いる薬物は，効果発現が早く，作用時間が比較的短く，副作用が最小でなくてはならない。薬物の選択によっては（ベンゾジアゼピン，プロポフォール，バルビツレートなど），血管拡張が引き起こされることがあるので，血管内容量が十分であることを確認しておかなければならない。同時に，急激な血圧低下時の蘇生にそなえて，等張輸液をすぐに使えるようにしておくべきである。心筋抑制をきたすため，心拍出量が減少している患者やショックの患者では避けるべき薬物もある（ベンゾジアゼピン，バルビツレートなど）。それ自体に鎮痛作用のない薬（プロポフォールなど）は，疼痛を伴う処置に対しては十分な鎮痛薬と組み合わせて用いなければならない。最後に，特有の副作用がある薬物（ケタミンなど）は，投与する患者で副作用の結果がどうなるかを考慮してから使用すべきである。病態ごとに通常いくつかの適切な選択肢がある。薬物の選択は，ある特定の状況下の特定の患者に起こるかもしれない，あるいは起こるであろう正と負の作用のバランスによる。

D. 筋弛緩

骨格筋の弛緩，または神経筋遮断（NMB）は臨床上の状況次第で必要かもしれないし不要かもしれない。筋弛緩薬は，重要な処置中に患者を無動化したり，挿管操作中の声帯の損傷を防いだり，困難な状況での人工呼吸を可能にするために必要である。必要な場合には筋弛緩薬は代替薬がないが，これらは致死的な薬物になりかねない。もし高度な気道確保ができる確証がなければ，気道確保ができるまでNMBは避けるべきである。前胸部腫瘍がある患者のように，特異的にNMBが禁忌になる患者もいる。筋弛緩薬にはそれぞれ特有の適応と副作用がある。鎮静前の計画では，患者，臨床上のゴール，それぞれの薬物が起こしうる副作用について慎重に検討する必要がある。筋弛緩薬に関連する危険は，決して大げさではない。

V. 鎮静薬と鎮痛薬固有の副作用と禁忌

鎮静および鎮痛に用いられるすべての薬には，それぞれに特有の適応，副作用，禁忌がある。これらの知識は，処置前・中・後に必須である。鎮静前にそれぞれの薬物の危険性と利益を比較検討し，患者一人ひとりの状態に合わせて薬物を選択しなければならない。そうしなければ，避けられる合併症や死を招きかねない。ここでは，すべての薬物について包括的に説明するのではなく，よく使われるいくつかの薬物に絞って概説する（付録7）。

A. 非ステロイド性抗炎症薬

非ステロイド性抗炎症薬（NSAIDs）は，臨床で多用される非常に効果的な鎮痛薬である。これらの薬はすべて，シクロオキシゲナーゼ経路を阻害することで炎症を抑える。ほとんどの場合，鎮痛作用は痛みの知覚や神経線維の伝導を直接ブロックするのではなく，炎症を抑えることによる。これらは抗炎症薬であるため，強力な解熱薬でもある。これらの作用を合わせもつので，NSAIDsは術後痛の治療に非常に適している。呼吸抑制，便秘，瘙痒感を引き起こさないため，中等度から重度の痛みの治療における第1選択薬または追加の薬物として，これらはほぼ完全な薬物である。しかし，いくつかの副作用があるため，これらの薬物の使いやすさも限定される。第1に，大部分のNSAIDsは血小板機能を直接あるいは間接的に阻害して，周術期の出血や胃出血のリスクを増加させる危険性がある。さらに，もともとの腎機能低下または同時に投与されている腎毒性のある薬物，肝機能障害，心不全などの他の素因のある患者では，腎不全の原因あるいは増悪因子となりうる。これらの患者にはNSAIDsは注意して使用しなければならない。NSAIDsの使用またはほとんどすべての鎮痛薬処方への追加は，大部分の患者にとって鎮痛効果を増強し疼痛治療に必要な他の薬物の投与量を減少させる。

アスピリン（サリチル酸）は最初に開発されたNSAIDである。効果的な薬物であるが，ほとんどの小児への使用（5～10mg/kg）は，ウイルス性疾患が合併する患者でReye症候群のリスクが増加するため推奨されない。「副作用」である血小板抑制は，現在ではアスピリンが処方される第1の理由である。小児を含めた血栓症のリスクがある患者への，軽い経口抗凝固薬の第1選択である。

アセトアミノフェン/パラセタモール（15mg/kg）は小児において最もよく使われるNSAIDであり，末梢での抗炎症作用が乏しい強力な中枢性の抗炎症薬である点で，他のNSAIDsと異なる。そのためにアセトアミノフェンは他のNSAIDsに関連する出血や腎毒性のリスクをもたないので，小児における理想的な解熱薬である。さらに，アセトアミノフェンは抗炎症作用とは別に，中枢性に直接疼痛を軽減する作用をもつようである。そのため，アセトアミノフェン/パラセタモールは複数の経路を介して疼痛や熱のコントロールを改善するので，他のNSAIDsと組み合わせて用いることができる。現在，アセトアミノフェン/パラセタモールは経口薬，坐薬，注射薬を入院患者に使用することができる。

イブプロフェン（10mg/kg）は小児において発熱と疼痛の治療にしばしば用いられる。イブプロフェンにはいくつかの経口液があり，そのため特に小児では使いやすい。注射薬もあるが，これはおもに動脈管開存の治療に用いられる。

ナプロキサンは術後鎮痛に効果的なNSAIDである。イブプロフェンより半減期が長く，6時間ではなく12時間ごとに投与すればよい。イブプロフェンの代替薬として有用だが，剤形が多くない。また，注射薬がないため，使用が制限される。

ketorolacは注射薬と経口薬のいずれも使用できる強力なNSAIDである。術後痛の治療に併用薬なしでも効果が示されている。16歳未満の患者で過敏症，腎不全，出血の増加が懸念されるため，小児での使用は制限される。しかしながら小児においても，NSAIDに対して他に禁忌がない患者での5日間未満の投与は，一般に安全であると考えられている。

B. オピオイド

麻薬は疼痛を避けるためにしばしば使用される．すべての麻薬の作用機序は同じである．オピオイドは3つの一次受容体（μ，κ，δ）の作動薬として働く．これらの薬は脳への痛覚線維のシグナル伝達をブロックして，痛覚を抑える．どの麻薬を使うのが適切かを選ぶ場合，まず臨床での目的を決めなければならない：

- その薬物を使おうとしている疼痛管理は，短期間か長期間か？
- 持続投与が必要か，間欠投与で十分か？
- 何か考慮すべき特別な患者因子があるか？

モルヒネ（0.05～0.1mg/kg）は用途の広い優れた鎮痛薬である．半減期は小児では通常比較的長い（2時間）が，乳児や未熟児では著明に延長することがある．モルヒネは肝臓で代謝され，尿中に排泄される活性代謝物が生成される．このため，肝または腎機能障害がある患者では注意して使用しなくてはならない．モルヒネは免疫グロブリンE非依存的に血管拡張および低血圧を引き起こすことが知られており，また喘息患者には注意して使用すべきである．さらに，多くの患者でヒスタミン遊離による蕁麻疹が起きる．モルヒネは心抑制を引き起こすことも知られており，心拍出量が少ない患者やショックの患者には使うべきではない．すべての麻薬と同様にモルヒネは，分時換気量を減らし二酸化炭素に対する中枢神経の反応を鈍らせることによって，著明な呼吸抑制をきたしうる．総合的に判断して，モルヒネは痛みの強い患者における間欠的投与または自己調節鎮痛法（PCA）での優れた選択肢である．乳児では活性代謝物の蓄積や低いクリアランスのために，持続投与には適さない薬物である．

フェンタニル（1～2μg/kg）は作用発現（90秒）とクリアランス（半減期30分）が早い合成オピオイドであるが，脂肪に貯留し，肥満した小児では半減期が著明に延長する．その作用はモルヒネの100倍強く，それに応じた低用量を用いなければならない．フェンタニルは肝臓で不活化されるため，明らかな肝障害のある患者には慎重に投与しなければならない．他の麻薬と同様にフェンタニルは呼吸抑制を引き起こす．著しい心筋抑制はきたさないが，特に筋弛緩薬と併用したときに中等度の徐脈を引き起こすことがある．モルヒネと違い，フェンタニルはヒスタミン遊離を起こさず，そのため喘息や低血圧患者に対してモルヒネよりも優れている．筋弛緩薬なしには換気が困難または不可能になる，「鉛管現象 rigid chest phenomenon」について知っておかなければならない．これは急速投与時にのみ起こるので，急速静注はすべきでない．この現象はNMBによる筋弛緩によって解除するが，高度な気道管理が必要となる．フェンタニルは他のほとんどの薬物と反応しないので，持続投与する鎮痛薬として優れた選択肢である．さらに作用発現が早いので，迅速導入・気管挿管での使用に非常に適している．

> ⚠ 麻薬やベンゾジアゼピンが同時に投与されている患者では，非常に著明な呼吸抑制と低血圧が起きる．

ペチジン（meperidine）（0.5mg/kg）はモルヒネのおよそ1/10の活性をもつ合成オピオイドである．痙攣や振戦などの多くの中枢神経系の副作用がある．そのため，他の薬物が使えるならば避けるべきである．さらに，特に腎機能障害のある患者では活性代謝物が蓄積するため，持続静注をすべきではない．

メサドン（0.1mg/kg）は麻薬の離脱症状を防ぐためにしばしば用いられるが，慢性または難治性疼痛に対しても用いることができる．半減期はきわめて長い（19時間）がしばしばばらつきがあり，静注，経口のいずれでも投与できる．小さな子どもでは，注射薬での投与量あたりの液量が極端に少ないかもしれない．半減期が長いため，投与量に対する鎮静効果が完全にわかるには1～2日かかる．そのため投与量は非常にゆっくりと調整し，その投与量での効果は≧24時間フォローしなければならない．これらの理由から，メサドンは麻薬の離脱症状の予防において，原則として経口薬を考慮すべきで，小児での使用には

注意が必要である。「必要に応じた」鎮痛や短時間の鎮痛にはよりよい選択肢がある。

コデイン（0.5〜1mg/kg）は経口投与が可能な患者において，しばしばモルヒネの代わりに用いられる，モルヒネの約 1/10 の力価の合成麻薬である。コデインによる循環虚脱の症例報告がいくつかあるため，静注されることはまれである。おもな使い方としては，経口で間欠投与する鎮痛薬の第 1 選択薬にとどめるべきである。

hydrocodone はコデインとよく似た合成オピオイドである。コデインよりわずかに強力であるようだが，モルヒネよりは効果が弱い。経口で服用が可能な患者，中等度からの激しい痛みを和らげるために用いられる。コデインと同様に，間欠投与する鎮痛薬の第 1 選択薬として用いることができる。

トラマドールは経口薬（1mg/kg）と注射薬のいずれも使用可能な合成オピオイドであり，オピオイド受容体に結合し，他の麻薬と同様の機序で痛みの伝達をブロックする。しかし，痛みを修飾する神経伝達物質であるセロトニンやノルアドレナリンの作用もまたブロックする。米国では 16 歳未満の患者への使用が米国食品医薬品局（FDA）によって推奨されていないため，小児に使用されることはほとんどない。また，トラマドールはてんかん患者や神経遮断薬を服用している患者において，痙攣を誘発したり痙攣閾値を低下させることが知られている。このことから，これらの患者では投与を避けなければならない。トラマドールは習慣性がある。また，過量投与すると呼吸抑制をきたす。

C. ベンゾジアゼピン

ベンゾジアゼピンは集中治療で最も一般的に使われる鎮静薬である。すべてのベンゾジアゼピンは中枢神経系のγアミノ酪酸（GABA）受容体の活性を増加させ，全般的な中枢神経系の抑制とその結果鎮静をもたらす。これらは臨床において抗不安から深鎮静まで優れた第 1 選択の鎮静薬である。ベンゾジアゼピンは，抗痙攣作用や健忘作用ももっている。しかし，オピオイドと同様に用量依存的に呼吸抑制を引き起こす。オピオイドとは異なり，低酸素，高二酸化炭素の両方による呼吸ドライブを抑制する。ベンゾジアゼピンと麻薬の併用は，これらの薬物の相乗効果による深刻な呼吸ドライブの抑制につながりうる。この呼吸抑制は，2 剤を単独で用いたときに予想される作用よりも強力である。さらに，ベンゾジアゼピンの中には強い心筋抑制をもたらし，心拍出量が減少している患者やショックの患者では禁忌になる薬物もある。麻薬と併用する場合に適切なベンゾジアゼピンを選択するには，患者の状態や臨床上のゴールを注意深く評価しなければならない：

- その薬物を用いるのは，短期間の鎮静か長期間の鎮静か？
- 持続投与が必要か，間欠的な静注で十分か？
- 何か考慮すべき特別は患者因子があるか？

> **!** 適切なベンゾジアゼピンを選択するには，患者の状態や臨床上の目的を注意深く評価しなければならない：
> - その薬物を用いるのは，短期間の鎮静か長期間の鎮静か？
> - 持続投与が必要か，間欠的な静注で十分か？
> - 何か考慮すべき特別な患者因子があるか？ **!**

ミダゾラム（0.1mg/kg）は最も一般的に用いられるベンゾジアゼピンの 1 つである。作用発現が早く，半減期は比較的短い（2 時間）。肝臓で速やかに代謝され尿中に排泄される。腎あるいは肝機能障害がある患者では半減期が著明に延長する可能性があるため，注意して使用しなければならない。ミダゾラムは抗不安や持続投与による長期間の鎮静にはよい選択肢である。さらに，難治性痙攣を速やかに治療するために低用量から増量していくことができる。ミダゾラムはベンゾジアゼピンの中で心抑制がもっとも弱く，心拍出量がわからない患者に対して最も適した GABA 作動性薬である。

lorazepam（0.1mg/kg）はミダゾラムよりも作用発現が遅いが半減期は非常に長い（14 時間）。このため，

痙攣治療の第1選択薬であり，また長期間の鎮静にもしばしば用いられる（**15章**）。ミダゾラムと同様に，肝臓で速やかに代謝され腎臓から排泄される。半減期が長いため，肝または腎機能障害のある患者では選択されることは少ない。ミダゾラムよりも心抑制が強いように思われるため，ショックの遷延している患者や低心拍出量の患者では使用を避けるべきである。lorazepam は長期間の鎮静が必要な患者において，間欠的投与で効果がある。しかし，製剤にプロピレングリコールが含まれているため，長期間，特に持続投与すると，著明な乳酸アシドーシスの危険がある。さらに，他の薬物と配合変化を起こすため，持続投与では選択しづらい。

ジアゼパム（0.2mg/kg）の半減期はきわめて長い。おもに肝臓で代謝されるため肝または腎機能障害のある患者には用いるべきでない。lorazepam と同様に，製剤にプロピレングリコールが含まれているため，末梢からの静注で痛みを生じたり，乳酸アシドーシスを引き起こすかもしれない。これらの理由から，本来はベンゾジアゼピンの離脱症状からの回復時に，経口で最もよく用いられる。

D. バルビツレート

バルビツレートは，深刻な副作用のない薬物が使えるようになったため，以前に比べるとあまり使われなくなっている。しかし，特に頭部外傷，ICP 上昇，難治性痙攣などいくつかの状況では理想的な薬物となりうる。バルビツレートはすべて強力な GABA 作動薬であり，全般的に中枢神経系を抑制し，それに伴って脳灌流を減少させる。これらの薬物は強い呼吸抑制を引き起こすので，使用時にはいつでも高度な気道管理が必要になることを予想しておかなくてはならない。すべてのバルビツレートは血管拡張と同時に心抑制を引き起こすので，心拍出量が低下している患者，ショックの患者，血管内容量が足りない患者では使用してはならない。心予備能がわずかしかない患者では，単回投与後ですら高度低血圧になるかもしれない。

フェノバルビタール（負荷投与量20mg/kg，分割投与されることもある，維持投与量5mg/kg/day，12時間ごと）は，難治性痙攣治療の第3選択薬としてしばしば用いられる。しかし，6カ月未満の難治性痙攣患者では，肝臓の代謝機能が未熟なために第2選択薬となる（**15章**）。フェノバルビタールは作用発現が比較的遅く，半減期が非常に長い（24〜96時間）。臨床使用は，難治性痙攣，バルビツレート依存症の治療，または血行動態が安定した鎮静が困難な患者への鎮静補助に限定すべきである。

pentobarbital（1mg/kg）は難治性痙攣における第4選択薬で，通常一時的な昏睡状態に導くことを意図して使われる。半減期はほぼ20時間で，持続投与する場合にはバイスペクトラル・インデックス（BIS）や脳波などのより高度な脳のモニタリングが必要である。この薬物は，強い心筋抑制に加えて，好中球を不活性化し，これに関連して感染症のリスクを増加させるため，持続動脈圧モニタリング下においてのみ使用すべきである。ミダゾラムの持続投与が大部分の pentobarbital 投与にとって代わったが，ICP 亢進患者への気管挿管時の麻酔導入や，薬物による昏睡状態の維持では今も検討される。

E. プロポフォール

プロポフォール（ボーラス投与量1〜2mg/kg，持続投与50〜150μg/kg/min）は，前述した他の薬物に関連する多くの問題を回避できる，非常に使いやすい短時間作用型の薬物である。一般に使われている麻酔薬とは関連がないが，ベンゾジアゼピンやバルビツレートと同様に中枢神経系の GABA 受容体の作用を増強することによって効果を発揮するようである。プロポフォールの作用発現はきわめて早く，肝臓で速やかに除去され，呼吸抑制をわずかにしか呈さないため，短時間の処置や麻酔導入には理想的である。しかし，他の薬物と同様にプロポフォールにも鎮静前の計画で注意深く考慮しなければならない点がいくつかある。第1に，卵と大豆由来の製剤を含む混合液との化合物であるため，これらにアレルギーのある患者には投与できない。第2に，プロポフォールは血管拡張を引き起こし脱水の患者では著明な低血圧をきたすため，蘇生中の患者，ショックの患者，心拍出量に問題のある患者では決して使用すべきではない。第3に，プロポフォールは低用量ではミオクローヌス様の動きと関連があると考えられているが，興味深

いことに難治性痙攣の治療において効果的な補助薬である。第4に，プロポフォールはそれ自体に鎮痛作用がないため，疼痛を伴う処置にはフェンタニルなどの麻薬と組み合わせて用いなければならない。最後に，プロポフォール注入症候群 propofol infusion syndrome のリスク上昇は長期間の使用と高投与量と関連している。この症候群では難治性の乳酸アシドーシス，不整脈，低血圧が生じるが，これらはミトコンドリア"毒性"によって引き起こされているようである。これはおそらく不可逆的である。

プロポフォールはそれでも，いくつかの状況では優れた薬物である。比較的健康な患者における短時間の処置（単独骨折の整復や中心静脈路挿入など）に，低用量の麻薬と併用する場合，これは理想的である。難治性のてんかん重積状態の初期治療にも考慮すべきである。同様に，十分に蘇生された後の外傷性脳損傷患者における，気管挿管時の麻酔導入において優れた薬物である。重度の低血圧，一過性無呼吸，全身麻酔の急速導入が引き起こされることがあるため，プロポフォールを使う医師は呼吸管理に熟練しているとともに，プロポフォール投与のトレーニングや経験を積んでいなければならない。

F. ケタミン

ケタミン（静注1〜2mg/kg，筋注3〜4mg/kg）はいくつかの病態において理想的な薬物となる特徴をもっている。ケタミンは血圧と呼吸を保ちつつ，鎮痛と鎮静の両作用をもつ N-メチル-D-アスパラギン酸（NMDA）のアンタゴニストである。肝臓で代謝され，その代謝産物は尿中に排泄される。作用発現は早く，速やかに除去される。ケタミンは強力な唾液分泌促進薬で，喉頭痙攣を予防するために抗コリン薬（グリコピロニウムやアトロピンなど）を併用する必要があるかもしれない。さらに，強力な解離性麻酔薬としての特徴とそれに伴う覚醒反応があるため，ミダゾラムなどの低用量のベンゾジアゼピンの同時投与が必要である。

ケタミンは痙攣閾値を下げる可能性があるため，既知の痙攣がある患者では注意して使用しなければならない。持続投与中に一過性のICP上昇を引き起こすと報告されているが，最近の研究では実は血圧を下げずにICPを低下させるので脳灌流圧を維持することが示唆されている。これらの研究は，ケタミンが外傷性脳損傷と頭蓋内圧亢進症，いずれの患者にも安全に使用できることを示唆している。ケタミンは一過性にカテコールアミン放出を増加させるが，それは血圧維持に有益である。さらに，このカテコールアミンサージによるβ_2の直接刺激，それによる気管支拡張が起こる。ケタミンの気道を維持する性質はβ_2刺激作用と相まって，喘息患者の鎮静に優れた選択肢となる。しかし，カテコールアミンのαおよびβ_1刺激のため，高血圧患者での使用は禁忌となる。最後に，ケタミンは陰性変力作用があるようで血圧の維持にはカテコールアミンサージが必要である。この原則を理解していないと，カテコールアミン抵抗性の敗血症性ショックの患者のようにカテコールアミンが枯渇した患者では，高度低血圧をきたす可能性がある。

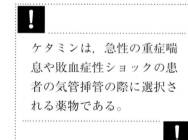

ケタミンは，急性の重症喘息や敗血症性ショックの患者の気管挿管の際に選択される薬物である。

ケタミンは喘息を合併する小児における，気管挿管の際の第1選択薬として，また短期間，長期間の鎮静に考慮すべきである。ケタミンはまた，呼吸状態は安定しているが気道確保困難の可能性がある患者における，短時間の疼痛を伴う処置の鎮静に理想的である。

G. デクスメデトミジン

デクスメデトミジンは静注で用いる，選択的α_2アドレナリン受容体作動薬である。その活性はクロニジンと同様で，中枢と末梢の両受容体において交感神経抑制薬として働く。直接的にノルアドレナリンの放出を抑制し，鎮痛と鎮静をもたらす。作用発現は早く，肝臓で速やかに代謝され不活性代謝物となる。デクスメデトミジンには呼吸抑制がほとんどないが，交感神経抑制作用の結果，心拍数と血圧をわずかに低下させる。デクスメデトミジンは，急速に投与するとα_1受容体の拮抗作用によって一過性の高血圧を引き起こすため，持続投与または緩徐静注で投与しなければならない。房室結節のブロッカーを服用してい

る患者，徐脈，循環血液量減少，または心拍出量が減少している患者では，内因性カテコールアミンを枯渇させることによって，これらの病態を悪化させる可能性があるので，デクスメデトミジンを投与してはならない。これらを考慮して，呼吸機能を維持する鎮静薬の第1選択薬として，小児科領域においてデクスメデトミジンはより頻繁に使われるようになっている。

VI. 筋弛緩薬（神経筋遮断薬）の副作用と禁忌

筋弛緩薬は，集中治療のいくつかの状況で不可欠である。骨格筋の弛緩によって気管挿管時の声帯の損傷の予防，重要な処置中の完全な無動化の維持，深い鎮静だけでは困難な患者の人工呼吸が可能になる。しかし，高度な気道管理が確実にできなければ，筋弛緩薬は100％致死的である。この理由から，筋弛緩状態になった後に患者の気道を維持する能力に自信がなければ，筋弛緩薬を投与してはならない。さらに筋弛緩薬は痛みの伝達を抑制しないので，鎮静下の患者に著しい恐怖とストレスを与えかねない。このため，十分な鎮静と鎮痛なしに筋弛緩薬を投与してはならない。最後に，非脱分極性筋弛緩薬は，特にステロイドと併用すると重症疾患において遷延する多発神経症を引き起こす危険性がある。これによって入院期間が著明に延長し，合併症が増加する。

これらの薬物は，使い方を間違えれば致死的となり，十分に気道管理のスキルを身につけた臨床医によってのみ使用されるべきである。気道が緊急事態にあることを察知したら，直ちに助けを求めるべきである。

A. 脱分極性筋弛緩薬

筋弛緩薬は，神経筋接合部（NMJ）での作用にもとづいて大きく2つのグループに分類される。脱分極性筋弛緩薬はシナプス後膜のナトリウムチャネルを開口することで，それ以上の神経筋伝達を阻害する。ひとたび膜が脱分極すると，アセチルコリンはそれ以上活動電位を筋肉に伝導することができず，筋弛緩が引き起こされる。

スキサメトニウム（静注1mg/kg，筋注3mg/kg）は今日米国で用いられている唯一の脱分極性筋弛緩薬である。作用発現はきわめて短く（1分未満），肝臓や腎臓の機能と関係なく数分以内でコリンエステラーゼによって完全に代謝される。その作用機序の結果，短時間の線維束攣縮に引き続いて弛緩性麻痺が生じる。非脱分極性筋弛緩薬を少量併用すると線維束攣縮を抑制できる。作用発現の早さと持続時間の短さは非常に望ましいが，重大になりうる副作用がいくつかある：

- 悪性高熱症
- 横紋筋融解症
- 徐脈
- 高カリウム血症
- 眼圧上昇
- ICP上昇

これらの理由から，外傷や神経筋疾患患者の大部分，ICP上昇，緑内障，著明なアシドーシス，代謝異常のある症例では脱分極性筋弛緩薬の使用は禁忌である。これらの病態がない患者には非常に優れた薬物であるが，

スキサメトニウムが投与されている患者では，心停止を引き起こす著明な高カリウム血症が生じる。

みだりに使うべきではない。

B. 非脱分極性筋弛緩薬

脱分極性筋弛緩薬と異なり，非脱分極性筋弛緩薬は受容体に結合することでアセチルコリンをブロックする。このようにしてNMJでの伝達を抑制し，それらが代謝されるまで筋弛緩をもたらす。非脱分極性筋弛緩薬はすべてスキサメトニウムと比べて作用発現が遅く，回復までにより長時間を要する。

ロクロニウム（1mg/kg）は非脱分極性筋弛緩薬の中で作用発現が最も早く，1〜2分である。またその作用時間も最も短く，約30分である。ロクロニウムは本来肝臓で代謝されるが，腎疾患の患者においてその作用が遷延する。作用時間が短いため，ロクロニウムは長期間の筋弛緩ではよい選択肢ではないが，短時間の筋弛緩が必要なとき（気管挿管操作など）の最も優れたスキサメトニウムの代替薬である。

ベクロニウム（0.1mg/kg）は長時間の筋弛緩が必要なときに，より長い神経筋遮断が得られる。ベクロニウムは筋弛緩からの回復に約60分を要するが，乳児では単回投与で筋弛緩が数時間残存するかもしれない。肝疾患患者ではクリアランスが著明に減少し，腎機能障害もクリアランスを低下させるかもしれない。ベクロニウムはおそらく長期間の持続的な鎮静に最も適した非脱分極性筋弛緩薬である。

pancuronium（0.1〜0.15mg/kg）は今なお臨床使用されている最も長時間作用型の非脱分極性筋弛緩薬である。単回投与で2時間以上の筋弛緩が得られる。ロクロニウムやベクロニウムと同様に，pancuroniumのクリアランスは肝疾患や腎疾患のある患者で著明に減少する。残念ながら，作用時間が長いという利点よりも迷走神経抑制作用がより重大である。pancuroniumは著明な頻脈を引き起こし，患者によってはそれが許容範囲を越えるかもしれない。これらのことを考慮すると，おそらくpancuroniumは，ベクロニウムが手に入らないときの選択肢の1つにすぎない。

atracurium（0.5mg/kg）とcisatracurium（0.1mg/kg）はHoffman分解によって除去される臨床上有用な非脱分極性筋弛緩薬で，腎または肝不全患者でも安全に用いることができる。atracuriumは著明なヒスタミン遊離とその結果生じる低血圧を引き起こすので，アレルギーや喘息患者では避けなければならない。cisatracuriumではこの副作用は大幅に緩和されており，重症肝疾患や腎不全患者における筋弛緩薬として考慮することができる。

VII. 拮抗薬

鎮静，鎮痛または筋弛緩薬の作用を拮抗できる臨床で使える薬物はごくわずかしかない。しかし，さまざまな状況で合併症や死亡率を減少させることができる薬物もある。いかなる鎮静においても，それらの薬物をすぐに使えるようにしておくべきだが，その使用は状況に応じて調節しなければならない。

ナロキソン（1回0.1mg/kg，最大2mgまで）はすべてのオピオイドに対する特異的な拮抗薬である。ナロキソンはオピオイドを受容体から解離させるため，その作用は即座に現れる。高用量では，呼吸抑制や鎮痛を含むオピオイドのもつすべての作用が同時に減弱する。低用量では，鎮痛作用を残して呼吸抑制だけを拮抗できるかもしれない。しかし，この薬物は緊急時にしか使用しないため，低用量から徐々に増量していく時間はないだろう。ナロキソンはほとんどの麻薬よりも半減期が短いため，患者の血液中から残存している麻薬が除去されるまで間欠的に再投与する必要があるだろう。実際，長時間作用型の麻薬には，通常，ナロキソンの長期間の持続投与が必要である。意識レベルが低下し呼吸努力が乏しい患者に対して，ナロキソンは救急外来で診断に用いることができる。麻薬の過量投与の患者に完全に拮抗できる量を投与した場合，その効果に関しては疑いがない。しかしナロキソンの本来の用途は，麻薬による呼吸抑制を拮抗し，気管挿管を回避することである。

フルマゼニル（flumazepil）は，ベンゾジアゼピンの特異的拮抗薬である。その半減期は比較的長く約1時間であるが，肝不全患者では著明に延長する可能性がある。フルマゼニルはベンゾジアゼピン過量投与による鎮静作用と呼吸抑制の両方を完全に拮抗する。ナロキソンと違い，フルマゼニルにはいくつかの副作用があり，そのためいかなる状況でもこれを選択するのは望ましくない。第1の，そして最も重大なものは，痙攣の既往がある患者だけでなく既往のない患者でさえも痙攣を誘発する危険性があることである。フルマゼニル投与後に患者が痙攣を起こすと，その痙攣はベンゾジアゼピンで止めることができないだけでなく，第2，第3選択薬に対しても難治性になるかもしれない。第2に，フルマゼニルは治療困難な不整脈，頻脈，高血圧を引き起こしうる。最後に，フルマゼニルによって，多剤過量投与に関連する三環系抗うつ薬の過量投与の作用が顕著になる可能性がある。これらの理由から，いかなる場合も，フルマゼニルはベンゾジアゼピンの過量投与を診断するために用いるべきではない。実際には，多くの重大な合併症の可能性があるため，ベンゾジアゼピンの過量投与とわかっている場合でさえも，フルマゼニルは避けるべきである。より安全な代替手段は，ベンゾジアゼピンが除去されるまで患者の気道を確保しておくことである。唯一の例外は，高度な気道管理によって換気または酸素化することができない呼吸不全と，ベンゾジアゼピンの過量投与を合併した患者である。

非脱分極性筋弛緩薬もある程度は拮抗が可能であるが，それはオピオイドやベンゾジアゼピンのように直接的にではない。非脱分極性筋弛緩薬は，NMJへのアセチルコリンの結合を拮抗することで作用を発揮するので，ネオスチグミン（0.025～0.1mg/kg/回）のような高用量の抗コリンエステラーゼ薬によってその作用を拮抗できる。しかし，ネオスチグミンはNMJと同様にムスカリン受容体でのアセチルコリンレベルも上昇させる。筋弛緩を拮抗するために高用量のネオスチグミンを投与するときに抗コリン薬を併用しなければ，患者はアセチルコリンエステラーゼ中毒の症状（唾液分泌の増加，高熱，縮瞳，徐脈）を呈するであろう。これらの副作用を予防するために，筋弛緩を拮抗する量のネオスチグミンにアトロピンかグリコピロニウムを併用することができる。非脱分極性筋弛緩薬による筋弛緩の拮抗に必要な時間は，それらに占拠されている受容体の割合によってさまざまである。それゆえ，抜管を試みる前に，補助なしで自発呼吸があることを確かめなければならない。非脱分極性筋弛緩薬を拮抗する方法は，その作用機序が違うためスキサメトニウムでは有効ではない。しかしスキサメトニウムは速やかに除去されるので，拮抗薬は通常必要ない。これは作用発現の早さに加えて，非脱分極性筋弛緩薬と比較したときの利点の1つである。

VIII. タキフィラキシーと医原性離脱症状

タキフィラキシー（速成耐性）は，長期間の使用によって薬物の効果が減弱する現象を表す。これは通常，薬物代謝の増加か受容体のダウンレギュレーションの結果である。ほとんどの薬物はタキフィラキシーを呈するが，その反応は患者ごとに異なる。患者がその薬物に曝露された期間が長いほど，十分な鎮静および鎮痛が得られる投与速度や投与量は増加すると予想される。実際，タキフィラキシーは，望むべき臨床上の目標に達するために，事前につくられた薬物投与計画に薬物を追加しなければならないほど，顕著になりうる。患者が筋弛緩状態であるにもかかわらず鎮静や鎮痛レベルが不十分になる可能性があるので，これは，筋弛緩薬を持続投与している患者では特に重要である。この結果，患者は筋弛緩状態のまま覚醒し，強い痛みを感じることになる。

IX. オピオイドおよびベンゾジアゼピンの離脱症状

A. 薬物治療戦略

オピオイドとベンゾジアゼピンの離脱症候群は，治療に5日以上を要した患者，特に合成オピオイドを持続投与した患者では予想しておかなければならない。ベンゾジアゼピンの離脱症状を防ぐために，抜管が予想される1～2日前からlorazepamのような長時間作用型の薬物を開始する。そうすることで，患者の

抜管が近づいたらミダゾラム投与を減量そして中止することができる。同様に，メサドンはオピオイド相当の（2剤の薬効動態の違いを埋め合わせる）投与量で開始することができる。最初の約1日は6時間ごとに投与し，その後投与間隔をのばしていく。小児集中治療医や疼痛管理の専門家にコンサルテーションしながら注意深く，低用量から増量していくのがしばしば有効である。メサドンは，1日目は3～4回に分けて投与するが，薬の蓄積を防ぐために投与間隔をのばし，1日投与量も減量していく。

lorazepamやメサドンは，通常数日から数週間かけて個々の患者に合わせて減量していくが，それはベンゾジアゼピンやオピオイドを投与されていた期間によって決まり，治療目標は，興奮，痙攣，頻脈，高血圧，下痢，嘔吐といった離脱症状による明らかな身体的合併症を予防することである。これらの薬物を適切に減量していくことで，臨床症状と精神的な混乱からの回復が促進される。

B. 興奮を抑える非薬理学的戦略

小児集中治療室の環境は，患者や家族を混乱させるようなものである。治療室で，プライバシーが守られ，看病する家族が常にそばにいることができ，音や明かりを調節できるなら，幼い患者の不安は軽減されるだろう。同様に，日中は日光に当て夜は静かで暗くし概日リズムを整えることで，薬物投与量の増加を最小限にすることができる。チャイルド・ライフ・スペシャリストは，投与量を減らし，日中に短時間麻薬や鎮静薬の投与を止める時間をつくることができるように，患者の気を紛らせ楽しませるのに非常に役立つであろう。

鎮静，鎮痛，筋弛緩

Key Points

- 鎮静，鎮痛，筋弛緩は重症患者の治療に必要であるが，適切に用いなければ合併症や死亡率の増加につながりかねない。

- 鎮静，鎮痛，筋弛緩に関連するリスクの多くは，慎重に鎮静前計画を立て準備することで，減らすまたはなくすことができる。

- 薬物は臨床上の目的と個々の患者の状態にもとづいて選択すべきである。すべての状況において理想的な薬物または薬物の組み合わせは存在しない。

- 薬物にはそれぞれ副作用や禁忌があり，それらと到達しようとする臨床上の目的とを慎重に秤にかけて考えなければならない。

- もし患者の気道を維持し換気および酸素化する能力に自信がなければ，鎮静をはじめる前により経験のある医師に協力を求めるべきである。

- 鎮静レベルを選択するときはいつでも「低いレベルからはじめてゆっくり上げていく」。

- 臨床医は自分の限界を認識し，患者や病態に不安があるときには鎮静をはじめるべきではない。同様に薬物を組み合わせて使うことに自信がなければ，それらを使うべきではない。

- すべての薬物でタキフィラキシーが生じることを予測し，常に患者ごとに投与量を調節しなければならない。

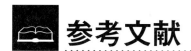 **参考文献**

1. Bar-Joseph G, Guilburd Y, Tamir A, Guilburd JN. Effectiveness of ketamine in decreasing intracranial pressure in children with intracranial hypertension. *J Neurosurg Pediatr*. 2009; 4:40-46.
2. Cook DR. Neuromuscular blocking agents. In: Fuhrman BP, Zimmerman J, eds. *Pediatric Critical Care*. Philadelphia, PA: Mosby Elsevier; 2006:1729-1747.
3. Heard CMB, Fletcher JE. Sedation and analgesia. In: Fuhrman BP, Zimmerman J, eds. *Pediatric Critical Care*. Philadelphia, PA: Mosby Elsevier; 2006:1748-1779.
4. Kraemer FW, Rose JB. Pharmacologic management of acute pediatric pain. *Anesthesiol Clin*. 2009;27:241-268.
5. Playfor S, Jenkins I, Boyles C, et al; United Kingdom Paediatric Intensive Care Society Sedation; Analgesia and Neuromuscular Blockade Working Group. Consensus guidelines on sedation and analgesia in critically ill children. *Intensive Care Med*. 2006;32:1125-1136.
6. Practice advisory for preanesthesia evaluation: a report by the American Society of Anesthesiologists Task Force on Preanesthesia Evaluation. *Anesthesiology*. 2002;96:485-496.
7. Practice guidelines for management of the difficult airway: an updated report by the American Society of Anesthesiologists Task Force on Management of the Difficult Airway. *Anesthesiology*. 2003;98:1269-1277.
8. Practice guidelines for preoperative fasting and the use of pharmacologic agents to reduce the risk of pulmonary aspiration: application to healthy patients undergoing elective procedures: an updated report by the American Society of Anesthesiologists Committee on Standards and Practice Parameters. *Anesthesiology*. 2011;114:495-511.
9. Practice guidelines for sedation and analgesia by non-anesthesiologists. American Society of Anesthesiologists Task Force on Sedation and Analgesia by Non-Anesthesiologists. *Anesthesiology*. 2002;96:1004-1017.
10. Weingart SD, Levitan RM. Preoxygenation and prevention of desaturation during emergency airway management. *Ann Emerg Med*. 2012;59:165-175.
11. Yaster M, Easley RB, Brady KM. Pain and sedation management in the critically ill child. In: Nichols DG, ed. *Rogers' Textbook of Pediatric Intensive Care*. Philadelphia, PA: Lippincott Williams and Wilkins; 2008:136-165.

21章
侵襲的医療機器

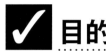 目的

- さまざまなタイプのチューブやカテーテルについて，その特徴を説明できる。
- 年齢に応じたチューブタイプやサイズを比較する。
- 種々の機器についてその適応を理解する。
- 侵襲的医療機器の使用に起因する合併症を理解する。

症例

3カ月の男児，両親につれられ救急受診した。未熟児で生まれ気管切開チューブ，経幽門栄養チューブ，Broviacカテーテル（C.R. Bard, Inc.）が新生児期に造設，留置されている。栄養チューブが抜け，中心静脈カテーテル挿入部位が発赤し，緑色膿が認められる。男児は過敏な状態でかつ発熱しており，頻脈，呼吸仕事量の増大もみられる。

Detection（発見）

——この患者の生理学的状況は？

——最も可能性の高い，そして最も重篤な診断は何か？

Intervention（処置）

——可能性のある診断のうち早急な対応が必要なものは何か？

——優先される評価事項および管理方針は何か？

——評価の過程で追加したい検査は何か？

Reassessment（再評価）

——現在の治療は効果的か？

──培養を行う必要はあるか，抗菌薬は必要か，他に治療介入すべきことはあるか？

Effective Communication（効果的なコミュニケーション）

──患者の状態が急変した場合は誰に，どのように知らせるべきか？

──この患者の治療を行うのに最も適している病棟はどこか？

Teamwork（チームワーク）

──治療戦略をどのように遂行していくか？

──いつ誰が何を行うべきか？

I. はじめに

医療技術の進歩により子どもの死亡率は下がったが，それにより，より複雑な医療を提供することが求められるようになった。また，技術の進歩により，病院外でも複雑な医療機器に囲まれて生活する子どもたちがでてきた。これらの慢性的かつ複雑な背景をもつ子どもたちは重篤な急性疾患をきたす可能性も高い。また，それらの機器により生存条件の一部が維持されているため，これら侵襲的機器による合併症のリスクも非常に高くなる。機器の不調，感染，位置の異常などは，いずれの場合も基礎疾患の増悪につながる。また，侵襲的医療機器では種々のチューブやカテーテル類の使用が必要となるが，これらは慢性疾患の子どもだけではなく，急性重症疾患の子どものケアに用いられることも多い。

II. チューブ

A. 一般情報

小児重症患者の治療にはさまざまなタイプのチューブが使用され，体内スペースへの経路として機能する。人工気道，血管カテーテル，消化管（GI）チューブ，腹腔内カテーテル，内シャント，膀胱カテーテル，胸腔ドレナージチューブなどがそれに該当し，患者の年齢，体重あるいは解剖学的なサイズに従って，さまざまなサイズの中から選択される。気管チューブについては2章，脳神経外科関連のシャントについては15章で取り上げた。

B. 消化管チューブ

消化管チューブは，通常，ポリウレタンあるいはシリコンでできており，シングルかダブルルーメンになっている。先端は重りが付いているタイプと付いていない開放型がある。一般的に挿入する部位と到達する部位で呼称することになっている（例えば，経鼻胃チューブ）。典型的には，直接のアクセスを得るため，消化管内容物（空気，血液，分泌物，毒物）を除去するため，あるいは薬物，栄養，洗浄液の注入に使用される。その他，消化管内圧の早急な減圧ができる，水分，電解質，栄養の補充，薬物投与，樹脂などを使用した電解質除去ができるなどの利点がある。洗浄による体温調節も可能である。直径はフレンチ（F）で表される（1フレンチは0.33mmに相当）。小児サイズは，おおむね5〜16フレンチとなる（**表21-1**）。

1. 経口胃（OG）チューブ，経鼻胃（NG）チューブ

経口胃（OG）チューブや経鼻胃（NG）チューブは診断にも治療にも使用される。侵襲的あるいは非侵襲

表21-1　経鼻胃チューブのサイズ

年齢	体重（kg）	経鼻胃管（フレンチ）
0～6カ月	3.5～7	5～10
1歳	10	10
2歳	12	10
3歳	14	10～12
5歳	18	12
6歳	21	12
8歳	27	14
12歳	さまざま	14～16

的人工呼吸サポート下における胃内の減圧，薬物過剰摂取，出血あるいはイレウス時における胃内容物の除去などによく使用される（図21-1）。

OGチューブは口腔より挿入し，NGチューブは鼻腔より挿入する。OGチューブは硬口蓋に沿って鼻咽頭に向けて進める。両者ともチューブは咽頭そして食道を経由し，先端を胃内に留置する。OG

> ❗ 経鼻胃チューブは前頭蓋底骨折あるいは顔面顎損傷の疑いがある，またはその診断がついている場合には禁忌である。❗

図21-1　経鼻胃チューブ

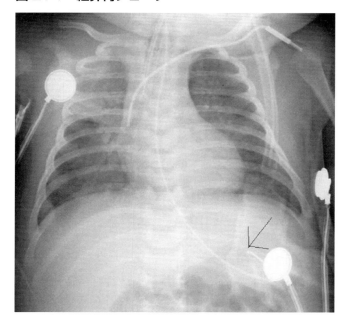

チューブは頭部外傷患者，特に前頭蓋底骨折あるいは顔面顎損傷のケースに推奨される。経鼻チューブは篩骨篩板を介し頭蓋内に迷入するおそれがある。

Salem Sump（Covidien AG）はダブルルーメンで先端に重りがなく開放型となっているため，胃内の減圧によく使用される。一方のルーメンは空気をチューブ先端まで送りこむことができるように設計されており，もう一方は吸引手技により胃粘膜脱落などによるチューブ自体の閉塞を防止することができるようになっている。Salem Sumpチューブには逆流防止弁が付いており，胃内容物の逆流を防ぐこともできる。従来のSalem Sumpチューブは硬く，開放型であることからチューブ栄養目的での使用には向いておらず，減圧，洗浄，薬物投与に使用されることが多かった。しかし，新しいタイプのものには経腸栄養用の安全連結部品が付いている。

2. 栄養チューブ

非外科的栄養チューブは十分な栄養を嚥下できないような場合に経腸栄養を確立するために用いる。たいていの場合は急性疾患に対する一時的な使用となるが，長期間使用する場合もある。重りの有無にかかわらず，経腸栄養には細いシングルルーメンチューブがよく使用される。パッケージにスタイレットが入っていることがあるが，これはチューブが留置された後，抜去しておかなければならない。長期間の使用においては，副鼻腔炎，耳炎，鼻腔組織壊死などの合併症のリスクが低いため，太いNGチューブよりも細

い栄養チューブが好まれる。しかし，細い栄養チューブは胃内容物のドレナージには向いていない。患者の状態，予後，家族の好みなどにも左右されるが，長期・短期の栄養，水分・薬物の注入などに使用される。また，先端をどこに留置するかによって（NG あるいは経幽門），栄養方法が変わることを認識してく必要がある。NG 留置はボーラス，持続的栄養の両方に使用できる。経幽門（経鼻十二指腸，経鼻空腸）留置は持続的栄養のみ使用可能である。ボーラス栄養は十二指腸，空腸が大量の水分・栄養投与に耐えることができないため使用すべきではない（図 21-2 〜 21-4）。

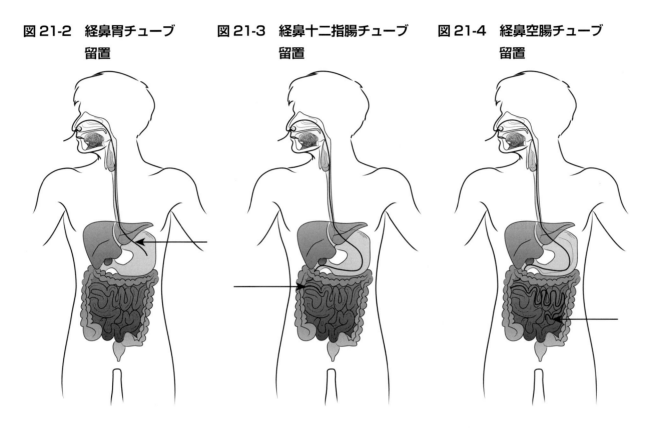

図 21-2　経鼻胃チューブ留置　　図 21-3　経鼻十二指腸チューブ留置　　図 21-4　経鼻空腸チューブ留置

3. 合併症

胃腸管へのチューブ留置に関連する頻度の高い合併症を**表 21-2** に示す。チューブそのものの不具合が疑われる場合は，連結部品などをすべて取り除き，5 〜 10mL の水あるいは空気でチューブをフラッシュしてみる。もし，容易にフラッシュできればチューブ自体は壊れていないと考えてよい。フラッシュできなければチューブ内が閉塞していると考えられるため，交換が必要になる。

表 21-2　細い栄養チューブを留置する場合に頻度の高い合併症

- 気管への留置による咳，嗄声，呼吸苦
- 鼻出血
- 食道あるいは後鼻腔内でチューブがコイル状になる
- 食道裂傷，腸管穿孔
- 患者による自己抜管や留置位置の移動
- 誤嚥（適切な留置位置にあったとしても起こりうる）
- 栄養や薬物によるチューブ閉塞
- 挿入箇所の皮膚の炎症や損傷
- 誤った胸腔内留置による気胸

C. 外科的栄養チューブ留置

最近では外科的に栄養チューブを留置することも珍しくなくなった。外科的に挿入するものとしては，胃瘻チューブ，胃空腸瘻チューブ，空腸瘻チューブなどがある。これらのチューブは胃内の減圧あるいは内容物排泄にも使用できる。場合によっては，排泄や減圧が十分にできないために，太いサイズのNGあるいはOGチューブの留置が同時に必要となることもある。

1. 胃瘻チューブ

現在，最も広く使用されているのは胃瘻チューブあるいは胃栄養チューブ（図21-5, 21-6）である。外科的（腹腔鏡下あるいは開腹による）あるいは内視鏡補助下での経皮的留置が必要となる。経皮的胃瘻造設術あるいは経皮的内視鏡下胃瘻造設術（PEG）によるチューブ留置は開腹する必要がなく，胃の開放

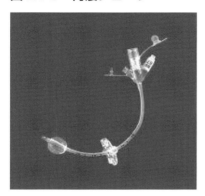

図21-5 胃瘻チューブ

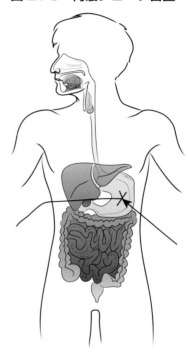

図21-6 胃瘻チューブ留置

孔をチューブを用いてつり上げ，腹壁前面と接触するようにする。PEGチューブには，硬い横棒が胃内に留置される部分に付属しており，抜けにくくなっているものがある。このタイプのチューブの除去には，再度内視鏡による処置が必要となる。成人と違い小児の場合，チューブを簡単に切断したり，消化管内に進めたりすることはできない。小腸閉塞や食道への「逆流（迷入）」による穿孔を伴う食道びらんなどが報告されている。胃と腹壁の接触不足による腹腔内汚染，あるいは留置の過程での他臓器損傷も起こりうる。

腹腔鏡下で留置されるチューブにはMIC-KEYチューブ（Kimberly-Clark）あるいは他のバルーンつきカテーテルが用いられる。これらのチューブもPEGと同様の方法で固定される。これら腹腔鏡下手技は開腹せずに留置が可能であると同時に，大腸などの隣接臓器の損傷を最小限にとどめることができる。どのカテーテルを用いるかはケースバイケースである。外科的な胃瘻チューブは一般的にMalecotカテーテルあるいはde Pezzerカテーテルを用いることが多く，これらは容易に引き抜くことができるという特徴がある（図21-7）。

図21-7 Mic-Keyボタン

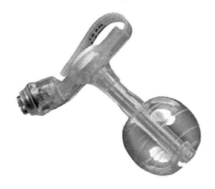

a. 合併症

胃瘻チューブの再留置においては，過剰な力がかからないよう心がけなければならない。無理矢理に留置を試みると，腹壁前面から胃壁が離脱し，胃内容物の腹腔内へのリークにつながる。再留置において，少しでも難しいと感じたり，初回の留置が4〜6週間以内と最近の場合は，正しく留置されているか確認するため造影検査を実

施する。

また，胃瘻チューブが何らかの理由で抜けてしまった場合，胃瘻孔を開通させておくためにFoleyカテーテルを代用留置しておく。単にガーゼをあてたり包帯で覆うだけでは，すぐに閉塞してしまうためである。

患者の腹壁の厚さを評価した後，皮下でバルーンが膨らまないように十分な余裕をもってFoleyカテーテルを進め留置する（最低，2〜3cmは必要となる）。胃内部でバルーンが開いたことを確認し，その後ゆっくりと引き抜き，腹壁にぴったり接着させる。幽門を越え，十二指腸内でバルーンが膨らむことは避けなければならない。そうでないと，胃出口部の閉塞や十二指腸穿孔が生じる。多くの場合，幽門はチューブが胃内に入った箇所から計測し，5〜7.5cmの距離のところに位置する。

> ! 胃瘻チューブが抜けてしまった場合には，挿入箇所を開通させておくために，Foleyカテーテルを速やかに留置する。!

このことを知っておくと，Foleyカテーテルを栄養チューブとして使用している場合の問題解決にも役立つ。カテーテルが皮膚にしっかり固定されていない場合，胃自体が蠕動によりバルーンを押し進め，知らない間に先端が幽門を越えてしまっていることがある。これによりボーラスで十二指腸内に栄養が投与されてしまうと，それによる近位小腸閉塞（嘔吐は胆汁様となる），腹部膨満などが起こりうる。これらの患者ではチューブ挿入箇所から過剰な内容物のリークがみられることがよくある。診断は挿入箇所からどれだけチューブが進んでいるかで評価する。バルーンの空気を抜きカテーテルを抜去，その後適切な深さ（2〜4cm）に留置し直し，しっかりテープでとめる。最もよいのは，胃の中に入り込むことがない，ボタン型の胃瘻チューブに留置し直すことである。

2. 胃空腸瘻チューブ

胃空腸瘻チューブは胃瘻チューブと似通ったチューブであるが，よくみると3つの開口部がある（バルーンにつながる箇所，胃につながる箇所，そして空腸へつながる箇所）。ケアと留置方法は胃瘻チューブと同様である。急性期には胃開放部を排液用に使用し，空腸箇所を栄養と薬物投与用に用いることがある。薬物を投与する場合はさらなる注意が必要となる。この箇所が閉塞してしまった場合，内視鏡，透視下あるいはエコーガイド下での再留置が必要となるからである。

3. 空腸瘻チューブ

空腸瘻チューブは胃チューブと類似したもので，胃ではなく空腸に留置されるが，一般に胃チューブよりも細く，硬くなっている。空腸瘻チューブは上部消化管をバイパスしなければならないような病態に対し，よい適応である。留置術後12時間経てば使用を開始してもよい（図21-8）。

なお，一般的な市販のミルクは栄養を目的として調合されており，ポンプや滴下で投与を行ってもチューブは詰まらないよう工夫されている。

> ! 細い栄養チューブは，特に特定の薬物投与に使用した場合に詰まりやすく，直接の洗い流しが必要になる。!

D. 胸腔ドレナージチューブ

胸腔ドレナージチューブ（胸腔チューブ，チェストドレーン，あるいはピッグテイルカテーテルとしても知られている）は柔軟なプラスティックチューブで，胸壁を経由し，胸腔内に留置される。脱気（気胸），液体や膿の排出（胸水，血液，乳び，膿胸）に用いられる。患者の状態や状況がどれほど切迫しているかにもよるが，針による胸腔穿刺は処置に時間を要さないため，胸腔ドレナージチューブの留置の前に行う場合もある。

チューブ自体は清潔で柔軟性があり，血液の凝固が起こらないように工夫されている。ビニール製やシリコン製のものがあり，さまざまなフレンチサイズ，長さのものがある。チューブのサイズは患者の解剖や留置の目的にもとづいて決定される（**表21-3**）。挿入箇所も留置目的によって変わる。例えば，脱気を目的とする場合は前方から肺尖部に向けて挿入し，胸水排液を目的とする場合は後方から肺底部に向けて挿入する。

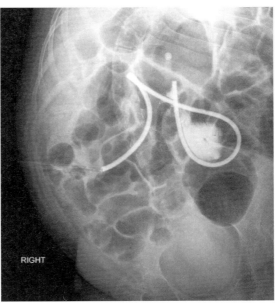

図21-8　空腸瘻チューブ

1. 合併症

おもな合併症は他の経皮的に留置するデバイスによるものと同じである（疼痛，不快，出血，感染）。さらに，皮肉なことだが，胸腔チューブ留置の適応となる気胸と血胸が，二次的な肺損傷として起こりうる。頻度は低いが，皮下気腫，胸神経損傷，肋間の血管損傷，あるいは他臓器（肺，心臓，横隔膜，肝臓，胃，膵臓）の損傷なども生じる。

他には，留置後のチューブの位置異常により合併症が生じる。チューブ位置が浅く，ドレナージ孔が胸腔外にでてしまっていると，エアリークや皮下気腫の原因となる。逆に深すぎる場合には，壁側胸膜や胸腔内組織に押しつけられて疼痛を惹起し，さらに組織損傷が起こりうる。

表21-3　胸腔チューブのサイズ

年齢	50パーセンタイルの体重（kg）	サイズ（フレンチ）
新生児	3～5	10～12
乳児	6～9	10～12
幼児	10～11	16～20
若年小児	12～14	20～24
小児	15～22	20～32
年長児	24～30	28～32

合併症はチューブが適切な位置に留置されていても起こりうる。誤って抜けたり，接続がはずれることもある。痛みを訴えて安静を保てない場合，小児では身体固定を行うことがあるが，それが原因となり無気肺をきたすこともある。挿入部位が炎症を起こし，組織の発赤や皮膚の脱落をきたすと，頻回にドレッシングをしなければならなくなることもある（**付録12**）。

> ! 胸部X線などによる位置確認が望ましい。

III. カテーテル

カテーテルとは体内の空洞，管や血管に挿入するチューブの総称である。排液，液体の注入，外科的手技にも使用する。例えば以下のような用途がある：

- 膀胱からの排尿

- 脳脊髄液の体内への排液（**付録15**）

- 経静脈的な水分，薬物，栄養投与

- 動脈圧や静脈圧の直接的計測

A. 尿道カテーテル

尿道カテーテル法は，プラスチック製のカテーテル（Foley カテーテルなど）を尿道を経由して膀胱に挿入する，あるいは恥骨上から直接挿入留置する。短時間留置ではない場合はバルーンを滅菌水で膨らませ，カテーテルが膀胱から抜けないようにしておく必要がある。このカテーテルを利用して尿を採取，測定し，さまざまな医学的目的で利用することもできる。さまざまなサイズ，素材（ラテックス，シリコン，ポリ塩化ビニル，テフロン），タイプ（Foley カテーテル，直線状のカテーテル，クーデチップ式カテーテル）がある。適切サイズのうち，最も細いものを選択することが望ましいが，リークが多い場合，あるいは十分に膀胱内から排尿を行いたい場合など，太めのものを使用しなければならないこともある（**表 21-4**）。尿が濃い，血液の混入がある，あるいは沈殿物や凝血塊が認められる場合も太めのものを使用したほうがよい。二分脊椎や尿生殖器異常を伴う場合，頻回あるいは長時間の外科的処置，ラテックス製品への粘膜曝露，年少児，アトピーや食物アレルギー歴のある小児は，ラテックスアレルギーの高リスクであり，ラテックス製のカテーテルを長期に使用すると，その後ラテックスに対し敏感となり，アレルギーになることもある。そのような場合は，シリコンあるいはテフロン製のものを使用する。

> ❗ 慢性疾患をもつ患者を治療する際には，ラテックスアレルギー歴についてよく確認しておく。❗

検体採取のために一時的にカテーテル挿入を行うこともある。神経損傷，特に脊髄損傷の患者に対しては，長期に間欠的清潔カテーテル排尿が必要となることもある。そのまま留置しておく場合は尿を貯留しておくための器具も必要となる。貯留装置との連結は滅菌環境で行われなければならない。

表 21-4　尿道カテーテルのサイズ

年齢	50 パーセンタイルの体重（kg）	サイズ（フレンチ）
新生児	3〜5	5〜8
乳児	6〜9	5〜8
幼児	10〜11	8〜10
若年小児	12〜14	10
小児	15〜22	10〜12
年長児	24〜30	12〜14

最も重要な合併症は感染である。さらに，出血，組織損傷，誤挿入，尿道損傷，腎損傷（通常，長期の留置で起こる），ラテックスアレルギーがあげられる。

B. 留置静脈カテーテル

水分，薬物，栄養あるいは血液製剤などを中心静脈から投与する目的で使用する。血液検体を採取したり，中には長期の間欠的血液透析用につくられたものもある。長期に使用できるものが数多くある。どのカテーテルを使用するかは目的によるが，患者，家族，あるいはケアチームの意向なども反映される。一般的に，カテーテルのタイプは留置方法とその特徴によって分類される。

1. トンネル型ライン

大きめの中心静脈に挿入し，皮下トンネルを経由し留置するものであり，Broviac（C.R. Bard, Inc.）（**図 21-9**），Hickman（C.R. Bard, Inc.），Permacath などのように，一般に商標名で呼ばれる。おもに長期の経静脈栄養，薬物投与，間欠的血液透析，血漿吸着療法などに使用される。カテーテルはダクロンカフで皮下トンネルの出口付近に固定され，誤抜去や感染などを防ぐことができるよう工夫されている。このカテーテルはかなり長期間であっても使用することができる。挿入には，通常，麻酔科医に

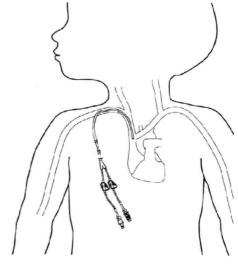

図 21-9　Broviac カテーテル

よる鎮静あるいは全身麻酔が必要であり，放射線科医あるいは外科医によって処置される。シングル，ダブル，トリプルルーメンのものがある。カテーテルの出口部分は，密封状態を保つよう包交を行う。一般的にカテーテルは，凝血塊による閉塞防止の目的で，定期的に抗凝固薬含有液（ヘパリンなど）でフラッシュしておかなければならない（表21-5）。

表21-5　ヘパリンフラッシュ

	説明	挿入箇所のケア[a]	フラッシュ
末梢IVカテーテル	16〜24ゲージのサイズがある。常にTあるいはYコネクターを使用する。	96時間ごと（あるいは適宜）に部位のローテーションを行う（基本的には個々の判断）	・NICUでは医師の指示する量。 ・その他の患者では，使用していないラインに対しては8時間ごと（あるいは適宜）にフラッシュ。 ・ヘパリンが指示されない場合はNS 2.5mLを使用，ヘパリンの場合は10U/mLを2.5mL使用。
中心静脈カテーテル	SVCあるいはそれを経由し留置されるすべての静脈カテーテル。	透明素材であれば週に1回，ガーゼであれば48時間ごと（あるいは適宜）に交換。中心静脈用のキットを使用する。2カ月未満の乳児にはクロルヘキシジンを使用しない。 ・NICUではポビドンヨードで3回清拭後，滅菌NSで洗い流し，包交する。 ・その他の2カ月未満の乳児はアルコールで3回清拭し，包交する。 ・2カ月以上の乳児はクロルヘキシジンで1回清拭し，包交する。	・NICUでは医師の指示する量。 ・その他の患者では使用していないルーメンごとに10U/mLのヘパリン溶液を2.5mL使用し，12時間ごと（あるいは適宜）にフラッシュ。 ・血液検体採取は，2mLを捨ててから検体を採取後，5〜10mLのNSでフラッシュ，その後使用しない場合は上記同様ヘパリン製剤でフラッシュ。
経皮的に挿入された中心静脈カテーテル	PICCは先端開放型，Groshong型のどちらでも可能。	最初のガーゼドレッシングは24時間以内に除去，その後透明素材であれば週に1回，ガーゼであれば48時間ごと（あるいは適宜）に交換。中心静脈用のキットを使用する。2カ月未満の乳児はクロルヘキシジンを使用しない。アルコールで3回，ポビドンヨードで3回清拭し，包交する。2カ月以上の乳児はクロルヘキシジンで1回清拭し，包交する。	・フラッシュに10mL以下のシリンジは使用しない。 ・NICUでは医師の指示する量。 ・その他の患者の場合，PICC：2.5mLのNSでフラッシュ後，10kg未満の乳幼児ではヘパリン10U/mLを2.5mL，10kg以上の乳幼児ではヘパリン100U/mLを2.5mL使用し，12時間ごとに各ルーメンをフラッシュ。 ・Groshongカテーテル：使用していない場合は3〜5mLのNSで8時間ごとに，輸血あるいは血液検体採取後は5〜10mLのNSでフラッシュ。 ・血液検体採取（3フレンチ以上のPICCの場合のみ）は2mLを捨ててから検体を採取後，5〜10mLのNSでフラッシュ，その後使用しない場合は上記同様ヘパリンでフラッシュ。
トンネル型中心静脈カテーテル	皮下トンネルを経由した中心静脈カテーテル。	透明素材であれば週に1回，ガーゼであれば48時間ごと（あるいは適宜）に交換。中心静脈用のキットを使用する。2カ月未満の乳児にはクロルヘキシジンを使用しない。 ・NICUでは，ポビドンヨードで3回清拭後，滅菌NSで洗い流し，包交する。	・HickmanあるいはBroviacカテーテル：NICUでは医師の指示する量。 ・その他の患者は，2.5mLのNSでフラッシュ後，ヘパリン10U/mLを2.5mL使用し，24時間ごとにフラッシュ。 ・Groshongカテーテル：使用していない場合は5mLのNSで7日ごとに，その他の場合は使用後に5〜10mLのNSでフラッシュ。

（つづく）

表21-5　ヘパリンフラッシュ（続き）

	説明	挿入箇所のケア[a]	フラッシュ
トンネル型中心静脈カテーテル（つづき）		・その他の2カ月未満の乳児は，アルコールで3回清拭し，包交する。 ・2カ月以上の乳児は，クロルヘキシジンで1回清拭し，包交する。	・血液検体採取は，2mLを捨ててから検体を採取後，5〜10mLのNSでフラッシュ，その後使用しない場合は上記同様ヘパリン製剤でフラッシュ。
埋め込み型ポート	外科的に埋め込まれたポートは平坦な膜をもつ。経皮的Groshongポートはドーム型の膜をもつ。	アクセスラインは7日ごと（あるいは適宜）に交換する。アクセスラインの交換時に週1回ドレッシングを交換。ガーゼを使用している場合は48時間ごとに交換。中心静脈用のキットを使用する。新しい翼状針セット（20または22ゲージ，3/4または1インチ針）を患者サイズに合わせ使用。	・フラッシュに10mL以下のシリンジは使用しない。 ・毎日1回，2.5mLのNSでフラッシュ後，10kg未満の乳児はヘパリン10U/mLを2.5mL，10kg以上の乳幼児はヘパリン100U/mLを2.5mL使用し，フラッシュ。退院時あるいは月に1回は，すべてのポートをヘパリン100U/mLを5mL使用してフラッシュ。 ・Groshongポート：使用後に5〜10mLのNSでフラッシュ，輸血あるいは検体採取後は10〜20mL使用する。使用していない場合，月に1回，10mLのNSでフラッシュ。弁に不具合がある場合はヘパリン100U/mLを5mL使用する。 ・血液検体採取は，3〜5mLを捨ててから検体を採取後，5〜10mLのNSでフラッシュ，その後使用しない場合は上記同様ヘパリンでフラッシュ。

IV：静脈，SVC：上大静脈，NICU：新生児集中治療室，NS：生理食塩液，PICC：peripherally inserted central catheter
[a]すべての静脈路に使用されているチューブおよびキャップ類は，96時間ごとに（あるいは個々人の判断で）交換する。経静脈栄養や脂肪製剤投与に使用しているチューブ類は，輸液の交換時（24時間ごと）に交換する。

2. ポート

皮下に留置するカテーテルであり，リザーバーにアクセスするためには針での穿刺が必要となる。上胸部の皮下スペースにポートを留置する（皮下に小さな隆起を触れることができる）。一般的に，Port-a-Cath（Smiths Medical）あるいはPowerPort（C.R. Bard, Inc.）が使用される。挿入直後に1回，その後は月1回の抗凝固薬しか必要としない。使用していない場合には感染のリスクは非常に小さい。化学療法や間欠的輸血のように間欠的に中心静脈路を使用する場合や，静脈路確保が困難であるが頻回の必要性が予測される場合に使用されることが多い（図21-10）。

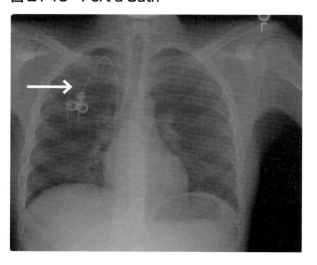

図21-10　Port-a-Cath

3. PICCライン

PICC（peripherally inserted central catheter）ラインは細い柔軟性のあるカテーテルで，通常は橈側皮静脈，尺側皮静脈，あるいは上腕静脈から挿入され，鎖骨下静脈などを経由し上大静脈内へ留置される（先端は心房血管接続部あたり）。局所麻酔や鎮静薬を使

用して，超音波あるいはX線透視下に挿入し，X線による留置の確認を行う。化学療法，長期の抗菌薬投与，経静脈栄養などに長期間使用されることがある（図21-11）。

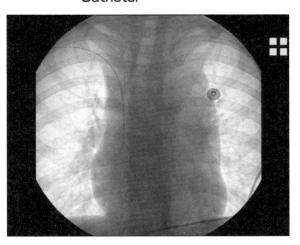

図 21-11　Peripherally Inserted Central Catheter

4. 合併症

感染，出血，閉塞，血栓，静脈炎がおもな合併症である。カテーテルの抜去，連結部の不具合，位置異常，閉塞なども起こりうる。挿入箇所からの出血は合併症の徴候である。カテーテルが損傷したり，体外の連結部がはずれていたりした場合は，皮膚に近い部分でしっかりとクランプし，それ以上の出血を防ぐ。もし，抜けてしまった場合は，挿入部分を直接圧迫し，小児の気道，呼吸，循環，血行動態の評価を行い，呼吸循環動態の変化に目を配る。

凝血塊や薬物あるいは経静脈栄養に起因する結晶によって閉塞をきたすこともある。最も重大なリスクは，血栓形成によって肺塞栓をきたし，低酸素血症，呼吸困難，ショックをきたすことである。塞栓症状は臓器によって異なるが，意識状態の悪化，呼吸困難，チアノーゼ，呼吸促迫，胸痛，頻脈，ショックなどがあげられる。空気塞栓も重篤な状況を引き起こす。血液による塞栓と症状は同じである。認識した時点でカテーテルをクランプし，患者を左側を下に，頭部を下げた状態で寝かせる。気道を確保し，100％酸素の投与を開始する。カテーテル自体が摩耗し，穿孔を起こすこともある。それにより気胸，血胸，投与している液体による水胸をきたす。場合によっては速やかな減圧が必要となる。カテーテル先端による右房組織の損傷によって急性心膜タンポナーデをきたす可能性もある。

感染は，特に免疫抑制状態の児において最もよくみられる合併症の1つである。発熱は汚染，感染の徴候の1つである。挿入箇所の腫脹，発赤，硬結，出血も感染を示唆する。速やかに血行動態を把握し，カテーテルから血液を採取して培養と全血球計算を行う。

> ❗ 感染源が特定されるまでは，広域スペクトラムの抗菌薬の投与が推奨される。❗

感染源が同定された場合は抗菌薬スペクトルを絞り，特定の病原菌に対する最適な薬物を使用する。予防的な抗菌薬使用は有効ではない。注意深いケアの継続が最も効果的な予防策である。徹底したガイドライン遵守が強く推奨される。

C. 血行動態モニタリングのためのカテーテル

血行動態を厳密かつ正確に評価するために，さまざまなタイプのカテーテルが考案されている。中心静脈カテーテルや動脈カテーテルもそれにあてはまる。肺動脈カテーテルやSwan-Ganzカテーテルの小児患者に対する使用は利点が示されず，ここ数十年その使用は避けられている。

D. 中心静脈カテーテル

中心静脈カニュレーションは，流量が多い主静脈に経皮的にカテーテルを挿入することと定義づけられる。おもに内頸静脈，鎖骨下静脈，腋窩静脈，大腿静脈が使用される（表21-6，付録13）。中心静脈カニュレーションは，末梢静脈路に比べ確実かつ安定的に静脈路を確保することができ，血行動態のモニタリングにも使用できる。中心静脈血検体を採取したり，血管作動薬の投与，大量輸液の急速投与にも使用できる。点滴が漏れるリスクは低く，末梢静脈路から腐食性物質を投与することで起こる合併症も防ぎうる。

中心静脈カテーテル挿入の適応を次にあげる：

- 循環不全に対する蘇生
- 血管作動薬の投与
- 高浸透圧組成の溶液の投与
- 腐食性物質による化学療法施行時
- 中心静脈圧測定
- 混合静脈血ガス測定
- ペースメーカあるいはSwan-Ganzカテーテルの導入（挿入）
- 血液透析
- 長期の血管確保

表21-6　中心静脈カテーテルのサイズ[a]

年齢	内頸静脈（フレンチ）	鎖骨下静脈（フレンチ）	大腿静脈（フレンチ）
0～6カ月	3	3	3
6カ月～2歳	3	3	3～4
3～6歳	4	4	4
7～12歳	4～5	4～5	4～5
>12歳	5～7	5～7	5～7

[a]カテーテルの長さは、術者が使用するモニタリングの種類や輸液蘇生の必要性により選択する。

Adapted with permission. © 1997 Wolters Kluwer Health. Lavelle J, Costarino A. Central venous access and central venous pressure monitoring. In: Henretig FM, King C, eds. *Textbook of Pediatric Emergency Procedures*. Baltimore, MD: Williams & Wilkins; 1997:251-278.

1. 合併症

成人に比べ乳児、小児では合併症が起こる確率が高い（**表21-7**）。おもな合併症には、疼痛、感染、血栓、血管穿孔、不整脈、空気塞栓、カテーテルの破片による塞栓、カテーテル閉塞などがあげられる。感染は挿入の方法と部位にかかわらず起こりうる。成人では鎖骨下静脈の使用が最も感染率が低くなるとされるが、小児では大腿静脈が最もよく使用され、感染の起こる率も高くはない。発熱、腫脹、発赤、硬結、出血などが感染を示唆する。予防には、最大限の防護的予防策をとること、徹底的なクロルヘキシジンによる局所洗浄、施設ごとの包帯交換に関するガイドラインを遵守することが重要となる。感染の徴候がある場合には、しっかりと評価を行い、カテーテルから血液培養を採取し、病因菌が同定された場合は抗菌薬スペクトルを絞り、最適な薬物使用を行うことが重要である。予防的な抗菌薬投与は有効ではない。注意深いケアの継続が最も効果的な予防策である。

表21-7　中心静脈カニュレーションの合併症

部位	合併症
内頸静脈	頸動脈穿刺 頸動脈へのカニュレーション 気胸、血胸
右鎖骨下静脈	気胸、血胸 緊張性気胸 胸管穿刺 経験不足からくる成功率の低さ
左鎖骨下静脈	気胸、血胸 緊張性気胸 胸管穿刺 経験不足からくる成功率の低さ
大腿静脈	感染 動脈穿刺 低血圧、ショック状態では挿入が難しい カテーテルを進めることが難しい

Adapted with permission. © 2001 Elsevier. Fleck DA. Central venous catheter insertion (perform). In: Lynn-McHale DJ, Carlson K, eds. *AACN Procedure Manual for Critical Care*. 4th ed. Philadelphia, PA: W.B. Saunders; 2001: 503-513.

まれではあるが、ガイドワイヤーの血管内への迷入も起こりうる。使用時には常に近位端のワイヤーを確

保しておく必要がある。もしも起こってしまった場合には，外科医あるいは放射線科医によって速やかに除去しなければならない。カテーテルは使用適応がなくなり次第，速やかに抜去する。特に，一時的な目的で留置したカテーテルは，その必要性を随時評価しなければならない（**付録13**）。

E. 動脈カテーテル

動脈カニュレーションは，経時的な血圧，脈拍測定，動脈血中の酸素や二酸化炭素の状態，酸塩基平衡などの評価を行うための血液検体採取に使用できる。加えて，先天性心疾患あるいは血行動態の不安定な患者において，手術中に正確な脈圧を測定することができるという利点もある。橈骨動脈，大腿動脈，後脛骨動脈，足背動脈，腋窩動脈がよく使用される（**表21-8**）。挿入箇所は，患者の解剖学的あるいは生理学的な特徴，血行動態，脈が触知可能かどうかといったことによって総合的に判断決定する。心臓からの距離が遠く，またその血管径も小さいため，後脛骨や足背動脈は血行動態圧測定には信頼度が劣る。

表21-8 動脈カテーテルのサイズ

部位	<10kg		10〜40kg		>40kg	
	サイズ	フレンチサイズ	サイズ	フレンチサイズ	サイズ	フレンチサイズ
橈骨動脈，後脛骨動脈，足背動脈	Angiocath 22/24ゲージ	2.5	Angiocath 22ゲージ	2.5/3.0	Angiocath 20/22ゲージ	3.0
大腿動脈，腋窩動脈	Angiocath 18/20ゲージ	3.0/4.0	Angiocath 16/18ゲージ	4.0/5.0	Angiocath 14/16/18ゲージ	4.0/5.0

いくつかの標準的なフレンチサイズ，長さのシングルルーメンカテーテルが製品化されている。動脈カニュレーションにはシングルルーメンのみ使用できる。

Adapted with permission. © 1997 Wolters Kluwer Health. Torrey SB, Saladino R. Arterial puncture and catheterization. In: Henretig FM, King C, eds. *Textbook of Pediatric Emergency Procedures*. Baltimore, MA: Williams & Wilkins; 1997:783-795.

1. 合併症

合併症には，局所あるいは全身の感染，空気あるいは粒子状物質などによる塞栓，血腫，急性出血，動脈塞栓，神経損傷，疼痛，偽動脈瘤などがあげられる。動脈血栓は，組織壊死，組織虚血，四肢の成長障害などをきたしうる。小児患者においては，軽度の皮膚損傷，局所の壊死，橈骨動脈閉塞が，最もよくみられる合併症である。留置期間が長くなればなるほどそのリスクは増加する。動脈ラインそのものの必要性は随時評価する必要がある。

> ! 皮膚が蒼白になるなどの虚血の徴候が認められた場合は，適切なフラッシュを行い，速やかにカテーテルを抜去する。!

合併症を最小限にするためには，末梢動脈カニュレーションのための事前の側副血行路の確認（Allenテスト），適切なサイズの選択，慎重な挿入手技，徹底した挿入部のケアと持続的なフラッシュシステムの使用が有効である（**付録16**）。動脈ラインの波形をモニタリングしておくことで，カテーテルの閉塞，ストップコックや三方活栓が誤って開放されていたり，損傷により血液の流失などがある場合にいち早く気づくことができる。動脈カテーテルを留置した四肢は，虚血の徴候を頻回にチェックする。経皮的酸素飽和度の測定を，留置している箇所よりもさらに末梢部位で行っておくと，非侵襲的に血流の状態を把握できる。動脈ラインの開存のために，生理食塩液などの等張液（ヘパリン入り，あるいはなし）を点滴で投与しておかなければならない。末梢動脈ラインでは，フラッシュにパパベリンを含んだ溶液を用いるとカテーテルが長持ちする。

2. 計測

適切な位置，回路で組み立てられ，補正された動脈圧は血圧測定の「ゴールドスタンダード」である。Korotokoff 音を聴取することで計測を行う非侵襲的な用手的測定は，カテーテルを介した直接的測定よりもばらつきが多く，一般的に少し低めに計測される。

波形解析とトラブルシューティングは測定精度を評価するために必要となる。いくつかの技術的，解剖学的要素が精度に影響を与える。フライングまたはオーバーシュートアーチファクト，ダンピングといった波形がみられることがある。波形のゆがみは血管内の要因，トランスデューサ内の水圧の異常，回路チューブのコンプライアンスに影響されていることが多い。血管壁の弾力性の変化，血管壁あるいはチューブへ患者の拍動が与える反射率，回路内の小さな空気，カテーテル周囲あるいは内部の小血栓，回路のチューブの固さや長さによって測定が不正確なものになる。カテーテルを介した圧は随時非侵襲的なカフ圧と比較，評価しながら管理を行う必要がある（図21-12）。

図21-12　動脈圧波形

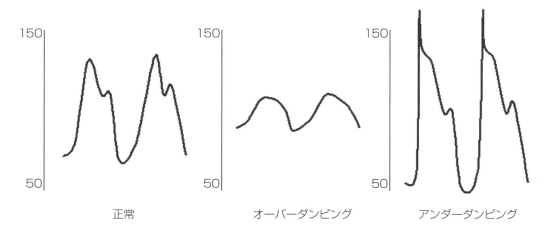

正常　　　　オーバーダンピング　　　　アンダーダンピング

侵襲的医療機器

Key Points

- 侵襲的医療機器が用いられている場合，まずは適切に機能しているかどうかの評価を行う。

- 血行動態モニタリングカテーテルなどの侵襲的機器の挿入では十分な経験，あるいは挿入に関する専門技術を有する者が行う。

- モニタリングあるいは侵襲的機器を使用する場合，その使用方法や起こりうる合併症について十分に把握しておく必要がある。

- 動脈カテーテル挿入のおもな適応は，頻回の血液採取と動脈圧測定の必要性の2つである。波形解析およびトラブルシューティングが正確なモニタリングを行えているか確認するために必要となる。

- 胸腔内液体貯留に対する管理は以下の事項に影響される。病因，その大きさ（量），患者の全身状態，合併している問題，搬送の必要性，人工呼吸あるいは全身麻酔の必要性である。胸腔ドレナージチューブはすべての場合に必要というわけではないため，適宜その必要性について評価されなければならない。

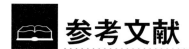 参考文献

1. Dev SP, Nascimiento B, Simone C, Chien V. Chest-tube insertion. Videos in clinical medicine. *N Engl J Med*. 2007;357:e15.
2. Franklin C. The technique of radial artery cannulation. Tips for maximizing results while minimizing the risk of complications. *J Crit Illn*. 1995;10:424-432.
3. Graham AS, Ozment C, Tegtmeyer K, Lai S, Braner D. Central venous catheterization. Videos in clinical medicine. *N Engl J Med*. 2007;356:e21.
4. Hazinski MF, ed. *PALS Provider Manual*. Dallas, TX: American Heart Association; 2011.
5. Henretig FM, King C, eds. *Textbook of Pediatric Emergency Procedures*. Baltimore, MD: Williams & Wilkins; 1997.
6. Lacroix LE, Vunda A, Bajwa NM, Galetto-Lacour A, Gervaix A. Catheterization of the urethra in male children. Videos in clinical medicine. *N Engl J Med*. 2010;363:e19.
7. O'Grady NP, Alexander M, Burns LA, et al. Summary of Recommendations: Guidelines for the Prevention of Intravascular Catheter-related Infections. Center for Disease Control and Prevention, Healthcare Infection Control Practices Advisory Committee. Available at: http://www.cdc.gov/hicpac/pdf/guidelines/bsi-guidelines-2011.pdf. Accessed May 11, 2013.
8. Schexnayder SM, Storm EA, Stroud MH, et al. Pediatric vascular access and centeses. In: Fuhrman BP, Zimmerman J, eds. *Pediatric Critical Care*. 4th ed. Philadelphia, PA: Elsevier; 2011:139-163.
9. Schwemmer U, Arzet HA, Trautner H, Rauch S, Roewer N, Greim CA. Ultrasound-guided arterial cannulation in infants improves success rate. *Eur J Anaesthesiol*. 2006;23:476-480.
10. Tegtmeyer K, Brady G, Lai S, Hodo R, Braner D. Placement of an arterial line. Videos in clinical medicine. *N Engl J Med*. 2006;354:e13.
11. Thomsen TW, Shaffer RW, Setnik GS. Nasogastric intubation. Videos in clinical medicine. *N Engl J Med*. 2006;354:e16.

付録 1
小児の基準値

表 A1-1　バイタルサイン：基準範囲

年齢層	呼吸数 (回/min)	覚醒時心拍数 (回/min)	睡眠時心拍数 (回/min)	収縮期血圧[a,b] (mmHg)
新生児	30～60	100～180	80～160	60～90
乳児（1～12カ月）	30～60	100～160	75～160	87～105
幼児（1～2歳）	24～40	80～110	60～90	85～102
未就学児（3～5歳）	22～34	70～110	60～90	89～108
学童（6～12歳）	18～30	65～110	60～90	94～120
青年（13～17歳）	12～16	60～90	50～90	107～132

[a] 平均身長の男児・女児の50～90パーセンタイル範囲
[b] 1～10歳における，年齢から計算される収縮期血圧の下限：70＋（年齢×2）

留意事項：

- **患者ごと**の正常範囲は常に考慮する必要がある。

- 心拍数，血圧，および呼吸数は，発熱やストレスにより増加することが予想される。

- 乳児や小児の呼吸数は60秒間かけて測定すべきである。

- 小児の血圧低下は，臨床における代償反応としての**最終的な変化**である。

- 小児における徐脈は危険な徴候であり，通常では低酸素症の結果として認められる。迅速に行動する。

- 低血圧とは，5パーセンタイル以下の収縮期血圧もしくは平均血圧と定義される。高さの場合，予想される収縮期血圧と平均動脈圧の5パーセンタイルは次の公式により迅速に求めることができる（1～10歳の小児における50パーセンタイル値）：

$$\text{収縮期血圧(mmHg)} 70 + (\text{年齢} \times 2)$$
$$\text{平均血圧(mmHg)} < 40 + (\text{年齢} \times 1.5)$$

Classified using Hazinski MF, ed. Nursing Care of the Critically Ill Child. 3rd ed. Philadelphia, PA: Mosby; 2012. *Pediatric Advanced Life Support (PALS) Provider Manual*. Dallas, TX: American Heart Association; 2011. Haque IU, Zaritsky AL. Analysis of the evidence for the lower limit of systolic and mean arterial pressure in children. *Pediatr Crit Care Med*. 2007;8:138–144.

表 A1-2　臨床検査：基準範囲

検査	従来単位	SI 単位
酸性ホスファターゼ		
新生児	7.4～19.4U/L	7.4～19.4U/L
2～13歳	6.4～15.2U/L	6.4～15.2U/L
アラニンアミノトランスフェラーゼ（ALT）		
新生児	<54U/L	<54U/L
小児/成人	1～30U/L	1～30U/L
アルブミン		
新生児	3.2～4.8g/dL	
生後1日～1カ月	2.5～5.5g/dL	
1～3カ月	2.1～4.8g/dL	
4～6カ月	2.8～5.0g/dL	
7～12カ月	3.2～5.7g/dL	
13～24カ月	1.9～5.0g/dL	
25～36カ月	3.3～5.8g/dL	
3～5歳	2.9～5.8g/dL	
6～8歳	3.3～5.0g/dL	
9～11歳	3.2～5.0g/dL	
12～16歳	3.2～5.1g/dL	
アルカリホスファターゼ		
乳児	150～420U/L	150～420U/L
2～10歳	100～320U/L	100～320U/L
11～18歳，男	100～390U/L	100～390U/L
11～18歳，女	100～320U/L	100～320U/L
アンモニア		
新生児	90～150μg/dL	64～107μmol/L
0～2週	79～129μg/dL	56～92μmol/L
>1カ月	29～70μg/dL	21～50μmol/L
アミラーゼ		
新生児	0～44U/L	5～65U/L
成人	0～88U/L	0～130U/L
アスパラギン酸アミノトランスフェラーゼ（AST）		
新生児/乳児	20～65U/L	20～65U/L
小児/成人	0～35U/L	0～4,350U/L
重炭酸塩		
早産児	18～26mEq/L	18～26mmol/L
満期産児	20～25mEq/L	20～25mmol/L
>2歳	22～26mEq/L	22～26mmol/L

表A1-2　臨床検査：基準範囲（続き）

検査	従来単位	SI単位
総ビリルビン		
生後0〜1日		
早産児	<8mg/dL	<137μmol/L
満期産児	<6mg/dL	<103μmol/L
生後1〜2日		
早産児	<12mg/dL	<205μmol/L
満期産児	<8mg/dL	<137μmol/L
生後3〜5日		
早産児	<16mg/dL	<274μmol/L
満期産児	<12mg/dL	<205μmol/L
＞生後5日		
早産児	<2mg/dL	<34μmol/L
満期産児	<1mg/dL	<17μmol/L
抱合型ビリルビン		
全年齢	0〜0.4mg/dL	0〜8μmol/L
総カルシウム		
早産児＜1週間	6〜10mg/dL	1.5〜2.5mmol/L
満期産児＜1週間	7〜12mg/dL	1.75〜3mmol/L
小児	8〜10.5mg/dL	2〜2.6mmol/L
イオン化カルシウム		
新生児＜48時間	4〜4.7mg/dL	1〜1.18mmol/L
成人	4.52〜5.28mg/dL	1.13〜1.32mmol/L
二酸化炭素（CO_2含有量）		
新生児/小児	20〜24mEq/L	20〜24mmol/L
一酸化炭素（一酸化炭素ヘモグロビン）		
非喫煙者	全ヘモグロビンの0〜2%	
クロール（血清）		
小児	99〜111mEq/L	99〜111mmol/L
C反応性蛋白		
全年齢	0〜0.5mg/dL	
クレアチンキナーゼ（クレアチンホスホキナーゼ）		
新生児	10〜200U/L	10〜200U/L
成人女性	10〜55U/L	10〜55U/L
成人男性	12〜80U/L	12〜80U/L

表 A1-2　臨床検査：基準範囲（続き）

検査	従来単位	SI 単位
クレアチニン（血清）		
新生児	0.3～1mg/dL	27～88μmol/L
乳児	0.2～0.4mg/dL	18～35μmol/L
小児	0.3～0.7mg/dL	27～62μmol/L
青年期	0.5～1mg/dL	44～88μmol/L
フィブリノーゲン		
全年齢	200～400mg/dL	5.9～11.7μmol/L
γ-グルタミルトランスフェラーゼ（GGT）		
早産児	56～233U/L	56～233U/L
0～3週	0～130U/L	0～130U/L
3週～3カ月	4～120U/L	4～120U/L
>3カ月, 男児	5～65U/L	5～65U/L
>3カ月, 女児	5～35U/L	5～35U/L
1～15歳	0～23U/L	0～23U/L
血糖（血清）		
早産児	45～100mg/dL	1.1～3.6mmol/L
満期産児	45～120mg/dL	1.1～6.4mmol/L
1週～16歳	60～105mg/dL	3.3～5.8mmol/L
鉄		
新生児	100～250μg/dL	18～45μmol/L
乳児	40～100μg/dL	7～18μmol/L
小児	50～120μg/dL	9～22μmol/L
ケトン（血清）		
定性	陰性	
定量	0.5～3mg/dL	5～30mg/L
乳酸		
毛細管血		
新生児	<27mg/dL	0～3mmol/L
小児	5～20mg/dL	0.5～2.2mmol/L
静脈血	5～20mg/dL	0.5～2.2mmol/L
動脈血	5～14mg/dL	0.5～1.6mmol/L
乳酸デヒドロゲナーゼ（LDH）〔98.6°F（37℃）において〕		
新生児	160～1,500U/L	160～1,500U/L
乳児	150～360U/L	150～360U/L
小児	150～300U/L	150～300U/L

表 A1-2　臨床検査：基準範囲（続き）

検査	従来単位	SI 単位
鉛		
小児	<10μg/dL	<48μmol/L
リパーゼ		
全年齢	4〜24U/dL	
マグネシウム		
全年齢	1.3〜2.0mEq/L	0.65〜1.0mmol/L
メトヘモグロビン		
全年齢	全ヘモグロビンの 0〜1.3%	
浸透圧		
全年齢	285〜295mOsm/kg	285〜295mmol/kg
リン		
新生児	4.2〜9.0mg/dL	1.36〜2.91mmol/L
0〜15歳	3.2〜6.3mg/dL	1.03〜2.1mmol/L
カリウム		
<10日	4〜6mEq/L	4〜6mmol/L
>10日	3.5〜5mEq/L	3.5〜5mmol/L
プレアルブミン		
新生児〜6週	4〜36mg/dL	
6週〜16歳	13〜27mg/dL	
総蛋白		
新生児〜1カ月	4.4〜7.6g/dL	
1〜3カ月	3.6〜7.4g/dL	
4〜6カ月	4.2〜7.4g/dL	
7〜12カ月	5.1〜7.5g/dL	
13〜24カ月	3.7〜7.5g/dL	
25〜36カ月	5.3〜8.1g/dL	
3〜5歳	4.9〜8.1g/dL	
6〜16歳	6.0〜7.9g/dL	
ピルビン酸		
全年齢	0.3〜0.9mg/dL	0.03〜0.1mmol/L

表A1-2　臨床検査：基準範囲（続き）

検査	従来単位	SI単位
ナトリウム		
早産児	130～140mEq/L	130～140mmol/L
それ以外	135～148mEq/L	135～148mmol/L
トリグリセリド（空腹時）		
男児		
0～5歳	30～86mg/dL	0.3～0.86g/L
6～11歳	31～108mg/dL	0.31～1.08g/L
12～15歳	36～138mg/dL	0.36～1.38g/L
女児		
0～5歳	32～99mg/dL	0.32～0.99g/L
6～11歳	35～114mg/dL	0.35～1.14g/L
12～15歳	41～138mg/dL	0.41～1.38g/L
トロポニン		
全年齢	0.03～0.15ng/mL	0.03～0.15μg/L
血液尿素窒素（BUN）		
全年齢	7～22mg/dL	2.5～7.9mmol/L
尿酸		
0～2歳	2.4～6.4mg/dL	0.14～0.38mmol/L
2～12歳	2.4～5.9mg/dL	0.14～0.35mmol/L
12～14歳	2.4～6.4mg/dL	0.14～0.38mmol/L

Adapted with permission. © 2012 Elsevier. Arcara KM. Blood chemistries and body fluids. In: Tschundy MM, Arcara KM, eds. *The Harriet Lane Handbook*. 19th ed. Philadelphia, PA:Mosby;2012.

付録2
骨髄針挿入

I. 適応

1. 小児の静脈路確保において時間を要したり1度失敗した場合の緊急輸液路。

2. 静脈内投与が可能な薬物であれば，どのような輸液製剤，血液製剤，薬物でも同じ投与量を骨髄内に投与することができる。

骨髄輸液路の確保は比較的容易なため戦場でさえ正確に行うことが可能である。

II. 解剖と生理

骨は主要な動脈から血液が供給されている。そして，骨髄中の豊富な静脈網が血液を体循環へと還流させる。骨髄針から採取された血液は，血清pH，P_{CO_2}，全血球計算，血液型とクロスマッチ，電解質の評価にも使用できる。蘇生中，骨髄内投与した薬物の作用時間と最高血中濃度は静脈内投与にほぼ匹敵するようである。

III. 準備する器具

1. 骨髄針の選択

   ■ Jamshidi（CareFusion Corp.）

   ■ Cook Medical Inc.

   ■ EZ-IO（Vidacare Corp.）：http://www.vidacare.com/EZ-IO/Index.aspx

   ■ FAST1（Pyng Medical）：http://www.pyng.com/products/fast1/

   ■ Bone Injection Gun（B.I.G.）：http://www.actnt.com/BIG/Bone_Injection_Gun.htm

   これらの骨髄針に関する比較は参考文献を参照。

2. 滅菌したシリンジと注射針

3. 4×4の滅菌ガーゼ

4. 手袋，滅菌ドレープ

5. 皮膚消毒薬

6. 酸素投与装置

7. パルスオキシメータ

8. 心電図モニター

9. 点滴チューブ，三方活栓，輸液製剤

IV. 穿刺部位の選択

1. 脛骨粗面から1〜2cm遠位の脛骨近位部の平坦な部分

2. 脛骨平坦部上で内果から約1cm近位の脛骨遠位部

3. 大腿骨上顆の中間で2〜3cm近位の大腿骨遠位部

4. 上腕骨近位骨幹端

5. 上前腸骨棘

6. 橈骨遠位部と尺骨遠位部

大腿骨遠位部は2カ月未満の乳児に対して好んで選択される．なぜなら脛骨近位部は細すぎることが多いためである．もし新生児に留置が必要な場合は，脛骨近位部すなわち成長軟骨のすぐ下，脛骨粗面の遠位に穿刺する．6〜12カ月の乳児であれば，脛骨粗面より1cm遠位に穿刺し，1歳以上の小児には脛骨粗面より2cm遠位に穿刺する．

より年長児や成人に対しては，脛骨近位や大腿骨遠位に加え，脛骨内果の近位や上腕骨近位もしくは前腸骨棘などが，骨皮質が薄く，骨髄針穿刺部位として適している．胸骨は成人ではうまくいくが，小児に対しては推奨されない．

V. JamshidiもしくはCook社製機器での手技（脛骨穿刺）

1. 酸素を準備し，パルスオキシメータと心電計でモニターする．

2. 膝の裏に小さな砂嚢もしくは輸液バッグを入れて膝を支え，下肢を固定する．

3. 時間と状況が許せば，皮膚を消毒する．ポビドンヨード溶液もしくはアルコールを用いて，60秒消毒し60秒乾燥させる．生後2カ月以上の幼児はクロルヘキシジンの使用を考慮する．30秒消毒

し30秒乾燥させる。70%以上のアルコールを用いて消毒する場合，穿刺の前に10秒消毒し5秒乾燥させる。

4. 臨床状態が許すなら局所麻酔を行う。

5. 脛骨前面近位，脛骨粗面より1〜2cm下の内側の平坦な面の中央，脛骨近位前面を使う（図A2-1）。

図A2-1　骨髄針穿刺

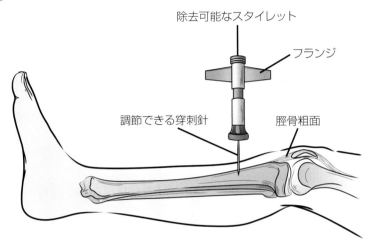

6. 骨端軟骨を避けて皮膚に60〜90°の角度で穿刺する；その際，回旋させながら進める。

7. 脛骨近位部が挿入困難な場合にのみ脛骨遠位部（内果より丁度1cm近位）を使用する。

8. 骨髄針が骨皮質を通過した後に抵抗がなくなることにより，骨髄腔への刺入を確認する。

9. シリンジに骨髄を吸引する；吸引は容易なはずである。骨髄針が正しく留置されていても骨髄が吸引されるのは50%程度のため，骨髄が吸引されなくとも必ずしも留置が失敗したことを示唆するわけではない。

10. 等張液を注入し，正しく留置された骨髄針であれば輸液は自然に滴下するはずである。

11. フランジ部分を皮膚にテープで張りつけることで（穿刺針の一部を固定する必要があるかもしれない），もしくは止血鉗子で骨髄針の皮膚に近い部分を把持し，その止血鉗子を患者の下腿にテープで張りつけることで骨髄針をしっかりと固定する。

12. ヘパリン加生理食塩液によるフラッシュを考慮する。

13. 輸液や重要な薬物（アドレナリン，抗菌薬，ブドウ糖）を注入する。

14. 点滴漏れを防ぐために，輸液の注入具合を継続して観察する。

15. 確実な静脈路が確保されるまで，骨髄針がうっかり抜けてしまうことを防ぐために1人のスタッフに責任をもって管理させる。

16. 引き続き静脈路確保を試みる。

17. 静脈路が確保されたら骨髄輸液を中止し骨髄針を抜去するが（可能であれば1〜2時間以内に），24時間以上は使用しない。

18. 抜去後およそ5分程度は穿刺部を圧迫する。

19. 滅菌ガーゼで保護する。

20. 留置から注入までの間の抜去のリスクを減らすために薬物や輸液の準備ができてから骨髄針を留置する。

VI. 注意事項と合併症

1. 留置困難（約20％の患者にみられる）
2. 皮下や骨膜下への輸液漏れ
3. 脛骨骨折
4. コンパートメント症候群
5. 骨髄針内での骨髄の凝固
6. 蜂窩織炎や皮下膿瘍
7. 骨髄炎（0.6％）
8. 疼痛（一般的にわずか）

VII. 禁忌

1. 穿刺部の感染
2. 穿刺部の熱傷
3. 同側四肢の骨折
4. 骨形成不全
5. 骨減少症（オステオペニア）
6. 同部位に穿刺の既往あり
7. 同じ骨の異なった部位に穿刺の既往あり
8. 目印が同定できない場合

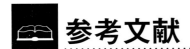

参考文献

1. American Heart Association. 2010 Guidelines for Cardiopulmonary Resuscitation and Emergency Cardiovascular Care. *Circulation*. 2010;122(18 Suppl 3):S742, S881.
2. Brenner T, Bernhard M, Helm M, et al. Comparison of two intraosseous infusion systems for adult emergency medical use. *Resuscitation*. 2008;78:314–319.
3. Gazin N, Auger H, Jabre P, et al. Efficacy and safety of the EZ-IO™ intraosseous device: out-ofhospital implementation of a management algorithm for difficult vascular access. *Resuscitation*. 2011;82:126–129.
4. Harcke HT, Crawley G, Mabry R, Mazuchowski E. Placement of tibial intraosseous infusion devices. *Mil Med*. 2011;176:824–827.
5. Hartholt KA, van Lieshout EM, Thies WC, Patka P, Schipper IB. Intraosseous devices: a randomized controlled trial comparing three intraosseous devices. *Prehosp Emerg Care*. 2010;14:6–13.
6. Hoskins SL, Kramer GC, Stephens CT, Zachariah BS. Abstract 79: Efficacy of epinephrine delivery via the intraosseous humeral head route during CPR. *Circulation*. 2006;114:II_1204.
7. Leidel BA, Kirchhoff C, Braunstein V, Bogner V, Biberthaler P, Kanz KG. Comparison of two intraosseous access devices in adult patients under resuscitation in the emergency department: a prospective, randomized study. *Resuscitation*. 2010;81:994–999.
8. Levitan RM, Bortle CD, Snyder TA, Nitsch DA, Pisaturo JT, Butler KH. Use of a battery-operated needle driver for intraosseous access by novice users: skill acquisition with cadavers. *Ann Emerg Med*. 2009;54:692–694.
9. Nagler J, Krauss B. Intraosseous catheter placement in children. Videos in clinical medicine. *N Engl J Med*. 2011;364:e14.
10. Ong ME, Chan YH, Oh JJ, Ngo AS. An observational, prospective study comparing tibial and humeral intraosseous access using the EZ-IO. *Am J Emerg Med*. 2009;27:8–15.
11. Paxton JH, Knuth TE, Klausner HA. Humeral head intraosseous insertion: The preferred emergency venous access (abstract). *Ann Emerg Med*. 2008;52(4 Suppl):S58.
12. Shavit I, Hoffmann Y, Galbraith R, Waisman Y. Comparison of two mechanical intraosseous infusion devices: a pilot, randomized crossover trial. *Resuscitation*. 2009;80:1029–1033.

付録3
酸塩基平衡と動脈血ガス分析

酸塩基障害は一般的に重症の小児で認められ，代謝障害・呼吸障害の両者もしくはその一方によるものである。動脈血ガス分析は，小児の酸塩基状態を評価するうえで重要な臨床検査である。

I. 血液ガス

血液ガスは基本となる4つの要素によって構成されている：

1. pHは水素イオン（H^+）濃度の対数表記に由来し，アシデミア（アシドーシス）もしくはアルカレミア（アルカローシス）の指標となる。pHの正常値は7.4±0.05である。pH＞7.45はアルカレミアを，pH＜7.35はアシデミアを示唆する。後述するように，呼吸性あるいは代謝性の過程によりpHは影響を受ける。アシデミアもしくはアルカレミアは1つもしくはそれ以上のこれらの過程の結果である。

2. $Paco_2$は動脈血中のCO_2分圧を表し，分時換気量の測定値として妥当なものである。ベースラインの40mmHgから10mmHgずつ$Paco_2$が変化すると，pHは著しく影響を受ける。つまり，$Paco_2$の10mmHgの変化に対応して反対方向にpHが0.08変化する。したがって，動脈血ガス検体をみることでpHが$Paco_2$値の影響だけを受けているのかどうかを判断することが可能である。

    例えば，患者のpHが7.32で$Paco_2$が50mmHgであった場合，完全に呼吸性アシドーシスによるもの（$Paco_2$の上昇）である。しかし，pHが7.28で$Paco_2$が50mmHgであれば，$Paco_2$はアシドーシスの一部に寄与しているにすぎず，混合性アシドーシス（呼吸性アシドーシスと代謝性アシドーシスが混在した状態）と考えられる。

3. Pao_2は動脈血中の酸素分圧を示す。Pao_2は患者の酸素化の程度を示す。室内気で呼吸し，心内に右-左シャントがない場合，Pao_2は80～100mmHgの範囲内を示す。肺疾患の症例では低酸素血症が続発する可能性があり，酸素投与にもかかわらずPao_2値が低下することがある。

4. 重炭酸値（HCO_3^-）は，代謝性アシドーシスもしくはアルカローシスの有無を評価する指標である。$Paco_2$が40mmHgと仮定した場合，重炭酸値が正常値である24mEq/Lを10mEq/Lごとに上昇あるいは低下したりすると，pHは変化と同方向に0.15変化する。これにより，代謝性の要素が酸塩基（pH）状態にどの程度影響を及ぼしているか評価することができる。

    他にも重炭酸値からは塩基過剰（代謝性アルカローシス）あるいは塩基欠乏（代謝性アシドーシス）の算出が可能となる。すなわち，重炭酸塩の分布容積は0.3L/kg体重なので，全身のHCO_3^-欠乏は次の式で求められる：HCO_3^-欠乏（mEq）=（塩基欠乏の計算値×0.3×体重[kg]）。

II. 動脈血ガスをどのように評価するか

動脈血ガスの分析：

A. pH が正常（7.35 〜 7.45）か，低い（アシデミア；＜7.35）か，高い（アルカレミア；＞7.45）かを測定すること。

B. $Paco_2$ が高値（＞45mmHg）か，低値（＜35mmHg）かを測定すること。$Paco_2$ が**高値**で，対応する pH が低値であれば，呼吸性アシドーシスを考える。

C. 重炭酸値をみること。もし重炭酸値が低値（＜22mEq/L）で pH が低ければ，代謝性アシドーシスを考える。もし重炭酸値が高値（＞26mEq/L）で pH が高ければ，代謝性アルカローシスを考える。

これらの考え方は，原則として急性アシドーシスと急性アルカローシスの評価に適している。もし病態が数時間以上持続すれば，体がそれらの異常を代償しようとする。過換気は，糖尿病性ケトアシドーシスの患者でみられるように，重度の代謝性アシドーシスの代償機構としてよく認められる。代わりに，慢性肺疾患/気管支肺異形成症でみられるように，慢性呼吸器疾患の症例では腎臓による代償機構が起こる。しばしば，これらの異常は混ざり合い，それぞれの構成要素が認められる。

動脈血ガス分析は酸塩基状態を測定するうえでの"ゴールドスタンダード"である。逆流採血が可能な中心静脈ラインがある患者では，静脈血ガス分析にはいくつか利点があるが，解釈が難しい。静脈血酸素分圧（Pvo_2）は低酸素血症を反映しないかもしれないが，循環動態に関する情報を与えてくれる。Pvo_2＜25mmHg であれば，心拍出量は低い。毛細血管の血液ガス分析は，踵採血の際に溶血の可能性があるため有用とはいえず，その酸素レベルは低酸素血症を予測する指標とはならない。

表 A3-1　動脈血ガス分析

アシドーシス	アルカローシス	代謝性	呼吸性	pH (7.35〜7.45)	$Paco_2$ (35〜45mmHg)	HCO_3^- (22〜26mEq/L)
×			×	＜7.35	＞45	正常
×		×		＜7.35	正常	＜22
	×		×	＞7.45	＜35	正常
	×	×		＞7.45	正常	＞26

付録 4
酸素供給装置

図 A4-1　外気取り込み式マスク（ベンチュリーマスク）

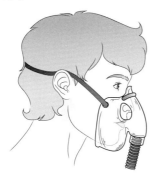

- 加湿された酸素を供給することができる（エアロゾルアダプターを加えることができる）
- 吸入酸素濃度（F_{IO_2}）は，マスクに各コマをつけかえることによって設定する。
- 低酸素濃度＝24％，26％，28％，31％
- 高酸素濃度＝35％，40％，50％

図 A4-2　オキシフード（酸素フード）

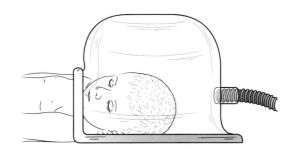

- 加温加湿された酸素を15kg以下の患者に供給することができる
- F_{IO_2}はブレンダーのダイアルによって設定する
- F_{IO_2}の設定＝21〜？100％
- 最低酸素流量＝10L/min（呼出されたCO_2をフードから押し出すため）
- 酸素濃度計が酸素濃度を規定する。

図 A4-3　非再呼吸マスク

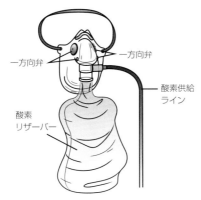

- 加湿されていない酸素が供給される
- 緊急時の酸素供給デバイスとして使われる
- F_{IO_2}の設定＝60％〜？100％
- リザーバーバッグから100％酸素を供給し，空気による濃度の低下を防ぐ
- 装着されている弁がルームエアの流入を最小限にとどめる（空気の流入は吸入酸素濃度を下げてしまう）
- リザーバーバッグが膨らんだままになるように，患者の呼吸パターンによって，酸素流量を調整する

図 A4-4　酸素マスク

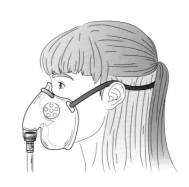

- 加湿された酸素が供給される
- 最低酸素流量＝6L/min（呼出されたCO_2をマスクから押し出すため）
- おおよその酸素濃度：6L/min＝約40％，7L/min＝約50％，8L/min＝約60％

図 A4-5　エアロゾル用フェイスマスク

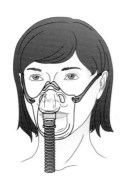

- 加湿されていない，エアロゾル化された酸素，もしくは空気が供給される
- F_{IO_2} は，酸素アダプターのダイアルで設定する
- 最高 F_{IO_2} ＝40〜60％
- 最低酸素流量＝8L/min

図 A4-6　気管切開孔用マスク

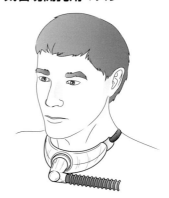

- 加温され，エアロゾル化された酸素，もしくは空気が供給される
- F_{IO_2} は，酸素ブレンダーのダイアルによって設定する
- 最高 F_{IO_2} ＝40〜60％
- 最低酸素流量＝8L/min

図 A4-7　鼻カニューレ

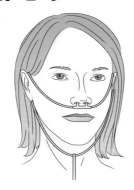

- 加湿された酸素が供給される
- 鼻腔が通っていないと使用できない
- ブレンダーの設定：F_{IO_2} は，ダイアルによって設定する；1〜2L の流量は，幼児では持続性気道内陽圧（CPAP）として使用できる
- 壁の設定；F_{IO_2} は酸素流量によって設定する
- おおよその F_{IO_2}（呼吸回数や1回換気量が正常な場合）：

成人	幼児
1L＝24％	1/8L＝28％
2L＝28％	1/4L＝35％
3L＝32％	1/2L＝45％
4L＝36％	3/4L＝50％
5L＝40％	1L＝55％
6L＝44％	

図 A4-8　フェイステント

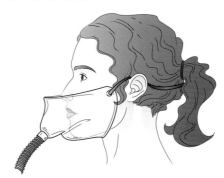

- 加温されていない，エアロゾル化された酸素，もしくは空気が供給される
- あごの下にゆるくフィットするので，患者の快適性が保たれ，話すことができる。
- F_{IO_2} は酸素アダプターのダイアルで設定する（濃度は不安定）
- 最高 F_{IO_2} ＝40〜50％
- 最低酸素流量＝8L/min

付録5

気道確保の補助的手段

I. 酸素投与器具

A. **単純な酸素マスク**は6〜10L/minの流量で酸素を供給する低流量装置である。室内気の引き込みがあるので，患者に供給される酸素濃度は最大で60％となる。最適な吸入酸素濃度を維持し，吐き出された二酸化炭素の再呼吸を防止するためには，少なくとも6L/minの酸素流量を維持することが重要である。

B. **部分再呼吸マスク**はリザーバーバッグとフェイスマスクで構成されている。供給される酸素濃度は50〜60％である。吸気時に患者はおもに新鮮な酸素流入およびリザーバーバッグからガスを引き込むので，室内気の引き込みは最小限に抑えられる。10〜12L/minの酸素流量が通常必要とされる。

C. **非再呼吸マスク**はフェイスマスクとリザーバーバッグで構成されており，吸気時に室内気の引き込みを防止するために，一方または両方の呼気ポートにバルブが組み込まれている。リザーバーバッグとマスクとの間には，呼気ガスのリザーバーへの流入を防止するための別のバルブが組み込まれている。10〜15L/minの酸素流量とよく密閉されたマスクを使用すれば95％の吸入酸素濃度で供給できる。

D. **フェイステント**は高流量のソフトプラスチック製バケットで，多くの場合，フェイスマスクよりも子どもたちは耐えやすいようである。高流量の酸素であっても，40％以上の吸入酸素濃度を供給することはできない。フェイステントは酸素供給を中断することなく顔へアクセスできる。

E. **鼻カニューレ**は，酸素の必要量が少ないときに有用な低流量の酸素供給システムである。最終的なF_{IO_2}は，子どもの呼吸努力，カニューレのサイズ，そして鼻カニューレの流量に対する分時換気量に規定される。

II. ラリンジアルマスク（LMA）

A. 適応
 1. バッグマスク換気困難時の気道確保および補助換気が必要な場合
 2. 気管挿管不成功時の一時的気道確保の手段
B. 準備する器具
 1. 高流量酸素投与を行えるバッグマスク呼吸回路
 2. パルスオキシメータ
 3. 心電図モニター
 4. 自動血圧計
 5. 手袋，マスク，ゴーグル，またはフェイスシールドマスク
 6. 適切なサイズのLMA（表A5-1）
 7. カフ用注射器
 8. 水溶性潤滑剤

9. 定性的 CO_2 検知器とカプノメータ
10. 救急カート

表 A5-1　ラリンジアルマスクのサイズとカフ容量

ラリンジアルマスクのサイズ	患者の体重	最大カフ容量	最大気管チューブ内径 (mm)[a]
1	新生児/5kg 以下の乳児	4mL まで	3.5
1.5	5～10kg	7mL まで	4.0
2	10～20kg	10mL まで	4.5
2.5	20～30kg	14mL まで	5.0
3	>30kg/体格の小さい成人	20mL まで	6.0 カフ付き
4	平均的成人	30mL まで	6.0 カフ付き
5	体格の大きい成人	40mL まで	7.0 カフ付き

[a]最大気管チューブ内径（気管チューブサイズ）とはLMAの内腔を通して気管挿管可能なチューブのサイズである。

C. 挿入の準備
   1. 手袋，マスク，ゴーグル，またはフェイスシールドを装着する。
   2. 気道を確保し適切な酸素化および換気を行う。
   3. 静脈路を確保する。
   4. パルスオキシメータ，心電図，血圧計モニターを装着する。
   5. 最適な LMA のサイズを選ぶ。
   6. カフを膨らませて損傷のないことを確認し完全に空気を抜く。
   7. マスクの背面にのみ水溶性潤滑剤を塗布し滑らかにする。
   8. 時間的余裕があれば，2～3分間，100％酸素を投与して酸素化する。

D. 手技（図 A5-1）
   1. カフの空気を完全に抜いてスプーン状にする。カフを決して折りたたんではならない。
   2. 術者はベッドの頭側に立ち，術者が施行しやすいようにベッドの高さを調節する。
   3. 頸椎損傷の可能性のある場合や確定している場合で頸部伸展を避けたいとき以外は，患者にスニッフィングポジション（頭を前に出し，首を曲げる）をとらせる。
   4. 輪状軟骨圧迫は LMA が適正な位置への挿入を妨げるため推奨されない。
   5. LMA の開口面を前面にする。腕とチューブの接合部に利き手の示指を添えて，鉛筆をもつように保持する。示指で，デバイスを口蓋と咽頭壁に押しあてるようにする。
   6. カフを下咽頭まで挿入し明らかな抵抗を感じたら止める。
   7. 術者がデバイスから手を放し，カフに空気を入れ十分に膨らませると，喉頭入口を覆うように密着できる。このとき LMA のチューブが抜けてくる。
   8. カフを十分な量の空気で膨らませる（カフ内圧が約 $60cmH_2O$）。最大カフ容量は**表 A5-1** に記載しているが，カフの容量が少なすぎると適切な密着が得られない。
   9. 呼吸回路を接続し，両側の胸部の動きと呼吸音を確認する。定性的 CO_2 検知器あるいはカプノメータで LMA が正しい位置に挿入されているかを確認すべきである。
   10. 胸郭の動きが不適切な場合や空気の漏れが多量である場合はデバイスを1度抜去し，再挿入すべきである。
   11. LMA が適切な位置に挿入されたと判断したら，テープで固定する。

図 A5-1 ラリンジアルマスクの挿入手技

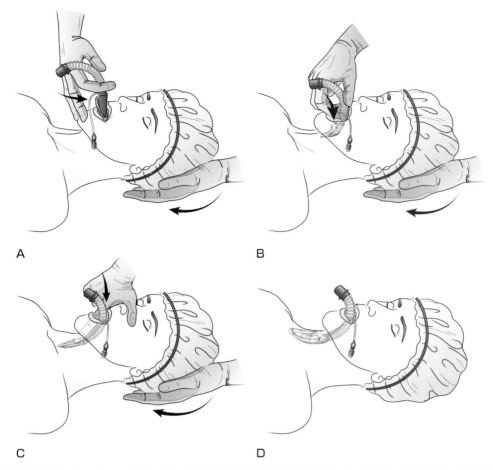

A）開口し，潤滑剤を塗布し，カフの空気を抜いた状態のLMAを開口面が前方に向くように挿入する。B）鉛筆をもつようにデバイスを保持し，示指でデバイスを口蓋と咽頭壁に押しあてるようにする。C）舌と下咽頭の背側に挿入し，抵抗を感じたところで止める。D）デバイスから手を放し，十分な密閉状態を得るためにカフを十分に膨らませる。呼吸回路を接続し，胸部の動きを確認する。

III. コンビチューブ
Esophageal-Tracheal Double-Lumen Airway Device

注意：コンビチューブは成人と身体の大きい子どもを対象とする。小児サイズは入手できない。

A. 適応
 1. 心肺停止であり，他の手段で気道確保が不可能な場合
B. 準備する器具
 1. 高流量酸素投与を行えるバッグマスク呼吸回路
 2. パルスオキシメータ
 3. 心電図モニター
 4. 自動血圧計
 5. 手袋，マスク，ゴーグル，またはフェイスシールドマスク
 6. コンビチューブ（図 A5-2）
 7. カフ用注射器

図A5-2　コンビチューブ

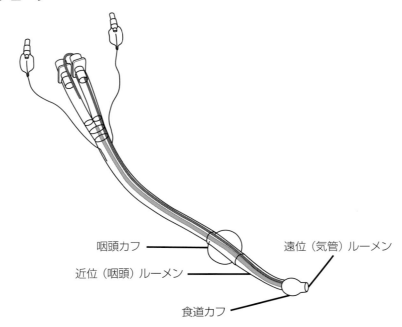

チューブの種類により，咽頭カフと食道カフをそれぞれ別々に膨らませたり，咽頭カフと食道カフを1つの注入口から同時に膨らませるものがある。近位ルーメンにおける呼気終末二酸化炭素の検出は，チューブが食道に留置されていることを示唆している。チューブが気管に留置されているまれな例では，換気は遠位ルーメンを介してのみ可能であり，呼気終末二酸化炭素は近位ルーメンから検出されることはない。

    8. 水溶性潤滑剤
    9. 定性的 CO_2 検知器とカプノメータ
  10. 救急カート
C. 挿入の準備
  1. 手袋，マスク，ゴーグル，またはフェイスシールドを装着する。
  2. 気道を確保し適切な酸素化および換気を行う。
  3. 静脈路を確保する。
  4. パルスオキシメータ，心電図，血圧計モニターを装着する。
  5. 最適なサイズのデバイスを選ぶ。**コンビチューブは成人と身体の大きい子どもを対象とする。小児サイズは入手できない。**
  6. 2つのカフを膨らませて損傷のないことを確認し完全に空気を抜く。
  7. 時間的に余裕がある場合2〜3分間は100％酸素を投与して酸素化する。
D. 手技
  1. カフの空気は完全に抜いておく。
  2. 術者はベッドの頭側に立ち，術者が施行しやすいようにベッドの高さを調節する。
  3. 頸椎損傷の可能性のある場合や確定している場合で，頸部伸展を避けたいとき以外は，患者は中立位またはスニッフィングポジション（頭を前に出し，首を曲げる）をとる。
  4. 母指と示指で患者の舌と下顎をもち上げ，デバイスを盲目的に挿入する。チューブ上のリングマーカーが前歯のレベルに来るまで挿入する。抵抗を感じる場合は，チューブを無理に挿入してはならない。挿入時に喉頭鏡を用いてもかまわない。
  5. まず咽頭カフを膨らませて咽頭後部を密封する。
  6. 次に遠位（食道）カフを膨らませる。
  7. まず食道閉鎖チューブを通じて換気し，胸部の呼吸音聴診と胸郭の動きを観察する。約95％でチューブの先端は食道に入っている。
  8. 呼吸音を聴取できない場合は，聴診しながらもう一方の気管チューブ側から換気を行う。

9. どちらのチューブからの換気が適切かは定性的 CO_2 検知器やカプノメータあるいは食道挿管検出器によって確認する。
10. デバイスが正しい位置に挿入された後、テープで固定する。

IV. ビデオ喉頭鏡

A. 適応
 1. 既知の気道困難または気道困難と考えられる場合の気管挿管
 2. 頸椎損傷の確定診断もしくは疑われる場合
B. 準備する器具
 1. 高流量酸素投与を行えるバッグマスク呼吸回路
 2. パルスオキシメータ
 3. 心電図モニター
 4. 自動血圧計
 5. 手袋、マスク、ゴーグル、またはフェイスシールドマスク
 6. 適切なブレードのビデオ喉頭鏡
 7. 患者に適切なサイズの気管チューブ（ETT）
 8. カフ用注射器
 9. 水溶性潤滑剤
 10. 定性的 CO_2 検知器とカプノメータ
 11. 救急カート
C. 挿入の準備
 1. 手袋、マスク、ゴーグル、またはフェイスシールドを装着する。
 2. 気道を確保し適切な酸素化および換気を行う。
 3. 静脈路を確保する。
 4. パルスオキシメータ、心電図そして血圧計モニターを装着する。
 5. スタイレットとカフをチェックした気管チューブを準備する。
 6. ビデオ喉頭鏡の電源を入れ点灯とカメラのチェックを行う。
 7. 適切なケーブルとブレードの取り付けを確実に行う。
 8. 喉頭鏡使用時に最適にみえるビデオスクリーンの位置を確認する。
 9. 時間的に余裕がある場合2〜3分間は100%酸素を投与して酸素化をする。
D. 手技（図 A5-3）
 1. 術者はベッドの頭側に立ち、術者が施行しやすいようにベッドの高さを調節する。
 2. 頸椎損傷の可能性がある場合や確定している場合で、頸椎伸展を避けたいとき以外は、患者は中立位またはスニッフィングポジション（頭を前に出し、首を曲げる）をとる。
 3. 気管挿管手技を行う前に、喉頭鏡ブレードの舌側が潤滑するか確認する。まず中咽頭に喉頭鏡のブレードを挿入し、ビデオ画面をみながら解剖学的ランドマークを確認し、ブレードを下咽頭に進める。
 4. いったん下咽頭で止め、声門と声帯がみえるように位置を調整する。
 5. 挿管チューブの先端がビデオ画面上で喉頭鏡ブレードの先にみえるまで下咽頭に気管チューブを進める。
 6. ビデオ画面をみながら、カフが声帯を通過するまで、声門開口部から気管チューブを進める。気管挿管を行うために必要に応じて、喉頭鏡と気管チューブの位置を微調整する。
 7. 適切な場所で気管チューブを保持しながら、ゆっくり喉頭鏡ブレードをとりはずす。その際、カメラケーブルをねじったり、はさんだりしないように注意する。
 8. 気管チューブのカフを膨らませスタイレットを抜く。バッグマスクを装着し手動換気を行う。適切な位置かどうか両側の呼吸音と定性的 CO_2 検知器/カプノメータあるいは食道挿管検出器により確認する。
 9. 気管チューブが適切な位置に挿入されたと判断したら、テープで固定する。

図 A5-3　ビデオ喉頭鏡

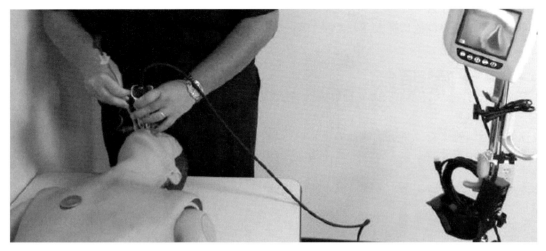

Courtesy of Jason Emerson, Skaneateles Press, Eagle Newspapers, Syracuse, New York, USA.

V. 光学喉頭鏡

A. 適応
  1. 既知の気道困難または気道困難と考えられる場合の気管挿管
  2. 頸椎損傷の確定診断もしくは疑われる場合
B. 準備する器具
  1. 高流量酸素投与を行えるバッグマスク呼吸回路
  2. パルスオキシメータ
  3. 心電図モニター
  4. 自動血圧計
  5. 手袋，マスク，ゴーグル，またはフェイスシールドマスク
  6. 適切なサイズの光学喉頭鏡―サイズは色分けされている
  7. 患者に適切なサイズの気管チューブ（ETT）
  8. カフ用注射器
  9. 水溶性潤滑剤
  10. 定性的 CO_2 検知器とカプノメータ
  11. 救急カート
C. 挿入の準備
  1. 手袋，マスク，ゴーグル，またはフェイスシールドを装着する。
  2. 気道を確保し適切な酸素化および換気を行う。
  3. 静脈路を確保する。
  4. パルスオキシメータ，心電図，血圧計モニターを装着する。
  5. カフをチェックし，潤滑させた気管チューブを準備する。
  6. 適切なサイズの光学喉頭鏡を選ぶ。
  7. 使用する 30 秒前には喉頭鏡のライトを点灯させる。
  8. 光学喉頭鏡の外側に気管チューブを装着する。
  9. 接眼レンズを通して気管チューブ先端がみえていることを確認し視界を遮っていないことを確認する。
  10. 時間的に余裕がある場合 2～3 分間は 100%酸素を投与して，酸素化をする。
D. 手技（図 A5-4）
  1. 術者はベッドの頭側に立ち，術者が施行しやすいようにベッドの高さを調節する。

図 A5-4 光学喉頭鏡

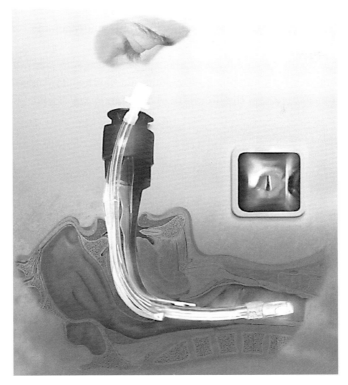

Courtesy of Prodol Meditec SA, Las Arenas Vizcaya, Spain.

2. 頸椎損傷の可能性がある場合や確定している場合で頸椎伸展を避けたいとき以外は，患者は中立位またはスニッフィングポジション（頭を前に出し，首を曲げる）をとる。
3. 気管挿管手技を行う前に，喉頭鏡ブレードの舌側が潤滑するか確認する。舌の正中線上に沿って中咽頭まで喉頭鏡のブレードを挿入し，さらに喉頭鏡が垂直になるまで舌に沿って喉頭鏡を回転させて下咽頭に進める。この際，舌が後方に変位しないように細心の注意を払う。
4. いったん下咽頭で止め，接眼レンズをとおしてみながら喉頭鏡を静かにもち上げる。声門と声帯がみえるように位置を調整する。声門構造がみえない場合にはみえるまで静かに後退させる。この際，上歯や歯茎に対して，喉頭鏡を後方に傾けたり力をかけたりしない。
5. カフが声帯を通過するまで声門開口部から気管チューブを進める。気管挿管を行うために必要に応じて喉頭鏡と気管チューブの位置を微調整する。
6. 気管チューブのカフを膨らませてから気管チューブを静かに動かして喉頭鏡からとりはずす。気管チューブの位置がずれないように注意する。
7. 適切な位置で気管チューブを保持しながら，ゆっくり喉頭鏡ブレードをとりはずす。その際，挿入側と逆方向に回転させる。
8. バッグマスクを装着し手動換気を行う。両側の呼吸音と定性的 CO_2 検知器／カプノメータあるいは食道挿管検出器により確認する。
9. 気管チューブが適切な位置に挿入されたと判断したら，テープで固定する。

参考文献

1. Brain AIJ. *The Intravent Laryngeal Mask Instruction Manual*. Berkshire, UK: Brain Medical; 1992.
2. Danks RR, Danks B. Laryngeal mask airway: review of indications and use. *J Emerg Nurs*. 2004;30:30-35.

3. Krafft P, Schebesta K. Alternative management techniques for the difficult airway: esophageal-tracheal Combitube. *Curr Opin Anaesthesiol*. 2005;17:499-504.
4. Lu Y, Jiang H, Zhu YS. Airtraq laryngoscope versus conventional Macintosh laryngoscope: a systematic review and meta-analysis. *Anaesthesia*. 2011;66:1160-1167.
5. Mace SE. The laryngeal mask airway: guidelines for appropriate usage. *Resid Staff Physician*. 2001;47:30.
6. Niforopoulou P, Pantazopoulos I, Demestiha T, Koudouna E, Xanthos Tl. Video-laryngoscopes in the adult airway management: a topical review of the literature. *Acta Anaesthesiol Scand*. 2010;54:1050-1061.

付録6

気管挿管

I. 適応

A. 気道を保護する反射の消失
B. 中枢神経による呼吸運動の変化もしくは消失
C. 呼吸困難に至る呼吸努力の増大
D. 吸気,呼気の流れを妨げる気道閉塞
E. 患者の意識レベルの変化
F. 外科的もしくは非外科的処置のための予定挿管

II. 準備する器具

A. 高流量酸素投与を行える適正サイズのバッグバルブマスク一式
B. 適正サイズの酸素マスク
C. 適正サイズのYankauerと気管吸引カテーテルそして吸引器
D. モニター:血圧計,パルスオキシメータ,心電図モニター
E. 喉頭鏡のハンドルとブレード
F. 気管チューブ—適正サイズと上下1サイズずつ
G. 適正サイズのスタイレット—乳幼児用,小児用,成人用
H. 経口と経鼻エアウェイ—適正サイズ
I. 後頭部を挙上するための巻いたタオルもしくはパッド
J. 鎮痛/麻酔,鎮静そして筋弛緩をするための薬物
K. 必要であればカフに注入するための10mLの注射器
L. 定性的CO_2検知器,カプノメータもしくは食道挿管検出器
M. テープもしくは気管チューブを固定するためのデバイス
N. 点滴チューブと輸液製剤
O. 救急カート
P. 各個人の感染防護具,ガウン,手袋,マスク,ゴーグル,またはフェイスシールドマスク

III. 喉頭鏡による直視下の経口気管挿管

A. 準備
　1. すべての備品を集め確実に適切な処置の指示をする
　2. 手袋,ガウン,マスク,ゴーグル,またはフェイスシールドマスクを装着する
　3. 最適な酸素化と換気が可能であることを確かめる

4. 静脈路を確保する
5. パルスオキシメータ，心電図，血圧計を使用できるように準備する
6. 気管チューブを準備する
   a. カフ付きチューブの場合，カフに空気を注入してカフに損傷がないか確認しカフは完全に脱気しておく
   b. 気管チューブにスタイレットを挿入し，声門通過しやすくなるような形態に曲げる
7. 喉頭鏡のブレードをハンドルに装着して電球の光の明るさを確認しておく
   a. ブレードの選択（術者による選択）：乳幼児の喉頭は頭側にあり，前方へ位置しているようにみえる；乳児に対して曲型ブレードはあまり使わない
      i. 直型ブレード—喉頭蓋を前方へもち上げるために使われる
      ii. 曲型ブレード—喉頭蓋谷に挿入する
   b. ブレードの長さ：喉頭蓋に十分届く長さとする
8. 頭部正中位に患者を位置させる。乳児でスニッフィングポジションを得るために通常は肩の下にタオルをおく。年長の小児や成人においては，（頸椎損傷の疑いがない場合に）同様にするために，頭部の下に巻いたタオルを置くことがよくある。
9. 酸素予備量を増やすために100%酸素による2～3分間の酸素化を行い，術者が効果的な換気を維持できているか確認する。
10. 続いて鎮痛，鎮静を行う；換気できることが確認されなければ筋弛緩薬を投与してはならない

B. 手技
1. 術者は患者の頭側に立ってベッドを最適な高さに調整する。頭部はフラットにするか術者の好みによってわずかに挙上させることがある。
2. 頸椎損傷の疑いがない場合，患者をスニッフィングポジションにし，愛護的に頸部を伸展させる（**図A6-1**）。頸椎損傷が疑われる場合，助手が頸部を固定し頸椎カラーの前方部分ははずす。
3. 術者の利き手に関係なく，喉頭鏡は常に左手でもつ。
4. 鎮静されたら速やかに助手は，愛護的にだがしっかりと輪状軟骨圧迫を行い，挿管されたことが間違いなく確認されるまで，もしくは適応があれば，カフを膨張し終えるまで輪状軟骨圧迫は継続する。
5. 鎮静/筋弛緩下の患者における開口は，クロスフィンガー法を用いてなされることが多く，その場合，右手の母指は下顎の前歯もしくは下顎の歯肉にかけ，母指を上顎の歯もしくは上顎の歯肉にかける。"ハサミを広げる"ような指の動きで愛護的に口を開き，喉頭鏡を口腔内に挿入する。
6. 喉頭鏡ブレードの先端は患者の口腔の右側から挿入される（**図A6-2**）；そしてブレードは舌根部まで進められる。
7. 舌を左方へ除ける；喉頭展開は舌をコントロールすることが鍵になる。
8. ブレードはそれぞれの適正な位置にまで愛護的に進める。直型のブレードは喉頭蓋の下に位置；曲型のブレードは喉頭蓋の上にある喉頭蓋谷に位置される。
9. 喉頭鏡で舌を喉頭から上方へ引き離すようにもち上げる際に，ハンドルの長軸に沿ってのみ引き上げるべきである。すると声門の開口部がはっきりとわかる。ブレードとハンドルをゆらしたり，回転させる動きは歯牙，歯肉，もしくは口唇などを損傷する可能性がある。ブレードの基部は上顎の歯に決して接触させてはならない。
10. 声帯と声門の開口部がしっかりとみえなくてはならない。
11. 仮に声帯と声門がはっきりとみえない場合，甲状軟骨を介助者に母指と示指でつまんでもらい声帯がみえるまで圧をかけてもらうとよいかもしれない。
12. 気管チューブを右手でつかみながら声帯を通して愛護的に挿入し，その間，右手でチューブとスタイレットを保持する（**図A6-3**）。適正な挿入の深さ（cm）は，気管チューブの内径に3をかけることで推測できる（例えば，内径＝4mm；挿管の深さ＝4×3＝12cm）。
13. スタイレットと喉頭鏡を注意深く抜き去る。術者は挿管チューブをしっかりと保持し続けなければならない。
14. カフ付きチューブであれば，カフを膨らませる。
15. 適正なチューブ位置の確認のために：

図 A6-1　経口気管挿管のためのポジショニング

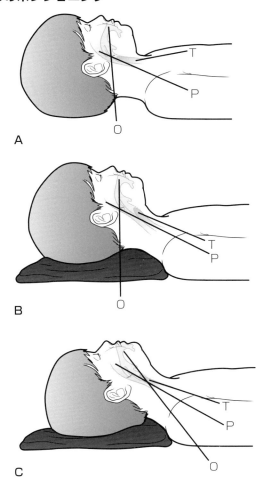

A）気道の最大の開通と可視化は，口腔（O），咽頭（P），そして気管（T）の軸を一直線にすることによって得られる。これは，患者をスニッフィングポジションにすることで達成される。B）折りたたんだシーツやタオルを後頭部の下に入れると咽頭と気管の軸が一直線になる。C）スニッフィングポジションからさらに頸部を伸展させると，結果的に3つの軸はほぼ一直線になる。適正なポジションだと外耳は肩に対して前方に位置する。2歳以下の小児においては，前頭部から後頭部の長さが相対的に長いため，巻いたタオルやシーツを後頭部というよりは肩の下に入れる。

    a. 両側の等しい吸気を保証するために胸部を視診し聴診する。加えて，腹部にエアー入りがないことを確認するために，腹部の聴診も行う。
    b. 定性的 CO_2 検知器，カプノメータもしくは食道挿管検出器を用いる。気管チューブが正しい位置に留置されていないと CO_2 検知器が変色しなかったり呼気 CO_2 濃度が低値を示すことになる。
    c. 呼気中に気管チューブ内の結露が生じるか観察する。
    d. 胸部 X 線撮影を行う。チューブの先端は理想的には胸郭入口部と気管分岐部の中間点にみられるべきである。
16. 気管チューブはテープもしくは固定用のデバイスでしっかりと固定する。

図 A6-2　喉頭鏡ブレードの挿入

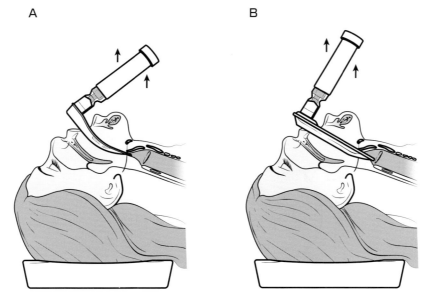

A) 曲型のブレードは舌根部に沿ってそして喉頭蓋谷に挿入する。B) 直型のブレードは喉頭蓋の下に挿入する。

図 A6-3　気管チューブの留置

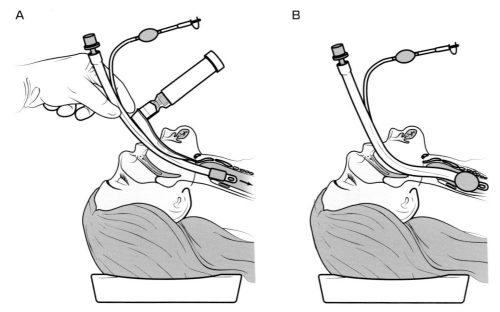

A) 気管チューブは声帯を通して遠位端が気管分岐部の上約2～3cmにとどまるまで挿入する。B) いったん，気管チューブを適正な位置にとどめたら，喉頭鏡とスタイレットを取り除きカフを膨張させる。

IV. 考慮すべき事項

A. 成人と小児の解剖学的な違い
1. 成人に比べると乳児において喉頭はより頭側に位置している，そのことでより前方に位置しているようにみえ，結果的に喉頭鏡による展開がより難しい。
2. 喉頭の位置の理由や誤嚥を防ぐという理由からも喉頭展開中の輪状軟骨圧迫は有用である。

3. 乳幼児において，気道の最狭窄部位は喉頭ではなく輪状軟骨の位置にあり，声帯下の解剖学的な"カフ"となっている。
4. 一般的には小指の直径が気管チューブの適正サイズとほぼ同じになる。満期産の新生児には，内径3.5mmの気管チューブを挿入することができる。
5. 8歳未満の小児にカフ付きチューブを選択した場合，チューブサイズは計算されるサイズより1サイズ小さいものにすべきである。カフ付きチューブは通常8歳以上の小児に限定される（気管チューブサイズ>6mmの内径），乳幼児には一般的にカフなしチューブが使用される。長期の人工呼吸器管理もしくは陽圧換気が予想される場合には，乳幼児にカフ付きチューブを考慮する必要がある。

V. 注意事項と合併症

A. 処置中の低酸素症，高二酸化炭素血症
B. 処置中もしくは処置直後の循環抑制
C. 歯牙，口唇，歯肉の損傷
D. チューブ位置のずれ（左右主気管支，食道）
E. 咽頭，喉頭，気管の損傷
F. 胃の過膨張と胃内容物の誤嚥
G. 気管支攣縮，喉頭攣縮
H. 上気道閉塞
I. 喉頭展開困難
J. 換気困難

参考文献

1. Balk RA. The technique of orotracheal intubation. *J Crit Illness*. 1997;12:316.
2. Gerardi MJ, Sacchetti AD, Cantor RM, et al. Rapid-sequence intubation of the pediatric patient. Pediatric Emergency Medicine Committee of the American College of Emergency Physicians. *Ann Emerg Med*. 1996;28:55-74.
3. McLean B, Zimmerman JL, eds. *Fundamental Critical Care Support*. 4th ed. Mount Prospect, IL: Society of Critical Care Medicine; 2007.
4. Tobias JD. Airway management for pediatric emergencies. *Pediatr Ann*. 1996;25:317-320, 323-328.

付録 7

よく使用する薬物

表 A7-1　麻酔と鎮静薬

薬物	用量	効果発現および作用時間	利点	注意点
フェンタニル	鎮静・鎮痛のため間欠的に投与： 1〜2μg/kg/回 IV，1〜2時間ごと	効果発現： 直ちに 持続時間： 30〜60分	-効果発現が早い -短時間作用型 -ナロキソンで拮抗できる -循環動態に対する影響が少ない -急性および慢性疼痛に有効	-胸壁の硬直 -呼吸抑制または無呼吸 -健忘作用がない
	持続的な鎮静・鎮痛： 1〜2μg/kg/回ボーラスIV，その後1〜2μg/kg/hrで持続投与，必要に応じて1μg/kg/hrずつ適切な鎮静・鎮痛が得られるまで漸増			-長期間投与により離脱症状や耐性が生じる
モルヒネ	鎮静・鎮痛のため間欠的に投与： 0.05〜0.1mg/kg IV，2〜4時間ごと	効果発現： 5分 持続時間： 2時間	-急性および慢性疼痛に有効	-呼吸抑制 -ヒスタミン遊離作用 -低血圧 -瘙痒感 -血管運動性浮腫
	持続的な鎮静・鎮痛： 0.01〜0.03mg/kg/hr IV			-長期間投与により離脱症状や耐性が生じる
ミダゾラム	鎮静・鎮痛のため間欠的に投与： 0.05〜0.1mg/kg/回 IV，5分ごとに投与し，効果をみながら漸増，最大投与量は5mg	効果発現： 1〜5分 持続時間： 20〜30分	-効果発現が早い -短時間作用型 -健忘作用 -フルマゼニルで拮抗できる	-鎮痛効果が少ない -呼吸抑制あるいは無呼吸 -低血圧および徐脈
	持続的な鎮静・鎮痛： 0.05〜0.15mg/kg/hr IV，適正な鎮静が得られるまで漸増			-長期間投与により離脱症状，耐性，ミオクローヌスが生じる
Lorazepam	鎮静のため間欠的に投与： 0.05〜0.1mg/kg IV，20分ごとに投与し，効果をみながら漸増	効果発現： 2〜3分 持続時間： 2〜6時間	-鎮静，痙攣重積に有効 -健忘作用あり	-呼吸抑制，無呼吸 -徐脈 -低血圧

表 A7-1　麻酔と鎮静薬（続き）

薬物	用量	効果発現および作用時間	利点	注意点
ケタミン	鎮静のため間欠的に投与：0.5〜1mg/kg/回 IV，5分ごとに投与し，効果をみながら漸増 持続的な鎮静・鎮痛：0.5〜2mg/kg/hr IV，その後，効果をみながら漸増	効果発現：1〜2分 作用時間：15〜30分	−効果発現が早い −気道の反射が維持される −低血圧や徐脈を起こさない −鎮痛効果がある −気管支拡張作用がある	−気道分泌物の増加および喉頭痙攣（アトロピン投与で予防できる） −頭蓋内圧亢進 −興奮反応（ベンゾジアゼピン投与で予防できる）
Etomidate	間欠的投与：0.3mg/kg IV，5分ごとに投与し，効果をみながら漸増	効果発現：10〜20秒 持続時間：4〜10分	−効果発現が早い −短時間作用型 −循環動態に対する影響が少ない	−ストレスにより誘発されるコルチゾールの分泌を抑制し，副腎機能不全が24時間以上遷延するおそれがある −ミオクローヌス −鎮痛作用がない
チオペンタール	2〜3mg/kg IV，反復投与可能	効果発現：30〜60秒 作用時間：5〜30分	−超短時間作用型バルビツレート −頭蓋内圧を下げる −抗痙攣作用	−循環および無呼吸を含む呼吸に対する抑制効果 −気管支痙攣 −低血圧 −鎮痛作用がない
Pentobarbital	間欠的投与：1〜3mg/kg IV，最大投与量100mg 持続的な鎮静：1〜2mg/kg/hr IV，1mg/kg/hrずつ漸増し，鎮静またはEEG上サプレッションバーストが得られるまで増やす	効果発現：30〜60秒 持続時間：15分	−効果発現が早い −痙攣重積や頭蓋内圧亢進に有効	−喉頭痙攣，呼吸抑制 −低血圧や徐脈を起こす可能性がある −鎮痛作用がない
デクスメデトミジン	間欠的投与：1μg/kgを10分以上かけてIV 持続的な鎮静：0.2〜0.75μg/kg/hr IV	効果発現：15分	−呼吸状態を温存できる −循環動態に対する影響が少ない −譫妄やシバリングを予防する −ベンゾジアゼピンや麻薬の投与量を減らす	−ボーラス投与時に血圧低下 −徐脈 −長期間投与後に離脱症状がみられる
抱水クロラール	25〜75mg/kg PO，処置前30分に内服，乳児では最大投与量1g，小児では最大投与量2g	効果発現：30〜60分 持続時間：4〜8時間	−検査のために短時間鎮静・入眠させるのに有効	−効果が持続してしまう可能性 −逆に興奮状態となることがある −長期使用により離脱症状がみられる −鎮痛作用がない

IV：静注，PO：経口，EEG：脳波

Classified using Taketomo CK, Hodding JH, Krause DM. *Pediatric Dosage Handbook with International Trade Names Index*. 14th ed. Hudson, OH: Lexicomp; 2006-2007.

表 A7-2　非ステロイド性抗炎症薬（NSAID）—推奨 [a, b]

薬物	用量	効果発現および作用時間	利点	注意点
アセトアミノフェン	経口：10〜15mg/kg，3〜4時間ごと 坐薬：15〜20mg/kg，4時間ごと *新生児（＜6kg あるいは＜6カ月）：* 経口：10〜15mg/kg，4〜6時間ごと 坐薬：20〜25mg/kg，4〜6時間ごと	効果発現： 　10〜60分 持続時間： 　1〜3時間 新生児： 　2〜5時間	−解熱作用 −鎮痛作用	−最大投与量 75mg/kg/日 −抗炎症作用はない
Ketorolac	筋注・静注：0.5mg/kg，6時間ごと 最大投与量：30mg/回	効果発現： 　30分 持続時間： 　4〜6時間	−鎮痛 −抗炎症作用 −解熱作用 −NSAID	−最長5日間 −腎機能障害では使用を避ける −血小板凝集を抑制し出血傾向をきたす −長期間投与で消化管出血や潰瘍形成の可能性がある
イブプロフェン	経口：10mg/kg，6〜8時間ごと	効果発現： 　60〜120分 持続時間： 　6〜8時間	−鎮痛 −抗炎症作用 −解熱作用 −NSAID	−血小板凝集を抑制し出血傾向をきたす −血小板数＜50,000/mm^{3}では使用すべきではない −腎機能障害では使用を避ける −長期間投与で消化管出血や潰瘍形成を生じる可能性がある
アスピリン	経口：10〜15mg/kg，4時間ごと	効果発現： 　15〜20分 作用時間： 　用量依存性，高用量（＞1g）では3〜10時間	−鎮痛作用 −抗炎症作用 −解熱作用 −NSAID	−血小板数が少なく，出血傾向がある小児には禁忌 −発熱やウイルス感染がある場合にReye症候群をきたす可能性がある −腎機能障害では使用を避ける −消化管潰瘍を有する場合には使用を避ける

NSAID：非ステロイド性抗炎症薬
[a] これらの薬物の用量には天井効果がある。また，最大投与量を超えてはならない。
[b] 体重50kg未満の患者に対する用量である。
Classified using Taketomo CK, Hodding JH, Krause DM. *Pediatric Dosage Handbook with International Trade Names Index.* 14th ed. Hudson, OH: Lexicomp; 2006-2007.

表 A7-3　筋弛緩薬（神経筋遮断薬）

薬物	用量	効果発現および作用時間	利点	注意点
スキサメトニウム（脱分極型）	1～2mg/kg IV，最大投与量 150mg	効果発現：30～60秒 持続時間：4～6分	-効果発現が早い -短時間作用型	-抗コリン薬（アトロピン）を前投薬として使用していない＜2カ月の乳児では徐脈から心肺停止となる可能性がある -横紋筋融解の可能性がある -筋の攣縮（少量の非脱分極型筋弛緩薬投与で防げる） -高カリウム血症を増強する（頭部外傷，挫滅創，熱傷，既知の高カリウム血症では禁忌） -悪性症候群を誘発する可能性がある
ベクロニウム（非脱分極型）	間欠的投与： 0.1～0.2mg/kg IV，30分～1時間ごと 持続的投与： 0.1mg/kg/hr，0.05mg/kg/hrずつ適切な筋弛緩状態が得られるまで漸増	効果発現：1～3分 持続時間：30～40分	-筋の痙攣がない -循環動態に対する影響が少ない	-効果発現が遅い -作用時間が長い -鎮痛や鎮静効果がない
ロクロニウム（非脱分極型）	間欠的投与： 0.6～1.0mg/kg IV，30分～1時間ごと 持続的投与： 10～12μg/kg/min IV，1μg/kg/minずつ適切な筋弛緩状態が得られるまで漸増	効果発現：30～60秒 持続時間：30～40分	-筋の痙攣がない -抗コリン作用	-頻脈を起こす可能性がある
Cisatracurium（非脱分極型）	間欠的投与： 0.1～0.2mg/kg IV，30～45分ごと 持続的投与： 1～4μg/kg/min IV，0.5μg/kg/minずつ適切な筋弛緩状態が得られるまで漸増	効果発現：2～3分 持続時間：35～45分	-腎不全や肝不全でも使用できる -Hofmann排泄で代謝される	-ヒスタミン遊離作用がある -低血圧 -気管支痙攣
Atracurium（非脱分極型）	間欠的に投与： 0.3～0.5mg/kg IV，20～35分ごと 持続的投与： 0.4～0.8mg/kg/hr IV，0.1mg/kg/hrずつ適切な筋弛緩状態が得られるまで漸増	効果発現：1～4分 持続時間：20～35分	-腎不全や肝不全のときでも使用できる -Hofmann排泄で代謝される	-ヒスタミン遊離作用がある -低血圧や徐脈 -気管支痙攣

IV：静注

Classified using Taketomo CK, Hodding JH, Krause DM. *Pediatric Dosage Handbook with International Trade Names Index*. 14th ed. Hudson, OH: Lexicomp; 2006-2007.

付録8
気道確保困難のアルゴリズム

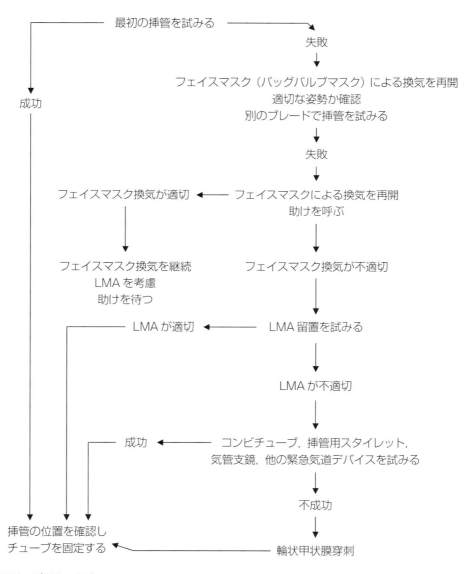

挿管困難や挿管が失敗したときのアプローチ。

LMA：ラリンジアルマスク

付録9

ALS アルゴリズム

図 A9-1　小児の心停止アルゴリズム

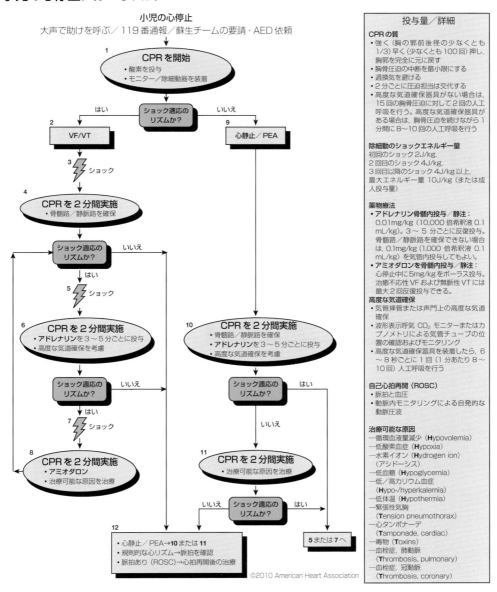

CPR：心肺蘇生，PEA：無脈性電気活動，VF：心室細動，VT：心室頻拍

Reprinted with permission. © 2010 American Heart Association, Inc. Kleinman ME, Chameides L, Schexnayder SM, et al. Part 14: pediatric advanced life support: 2010 American Heart Association Guidelines for Cardiopulmonary Resuscitation and Emergency Cardiovascular Care. *Circulation*. 2010;122(18 suppl 3):S876-S908.

図 A9-2　小児の脈拍はあるが循環不良な徐脈アルゴリズム

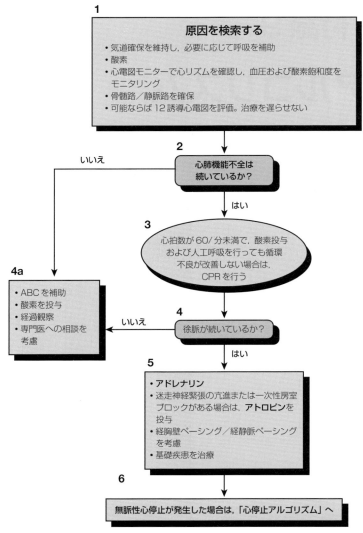

CPR：心肺蘇生，ABC：気道確保・呼吸・循環

Reprinted with permission. © 2010 American Heart Association, Inc. Kleinman ME, Chameides L, Schexnayder SM, et al. Part 14: pediatric advanced life support: 2010 American Heart Association Guidelines for Cardiopulmonary Resuscitation and Emergency Cardiovascular Care. *Circulation*. 2010;122(18 suppl 3):S876-S908.

図 A9-3　小児の脈拍はあるが循環不良な頻拍アルゴリズム

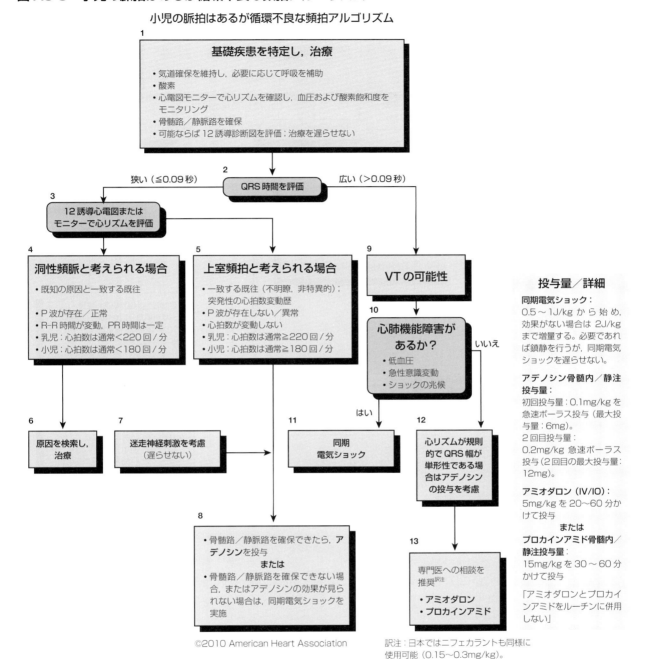

Reprinted with permission. © 2010 American Heart Association, Inc. Kleinman ME, Chameides L, Schexnayder SM, et al. Part 14: pediatric advanced life support: 2010 American Heart Association Guidelines for Cardiopulmonary Resuscitation and Emergency Cardiovascular Care. *Circulation*. 2010;122(18 suppl 3):S876-S908.

図 A9-4　小児の脈拍があり循環が良好な頻拍アルゴリズム

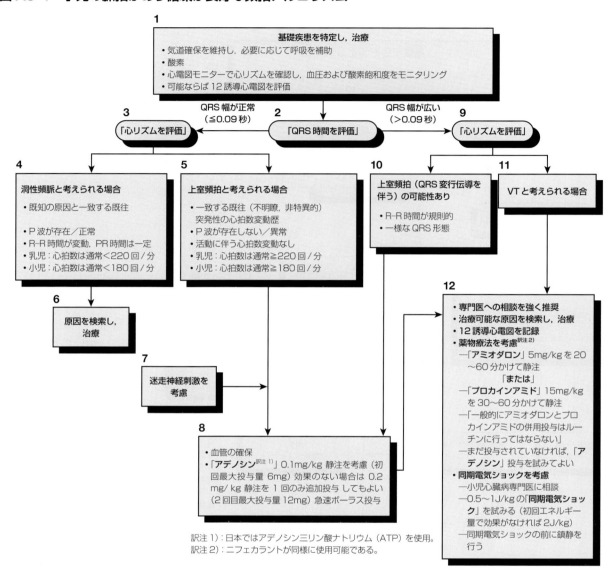

Reprinted with permission. © 2011 American Heart Association, Inc. Figure 6. Pediatric tachycardia with a pulse and adequate perfusion algorithm. In: *Pediatric Advanced Life Support Manual*. Dallas, TX: American Heart Association; 2011:134.

図 A9-5　心停止アルゴリズム

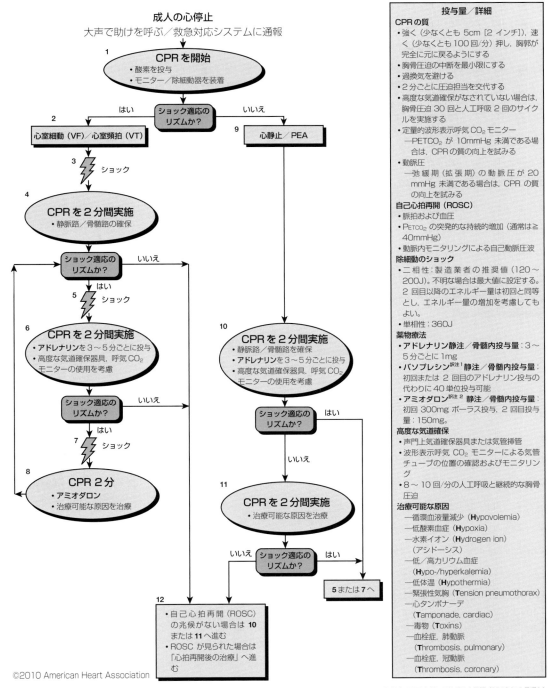

CPR：心肺蘇生，PEA：無脈性電気活動

Reprinted with permission. © 2010 American Heart Association, Inc. Neumar RW, Otto CW, Link MS, et al. Part 8: Adult advanced cardiovascular life support: 2010 American Heart Association Guidelines for Cardiopulmonary Resuscitation and Emergency Cardiovascular Care. *Circulation*. 2010;122(18 suppl 3):S729-S767.

図 A9-6　徐脈アルゴリズム

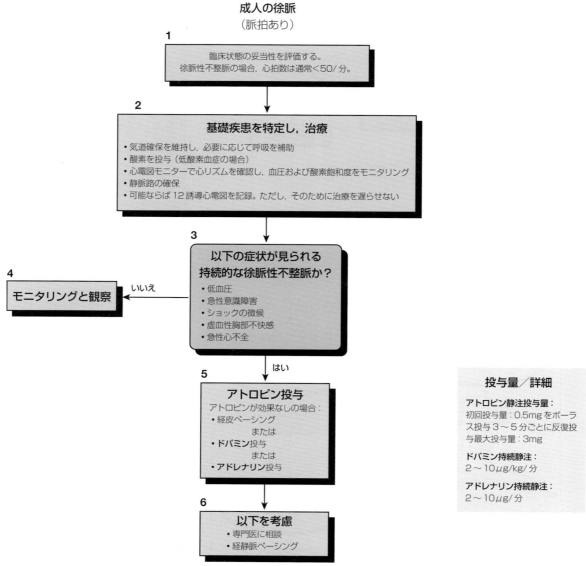

Reprinted with permission. © 2010 American Heart Association, Inc. Neumar RW, Otto CW, Link MS, et al. Part 8: Adult advanced cardiovascular life support: 2010 American Heart Association Guidelines for Cardiopulmonary Resuscitation and Emergency Cardiovascular Care. *Circulation*. 2010;122(18 suppl 3):S729-S767.

図 A9-7 脈拍のある頻拍アルゴリズム

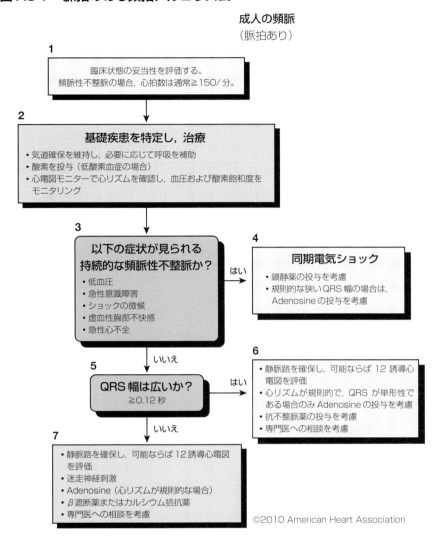

VT：心室頻拍

Reprinted with permission. © 2010 American Heart Association, Inc. Neumar RW, Otto CW, Link MS, et al. Part 8: Adult advanced cardiovascular life support: 2010 American Heart Association Guidelines for Cardiopulmonary Resuscitation and Emergency Cardiovascular Care. *Circulation*. 2010;122(18 suppl 3):S729-S767.

図 A9-8　PALS における ROSC 後のショック管理アルゴリズム

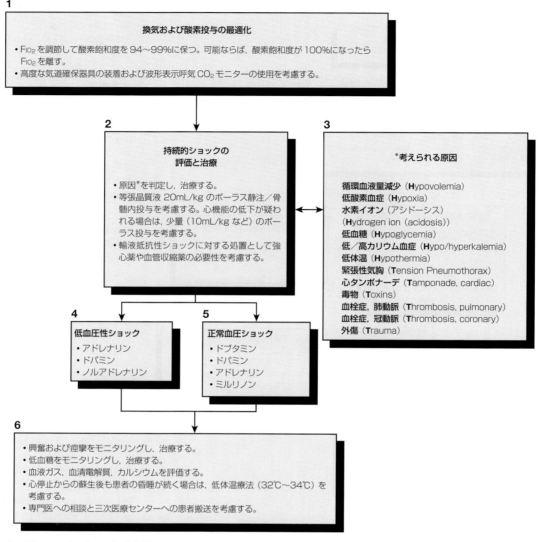

Reprinted with permission. © 2011 American Heart Association, Inc. Figure 1. PALS management of shock after ROSC algorithm. In: *Pediatric Advanced Life Support Manual*. Dallas, TX: American Heart Association; 2011:181.

付録10

除細動/同期電気ショック

I. 適応

A. 除細動/非同期電気ショック
　　1. 心室細動
　　2. 無脈性心室頻拍
　　3. 多型性心室頻拍
B. 同期電気ショック
　　1. 脈のある不安定または安定した心室頻拍
　　2. 不安定または安定した上室頻拍，心房細動，心房粗動

II. 準備する器具

A. 通電性のよいジェルまたは接着性のあるパッド
B. 除細動器
C. 接続ケーブル，リード，電極
D. 鎮静薬
E. バッグマスクによる補助換気の用具と高流量酸素供給源
F. 緊急での吸引と気管挿管
G. パルスオキシメータ
H. 心電図と血圧モニター
I. 経静脈カテーテル，輸液ポンプ，輸液チューブ，輸液
J. 救急カート

III. 手技

A. 心リズムを認識：重症度を判断する。
B. 不安定なリズムまたは全身の灌流に対する生理学的な悪影響がみられる患者では，心肺蘇生の準備をした後，すぐに除細動/電気ショックを行う。
C. 上記の状態では時間の遅れが安定したリズムに戻る確率を低下させることを認識する。
D. 患者に重篤な状態であることを伝え準備しておく；必要ならば鎮静する。
E. 可能ならば静脈路を確保する。
F. 十分な酸素投与を行い適応があればバッグバルブマスク換気を行う。
G. パルスオキシメータと心電図モニターを装着する。
H. 除細動器の電源を入れる。

I. 患者に電極を張る（必要に応じて）。
J. 通電性のよいジェルをパドルにつけたり胸壁に通電性のよいパッドを張る。
　1. 胸毛の濃い男性の場合はパドル/パッドを十分に接着するために素早く胸毛を剃らなければならない場合がある。
K. パドル/パッド装着：小児のパドルの位置は成人の場合と同様である。
　1. 前側方法
　　a. パドル/パッドの1つを胸骨上部の右側鎖骨下につける
　　b. パドル/パッドの1つを左乳頭の外側中腋窩線上につける
　2. 前後法
　　a. パドル/パッドの1つを左前胸部，鎖骨下につける
　　b. パドル/パッドの1つを左肩甲骨下部，胸椎左側につける
　3. ペースメーカや植え込み型除細動器（ICD）上につけることは避ける
L. パドルの圧力（必要があれば）
　1. 成人—各パドルにおよそ25 lb（約11kg）の圧
　2. 小児—胸壁に十分に接着できる圧
M. 同期か非同期の電気ショックを選択する
N. 放電エネルギーレベルを選択する（AHAの推奨に従う）
　1. 手動式除細動器
　　a. 適切なサイズのパドルを選択することが重要；可能であれば最も大きいパドルを使用し，パドル全体を胸壁に密着させる。パドル間の間隔は十分にとる（およそ3cm）
　　　i. 乳児（＜10kg）—ほとんどの場合は4.5cmのパドルを使用する
　　　ii. 小児（＞10kg）—8.0〜13cmのパドルがよく使用される
　　b. 乳児用に低エネルギーでの使用ができることを確認する。除細動器によっては10J以下のエネルギーでの使用ができず，20kg未満の小児（5〜6歳）には使用してはならない
　　c. 小児の除細動
　　　i. 2J/kg（初回）
　　　ii. それ以降は4J/kgにエネルギーを上げる。
　　　iii. その後のエネルギーを上げることはできるが，10J/kgを超えてはならない
　　　iv. ≧50kgの小児には成人と同じレベルのエネルギーで使用する
　　d. 小児の同期電気ショック
　　　i. 安定または不安定な心室頻拍：0.5〜1.0J/kg
　　　ii. 安定または不安定な上室頻拍：0.5〜1.0J/kg
　　　iii. 不成功なら2J/kgに上げる
　　e. 成人除細動（小児＞50kg）
　　　i. 手動二相性除細動器：エネルギーレベルは装置ごとに選択する（通常は120〜200J）。不明であれば，1回目のショックは200Jで行う。それ以降のショックは同じかそれ以上のエネルギーレベルで行うべきである。
　　　ii. 単相性除細動器：360Jで1回目とそれ以降のショックを行う。
　　f. 成人の電気ショック
　　　i. 心室頻拍（安定）：単相性もしくは二相性除細動器では，1回目は100Jで行い，必要であればそれ以上のエネルギーレベルで行う。
　　　ii. 多形性心室頻拍：心室細動として治療する。
　　　iii. 心房細動：単相性除細動器では200J，二相性では120〜200Jで行うか，製造元の推奨を問い合わせる。ショックを続けるには，エネルギーレベルを上げる必要がある。
　　　iv. 心房粗動：50〜100J；続く場合にはそれ以上のエネルギーレベルが必要である。
　　　v. 発作性上室頻拍：50J；続く場合にはそれ以上のエネルギーレベルが必要である。
　　　vi. 同期が遅れたり状態がさらに悪化した場合，すぐに非同期でショックを行うべきである（除細動モード）。

2. 自動体外式除細動器
   a. ＞25kg（8歳以上）：成人用パッドで通常の成人用自動体外式除細動器を使用する
   b. ＜25kg（8歳未満）：小児用パッドが使用できる場合には使用する。小児用が使用できない場合には，成人用を使用する
   c. 乳幼児に使用する際にはパッド同士の接触を避けるために前後法を行う必要があるかもしれない
O. 安全確認（患者，ベッド，機器から離れる）。
P. 充電する。
Q. 除細動器の放電ボタンを押す。またはパドルの放電ボタンを左右同時に押す（同期電気ショックでは，同期して放電されるまでボタンを押したままでなければならない）。
R. 除細動を行った後，すぐに胸骨圧迫を再開する。同期電気ショック後であれば，患者を観察する（呼吸，脈拍，リズム）。
S. 不成功であれば，標準的なPALSプロトコルに則り同じ手順を踏む。

IV. 注意事項と合併症

A. 施行中
   1. ジェルの量が不十分であったり不適切なパッドを装着したり，パッドの間隔が狭すぎたりすると，皮膚の熱傷を起こす可能性がある。
   2. 熱傷を避けるために金属はすべて患者からはずす必要がある。
   3. 電流のショートを避けるため，患者の胸壁表面を乾燥した状態に保つ必要がある。
   4. 抵抗になるため皮膚貼布剤を剥がす必要がある。
   5. 安全な予防策がとられていない場合には医療従事者が電気ショックや熱傷を受ける可能性がある。
B. 施行後と合併症
   1. 動脈塞栓
   2. 肺水腫
   3. 同期電気ショック後不整脈：心肺蘇生を開始できるように準備しておく
   4. ショック後症候群（心筋のダメージ）

参考文献

1. American Heart Association. *Advanced Cardiovascular Life Support: Provider Manual*. Dallas, TX: American Heart Association; 2010.
2. Part 6. Electrical therapies: Automated external defibrillators, defibrillation, cardioversion, and pacing. 2010 American Heart Association Guidelines for Cardiopulmonary Resuscitation and Emergency Cardiovascular Care. *Circulation*. 2010;122;S706–S719.
3. Wiegand D. *AACN Procedure Manual for Critical Care*. 6th ed. St. Louis, MO: Elsevier Saunders; 2010.

付録 11

一時的経皮ペーシング

I. 適応と禁忌

A. 適応
  1. 薬物治療に抵抗性の症候性徐脈（低血圧，胸痛，失神，意識状態の変化，心不全など）
  2. 薬物，同期電気ショックに反応しない頻脈に対するオーバードライブペーシング
B. 禁忌
  1. 重度の低体温
  2. 心静止には推奨されない

II. 準備する器具

A. 心ペーシングの電極パッド
B. ペーシング機器
C. 心電図のリード
D. 必要に応じて，鎮静薬，鎮痛薬
E. 酸素投与（経鼻カニューレ，マスク，その他は必要に応じて）
F. パルスオキシメータ
G. 心電図モニター
H. 静脈穿刺針，輸液チューブ，輸液
I. 救急カート（小児用と成人用の物品をそなえたもの）

III. 手技

A. 心電図を解析し，重症度を判断する。
B. 患者に説明し準備を進める。
C. 静脈路がなければ確保する。
D. 酸素投与；パルスオキシメータ，心電図モニターを装着する。
E. アトロピン，アドレナリン，必要に応じてドパミンなどの薬物を準備する（PALSガイドラインに準ずる）。
F. 機器を組み立てる。
G. 電極パッドを装着する。
  1. 前後法
    a. 前方は鎖骨下，左前胸部上の，心臓への刺激が最大になる位置にパッドを装着する
    b. 後方は左の肩甲骨下，胸椎左方に直接パッドを貼

    2. 前側方法
        a. 右鎖骨下，胸骨上部の右方にパッドを貼る
        b. 中腋窩線上，左乳頭の外側にパッドを貼る
    3. しっかり装着するために必要であれば胸毛を剃る。
H. 全身状態が許せば必要に応じて，鎮静薬や鎮痛薬を投与する。
I. リードをペーシング機器に接続する。
J. ペーシング機器とモニターの電源を入れる。
K. 脈拍数を100回/minに設定；状態に応じて調節する。
L. 電気的捕捉と機械的捕捉ができる閾値まで出力（mA）を上げる（通常は20〜60mA）。安全のため捕捉閾値から2mA高く設定する。重篤な症状や徐脈がある場合には最大出力で開始し，捕捉が得られた後に出力を下げることが望ましい。
M. 適切な電気的捕捉の基準に留意する。
    1. すべてのペーシング波形に続き心室波形を認める
    2. 幅の広いQRS波
    3. QRS波と同様に基線より下向きのT波
N. 電気的捕捉が十分であることを確認；血圧が保たれており脈拍を触知できる。脈拍はペースメーカからの電気的刺激により生じた筋緊張を脈波と誤認するので，内頸動脈の遠位で確認する。
O. 必要に応じて一時的または永久的な経静脈ペースメーカの適応を考慮する。

IV. 小児での留意点

A. 小児の徐脈は低酸素血症に起因する二次性のものが最も多い。
B. 低酸素血症に起因する二次性の徐脈に対するペーシングは，気道管理，酸素化，人工呼吸，胸骨圧迫，アドレナリンボーラス投与（1：10,000に薄めて0.01mg/kg），アドレナリン持続静注，必要であればアトロピンボーラス投与（0.02mg/kg，必要に応じて反復。最小投与量0.1mg，最大総投与量1mg）を行った後に考慮すべきである。
C. このような状況でのペーシングの効果は明らかではない。
D. 心電図上の電気的捕捉がみられても，拍動の機械的捕捉ができていなければ，全身および心筋の血流の改善はみられない。
E. 使用可能な最も大きなパドルや胸壁に密着する粘着性の電極パッドを使用することが推奨される（パドル，またはパッドの間は，少なくとも3cm距離をとる）。
    1. ＞10kg（＞1歳）の小児には成人用のパドルを使用する。
    2. ＜10kg（＜1歳）の小児には小児用のパドル（4.5cm）を使用する。

V. 注意事項と合併症

A. ペーシングの捕捉が不可能な場合があり（〜20％），多くはペーシングの遅れによる
B. 骨格筋の収縮
C. 皮膚や組織の損傷
D. 経静脈ペーシングに先立つ応急処置にすぎない

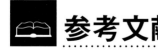
参考文献

1. American Heart Association. *Advanced Cardiovascular Life Support: Provider Manual*. Dallas, TX: American Heart Association; 2011.

2. Link MS, Atkins DL, Passman RS, et al. Part 6: electrical therapies: automated external defibrillators, defibrillation, cardioversion, and pacing: 2010 American Heart Association Guidelines for Cardiopulmonary Resuscitation and Emergency Cardiovascular Care. *Circulation*. 2010;122(18 Suppl 3):S706–S719.
3. Wiegand D. *AACN Procedure Manual for Critical Care*. 6th ed. St. Louis, MO: Elsevier Saunders; 2010.

付録 12

胸腔穿刺と胸腔ドレナージ

I. 適応と禁忌

A. 適応
  1. 緊張性気胸
  2. 大きな単純性気胸
  3. 陽圧換気を要する胸部穿通創
  4. 血胸
  5. 症候性の胸水貯留（胸腔穿刺後も再発する例）
  6. 膿胸
  7. 乳び胸
B. 禁忌
  1. 凝固障害
    a. 緊急でなければ補正してから行う。
    b. 緊張性気胸の場合は出血のリスクは容認される。
  2. 空気も水も吸引できず，胸腔内のスペースがあるか確認できない場合
    a. この原則は，陽圧換気を必要とする胸部穿通創以外すべてに適用される。
    b. 癒着した胸腔内にチューブを挿入すると肺損傷や致死的な出血を起こす可能性がある。
    c. チューブを留置する直前に切開した創部より吸引を試みるのが望ましい。
    d. 胸部 X 線写真上，"真っ白"で明らかに胸水貯留があるようにみえるが，胸水の性状が隔壁のない自由に流動する液体かどうか判断できない場合は，まずは切開した創部から吸引してみることが何より重要である。そのような胸水は固形腫瘍によるものであるかもしれず，盲目的に剥離すると大量出血する可能性がある。

II. 準備する器具

A. 胸腔穿刺
  1. 14 または 16 ゲージの外套つきカテーテル
  2. 23 ゲージの翼状針（乳幼児）
B. 外科的な胸腔ドレナージ
  1. 清潔なグローブ，ガウン，マスク，ゴーグルまたはフェイスシールド，帽子そして滅菌ドレープ
  2. 経静脈カテーテル，輸液チューブ，輸液
  3. 酸素供給装置
  4. モニター（心電図，パルスオキシメータ）
  5. 皮膚消毒薬
  6. 清潔なシリンジと注射針

7. 局所麻酔薬
8. ＃10または＃15の刃のメス
9. 摂子
10. 曲がり鉗子
11. 12F～40Fの胸腔ドレナージチューブ
    a. 小児の年齢と体重に応じた胸腔ドレナージチューブの適正なサイズを**表A12-1**に示す。
    b. 32F～40Fの胸腔ドレーンチューブは外傷患者の血胸で使用する。排液中に血塊を含んでいる可能性があるので，これを排出させるためであり，このような場合には肋間の広さにあわせて最も太いチューブを使用する。

表A12-1　小児の年齢，体重別胸腔ドレナージチューブのサイズ[a]

年齢	おおよその体重（kg）	チューブのサイズ（フレンチ）
新生児～9カ月	3.5～8	12～18
10～17カ月	10	14～20
18カ月～3歳	12～15	14～24
4～7歳	17～22	20～32
8歳	28	28～32
≥9歳	≥35	28～38

[a] 乳幼児の胸腔穿刺は23ゲージの翼状針を用いて行うことができる。

12. 緊急でなく，熟練者がいる場合には，病態（胸水，気胸）の特定と胸腔ドレナージチューブの適切な位置を決定するために，胸部超音波検査が有用な補助となりうる。
13. 水封式のドレナージシステム
14. 持針器
15. 角針つきの0-絹糸または0-ポリプロピレン糸
16. 縫合用のハサミ
17. 6mm幅の粘着テープまたは結束バンドとタイガン
18. 清潔な10×10（cm）のガーゼ
19. 抗菌薬の軟膏
20. 10cm幅の防水テープ
21. 2.5cm幅の粘着テープ
22. 救急カート

C. Seldinger法用の胸腔ドレナージチューブ
   1. 清潔なグローブ，ガウン，マスク，ゴーグルまたはフェイスシールド，帽子，滅菌ドレープ
   2. 経静脈カテーテル，輸液チューブ，輸液
   3. 酸素供給装置
   4. モニター（心電図，パルスオキシメータ）
   5. 皮膚消毒薬
   6. 清潔なシリンジと注射針
   7. 局所麻酔薬
   8. 適切なサイズのダイレーター付き胸腔ドレナージチューブ（**表A12-1**）
   9. Seldinger法用のガイドワイヤー
   10. ＃10または＃15の刃のメス
   11. 水封式のドレナージシステム
   12. 清潔な10×10（cm）のガーゼ
   13. 抗菌薬の軟膏
   14. 10cm幅の防水テープ
   15. 2.5cm幅の粘着テープ

16. 救急カート
17. 緊急でなく，熟練者がいる場合には，病態（胸水，気胸）の特定と胸腔ドレナージチューブの適切な位置を決定するために，胸部超音波検査が有用な補助となりうる。

III. 手技：外科的な胸腔ドレナージチューブ留置

A. 鎮痛/鎮静
  1. 胸腔ドレナージは疼痛を伴う手技である。緊急事態でなければ循環呼吸動態が許す範囲で，経静脈的に鎮痛薬やベンゾジアゼピンを投与する。チューブの挿入経路に沿って局所浸潤麻酔も十分に行う。
B. 予備的な胸腔穿刺（図A12-1）
  1. 緊張性気胸に対し胸腔ドレナージチューブ挿入前の応急処置として行う。
  2. 穿刺部位
     a. 中鎖骨線上第2肋間；肋間に到達するためには大胸筋と場合によっては乳房組織を貫く必要がある。
     b. 中腋窩線上第5肋間；聴診三角内（大胸筋より後方で広背筋より前方）で肋間に達するためには薄い前鋸筋のみを貫けばよい。
  3. 帽子，マスク，ゴーグルまたはフェイスシールド，清潔なグローブを着用する。
  4. 月齢2カ月未満の児では，穿刺部位を素早くポピドンヨードで消毒；月齢2カ月以上の乳児では，穿刺部位をクロルヘキシジンで洗浄する。
  5. 14ゲージの外套つきカテーテルをシリンジに接続して吸引をかけながら肋骨上縁に進める。
  6. 空気が引けたら，カテーテルを十分に進めてから針とシリンジを引き抜く。カテーテルは胸腔ドレナージチューブが留置された時点で抜去する。
  7. 注意：生理食塩液1mLをシリンジ内に入れておくと，胸腔内の空気に到達した際に，気泡が吸引されるためわかりやすい。
C. 胸腔ドレナージの準備
  1. 酸素投与を行う。
  2. 緊急事態でなければ，静脈路を確保し，心電図モニター，パルスオキシメータを装着する。

図A12-1　胸腔穿刺の刺入部位

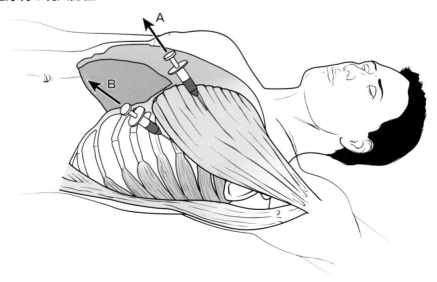

A）第2肋間鎖骨中線上。B）第5肋間中腋窩線上。後者は胸腔ドレナージチューブ挿入時の皮膚切開部位であり，胸壁の筋肉への侵襲はより少なく乳房組織を傷つけない。

3. 非滅菌器具の準備：水封式ドレナージシステム，6mm幅の粘着テープ，チューブとドレナージシステムを固定するタイガン，被覆のための2.5cm幅の防水テープ。
4. 照明を確保する。
5. 患者を仰臥位として同側の上腕を伸展させる。
6. 帽子，マスク，ゴーグルまたはフェイスシールド，清潔なグローブを着用する。
7. 患者の前胸部と側胸部を消毒する。手袋をはずす。
8. 清潔なガウンと清潔なグローブを装着する。
9. 清潔野に滅菌された次の器具を左から右に並べる：局所麻酔の入ったシリンジと注射針，柄のついたメス，摂子，曲がり鉗子，胸腔ドレナージチューブ，持針器と縫合糸，縫合用のハサミ，10×10（cm）のガーゼの付いた創傷被覆材，抗菌薬の軟膏。これらの器具と資材は以下の順序で使用する。

D. 挿入

器具	手技
1. 局所麻酔薬入りシリンジと注射針	a. 皮膚切開する部分に局所麻酔薬を注入し膨隆をつくる。 b. 皮下組織に十分浸潤させる。
2. メス	a. **図A12-1のBの位置で第5肋間の皮膚と皮下組織を3cm切開する。** b. 切開を胸壁の筋肉の深さまで広げる。**注意**：皮膚切開は肋間と平行に置く。胸腔へ入る高さより1肋間下に皮膚切開を置き皮下組織より深部にチューブの挿入経路をつくる。チューブを抜去すると挿入経路は自然に閉鎖する。
3. 局所麻酔薬入りシリンジと注射針	a. 皮膚切開創を通して，第4肋間の筋肉と胸膜に局所麻酔薬を浸潤させる。
4. 摂子	a. 左手に摂子を把持し，皮下組織と胸壁の筋肉との間に張力をかけるように皮下組織を頭側へ牽引する（**図A12-2**）。
5. 曲がり鉗子	a. 上記のように摂子による牽引を続ける。 b. 右手に把持した曲がり鉗子を用い，皮下組織と胸壁の筋肉との間を剥離し開通させる（**図A12-2**）。
6. 局所麻酔薬入りシリンジと注射針	a. 皮膚切開創を通して，第4肋間の筋肉と胸膜に局所麻酔薬を浸潤させる。 b. シリンジで吸引をかけながら注射針を胸腔内へ進める。 c. 胸腔内に空気か液体が存在することを確認する。

図A12-2　胸腔ドレナージのための鈍的剥離

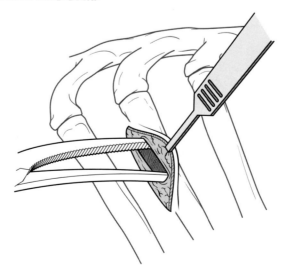

皮膚と皮下組織に牽引をかけ，皮膚切開創より上方の皮下組織を胸壁の筋肉から鈍的に剥離する。

7. 曲がり鉗子	a. 右手に曲がり鉗子を把持し，先端を第5肋骨の上縁に置き凹面を胸腔に向ける。
	b. 各肋骨の下部にある神経や血管の損傷を避けるため，肋骨の直上で肋間の剥離を行う。
	c. 曲がり鉗子を筋肉（前鋸筋と肋間筋）と胸膜を貫いて胸腔内へ進める（**図A12-3**）。**注意**：この手技は力が必要であるが常に抑制を利かさなければならない。急激に抵抗が減った後に空気や水が出てくることで胸腔内に達したことがわかる。
	d. 鉗子の先端が確実に第5肋間にあることを確認して，鉗子を大きく開き，前鋸筋，肋間筋，胸膜を大きく開ける。
	e. 左手の示指を胸腔内に入れて鉗子は引き抜く。胸腔内であれば滑らかな胸膜を触知することができる。指を360°回転させ臓側胸膜と壁側胸膜の間に癒着がないことを確認する。癒着や胸腔の閉塞がある場合はチューブ挿入時に肺損傷の原因となる。

図 A12-3　胸膜開口部の作製

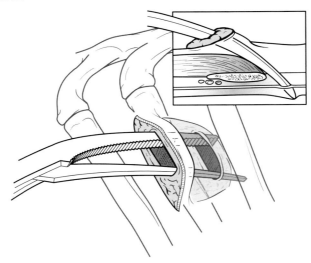

曲がり鉗子を切開創の上方に向かって進め第5肋骨上縁で肋間筋と胸膜を貫く。その後，鉗子を開き胸膜に開口部を作製する。指と胸腔ドレナージチューブが同時に通れるように十分に開口部を広げる。挿入図は曲がり鉗子の経路を断面でみたものである。

8. 胸腔ドレナージチューブ	a. 示指を胸腔内に入れたままにしておく。
	b. 右手で胸腔ドレナージチューブを胸腔内にある左手示指の先端を越えて挿入する（**図A12-4**）。チューブが胸腔内にある示指の先端を通過することでチューブが胸腔内に留置されたことが確認できる。
	c. チューブを抵抗がかかるまで進める（約15〜25cm）。チューブの最も手前の側孔が胸腔内2cmに位置するようにする。理想的には，チューブ先端は肺尖部に置く。
9. 水封式ドレナージシステム	a. 胸腔ドレナージチューブとドレナージシステムを接続する。
10. 持針器と縫合糸	a. チューブの両端で創部に0-非吸収糸をかける。
	b. 創部が閉じるように縫合糸をそれぞれ締める。
	c. 胸腔ドレナージチューブを固定するために縫合糸をその周囲に結びつける。

d. 必要であれば，創部を閉鎖するために縫合を追加する。

図 A12-4　胸腔ドレナージチューブの留置

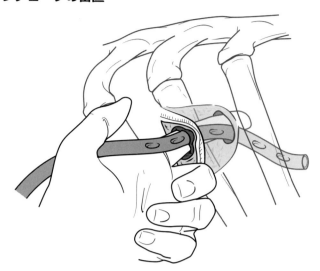

左手第2指を曲がり鉗子の位置へ置き換え，胸腔の位置を確認するために左手第2指は胸腔ドレナージチューブが指先を越えて進んでいくまで，そのまま胸腔内に保つ。

図 A12-5　胸腔ドレナージチューブの接続

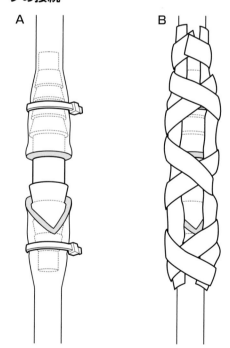

胸腔ドレナージチューブとドレナージシステムのチューブは，円錐形アダプターで接続し結束バンドで固定する（**A**）。または，粘着テープを縦方向に張り，さらにらせん状に巻き固定する（**B**）。

11. 6mm幅の粘着テープ，または，結束バンド

a. 胸腔チューブとドレナージシステムのチューブの接続を確認する（図A12-5）。
b. 接続部がみえなくなるようにテープを巻いてはならない。常に接続部に異常がないことを確認できるようにする。

12. 10×10（cm）のガーゼのついたスポンジ，抗菌薬の軟膏，防水テープ	a. 胸腔ドレナージチューブ挿入部を被覆材で覆う。 b. 防水テープで被覆材を固定する。
13. 2.5cm幅の粘着テープ	a. 胸腔ドレナージチューブとドレナージシステムのチューブを患者の体幹に固定する。

IV. 手技：非外科的な胸腔ドレナージチューブ留置（Seldinger法）

A. 鎮痛/鎮静
   1. 非外科的な胸腔ドレナージチューブ留置では，胸腔に到達するのに胸壁の剥離を要しない。
   2. 患者の疼痛を適切に管理するのに通常は胸壁の局所麻酔で十分である。
B. 予備的な胸腔穿刺（図A12-1）
   1. IIIBの項と同様の手順で行う。
C. 非外科的な胸腔ドレナージチューブ留置の準備
   1. 酸素投与を行う。
   2. 緊急事態でなければ，静脈路を確保し，心電図モニター，パルスオキシメータを装着する。
   3. 非滅菌器具の準備：水封式ドレナージシステム，6mm幅の粘着テープ，チューブとドレナージシステムを固定するタイガン，被覆のための2.5cm幅の防水テープ。
   4. 照明を確保する。
   5. 患者を仰臥位として同側の上腕を伸展させる。
   6. 帽子，マスク・ゴーグルまたはフェイスシールド，清潔なグローブを着用する。
   7. 患者の前胸部と側胸部を消毒する。手袋をはずす。
   8. 清潔なガウンと清潔なグローブを装着する。
   9. 清潔野に滅菌された次の器具を左から右に並べる：局所麻酔の入ったシリンジと注射針，メス，18ゲージの注射針，ダイレーター付きの胸腔ドレナージチューブ，Seldinger法用のガイドワイヤー，持針器と縫合糸，縫合用のハサミ，10×10（cm）のガーゼの付いた創傷被覆材，抗菌薬の軟膏。これらの器具と資材は以下の順序で使用する。
D. 挿入

器具	手技
1. 局所麻酔薬入りシリンジと注射針	a. 皮膚切開する部分に局所麻酔薬を注入し膨隆をつくる。 b. 胸腔内の液体や空気に達するよう皮下組織に十分浸潤させる。
2. 18ゲージの注射針とシリンジ	a. 麻酔をした経路に沿い，肋骨上縁を越えて，18ゲージの導入針を胸腔内に挿入する。胸腔内に到達したら液体または空気を吸引しシリンジをはずし，針の内部に空気が流入しないように注意する。
3. メス	a. ダイレーターと胸腔ドレナージチューブが胸腔内に挿入できるように麻酔を施した入口部に1cmの表皮切開を行う。
4. Seldinger法用のガイドワイヤー	a. ガイドワイヤーを18ゲージの導入針の内腔を通し，胸腔内に達するまで進め，必ず針の長さより，2〜3cmだけ深く挿入する。針を抜去し，トレイの安全な場所におく。
5. 胸腔ドレナージチューブとダイレーター	a. 胸腔ドレナージチューブと最も小さいダイレーターをガイドワイヤーに通して，抵抗を感じるところまで進め，その後は軽く抵抗を押し通すと胸腔内に到達する。引き続き，準備されたダイレーターを小さいものから大きなものへと，順番にガイドワイヤーに通して進め，挿入経路と胸腔入口部を広げ

	る。胸腔ドレナージチューブをダイレーターなしで側孔が確実に胸腔内に入るまで進めた後，ガイドワイヤーを抜去する。
6. 水封式ドレナージシステム	a. 胸腔ドレナージチューブとドレナージシステムを接続する。
7. 持針器と縫合糸	a. チューブの両端で創部に0−非吸収糸をかける。
	b. 創部が閉じるように縫合糸をそれぞれ締める。
	c. 縫合糸を胸腔ドレナージチューブを固定するために周囲に結びつける。
	d. 必要に応じて創部を閉鎖するために縫合を追加する。
8. 6mm幅の粘着テープまたは結束バンド	a. 胸腔チューブとドレナージシステムのチューブの接続を確認する（図A12-5）。
	b. 接続部がみえなくなるようにテープを巻いてはならない。常に接続部に異常がないことを確認できるようにする。
9. 10×10（cm）のガーゼのついた創傷被覆材，抗菌薬の軟膏，防水テープ	a. 胸腔ドレナージチューブ挿入部を創傷被覆材で覆う。
	b. 防水テープで被覆材を固定する。
10. 2.5cm幅の粘着テープ	a. 胸腔チューブとドレナージシステムのチューブを患者の体幹に固定する。

E. 胸腔の減圧
　1. 吸引圧を−20cmH$_2$Oに調整する。
　2. 予防的抗菌薬投与を考慮する。
F. 胸腔ドレナージチューブのモニタリング
　1. ポータブル胸部X線写真で，胸腔ドレナージチューブの位置と医原性の気胸がないかを確認する。胸腔ドレナージチューブの最も手前の側孔が放射線不透性のライン上にありX線写真上で切れ目になってみえる；切れ目が常にしっかりと胸腔内にあることを確認する。
　2. 液体が呼吸にあわせて行ったり来たりすること（呼吸性変動）により胸腔チューブが開通しているかを確認する。これは，胸腔ドレナージチューブの中，ドレナージシステムのチューブの中，あるいは水封のチャンバー内で確認できる。胸腔が完全に減圧されると，チューブの周囲で臓側と壁側の胸膜が密着し，全体の胸腔スペースからチューブが隔離されてしまう；すると呼吸性変動は消失する。
　3. 胸腔からの排液の量と性状は頻回にチェックする。排液量が減少したときは，胸部X線写真の所見とあわせて考えなければならない。例えば，血性の排液が減少したときは，出血が止まったのかもしれないし，胸腔ドレナージチューブが血塊で閉塞したのかもしれない。後者であれば，胸部X線写真で液体貯留／血胸が増悪しているのがわかる。前者であれば，そのようなことは起こらない。
　4. エアリークは，水封のチャンバー（吸引圧を調整するチャンバーではなく）の気泡により確認する。少量のエアリークでは自発呼吸の呼気時か機械式換気の吸気時のみに気泡がみられる。大量のエアリークでは吸気時にも呼気時にも気泡がみられる。このような連続性のエアリークは胸膜気管支瘻あるいは気管気管支裂傷で生じることもある。
G. 胸腔ドレナージチューブの抜去
　1. 一般的な胸腔ドレナージチューブ抜去の基準
　　a. 胸部X線写真上は完全に肺が拡張している
　　b. 24時間以上エアリークがない
　　c. 24時間で排液が<100mLである。
　2. 被覆するための防水テープ，10×10（cm）のガーゼのついた創傷被覆材，抗菌薬の軟膏を用意する。
　3. 清潔なハサミで，胸腔ドレナージチューブを固定している縫合糸を切る。
　4. 患者に大きく息を吸って止める，Valsalva maneuver（息こらえ）を行うよう指示する。この手順を何回か練習する。
　5. これを繰り返して，Valsalva maneuverの最大吸気の状態で，素早く胸腔ドレナージチューブを抜去し，その後は直ちに創部を被覆材で密閉する。
　6. 創部は縫合したり他の物を用いて密閉してはならない。

7. 直ちにポータブルの胸部X線写真を撮影し気胸がないことを確認する。

V. 注意事項と合併症

A. 肋間動脈，静脈，神経の損傷の可能性がある
B. 横隔膜下を含む胸腔外へのチューブ迷入
C. 皮下気腫
D. 水封がうまくいかず（空気が引き込まれ），気胸になる
E. 胸壁内の血腫や斑状出血
F. 胸壁や胸腔内で出血する
G. 感染
   1. チューブ挿入部の蜂窩織炎
   2. チューブ経路の感染
   3. 膿胸
H. 横隔膜や胸腔内/腹腔内臓器の裂傷
I. 気胸の再発（チューブを抜去するときに空気が引き込まれる，あるいは肺のブラやブレブが破裂する）
J. エアリークが存在しているときにチューブをクランプすると致死的な緊張性気胸が生じる

参考文献

1. Etoch SW, Bar-Natan MF, Miller FB, Richardson JD. Tube thoracostomy. Factors related to complications. *Arch Surg*. 1995;130:521-526.
2. Havelock T, Teoh R, Laws D, et al. Pleural procedures and thoracic ultrasound: British Thoracic Society Pleural Disease Guideline 2010. *Thorax*. 2010;65:ii61-ii76.
3. Light RW. Pleural controversy: Optimal chest tube size for drainage. *Respirology*. 2011;16:244-248.
4. Lotano VE. Chest tube thoracostomy. In: Parrillo JE, Dellinger RP, eds. *Critical Care Medicine*. 3rd ed. St. Louis, MO: Mosby, Inc., 2008; 271-279.
5. Martino K, Merrit S, Boyakye K, et al. Prospective randomized trial of thoracostomy removal algorithms. *J Trauma*. 1999;46:369-373.
6. Richardson JD, Spain DA. Injury to the lung and pleura: In: Mattox KL, Feliciano DV, Moore EE, eds. *Trauma*. 4th ed. New York, NY: McGraw-Hill, 2000; 523-543.

付録 13

中心静脈アクセス

I. 適応

A. 末梢静脈路の確保が困難な症例
B. 配合禁忌の薬物を複数同時に投与する場合
C. 血管作動性，刺激性，腐食性，または高張性の溶液を投与する場合
D. 血行動態のモニタリング
E. 経静脈ペーシングカテーテルの挿入
F. 蘇生時における急速輸液の投与
G. 頻回の採血時に静脈穿刺の回数を最小限にするため
H. 血液透析の補助

II. 準備する器具

A. 滅菌済み中心静脈カテーテル（抗菌薬含浸カテーテルが望ましい）；ガイドワイヤー；18 ゲージ，22 ゲージ，25 ゲージ針，カテーテルサイズに合わせて；中心静脈カテーテルキット（シングルルーメンまたはマルチルーメンタイプ）
B. 中心静脈カテーテルを中心静脈に挿入する場合も末梢静脈に挿入する場合も超音波の使用を考慮する：穿刺回数を減らし，成功率を上げる
C. 末梢挿入中心静脈カテーテルの使用を考慮する：末梢静脈路確保困難症例や刺激性・高張性溶液投与，また頻回採血が適応の場合
D. シリンジ，メス，ダイレーター，縫合セットまたは固定器具，局所麻酔用穿刺針
E. 生理食塩液またはヘパリン加生理食塩液
F. 半透明ドレッシング
G. 施設のプロトコルに従い，生後 2 カ月以上の乳児にはクロルヘキシジン含浸パッチを用いる
H. 5×5(cm) と 10×10(cm) の滅菌ガーゼ
I. 局所麻酔と鎮静に用いる薬物
J. 滅菌手袋，滅菌ガウン，マスク，ゴーグルまたはフェイスシールド，手術帽，滅菌ドレープ
K. 施設のプロトコルに従い，生後 2 カ月以上の乳児ではクロルヘキシジンを，2 カ月未満の乳児ではポビドンヨードを用いる
L. 酸素供給装置
M. パルスオキシメータ
N. 心電図モニター
O. 点滴チューブと輸液
P. 救急カート

III. 手技：Modified Seldinger 法

A. 同意書を得る。
B. 患者に対しわかりやすい言葉で説明する。
C. 鎮静を担当する医師に処置の予定時間を通知する。
D. カテーテルのサイズと挿入位置を決定し，備品を用意する。
E. 心拍呼吸モニターを用意する。
F. 患者確認の最終のプロトコルを実施する。
G. 可能であれば使用可能な末梢静脈路，または骨髄路を確保する。
H. 使用可能であれば超音波で予定している中心静脈路留置箇所の解剖を確認する。
I. 手術帽，マスク，ゴーグルまたはフェイスシールドを装着する。
J. 手を洗う。
K. 患者の体位を整え解剖学的指標を確認する（**表A13-1**）。
L. 手を洗う。
M. 滅菌ガウンと手袋を装着する。
N. 清潔領域をつくる：超音波を使用する場合はプローブを滅菌カバーで覆う。
O. 中心静脈カテーテルセットを開封する。
P. 施設のプロトコルに従い2カ月未満の患者にはポビドンヨードを，2カ月以上の患者にはクロルヘキシジンを用いて挿入部位を消毒する：消毒範囲を十分に乾燥させること。
Q. 局所麻酔を行う。
R. 製造会社の説明書に従い，穿刺針とカテーテルを生理食塩液またはヘパリン加生理食塩液で満たす。
　1. 超音波使用の有無にかかわらず，注射器の内套に軽く陰圧をかけながら，一定の角度と深さに挿入する（**表A13-2**，**図A13-1**）。
　2. 頸部からアプローチする場合，鎖骨下静脈よりも内頸静脈のほうが成功率が高く合併症の頻度も低い。
S. 非拍動性で暗色の逆血があれば，穿刺針を安定させ，シリンジをはずし，その際に針の末端をグローブをはめた指で押さえる。
T. 穿刺針を挿入した際に拍動性で鮮紅色の逆血があった場合は針を抜去し5分間圧迫止血を行う。

表A13-1　穿刺部位と体位

内頸静脈穿刺	鎖骨下静脈穿刺	大腿静脈穿刺
体位：Tredelenburg体位 1. 患者の頭部を刺入部位とは反対側へ回転させる。 2. 頸椎損傷を疑う所見がなければ穿刺側の肩の下にタオルをおいて頭頸部を伸展させる。	体位：Tredelenburg体位 1. 患者の頭部を刺入部位とは反対側へ回転させる。 2. 頸椎損傷を疑う所見がなければ肩枕を脊椎に平行に入れて，頸部を過伸展させる。	体位：仰臥位，穿刺側の下肢を外転・外旋位にする 枕やクッションを刺入部位と同側の腰の下におく。
内頸静脈穿刺のための解剖学的指標	**鎖骨下静脈穿刺のための解剖学的指標**	**大腿静脈穿刺のための解剖学的指標**
1. 胸鎖乳突筋の内側の胸骨頭と外側の鎖骨頭および鎖骨で形成される三角形。 2. 内頸静脈はその三角形の頂点直下にある頸動脈鞘内に位置する。 3. 頸動脈鞘内では総頸動脈も内頸静脈の内側深部を走行する。	鎖骨を触診する。	1. 上前腸骨棘と恥骨結節を触診し鼠径靭帯を同定する。 2. 鼠径靭帯の下を走行する大腿動脈を同定する。 3. 大腿静脈は大腿動脈の内側1cm以内を平行に走行している。

表 A13-2　各穿刺部位における穿刺角度

内頸静脈穿刺	鎖骨下静脈穿刺	大腿静脈穿刺
前方アプローチ： 同側乳頭を目標に，30度の角度で胸鎖乳突筋の前縁の中間点を刺入点とする。	頸切痕を目標に，45度の角度で鎖骨外側1/3にて，鎖骨下方を刺入点とする。	臍部を目標に，30度の角度で鼠径靱帯1横指下，大腿動脈内側1横指を刺入点とする。
中心アプローチ： 同側乳頭を目標に，30度の角度で，胸鎖乳突筋の鎖骨頭と胸骨頭と鎖骨で形成される三角形の頂点を刺入点とする。	必ず前額面と平行に，内側およびやや頭側に向けて，鎖骨の胸骨側の後方を目標に，鎖骨の下から針を穿刺する。	
後方アプローチ： 頸切痕を目標に，乳様突起と鎖骨の中間点辺りから，胸鎖乳突筋の後縁を穿刺する。		
穿刺の深さ：約1〜2cm	穿刺の深さ：約2〜3cm	穿刺の深さ：約1〜2cm

U. 陽圧換気または自発呼吸下では呼気相の間にガイドワイヤーを針に通す；その際，ガイドワイヤーが受ける抵抗は最小限または皆無であるべきである。

V. ガイドワイヤーを挿入する際に，心臓まで達すると，不整脈を誘発する場合があるので，心電図モニターを観察する。

W. ガイドワイヤーの皮膚刺入部のすぐ側をメスで小さく切開しダイレーターとカテーテルを進めやすいようにする。

X. ガイドワイヤーが抜けてこないように注意しながら，針を抜去する。

Y. ダイレーターにガイドワイヤーを通して挿入し皮膚と皮下組織を拡張する。

Z. ガイドワイヤーを保持しながらダイレーターを抜去する。

AA. ガイドワイヤーを通してカテーテルを挿入し，あらかじめ定めた解剖学的指標に向かってカテーテルを進め，その際にガイドワイヤーの保持を確実に行う。

BB. ガイドワイヤーを抜去する。

CC. すべてのルーメンからの静脈血の逆流を確認する。

DD. 逆流を確認したら，すべてのルーメンをフラッシュする。

EE. カテーテル先端をモニターに装着し中心静脈波形で位置を確認する（非拍動性）。

FF. カテーテルを縫合糸で皮膚に固定し，または状況に応じて他の固定器具を用いる。

GG. 生後2カ月以上の乳児や子どもにはクロルヘキシジン含浸パッチを用いる。

HH. 滅菌ドレッシングで覆う。

II. 胸部または腹部X線でカテーテルの先端位置を確認する。

JJ. 点滴をつなぐ。

図 A13-1　Modified Seldinger 法

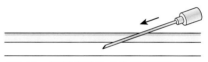

18ゲージなどの小さめの穿刺針を用いて刺入部を同定する。そして静脈に穿刺する。

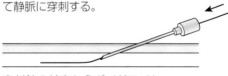

穿刺針の外套からガイドワイヤーを挿入する。

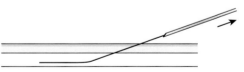

ガイドワイヤーを挿入し終えたら，外套を抜去する。

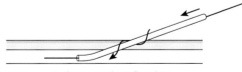

カテーテルをねじこむように押し進め，内頸静脈まで挿入する。

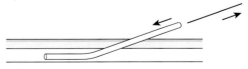

カテーテルを残し，ガイドワイヤーを抜去する。

IV. 注意事項と合併症

- A. 血胸
- B. 気胸
- C. 乳び胸
- D. 出血
- E. 静脈血栓
- F. 動脈誤穿刺
- G. 心臓穿孔
- H. 空気塞栓
- I. 感染
- J. 不整脈
- K. カテーテルまたはガイドワイヤー塞栓
- L. 局所皮下組織・神経・動脈・静脈損傷

付録 14
患者搬送と外傷に使える簡便な記憶法

1. 患者搬送
SMEAC
- 状況（Situation）
    - 患者の場所
    - 患者：
        - 既往歴
        - 内服歴
        - アレルギー歴
        - 最終摂食
    - 適格な病歴のまとめ
    - 治療
    - 治療や処置に対する反応
    - アドバイス（搬送の準備）
- 目的（Mission）
    - 病院間搬送/捜索と救助
    - 目標：
        - 救出
        - 蘇生
        - 安定化
        - 搬送
- 予想される経過/最悪のシナリオ（Expected course/worst case scenario）
- 装備（Equipment）
    - 標準的な気道，呼吸，循環（ABC）の管理ができる，搬送に必要な人材
    - 治療介入のための備品：
        - 標準的な気道，呼吸，循環，意識（ABCD）を管理できる道具
        - 症例に応じたもの（例えば，抗菌薬，抗毒素，輸血，整形外科的な道具など）
    - モニタリング
- 管理（Administration）（すなわち，人員の調整，チームの役割分担，書類の処理，時間の調整など）
- 連絡と指揮系統（Communication and Chain of Command）〔すなわち，調整責任者，担当部署（勤務交代の確認，確実な引継ぎを含む），搬送チームメンバーの連絡先と電話番号の把握〕

帰還の前に：
> ABCD の確認と準備。
> ——気道（**A**irway）/呼吸（**B**reathing）：迅速導入による挿管の準備
> ——循環〔**C**（**AEIOU**）〕：使用できる薬物投与ルート（functioning **a**ccess），緊急薬物〔**e**mergency drugs（血管作動薬，麻酔薬，他）〕，（侵襲的な）モニタリング〔(**i**nvasive) monitoring〕，**o**utput（すなわち，留置カテーテル，尿道留置カテーテル，経鼻胃管など），予想外の問題〔**u**nexpected problems（血圧の変動，除細動/ペーシングパッドの準備）〕
> ——書類（**D**ocumentation）：画像，検査結果
> ——搬送者〔**E**scort(s)〕

2. 外傷

MISTO
- ■ 受傷機転（**M**echanism of injury）
- ■ 受傷した損傷（**I**njuries sustained）
- ■ 徴候や症状（**S**igns and symptoms）
- ■ 治療と反応（**T**reatment(s) and response）
- ■ 所見とバイタルサイン（**O**bservation and vital signs）
    - ■ その他（things）：
        - ——既往歴
        - ——アレルギー歴
        - ——内服歴
        - ——最終摂食/絶飲食の指示

付録 15
小児搬送書類の書式

搬送日：_____　搬送時刻：_____

患者氏名：_____　年齢：_____　体重：_____

診断名：_____

依頼元医療機関名：_____

依頼元医師名：_____　依頼元医療機関の電話番号：_____

受け入れ医師名：_____

メディカルコントロール医師名：_____

病歴 / 身体所見：

バイタルサイン：体温：_____　心拍数：_____　呼吸数：_____　血圧：_____　SpO_2：_____　FiO_2：_____

病歴：

身体所見：

検査結果：

治療 / 推奨事項：
可能な治療的介入について協議する：

搬送チームとの協議事項：

メディカルコントロール医から：

ベッドコントロール：受付時刻_____　受付者名_____　受入時刻_____

搬送チームの出発時刻：_____　□ヘリコプター　□固定翼機　□救急車
　　　　　　　　　　　　　　　　□PICU/NICU専門チーム　□ACLS対応救急車

入院時刻：_____　入室先　□PICU　□ER　□小児科病棟　□NICU

受け入れ医師への到着予定の通知時刻_____

SpO_2：経皮的酸素飽和度，FiO_2：吸入酸素濃度，NICU：新生児集中治療室，ACLS：二次救命処置，PICU：小児集中治療室，ER：救急治療室

付録 16

動脈カテーテル挿入

I. 適応

A. 高血圧，低血圧，不安定な血圧
B. 収縮期，拡張期，平均動脈血圧の継続的評価
C. 血管作動薬の使用（昇圧薬，血管拡張薬や他の心血管作動薬）
D. 頻回の検体採取（動脈血ガスやその他）

II. 準備する器具

A. 適切なサイズの内針外套型動脈カテーテルキットもしくはガイドワイヤー付きカテーテルセット（一般的に橈骨動脈 22〜24 ゲージ，大腿動脈 20 ゲージ）
B. 超音波は動脈の位置を確認するのに有用であり，成功率を上げ，試行回数を減らす可能性がある
C. 2％クロルヘキシジン，10％ポビドンヨード，70％アルコール
D. 滅菌したタオル，手袋，ガウン
E. マスク
F. 保護用ゴーグル
G. 手術帽
H. テープ
I. ガーゼスポンジ〔5×5(cm)，10×10(cm)〕
J. 手台，橈骨動脈を使用する場合
K. 3.0 や 4.0 の縫合糸と持針器や他の固定器具（動脈カテーテルキットに含まれていない場合）
L. フィルムドレッシング材
M. リドカインなどの局所麻酔薬
N. 鎮静薬（必要な場合）
O. 圧トランスデューサ，チューブ，圧モニター

III. 手技

A. 子どもと家族が手順を理解し，すべての質問に回答していることを確認する。
B. 物品を集める。
C. 静脈路を確保する。
D. 手を洗う。
E. 施設ごとの方法で患者確認の手順を行う（タイムアウト）。
F. 適切な循環呼吸モニタリングを行う。

G. 橈骨動脈を使用する場合，modified Allen テストを行う（**表 A16-1**）。

> **表 A16-1　Allen テスト**
>
> Allen テストは手の血液供給を診るために行う。橈骨動脈採血やカニューレ挿入前に行う。
> 1. 約 30 秒間，手を挙上して拳をつくる。
> 2. 両方同時に閉塞させるために尺骨動脈と橈骨動脈を圧迫する。
> 3. 挙上している間に手を開く。手は蒼白になっている。
> 4. 尺骨側の圧迫を解放すると，手の色が約 7 秒以内に戻る。
> 5. もし色が戻らないまたは 7 秒よりかかる場合は，手への尺骨動脈の供給が不十分であり，橈骨動脈を安全に穿刺することができない。

H. 橈骨動脈を使用する場合，固定のために手台を使用する。
I. 必要に応じて，鎮痛薬/鎮静薬を投与する。
J. 患者を適切な体位にする（**図 A16-1**，**表 A16-2**）。

図 A16-1　カテーテルオーバーニードル法

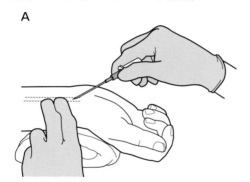 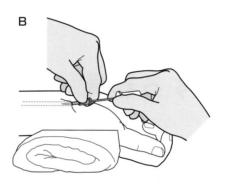

A) 手首を伸展固定した後，触診で橈骨動脈を確認する。針は 20 〜 45°の角度で刺入する。B) 動脈に入ったら，針の上からカテーテルを進め針を引き抜く。

> **表 A16-2　挿入のための解剖学的位置[a]**
>
> | 橈骨動脈 | 大腿動脈 |
> |---|---|
> | 患者を適切な体位にする
・手関節の下に手枕を用いて 45 〜 60°背屈させる | 患者を適切な体位にする
・タオルや毛布を臀部の下において股関節を開排させる |
>
> [a] 腋窩，足背，後脛骨および臍動脈挿入法があるがここでは説明しない。

K. 使用可能で有益と考えられるのであれば，超音波を使用して挿入に適切な血管を特定する。
L. マスク，帽子，ガウンを着用し，滅菌手袋をする。
M. 生後 2 カ月以上の乳幼児には 2%クロルヘキシジンを，また 10%ポビドンヨード，70%アルコールを術野に準備する。
N. 摩擦を用いて（または製造メーカーの取り扱い説明書に従って）術野をこすりきれいにする；術野を一定の時間，空気乾燥させる。
O. 無菌野をつくり，超音波をカニューレ挿入過程で使用する場合，超音波プローブを滅菌カバーで覆う。
P. ランドマークの同定；動脈に触れる。
Q. 局所麻酔薬を術野に注入する。
R. 解剖学的挿入部位に穿刺する（**表 A16-3**，**表 A16-4**，**図 A16-2**）。

表 A16-3　解剖学的穿刺部位

橈骨動脈	大腿動脈
・安全カテーテルや針を皮下にある動脈に向かって，皮膚に対して30°の角度で刺入する。 ・逆血をみるまで，針をゆっくり進める。 ・血液が得られたら，シリンジをとりはずし，皮膚に対して針をねかせる。	・鼠径溝の下，脈を触知する数cm遠位部で皮膚に対して45°の角度で斜めに穿刺する。 ・皮膚を通過して，導入針を大腿動脈に進める。 ・血液が得られたら，シリンジをとりはずし皮膚に対して針をねかせる。

表 A16-4　挿入方法

針付きカテーテル	Modified Seldinger法
カテーテルを回転させるようにしながらハブへ進め針を抜去する。	・あいている方の手で針を固定する ・ガイドワイヤーをゆっくり進める。抵抗がある場合は無理に押し進めない ・挿入中に針からガイドワイヤーが抜けないときは針とガイドワイヤーを抜く ・ガイドワイヤーを保持し針を抜く ・ハブへカテーテルが挿入されたら，ガイドワイヤーを通してカテーテルを留置する；抵抗がある場合は無理に押し進めない ・ガイドワイヤーを抜去する ・トランスデューサのチューブ接続後にカテーテルを皮膚に固定する。テープや縫合器具で固定する前にカテーテルが誤って抜けていないか確認する

図 A16-2　Modified Seldinger法

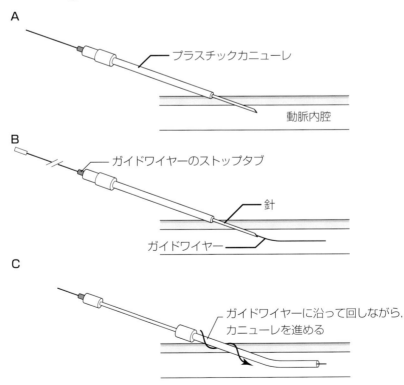

A）針を動脈に入れる。B）ガイドワイヤーのストップタブが針のハブにあたるまでガイドワイヤーを進める。C）ガイドワイヤーの上からカテーテルを動脈内に進める。

S. 動脈波形の存在を観察するためやフラッシングやカテーテルからの血液吸引を容易にするためにカテーテルをトランスデューサに接続する。
T. 縫合糸や固定器具を用いて固定する。
U. 施設のプロトコルによっては，クロルヘキシジン含有スポンジで刺入部を囲む。
V. 施設のプロトコルによっては，半透過性・透明ドレッシング材で刺入部を覆う。
W. 適切に物品を廃棄する。
X. 防護具をはずす。
Y. 四肢末端の循環を評価する。
Z. 手を洗う。
AA. 処置の記載は下記を加える：
　1. 処置の種類
　2. インフォームドコンセント
　3. リスク/ベネフィット
　4. 皮膚消毒薬
　5. 刺入部位
　6. 局所麻酔薬や全身性鎮静薬/鎮痛薬の使用
　7. 処置終了時の患者の状態
　8. 予期せぬ結果

IV. 血圧測定の有効性と装置の特徴

A. 収縮期の灌流血圧の評価（**図A16-3**）
　1. 動脈波形の観察。
　2. 動脈カテーテルを留置している手足に血圧計のカフを巻き，動脈波形がフラットになるまでカフを膨らませる。
　3. 拍動波形が再び認められるまで徐々にカフの圧を解放していき，そのときの血圧計の値を記録する。
　4. 血圧計の値が"真の"収縮期血圧であり，動脈カテーテルで計測された圧と相関するはずである。
B. スクエアウェーブテスト
　1. チューブのシステムの特性をテストするために使用する（長さ，硬さ，気泡があるか，など）。
　2. 動脈ラインのチューブを素早くフラッシュする（**図A16-4**）。
　3. アンダーダンピングかオーバーダンピングか波形を確認する（**図A16-5**，**図A16-6**）。
C. モニターの精度を下げる要素：
　1. 活栓や取り付け部の接続
　2. 一定以上の圧負荷（300mmHg）
　3. 血管壁の弾力性の変化
　4. 血管壁やチューブからの脈波形の反射
　5. システム内の液体部分の気泡
　6. カテーテル周囲もしくはカテーテル内の血栓
　7. プラスチックチューブの硬さや長さ

図 A16-3　収縮期の灌流血圧を得る方法

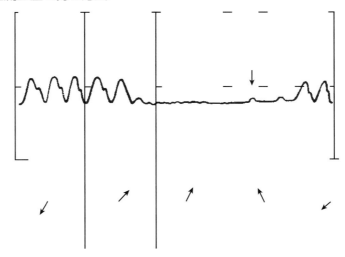

A）動脈圧波形を観察する。B）橈骨または足背動脈カテーテルを挿入した同側の四肢に手動血圧計のカフを巻き，カフを膨らませる。カフを膨らませるにつれて動脈波形がフラットになる。C）圧波形が再び現れるまで徐々にカフを緩めていく。そのときの血圧計の値を記録する。その値が灌流血圧，または"真の"血圧である。

図 A16-4　スクエアウェーブテスト

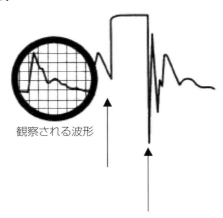

観察される波形

動脈ラインのフラッシュを施行することで，関連したモニタリングシステムの評価を行う。左の矢印はフラッシュを示し，右の矢印はフラッシュ終了時の素早い周波数反応を示している。新生児の患者でシリンジポンプを用いて小児のトランスデューサを使用している場合，スクエアウェーブテストにおいてフラッシュ装置を使用することができない。
Reprinted with permission from Edwards Lifesciences, Irvine, California, USA.

図 A16-5　オーバーダンプ

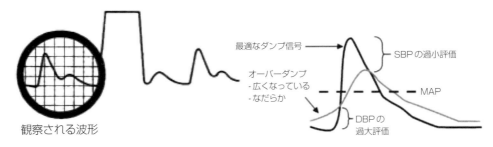

SBP：収縮期血圧，MAP：平均動脈圧，DBP：拡張期血圧。
オーバーダンプは，接続の緩み，システム内の気泡，ルート内の輸液が不十分で圧がかからないことなどに関連した，波形信号の低下を示している。
Reprinted with permission from Edwards Lifesciences, Irvine, California, USA.

図 A16-6　アンダーダンプ

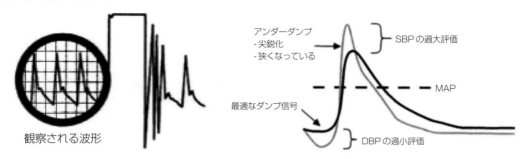

SBP：収縮期血圧，MAP：平均動脈圧，DBP：拡張期血圧。
アンダーダンプは周波数応答が有意に増加していることを示し，一般にはトランスデューサの補正不足や交換の必要性を意味する。
Reprinted with permission from Edwards Lifesciences, Irvine, California, USA.

V. 合併症

A. 循環障害 / 挿入部位や挿入部位より遠位四肢の虚血
B. 感染
C. 出血
D. 動脈の空気塞栓
E. 動静脈瘻
F. 動脈瘤

VI. 注意事項と禁忌

A. 四肢の虚血
B. 穿刺部位の感染
C. Raynaud 病
D. 動脈穿刺を含む以前の血管手術の既往

索 引

fは図，tは表を示す。

数字
1回換気量　1-5, 2-4
　　人工呼吸器　1-10〜1-11, 1-11t
1回拍出量　1-11, 6-1
9の法則　10-4, 10-5f

ギリシア文字
αアドレナリン作用薬，神経原性ショック　1-19
β作動薬
　　アナフィラキシー　3-16
　　過量投与/中毒/毒性　13-3t〜13-4t
　　吸入β作動薬
　　　　喘息　4-25
　　経静脈投与
　　　　喘息　4-25〜4-26
　　高カリウム血症　18-9〜18-11
　　細気管支炎　4-29
　　喘息　1-9
　　皮下投与，喘息　4-25〜4-26
γ-ヒドロキシ酪酸　13-4t

A
A群βレンサ球菌，毒素性ショック症候群　7-13
A−B−Cアルゴリズム，蘇生　3-3〜3-4
Advanced Trauma Life Support　11-9
Allenテスト　21-13
American Heart Associationの小児心停止アルゴリズム　3-15f
American Society of Anesthesiologists術前状態分類　19-2, 20-3, 20-3t
amodiaquine　マラリア　7-30
aortic stenosis　16-4
artemether　マラリア　7-30
artemisininr　マラリア　7-30
artesunate　マラリア　7-30
Aspergillus　悪性腫瘍患者　17-3, 17-3t, 17-6
atracurium　2-19t, 20-16
atrial septal defect　16-12
atrioventricular septal defect　16-12〜16-13

B
Bacillus　悪性腫瘍患者　17-3t
*Bacteroides*属（壊死桿菌症を参照）
BiPAP　4-6, 4-9, 5-2
Broviacカテーテル　21-8〜21-9, 21-9f
BUN（血液尿素窒素を参照）
BUNとクレアチニンの比　18-5, 18-5t

C
C反応性蛋白　19-14
C−A−Bアルゴリズム　3-3
CHARGE連合　4-7
Cheyne-Stokes呼吸　15-7, 15-7t
cisatracurium　2-19t, 19-6, 20-16
closing capacity　1-5
coarctation of aorta　16-4
cold shock　6-19, 7-9f
　　敗血症性ショック　1-19
continuous epidural analgesia　19-11
continuous renal replacement therapy　18-12
CPR（心肺蘇生を参照）
crackle　2-5
CRIES疼痛スケール　19-9t
CT
　　意識変容/昏睡　15-14〜15-15
　　虐待が疑われる小児　11-10
　　髄膜炎　7-19〜7-20
　　腹部外傷　9-14

D
D型（右旋性）大血管転位症　16-8〜16-9
Detection　1-3, 1-3f
dextrotransposition of the great arteries　16-8〜16-9
DiGeorge症候群　16-9
DIRECT法　1-3, 1-3f, 1-23, 3-2, 8-3
DOPE　2-23

E
E-Cクランプ法　2-13, 2-14
Effective Communication　1-3, 1-3f
$ETCO_2$（呼気終末二酸化炭素を参照）
etomidate　2-18t

F
FACES疼痛評価スケール　19-8, 19-9t
Fallot四徴症　16-7
FLACC疼痛スケール　19-9t
Foleyカテーテル
　　胃瘻チューブの再留置　21-5〜21-6
　　栄養チューブ　21-6
　　尿道カテーテル　21-8
Frank−Starling曲線　1-11, 1-12f
*Fusobacterium*属，壊死桿菌症　7-27〜7-28

G
Glidescope　9-3

H
Hagen−Poiseuilleの式　4-3
Hickmanカテーテル　21-8
Holliday−Segarの式，維持輸液量　8-2, 8-2t
hydrocodone　20-12
　　術後疼痛　19-9
hydromorphone
　　自己調節鎮痛法の用法　19-10t
　　術後疼痛　19-9
hypoplastic left heart syndrome　1-21, 16-2〜16-4

I
intermittent hemodialysis　18-12

Intervention　1-3, 1-3f
J
JumpSTART　12-8〜12-9, 12-8f
K
ketorolac　20-10
　　　術後疼痛　19-9
Klebsiella　悪性腫瘍患者における感染症　17-3t
Kussmaul 呼吸　15-7
L
Lemierre 病　7-27〜7-28
Listeria monocytogenes　1-23
lorazepam　20-12〜20-13, 20-17〜20-18
　　　てんかん重積状態　15-11t, 15-12, 15-12t
　　　投与量　12-6t
low cardiac output syndrome　16-14
lumefantrine　マラリア　7-30
Lund-Browder チャート　10-4, 10-5f
M
malignant hyperthermia　19-18
Mallampati 分類　20-5, 20-5f
meperidine（ペチジンを参照）　20-11
mithramycin　高カルシウム血症　8-13
Monro-Kellie の法則　15-2, 15-16
MRI　虐待の疑い　11-10
N
nalbuphine　瘙痒を誘発するオピオイド　19-11
P
pancuronium　19-8, 20-16
patent ductus arteriosus　16-12, 16-13
patient-controlled analgesia　1-10, 19-10
Pediatric Advanced Life Support　11-9
　　　アルゴリズム　3-15f
Pediatric Early Warning Score（PEWS）　1-1, 1-24
　　　危機的な Pediatric Early Warning Score（PEWS）　1-3
pentobarbital　20-13
　　　てんかん重積状態　15-11t, 15-12t
peripherally inserted central catheter（PICC ラインを参照）
Permacath　21-8
PGE_1　1-21
phenazopyridine 中毒　13-3t
phenylpropanolamine 中毒　13-4t
PICC ライン　21-10〜21-11, 21-11f
Pierre Robin sequence　2-2, 2-11, 4-3, 4-7〜4-8, 4-20
　　　鼻咽頭チューブ挿入　4-7, 4-8f
PIPP 疼痛スケール　19-9t
Plasmodium 属　7-29
Pneumocystis jirovecii 肺炎，悪性腫瘍患者　17-4t, 17-6
Poiseuille の法則　1-5, 1-6, 4-3
Port-a-Cath　21-10, 21-10f
positive end-expiratory pressure　2-16
postoperative nausea and vomiting　19-13〜19-14, 19-13t
pre-oxygenation　20-8
Pseudomonas 属，悪性腫瘍患者における感染症　17-3t
pVT（無脈性心室頻拍　3-10 を参照）
Q
QT 間隔延長，中毒患者　13-3t

R
Reassessment　1-3, 1-3f
Rickettsia rickettsii　7-16
ROSC（自己心拍再開を参照）
RS ウイルス感染症　1-8, 4-2
　　　悪性腫瘍患者　17-4t, 17-6
　　　細気管支炎　1-9
　　　声門下狭窄　4-6
S
Salem Sump　21-3
Salmonella　1-23
Sellick 法　2-15, 2-21, 2-22f
Sequential Organ Failure Assessment（SOFA）スコア　12-9, 12-9t
shaken-baby syndrome　11-4
shaken-impact syndrome　11-4
Simple Triage and Rapid Transport（START）　12-8〜12-9
Streptococcus agalactiae　1-23
Streptococcus pyogenes　7-13
stridor　2-5, 4-5, 4-17, 10-2
　　　抜管後　19-3〜19-4
T
Teamwork　1-3, 1-3f
tet spell（四徴症発作）　16-7
tetralogy of Fallot　16-7
total anomalous pulmonary venous connection　16-9
tricuspid atresia　16-8
truncus arteriosus　16-9
tumor lysis syndrome　17-9
V
venlafaxine　過量投与／中毒／毒物　13-4t
ventricular septal defect　16-11
W
warm shock　1-19〜1-20, 6-19, 7-8〜7-9, 7-9f
　　　敗血症性ショック　1-19
Westley クループスコア　4-18, 4-19t
wheezing　1-6, 1-9, 2-5, 10-2
Wolff-Parkinson-White 症候群　16-17f

あ
喘ぎ呼吸　3-2
悪性高熱症　2-18, 19-18
悪性腫瘍／血液疾患，合併症（各種合併症の治療／管理も参照）　17-2
顎先挙上法　4-20
アシクロビル
　　　腎毒性　18-4
　　　単純ヘルペスウイルス感染症　7-27
アシドーシス（糖尿病性ケトアシドーシス，代謝性アシドーシス，呼吸性アシドーシスも参照）　1-10t, 1-13
　　　管理，ショック　6-15〜6-16
　　　てんかん重積状態　15-9t
亜硝酸塩，過量投与／中毒／毒物　13-3t, 13-10t
アスピリン　20-10
　　　高カルシウム血症　8-13
汗試験　4-32

アセチルコリンエステラーゼ　20-17
　　　解毒薬　12-5, 12-6t
アセチルコリンエステラーゼ中毒　20-17
アセトアミノフェン　20-10
　　　過量投与/中毒/毒物　13-11, 13-10t
　　　術後の鎮痛管理　19-9
アセトン中毒　13-3t
圧外傷　2-23, 5-11
アデノイド切除　4-6
アデノシン　3-13
アトバコン−プログアニル，マラリア　7-30
アドレナリン　16-18〜16-19
　　　アナフィラキシー　3-16〜3-17
　　　クループ　4-10, 4-10t
　　　血液分布異常性ショック　1-20
　　　高用量での禁忌　3-8
　　　術後　19-4
　　　ショック　6-13, 6-13t, 6-14t
　　　徐脈　3-9
　　　心停止　3-7〜3-8, 3-8t
　　　声門下狭窄　4-6
　　　喘鳴患者　1-9
　　　ラセミ体──
　　　　　細気管支炎　4-29
　　　　　上気道疾患　4-21
アトロピン　19-6
　　　過量投与/中毒/毒性　13-4t
　　　術後洞性頻脈　19-5
　　　心停止　3-9, 3-8t
　　　前投薬　20-8〜20-9
　　　投与量と治療　12-5, 12-6t
　　　ネオスチグミン併用　20-17
　　　迷走神経反射の徐脈　2-23
アナフィラキシー/アナフィラキシー反応
　　　原因　1-19
　　　症状と徴候　3-16
　　　徴候　1-18〜1-19
アニオンギャップ，中毒患者における増加　13-3, 13-3t
アミオダロン
　　　過量投与/中毒/毒性　13-3t
　　　心停止　3-8, 3-8t
アミノグリコシド，腎毒性　18-4
アミノフィリン，喘息　4-26
アムホテリシンB，腎毒性　18-4
アムリノン　1-21
アライグマの眼徴候　9-5
亜硫酸塩，食物由来の──，中毒　13-3t
アルカローシス　1-10t
アルコール中毒　13-3t〜13-4t
アルブテロール（サルブタモールを参照）
アルプロスタジル　1-21
アロプリノール，尿酸のコントロール　17-10t, 17-11
アンジオテンシン受容体拮抗薬　18-3
アンジオテンシン変換酵素阻害薬　1-21
　　　急性腎障害　18-3〜18-4
　　　腎毒性　18-4

安静時エネルギー消費　1-9
アンフェタミン　13-3t〜13-4t, 13-10t

い

医学的ネグレクト　11-8
胃空腸瘻チューブ　21-6
意識状態　1-6
　　　意識変容　1-22, 3-2, 15-13〜15-16
　　　　　検査　15-15〜15-16
　　　　　治療　15-15〜15-16
　　　　　病因　15-13〜15-14, 15-14t
　　　　　評価　15-14〜15-15
　　　循環血液量減少　1-14〜1-15
　　　低下　1-4
　　　評価　1-13, 2-6
意識レベル　1-22
　　　意識変容
　　　　　気道閉塞　4-5
　　　　　術後　19-5〜19-7, 19-6t
　　　緊急時の評価　15-6
　　　評価，外傷患者の評価　9-6
易刺激性　2-5
胃洗浄　13-5
イソシアン酸　13-3t
イソニアジド，過量投与/中毒/毒物　13-3t, 13-4t, 13-10t
イソプロピルアルコール中毒　13-3t
一酸化炭素中毒　2-7〜2-8, 10-3, 13-3t〜13-4t, 13-10t
一酸化窒素，過量投与/中毒/毒物　13-3t
一次孔欠損（心房中隔欠損）　16-12
胃腸炎　1-15
　　　急性──，死亡数　1-15
　　　心不全　1-17
　　　低ナトリウム血症　8-6
胃腸障害，敗血症　1-23
異物
　　　気道閉塞　1-4, 1-6, 1-9
　　　誤嚥　1-9
　　　喘息の鑑別診断　4-25
イブプロフェン　20-10
　　　過量投与/中毒/毒物　13-3t
胃瘻チューブ　21-5, 21-5f
　　　de Pezzer カテーテル　21-5
　　　Malecot カテーテル　21-5
　　　Mic-Key　21-5, 21-5f
　　　合併症　21-5〜21-6
　　　管理　21-6
　　　経皮的胃瘻造設術　21-5
　　　経皮的内視鏡下胃瘻造設術　21-5
　　　腹腔鏡下での留置　21-5
色による評価　1-4t
インスリン
　　　高カリウム血症　18-9〜18-11
　　　ショック　6-12
咽頭気管再建，声門下狭窄　4-6
インドメタシン，高カルシウム血症　8-13
インフルエンザ
　　　悪性腫瘍患者　17-4t, 17-6

パンデミック　12-6
　インフルエンザ菌（b型）　1-23
　　　髄膜炎　7-20
　　　予防投与　7-20
　　　ワクチン　4-9

う
ウイルス感染症　1-23
　　悪性腫瘍患者　17-3〜17-4, 17-4t
　　心不全　1-17〜1-18
ウイルス性髄膜脳炎　7-19
うっ血性心不全　1-13, 1-17
　　徴候と症状　16-5, 16-5t
運動と知覚の評価
　　脊椎損傷　9-5, 9-5t
　　病変の部位と重症度の判断　15-7

え
栄養学的サポート　19-14〜19-15
　　急性腎障害　18-13
　　ショック　6-17
　　熱傷患者　10-10, 10-10t
栄養失調　19-14
栄養チューブ　21-3〜21-4
　　合併症　21-4, 21-4t
　　機能不全　21-4, 21-4t
　　経鼻胃チューブ留置　21-2〜21-3, 21-4f
　　経鼻空腸チューブ留置　21-4, 21-4f
　　経鼻十二指腸チューブ留置　21-4, 21-4f
　　外科的——留置　21-5〜21-6
　　細い——　21-4, 21-6
　　幽門後留置チューブ　19-15, 21-4, 21-4f
栄養必要量　19-14〜19-15, 19-14t
栄養評価　19-14
壊死桿菌症　7-27〜7-28
壊死性筋膜炎　7-18
エタノール
　　中毒　13-3t, 13-4t
　　離脱症候群　13-7t
エチルエーテル　13-3t
エチレングリコール　13-3t, 13-4t, 13-10t
エドロホニウム　19-6
塩化カルシウム　19-16
　　心停止　3-8t
　　低カルシウム血症　8-12〜8-13, 18-11

お
横隔膜
　　外傷　9-12
　　解剖　1-5
横隔膜可動域　1-5
黄色ブドウ球菌　1-23
　　壊死桿菌症，原因　7-27〜7-28
　　毒素性ショック症候群　7-13, 7-13t
嘔吐（悪心と嘔吐も参照）
　　体液喪失　1-15
嘔吐反射　2-5
横紋筋融解症，急性腎障害　18-4, 18-4t
オキサンドロロン，熱傷患者　10-10

オキシコドン　19-9
悪心・嘔吐，術後——　19-13, 19-13t
オセルタミビル　12-6
オピオイド（自己調節鎮痛法も参照）　20-11〜20-12
　　過量投与／中毒／毒物　13-3t〜13-4t, 13-10t
　　拮抗薬　20-16〜21-17
　　呼吸抑制　19-3, 19-6
　　術後悪心と嘔吐　19-13, 19-13t
　　臓器移植　18-3, 18-4t
　　中毒症候群　13-6, 13-7t
　　鎮痛計画　19-8〜19-9
　　突発痛　19-11
　　副作用　19-8
　　離脱症候群　13-7t, 20-17〜20-18
　　リバース　19-3
オンダンセトロン，術後悪心と嘔吐　19-13t, 19-14

か
外傷　9-1
　　Primary Survey　1-16, 1-17t, 9-1〜9-4
　　　　ABCDEアプローチ　9-1
　　　　記憶法　1-17t
　　　　補足　9-4
　　Secondary Survey　1-17t, 9-4〜9-6
　　　　記憶法　1-17t
　　　　補足　9-6
　　意識変容と昏睡　15-13〜15-16, 15-14t
　　管理　9-6〜9-17
　　気道——　4-14〜4-15
　　虐待を示唆するパターン　11-2〜11-8, 11-2t, 11-3f
　　災害医療　12-4
　　事故ではない——（虐待も参照）
　　循環血液量減少性ショック　1-16
　　状態の安定／継続的な評価　9-6
　　ショック　6-17〜6-18
　　身体所見　9-5〜9-6
　　診断的評価　9-12t
　　心停止　3-2, 3-19
　　非偶発的な——　1-4, 1-22〜1-23
　　病歴聴取　9-4
　　リスク要因　11-1
外傷性脳障害　6-10
外傷性脳損傷　1-4
　　管理　9-6〜9-8
　　軽度　9-7
　　重度　9-7
　　中等度　9-7
　　二次性脳損傷　9-7
外傷のパターン　11-2〜11-3, 11-2t
咳嗽　4-17
　　クループ　4-10, 4-10t
　　肺炎　4-30
咳嗽反射　2-5
快適な姿勢　1-7
　　患者　1-4, 1-6, 1-8, 1-24, 2-8
　　気道閉塞　4-16
下顎挙上法　2-9〜2-11, 2-10f, 3-17, 4-20

化学物質への曝露　12-5, 12-6t
化学療法薬，急性腎障害　18-3, 18-4t
過換気　2-6
　　　外傷患者　9-3
　　　心停止後　3-17
　　　中枢神経疾患　15-7, 15-7t
　　　頭蓋内圧　15-17～15-18
下気道感染症，悪性腫瘍患者　17-5～17-6
下気道疾患，急性——　4-22～4-23
覚醒，評価　1-4t
覚醒時興奮　19-7
過呼吸　1-5
火災煙吸入　13-3t
加湿，人工呼吸　5-10～5-11
画像検査
　　　意識変容/昏睡　15-14～15-15
　　　気道障害　4-18, 4-19f
　　　ショック　6-16
活性炭　13-5
　　　血液灌流，中毒患者　13-6
カテーテル（留置静脈カテーテル，尿道カテーテルも参照）
　6-9～6-10, 21-7～21-14
　　　血行動態モニタリング　6-10, 21-11
　　　ヘパリンフラッシュ　21-9t～21-10t
カテコールアミン　1-12
化膿性扁桃炎　4-13～4-14
過敏性　1-4
カフェイン，過量投与/中毒/毒性　13-3t～13-4t
カプノグラフィ　1-7, 1-7t, 1-10, 1-10t, 2-8
鎌状赤血球症　2-8, 17-17
　　　急性胸部症候群　4-36
体の動き，評価　15-6
カリウム（高カリウム血症，低カリウム血症も参照）　8-8
カルシウム（高カルシウム血症，低カルシウム血症も参照）
　8-11
　　　心肺蘇生　3-9
　　　投与に関する注意　8-10
　　　補充　17-10t, 17-11
カルシウム拮抗薬
　　　過量投与/中毒/毒性　13-4t, 13-10t
　　　中毒，薬物療法　3-9
カルシウム利尿，高カルシウム血症　8-13
カルシトニン，高カルシウム血症　8-13
カルシニューリン阻害薬，腎毒性　18-4
カルバミン酸，過量投与/中毒/毒性　13-3t～13-4t, 13-10t
換気
　　　胸骨圧迫　3-3
　　　心肺蘇生　3-5, 3-5t
　　　生理学　3-3
　　　速度　3-5
　　　蘇生後治療　3-18
　　　モニタリング　1-9～1-10
換気血流不均衡　2-6, 2-8, 4-17～4-18
換気サポート（人工呼吸，呼気終末陽圧，陽圧換気も参照）
　　　ショックの疑い　6-7～6-8
　　　熱傷患者　10-9～10-10

バッグバルブマスク/気管挿管チューブ　1-10～1-11
換気バッグ　2-14～2-15
眼球への薬物投与　11-5
間欠的血液透析　18-12
冠血流　3-3
観察，評価　1-4, 2-4
カンジダ感染症，悪性腫瘍患者　17-3, 17-3t, 17-6
肝腫大　1-13
関節炎，化膿性——　7-5t
感染症　1-24
　　　意識変容/昏睡　15-13～15-14, 15-14t
　　　院内感染　19-17, 19-17t
　　　カテーテル　21-11
　　　危険因子　1-23
　　　気道閉塞　1-9～1-10
　　　急性——　7-2
　　　検査所見　7-6～7-7
　　　抗菌薬治療　7-10, 7-11t
　　　診断　7-4～7-8
　　　診断基準　7-3t
　　　全身徴候　7-5, 7-5t
　　　中心静脈カテーテル　21-12, 21-12t
　　　肺外——　4-30～4-31
　　　発熱　6-8
　　　微生物学的検査　7-7～7-8
　　　皮膚——　7-5t
　　　皮膚病変　7-6, 7-6t
　　　腹部——　7-5t～7-6t
　　　免疫抑制状態の小児　17-3～17-4, 17-3t～17-4t
　　　輸血関連　17-15～17-16, 17-21
肝損傷，外傷　9-14
眼底鏡，虐待の疑い　11-11
冠動脈異常　3-19
肝不全
　　　急性——　7-23～7-24
　　　急性腎障害　18-3, 18-4t
カンフル中毒　13-4t
陥没　1-6
陥没呼吸　2-3, 2-4, 2-5
顔面，中心部低形成　2-20
灌流状態，評価　1-24

き
奇異呼吸，術後　19-3
気管　4-4～4-5
気管支鏡　10-3
気管切開，熱傷患者　10-10
気管挿管　2-15～2-23
　　　DOPE　2-23
　　　遅らせてもよい理由，心室細動時　3-4
　　　外傷患者　9-2
　　　合併症　2-23
　　　気道確保困難　2-20, 2-25
　　　急速——　2-19
　　　クループ　4-10, 4-11t
　　　喉頭蓋炎　4-13
　　　細菌性気管炎　4-13

ショック　6-14〜6-15
　　　心停止　3-4
　　　心肺蘇生　3-5t
　　　声門下損傷　4-4
　　　喘息　4-27
　　　挿管困難　2-23〜2-25
　　　挿管困難例の計画　2-25
　　　挿管手技　2-20〜2-22
　　　挿管に必要な器具　2-19, 2-20t
　　　鎮静と鎮痛　2-17, 2-17t〜2-18t
　　　適応　2-15, 2-16t, 19-3〜19-4
　　　トラブルシューティング　2-23
　　　熱傷患者　10-9
　　　ポジショニング　2-9, 2-10f, 2-20
　　　モニタリング　2-22
　気管チューブ　2-16
　　　位置　2-21〜2-22, 9-2
　　　カフ　2-16
　　　カフなし　2-16
　　　カフの膨張　2-3, 2-16
　　　気道損傷　19-4
　　　固定　2-19, 2-22
　　　サイズ　2-16, 2-20, 9-2, 19-4
　　　スタイレット　2-19
　　　挿入の深さ　2-16, 9-2
　　　リーク　2-8
　気管と気管支の損傷　9-13
　　　胸郭外気管壁　4-4
　　　　　気管長　2-3
　　　　　胸郭内　4-4
　　　　　　　虚脱　4-17
　　　　　　　閉塞　4-5
　　　　　虚脱　4-17
　　　　　　　声門下閉塞に対する吸気努力　4-4, 4-4f
　　　　　内径　2-3
　　　　　閉塞　4-5
気管軟化症　4-5, 4-17
危急高血圧　18-13, 18-13t
気胸（緊張性気胸も参照）　2-5, 2-23, 3-14, 3-17, 21-6
　　　外傷患者　3-17, 9-3
　　　外傷性——　9-11
　　　胸腔チューブ　21-7
　　　中心静脈カニュレーション　21-12t
　　　嚢胞性線維症　4-32
　　　肺炎　4-30
　　　留置静脈カテーテル　21-11
偽コリンエステラーゼ　19-6
拮抗薬　20-16〜20-17
偽低ナトリウム血症　8-16
気道（上気道疾患も参照）　1-5〜1-11, 1-24
　　　Mallampati 分類　20-5, 20-5f
　　　解剖学的特徴　1-9, 2-2〜2-3, 4-2〜4-4
　　　　——確保困難　2-20, 2-25, 20-4〜20-5, 20-5t
　　　　——確保の準備のための記憶法　20-7
　　　気管外傷　4-14〜4-15
　　　　　熱傷患者　10-2〜10-3

　　　吸引　1-8, 1-9
　　　口腔-咽頭-気管の軸　2-9, 2-10f, 2-20
　　　呼吸の異変　2-2
　　　術後の下——疾患　19-4
　　　小児と成人　4-2〜4-4, 4-3t
　　　小児の特徴　4-3t
　　　生理　2-2〜2-4
　　　先天性——異常　1-9
　　　内圧と流量　5-6, 5-6f〜5-8f
　　　乳幼児の解剖学的特徴　4-3t
　　　年齢による直径の変化　4-3
　　　発達　2-2〜2-3
　　　半径と抵抗　2-3, 2-3f, 4-3
　　　——評価　1-7〜1-9
　　　——浮腫　4-3
気道確保　2-8〜2-9, 2-23〜2-25
　　　維持　2-9〜2-11
　　　困難　2-20, 2-25, 20-4〜20-5, 20-5t
　　　術後　19-3〜19-4
気道管理　2-1, 2-2, 2-8〜2-25
　　　アナフィラキシー　3-16〜3-17
　　　外傷患者　9-2
　　　筋弛緩薬　2-18
　　　呼吸不全　4-23
　　　施設間搬送　14-6, 14-7f
　　　施設内搬送　14-5
　　　術後　19-6
　　　腫瘍性病変による気道閉塞　4-9
　　　神経系疾患　15-2
　　　心停止　3-4
　　　中毒患者　13-2〜13-3
　　　てんかん重積状態　15-10, 15-11t
　　　トラブルシューティング　2-15
　　　熱傷患者　10-2
気道疾患（下気道疾患，急性上気道疾患も参照）
　　　外部あるいは内部圧迫　4-6t, 4-8〜4-9
　　　解剖学的異常　4-6〜4-8, 4-6t
　　　観察と外観　4-16
　　　感染性疾患　4-6t, 4-9〜4-14
　　　原因　4-5, 4-6t
　　　術後　19-4
　　　診察　4-16〜4-17
　　　その他の障害　4-6t
　　　発熱　4-17
　　　病歴　4-15
気道抵抗　1-5〜1-6, 2-2, 4-3
　　　気道半径　2-3, 2-3f
気道熱傷　10-2〜10-3
　　　管理　10-9〜10-10
気道閉塞　1-6, 1-8〜1-9, 2-3, 2-5, 2-8, 2-15
　　　咽頭の軟部組織の虚脱　2-9, 2-10
　　　観察と外観　4-16
　　　完全閉塞　2-5
　　　管理　2-9
　　　血管浮腫　4-15
　　　原因　1-9, 2-8, 4-6

腫瘍性病変　4-9
　　上気道
　　　　感染因子　4-9〜4-14
　　　　術後　19-3
　　心停止　3-2
　　舌根沈下　2-9, 2-10, 4-2, 4-4, 4-20
　　鎮静　4-20
　　抜管後――　4-15
　　不完全閉塞　2-5
　　部分閉塞　4-19
　　　　気道虚脱　4-5
　　　　対策　2-15, 2-18
気道防御反射　2-5
キニーネ
　　過量投与 / 中毒 / 毒性　13-4t
　　マラリア　7-30
キニジン
　　過量投与 / 中毒 / 毒性　13-3t
　　マラリア　7-30
機能的残気量　1-5
気腹　9-17
虐待　1-22
　　画像検査　11-10〜11-11
　　眼底写真　11-11
　　急性期の対応　11-9
　　緊急での対応　11-9
　　血液検査　11-9〜11-10, 11-10t
　　診断　11-9
　　――の示唆　11-2, 11-2t, 11-3, 11-3f
　　病歴聴取　11-9
　　法医学的側面　11-11〜11-12
　　報告義務　11-11〜11-12
　　リスク要因　11-1, 11-2t
　　――を疑う外傷　11-2〜11-8
ギャロップ音　1-13
吸引
　　気道　1-8, 1-9
　　細気管支炎　4-29
　　術後　19-3〜19-4
　　挿管　2-20
　　鼻腔――　1-9, 2-2, 4-2
吸気性喘鳴（stridor を参照）
丘疹　7-6t
急性胸部症候群，鎌状赤血球症　4-36
急性呼吸促迫症候群
　　呼気終末陽圧　4-34, 5-11t, 5-14t, 5-15〜5-16
　　人工呼吸管理　4-34, 5-15〜5-16
　　診断基準　4-33, 4-33t
　　治療　4-34
　　定義　4-33
　　肺炎　4-30〜4-31
　　病態生理　4-33〜4-34
　　補助療法　4-34
急性腎障害
　　RIFLE 基準　18-2
　　画像診断　18-8, 18-8t

　　管理　18-8
　　RIFLE 基準（小児版）　18-2, 18-3t
　　アルゴリズム　18-14, 18-14t
　　栄養サポート　18-13
　　腎後性（閉塞性）　18-4
　　　　原因　18-5, 18-6t
　　腎前性　18-4〜18-5
　　　　原因　18-5, 18-6t
　　　　尿指標　18-5, 18-5t
　　　　代謝的変化　18-7, 18-7f
　　危険因子　18-3〜18-4, 18-4t
　　原因　18-5, 18-6t
　　検査　18-5, 18-7
　　診断
　　　　検査　18-7
　　　　臨床　18-7
　　水分量管理　18-8〜18-9
　　長期予後　18-13〜18-14
　　定義　18-2
　　電解質管理　18-9〜18-11
　　内因性――　18-4
　　　　原因　18-5, 18-6t
　　　　尿指標　18-5, 18-5t
　　分類　18-4〜18-5
急性肺損傷
　　呼気終末陽圧　5-11t, 5-14t
　　人工呼吸　5-15〜5-16
　　輸血関連――　17-21
急速気管挿管　2-19
吸入酸素濃度，人工呼吸　5-10, 5-11t
吸入麻酔薬
　　悪性高熱　19-18
　　覚醒時興奮　19-7
　　術後悪心と嘔吐　19-13〜19-14, 19-13t
吸入薬物中毒　13-3t
胸郭
　　呼吸　1-5
　　呼吸時の動き　1-6
　　　　非対称性　1-6, 1-7t
　　呼吸時の形状　1-6
胸郭動揺　9-11
胸郭内圧　4-4〜4-5
　　陰圧から陽圧への変化　5-21
　　人工呼吸開始に伴う低血圧　5-21
胸郭変形　1-6
胸管穿刺，中心静脈カニュレーション　21-12t
胸腔チューブ（胸腔ドレナージチューブを参照）
胸腔ドレナージ（胸腔ドレナージチューブ参照）
胸腔ドレナージチューブ　9-3, 21-6〜21-7, 21-7t
　　緊張性気胸　2-23
胸腔内圧　4-5
凝固異常症　17-15
　　術後　19-16
胸骨圧迫（C−A−B アルゴリズムも参照）
　　換気の速度　3-5, 3-5t
　　冠血流　3-3, 3-5

索引 7

徐脈での心肺蘇生　3-12
人工呼吸　3-4
新生児　3-14
心停止　3-4
蘇生　3-3
胸骨圧迫と換気の比，心肺蘇生　3-5, 3-5t
強心薬　1-21
ショック　6-12〜6-14
非チアノーゼ性先天性心疾患　16-13t
胸水貯留　2-5, 21-6
肺炎　4-30〜4-31
胸部X線　1-10, 1-10t, 1-14t
気道疾患　4-18, 4-19f
胸部外傷　9-11
ショック　6-16
挿管　2-22
挿管患者　2-23
肺炎　4-31
胸部外傷
死亡率　9-11t
診断的評価　9-12
胸壁
弾性　2-3
肺コンプライアンス　1-5〜1-6
胸膜　4-4
虚血（心筋虚血も参照）
急性腎障害　18-3
――性脳症　15-13〜15-14, 15-14t
てんかん重積状態　15-9t
巨舌　4-3, 4-7
気流抵抗（気道抵抗を参照）
菌血症
悪性腫瘍患者　17-5
抗菌薬治療　7-10, 7-10t
筋弛緩薬　1-22, 2-18, 2-19t, 20-9
悪性高熱　19-18
術後の遮断延長　19-6〜19-7
人工呼吸器　5-11t, 5-15
脱分極性――　2-19t, 20-15〜20-16
適切な使用　20-2
頭蓋内圧亢進　15-17
非脱分極性――　2-19t, 20-16
リバース困難　19-6, 19-7t
副作用と禁忌　20-15
リバース困難　19-6, 19-7t
金属煙霧，中毒　13-3t
緊張性気胸　2-23, 9-3
外傷性気胸　9-11〜9-12
人工呼吸開始後の低血圧　5-20〜5-21
中心静脈カニュレーション　21-12t

く
区域麻酔　19-9, 19-11〜19-12
空気塞栓，中心静脈カテーテル　21-12
空腸瘻チューブ　21-6, 21-7f
くも膜下出血　15-20

グラスゴー コーマ スケール　1-22, 6-7, 9-3, 9-7, 15-6, 15-7t
クラックル（ラ音）　1-6, 1-13, 2-5
グラム陰性菌，悪性腫瘍患者　17-3, 17-3t
クリオプレシピテート　17-19
グリコピロニウム　19-6
前投薬　20-9
洞性頻脈　19-5
ネオスチグミンとの併用　20-17
クリンダマイシン，マラリア　7-30
クループ　1-4, 1-9, 4-5, 4-10, 4-11f, 4-17
Westleyスコア　4-18, 4-19t
鑑別診断　4-25
原因微生物　4-10, 4-10t
細菌性気管炎　4-13
治療　4-10, 4-11t
臨床症状　4-10, 4-10t
攣縮性――　4-15
グルコースのポイントオブケア検査　1-22
グルココルチコイド，高カルシウム血症　8-13
グルコン酸カルシウム　19-16
高カリウム血症　18-10
低カルシウム血症　8-13, 18-11
クレアチニン　18-5
影響を与える臨床病態　18-7, 18-7f
急性腎障害　8-2
尿中　18-5
クロージングキャパシティ　1-5
クロニジン
過量投与/中毒/毒性　13-4t
術後疼痛　19-9
クロロキン
過量投与/中毒/毒性　13-3t
マラリア　7-30

け
経口胃チューブ　21-2
経口エアウェイ　2-11〜2-12
挿入　2-11, 2-11t, 2-12f
経口挿管　2-21, 2-21f, 2-21t
経静脈栄養　19-15, 19-15t
頸椎
安定化　1-8, 2-20, 3-17, 15-2
損傷/外傷　9-5, 9-9〜9-10
気道確保　2-9〜2-11
評価　9-12t
注意事項　9-2, 9-4〜9-5
頸動脈
穿刺　21-12t
中心静脈カニュレーション　21-12t
経鼻胃管，外傷患者　9-4
経鼻胃チューブ　21-2〜21-3, 21-3f
禁忌　21-3
経鼻エアウェイ　2-11, 4-6
外傷患者　9-2
挿入　2-12t, 2-13f
Pierre Robin sequence　4-7, 4-8f
経鼻カニューレ，酸素の運搬　2-10

経皮的内視鏡下胃瘻造設術　21-5
痙攣（てんかん重積状態も参照）　1-22〜1-23, 1-24
　　意識変容/昏睡　15-13〜15-14, 15-14t
　　心停止後　3-19
　　中毒患者　13-3, 13-4t
　　病態生理　15-8〜15-10
　　薬物治療　20-13
下剤　13-6
ケタミン　20-14
　　覚醒時興奮　19-7
　　効果発現と効果持続期間　2-17t
　　注意　2-17t
　　頭蓋内圧　15-17
　　投与量　2-17t
　　利点　2-17t
血圧　1-13, 1-15, 16-18〜16-19
　　基本的な評価　6-7〜6-8
　　収縮期──　1-13
　　ショック　6-7〜6-9, 6-8t
　　測定　21-14
　　動脈圧の直接的測定　21-14, 21-14f
　　年齢別の正常バイタルサイン　7-2, 7-2t
血圧異常，術後（高血圧，低血圧も参照）　19-5
血液ガス（動脈血ガスも参照）　1-14t
　　心停止　3-2〜3-3
血液疾患（悪性腫瘍/血液疾患を参照）
血液製剤　17-15〜17-22
血液透析　18-12
　　高カリウム血症での緊急透析　8-10
　　中毒患者　13-6
血液尿素窒素，影響を与える臨床病態　18-7, 18-7f
血液培養　1-23
血液量　1-11, 19-16
血管拡張（warm shockを参照）
血管確保（留置静脈カテーテルも参照）
　　外傷患者　9-3
　　ショック　6-9〜6-10
　　心停止　3-6
　　熱傷患者　10-2
血管収縮（cold shockを参照）
血管収縮薬　16-18〜16-19
　　血液分布異常性ショック　1-20
　　ショック　6-12〜6-14
血管穿孔，中心静脈カニュレーション　21-12〜21-13, 21-12t
血管内容量喪失，術後（循環血液量減少も参照）　19-12
血管浮腫，気道閉塞　4-15
血管閉塞症　2-8
血管輪，気道閉塞　1-9
血胸
　　外傷患者　3-17
　　カテーテル留置　21-11
　　胸腔チューブ　21-7
　　中心静脈カテーテル　21-12t
血行動態モニタリング
　　カテーテル　6-9〜6-10, 21-11
　　計測　21-14, 21-14f
　　ショック　6-10, 6-12
血小板輸血　17-18〜17-19, 17-18t, 19-16
結節　7-7t
血栓，中心静脈カニュレーション　21-12
血糖管理　10-11
血糖降下薬　13-4t, 13-10t
血流　3-3
血流感染，カテーテル関連──　19-17
ケトアシドーシス　13-3t
ケラチノサイト　10-4
下痢（胃腸炎も参照）　12-4
　　体液喪失　1-15
　　熱傷患者　10-10
嫌気性菌
　　悪性腫瘍患者における感染症　17-3, 17-3t〜17-4t
　　壊死桿菌症（Lemierre病を参照）　7-27〜7-28

こ

高圧酸素療法
　　壊死性筋膜炎　7-17〜7-18
　　熱傷患者　10-9
後咽頭膿瘍　4-13, 4-14f
　　治療　4-13
　　特徴　4-10t
抗ウイルス治療，悪性腫瘍患者　17-3〜17-4, 17-4t, 17-6
口蓋裂　4-3, 4-7
効果的なコミュニケーション　1-3, 1-3f
高カリウム血症
　　過剰補正による低カリウム血症　8-8
　　管理　8-9〜8-10
　　急性腎障害　18-7
　　軽度──　8-10
　　重度──　8-10〜8-11
　　腫瘍崩壊症候群　17-9, 17-10t, 17-11
　　症状と徴候　8-9〜8-10
　　心停止での薬物療法　3-8t, 3-9
　　心電図変化　8-9, 8-9f, 18-9〜18-11
　　スキサメトニウム　2-18, 2-19t
　　中等度──　8-10
　　治療　8-9〜8-10, 18-9〜18-11
　　定義　8-9
　　副腎不全　8-17
高カルシウム血症　8-13
交感神経作動薬による中毒　13-7t, 13-9
抗菌薬
　　急性腎障害　18-3, 18-4t
　　経験的治療　1-23, 7-8
　　　　敗血症　7-10, 7-10t
　　　　発熱性好中球減少症　17-3
　　後咽頭膿瘍　4-13
　　喉頭蓋炎　4-12
　　細菌性気管炎　4-13
　　細菌性髄膜炎　7-19〜7-20
　　毒素性ショック症候群　7-13
　　肺炎　4-30
　　敗血症　7-10, 7-11t

敗血症性ショック　6-16
腹膜炎　7-23
マラリア　7-29〜7-30
免疫抑制状態の重症感染症　17-3〜17-4, 17-3t〜17-4t
高血圧
　　術後　19-5
　　乏尿による容量過剰負荷　18-13
高血糖　8-16
　　管理　6-12, 8-15
　　原因　8-15
　　心停止後　3-19
　　定義　8-15
膠原病，意識変容／昏睡　15-14, 15-14t
抗コリン薬
　　過量投与／中毒／毒性　13-3t〜13-4t
　　喘息　4-26
高酸素　1-9
膠質液　1-20
抗真菌治療，急性腎障害　18-3
高体温
　　危険因子　19-17
　　術後　19-17
　　心停止後　3-18
　　洞性頻脈　19-5
高窒素血症，副腎不全　8-16
好中球減少症，発熱性——
　　合併症　17-5〜17-7
　　危険因子　17-2〜17-3
　　治療　17-3〜17-4
　　定義　17-2
好中球減少性腸炎，悪性腫瘍患者　17-6
喉頭
　　解剖　2-3
　　視野，——鏡からの　2-21, 2-22f
　　成人と小児の比較　4-4
喉頭蓋　2-3, 4-4
　　喉頭鏡での視野　2-21
　　成人と小児の比較　4-4
喉頭蓋炎　1-4, 1-6, 1-9, 4-11〜4-12, 4-12f, 4-12t
　　管理　4-12, 4-12t
　　原因微生物　4-10t, 4-11〜4-12
　　発症率　4-9
　　臨床所見　4-10t, 4-11〜4-12
喉頭気管気管支炎　1-4, 4-17
　　ウイルス性喉頭気管気管支炎（クループも参照）　4-10, 4-11f, 4-11t
喉頭鏡　2-3, 2-16〜2-17, 2-17f, 2-20, 4-3, 9-2
　　前投薬　20-9
　　挿入　2-20〜2-22, 2-21f, 2-21t
　　直視観察　4-21
　　頭蓋内圧への影響　15-17
喉頭痙攣　19-4
喉頭軟化症　4-4, 4-5, 4-16, 4-17, 19-4
喉頭浮腫，抜管後　1-9
抗毒素　13-12
高トリグリセリド血症　8-16

高ナトリウム血症　8-6〜8-7
　　原因　8-6〜8-7
　　症状と徴候　8-7
　　治療　8-7
　　定義　8-6〜8-7
　　尿崩症　8-7
高二酸化炭素血症　1-4, 1-10
　　呼吸不全　4-23
　　頭蓋内圧での作用　15-17
　　洞性頻脈　19-5
後鼻腔狭窄　4-2, 4-7
後鼻孔閉鎖症　1-8, 4-7
抗ヒスタミン
　　アナフィラキシー　3-16〜3-17
　　過量投与／中毒／毒性　13-3t〜13-4t
後負荷　1-11, 6-1, 16-18
　　減少　1-21
後負荷軽減薬物　16-18
　　非チアノーゼ性心疾患　16-13t
興奮状態　2-5
　　覚醒時興奮　19-7
　　術後の洞性頻脈　19-5
　　非薬理学的戦略　20-18
鉤ヘルニア　15-7
硬膜外鎮痛，術後　19-11, 19-12
高マグネシウム血症
　　急性腎障害　18-7
　　原因　8-11
　　治療　8-11
　　定義　8-11
抗利尿ホルモン　19-13
抗利尿ホルモン分泌異常症候群　8-5〜8-6, 19-12〜19-13
高リン血症　8-14
　　管理　18-11
　　急性腎障害　18-7
　　原因　8-14
　　腫瘍崩壊症候群　17-9, 17-10t, 17-11
　　治療　8-14
　　低カルシウム血症　8-14
　　　　併存　18-11
コカイン，過量投与／中毒／毒性　13-3〜13-4, 13-10t
呼気終末二酸化炭素
　　カプノグラフィ　1-7, 1-7t, 1-10, 2-8
　　心肺蘇生　3-6
　　挿管　2-19, 2-22
　　蘇生後　3-18
　　モニタリング　4-18
呼気終末陽圧　5-4, 5-11t
　　auto-PEEP　5-11t, 5-13〜5-14, 5-14f
　　急性呼吸促迫症候群　4-34, 5-11t, 5-14t, 5-15〜5-16
　　急性肺損傷　5-11t, 5-14t
　　　　ガイドライン　5-15〜5-16
　　人工呼吸開始時における低血圧　5-21
　　人工呼吸器設定　1-11t
呼気性喘鳴（wheezingを参照）

呼吸
    外傷患者　9-3
    持続吸息性──　15-7, 15-7t
    失調性──　15-7, 15-7t
    心肺蘇生　3-5, 3-5t
    評価　1-4t, 3-3
呼吸音
    聴診　1-6, 2-5
        気道閉塞　4-17
        挿管　2-22
    非対称性　2-5
        挿管　2-23
呼吸器感染症，全身症状　7-5t
呼吸器と気道　1-5～1-11
    解剖学的徴候　1-5～1-6
    身体診察　1-6～1-7
    生理学的徴候　1-5～1-6
呼吸機能，モニタリング　1-7, 2-7～2-8
呼吸筋，疲労　2-4
呼吸困難　2-2
    最初の介入　1-8～1-9
    長期的な身体評価　2-6
呼吸雑音　4-16～4-17
呼吸仕事量（呼吸努力も参照）　1-5, 1-6, 1-9, 4-18
呼吸障害，死亡原因　1-5～1-6
呼吸状態，評価　1-10, 1-10t, 2-4～2-5
呼吸数
    異常　2-4
    基準値　1-6
        年齢別呼吸数　2-5t
    人工呼吸器　1-11t
    心肺蘇生時　3-5, 3-5t
    年齢別の安静時──　1-2t
    年齢別の回数　7-2, 7-2t
    評価　2-4
    変動の原因　1-6, 1-6t
呼吸性アシドーシス　2-6
呼吸性アルカローシス　2-6
呼吸促迫（急性呼吸促迫症候群，新生児呼吸促迫症候群も参照）　1-5
    徴候　1-24
    敗血症　1-23
呼吸停止　1-5, 4-17
呼吸努力（呼吸仕事量も参照）　2-4～2-5
呼吸のパターン，中枢神経系疾患　15-7, 15-7t
呼吸不全　1-5, 1-6, 1-9～1-10, 2-2, 2-4, 2-15, 4-22, 5-2
    悪性腫瘍患者　17-5～17-6
    危険因子　1-5
    急性──，原因　4-23
    急性低酸素血症性──　5-16
    原因　1-9
    高二酸化炭素血症型──　4-23
    正期産新生児　1-9
    治療　1-9～1-10, 4-23
    低酸素血症型──　4-22～4-23
    てんかん重積状態　15-10
    乳幼児　1-9
    年長児　1-9
    嚢胞性線維症　4-32
    未熟児　1-9
    モニタリング　4-23
    臨床指標　4-23, 4-23t
呼吸抑制
    オピオイド　19-3, 19-6, 20-11～20-12
    術後　19-3
    ベンゾジアゼピン　19-3, 20-11, 20-12
呼吸予備能　1-5
コクサッキーウイルス　1-23
骨格筋の外傷　9-16
骨格系外傷，虐待　11-7, 11-7f
骨格系検査，虐待の疑い　11-2, 11-11
骨髄炎　7-5t
骨髄路確保
    外傷患者　9-3
    心停止　3-6
骨盤と四肢外傷
    治療　9-16
コデイン　20-12
    術後疼痛　19-9
コルチコステロイド
    急性呼吸促迫症候群　4-34
    クループ　4-10, 4-10t
    血液分布異常性ショック　1-20
    術後　19-4
    喘息　1-9, 4-25
    頭蓋内圧亢進　15-18
コルチゾール，副腎不全での血清値　8-16
コレラ，下痢　1-15
コロニー刺激因子，発熱性好中球減少症　17-4
昏睡　1-22, 15-13～15-16
    検査　15-15
    診断　15-15
    治療　15-15～15-16
    病因　15-13～15-14, 15-14t
    評価　15-14～15-15
コンパートメント症候群　9-16

さ

サードスペース，低ナトリウム血症　8-6
サーファクタント
    急性呼吸促迫症候群　4-34
    不足　1-9
災害
    小児特有の身体的脆弱性　12-3～12-5, 12-4f
    病院の収容能力　12-2
災害関連外傷，疾病の治療　12-5～12-9
災害計画（トリアージも参照）
    家族単位の維持　12-9～12-10
    災害関連外傷，疾病の治療　12-5～12-9
    小児の需要に合わせた──　12-10～12-11
災害反応　12-2
細気管支炎　1-9, 2-5
    急性──，鑑別診断　4-25

診断　4-29
　　　治療　4-29
　　　病態生理　4-28
　　　臨床症状　4-28
細菌感染症　1-23
　　　悪性腫瘍患者　17-3〜17-4, 17-3t
　　　囊胞性線維症　4-32〜4-33
細菌性気管炎　1-9
　　　原因微生物　4-10t, 4-13
　　　治療　4-13
　　　臨床所見　4-10t, 4-13
最大呼気速度　1-10t
サイトメガロウイルス肺炎，悪性腫瘍患者　17-4t, 17-6
再評価　1-3, 1-3f
細胞外液，脳　15-4
左室機能障害，心停止後　3-18
左心低形成症候群　1-21, 16-2〜16-4
　　　段階的手術修復　16-3〜16-4, 16-3t
ザナミビル　12-6
左右の心機能の差異　1-12
サリチル酸中毒　13-3t, 13-10t, 13-11〜13-12
サルファ薬　13-3t
サルブタモール
　　　吸入，喘息　4-25
　　　吸入薬，喘息　4-25
　　　高カリウム血症　18-10
酸化ヘモグロビン　2-7〜2-8
三環系抗うつ薬，過量投与/中毒/毒物　13-3t〜13-4t, 13-10t
三脚体位　1-6, 1-8, 4-10t, 4-11, 4-16
三尖弁閉鎖症　16-8
酸素（動脈血酸素含量も参照）
　　　中心静脈——飽和度，心停止後　3-18
　　　投与　1-8〜1-9, 2-8〜2-9
　　　　　外傷患者　9-2〜9-3
　　　　　細気管支炎　4-29
　　　　　ショックの疑い　6-7〜6-8
　　　　　心停止　3-5
　　　　　前酸素化　20-8
　　　　　熱傷患者　10-9
　　　投与システム　1-8〜1-9, 2-8〜2-9
　　　分圧　2-7, 2-7f
酸素化（低酸素血症，低酸素症も参照）　1-6
　　　人工呼吸　5-10〜5-15, 5-11t
　　　挿管　2-20, 20-8
　　　蘇生後管理　3-18
　　　鎮静　20-8
　　　動脈血——　1-9
　　　モニタリング　1-10
　　　　　蘇生　3-5
酸素供給　6-1
酸素消費　1-9, 1-12, 2-8, 4-18
酸素飽和度
　　　低下　4-17〜4-18
　　　モニター　2-7
酸素マスク　2-9
散瞳　1-22

散瞳薬　11-5

し

ジアゼパム　20-13
　　　てんかん重積状態　15-11t, 15-12, 15-12t,
　　　　投与量　12-6t
シアン中毒　10-3, 13-3t〜13-4t, 13-10
シアンメトヘモグロビン　10-3
視覚的評価スケール　19-9t
ジギタリス中毒　18-10
糸球体腎炎　18-5, 18-7
糸球体濾過量，推定値　18-9
ジゴキシン　13-4t, 13-10t
自己心拍再開　3-5, 3-6, 3-17t, 3-18
　　　——後の体温測定　3-18
　　　心停止　3-2, 3-3, 3-5
自己調節硬膜外鎮痛法　19-11
自己調節鎮痛法　19-10〜19-11
　　　代理人　19-11
　　　用法　19-10t
四肢外傷　9-15〜9-16
脂質注入，栄養学的サポート　19-15
持続吸息性呼吸　15-7, 15-7t
持続硬膜外鎮痛　19-11
持続性気道内陽圧　4-6, 4-9, 5-4, 5-6f
　　　クループ　4-10, 4-11t
持続的血圧モニタリング　1-14t
持続的腎代替療法　18-12
　　　中毒患者　13-6
失調性呼吸　15-7, 15-7t
室内気による蘇生方法　3-14
児童虐待（虐待を参照）
自動体外式除細動器　3-7, 3-10〜3-11
シバリング，術後　19-17
紫斑　1-23
死亡原因（突然死も参照）
　　　胃腸炎　1-15
　　　急性感染症　7-2
　　　胸部外傷　9-11
　　　呼吸障害　1-5〜1-6
　　　ショック　6-2
　　　中毒　13-2
　　　熱傷　10-11
　　　脳血管障害　15-19
　　　麻酔関連死　19-2
嗜眠傾向，中毒患者　13-3, 13-4t
シャント血栓症　3-14
臭化イプラトロピウム，喘息　1-9, 4-26
縦隔腫瘍　4-9
重金属中毒　13-10t
重症小児患者の搬送
　　　一般的な注意事項　14-2〜14-3
　　　計画　14-2
　　　システム　14-3
　　　施設間搬送　14-5〜14-10
　　　　依頼元病院の責任　14-11, 14-11t
　　　遅れ　14-6

コミュニケーション　14-10〜14-13, 14-11t
準備　14-10〜14-14
人員　14-12
チーム　14-6, 14-9〜14-10, 14-9t
調整　14-10〜14-13
適応　14-5
搬送の流れ　14-6, 14-7f
搬送方法　14-6〜14-9, 14-8t
必要な資器材　14-12〜14-13, 14-12t, 14-13t
法的責任　14-6
モニタリング　14-13
薬物（搬送用）　14-12〜14-13, 14-14t
施設内搬送　14-3〜14-5
準備　14-4
人員　14-4
必要な資器材　14-4〜14-5, 14-5t
モニタリング　14-4, 14-5t
準備　14-4
チーム　14-2〜14-3
搬送方法　14-3
要素　14-3
リスク / 利益の分析　14-2
自由水欠乏量　8-7, 8-7t
重炭酸　2-6
縮瞳　1-22
手指衛生　19-18t
手術（術後管理も参照）
急性腎障害の発症リスク，心臓血管外科手術　18-4
手術部位感染　19-17, 19-18t
出血
原因　19-16
術後，気道閉塞　19-3〜19-4
術中　19-16
中枢神経系，てんかん重積状態　15-9t
不顕性——　19-16
モニタリング　19-16
術後管理
栄養学的考察　19-14〜19-15
血液学的考察　19-16
呼吸に関する考察　19-3〜19-4
術後悪心・嘔吐　19-13〜19-14, 19-13t
循環動態に関する考察　19-5
神経学的考察　19-5〜19-7
水分と電解質に関する考察　19-12〜19-13
体温調節　19-16〜19-18
出生時仮死　3-14
腫瘍崩壊症候群　17-9〜17-11
急性腎障害　18-4
検査　17-10
高カリウム血症　17-10, 17-11
高リン血症　17-10, 17-11
重度の電解質異常の管理　17-10t, 17-11
症状と徴候　17-10
診断　17-9〜17-10
心電図所見　17-10
治療　17-10〜17-11, 17-10t

尿アルカリ化　17-11
尿酸　17-9
コントロール　17-10t, 17-11
病態生理　17-10
補液　17-11
モニタリング　17-10〜17-11
循環（A-B-C アルゴリズム，蘇生も参照）
外傷患者　9-3
心停止時　3-4
循環血液量減少　1-18, 6-3
急性腎障害　18-4, 18-4t
術後　19-5
低ナトリウム血症　8-6
循環停止　1-13
順方向性房室回帰性頻拍　16-16t
消化管チューブ　21-2〜21-4
直径　21-2
適応　21-2
小顎症　2-2, 2-20, 4-3, 4-7〜4-8
上気道感染，心不全　1-17
上気道疾患　4-2
管理　4-19〜4-21
診断　4-18
硝酸塩，過量投与 / 中毒 / 毒物　13-3t
晶質液　1-20
上室頻拍　16-17f
血行動態的に不安定　3-13
心拍出量　1-11〜1-13
治療　3-13
薬物投与用量　3-8t
小水疱　7-6t
上大静脈閉塞　4-9
小児虐待（虐待も参照）
小児早期警告スコア　1-1, 1-2t, 1-3, 1-8, 1-15, 1-17, 1-18, 1-21, 1-24, 3-2
静脈洞型欠損（心房中隔欠損症）　16-12
初期評価（外傷 Primary Survey を参照）
食道損傷　9-12
徐呼吸　1-6, 1-6t
除細動　3-7, 3-10〜3-11
——器，用手的　3-7
心停止　3-4
推奨される通電エネルギー量　3-7
パドルサイズ　3-7
処置　1-3, 1-3f
除痛ラダーモデル　19-9, 19-10f
ショック（敗血症性ショックも参照）　1-13〜1-21, 1-24, 12-3〜12-4
ABC の評価　6-7〜6-8
悪性腫瘍患者　17-7〜17-8
アシドーシスの管理　6-15〜6-16
アプローチ　7-9, 7-9f
一般的なケア　6-16〜6-17
影響を与える要因　6-1〜6-2, 6-2f
外傷患者　6-18, 9-3
気管挿管　6-14〜6-15

強心薬　6-12〜6-14
　　血液分布異常性──　1-18〜1-20
　　　　原因　6-20t
　　　　症状　6-6
　　　　治療　6-6
　　　　定義　6-6
　　　　敗血症　1-19
　　　　病態生理　6-6
　　血管拡張性──，心停止後　3-18
　　血管作動薬　6-12〜6-14
　　血管収縮薬抵抗性──　1-20
　　検査　6-16
　　死亡率　6-1
　　出血性──　9-3
　　術後　19-4
　　術後管理　19-12
　　循環血液量減少性──　1-14〜1-16, 1-22〜1-23,
　　　6-2〜6-3, 8-3
　　　　原因　6-20t
　　　　症状　6-3
　　　　病態生理　6-3
　　症状/徴候　6-2, 6-7〜6-8
　　初期段階（代償期）　1-13
　　所見　3-2
　　徐脈　3-11〜3-12
　　神経原性──　1-18〜1-19
　　心原性──　1-16〜1-18, 6-3〜6-5, 16-5
　　　　原因　1-17〜1-18, 6-4, 6-20t
　　　　症状　6-4〜6-5
　　　　診断　6-4
　　　　治療　6-5
　　　　輸液蘇生　8-3
　　人工呼吸器　6-14〜6-15
　　新生児と早期乳児　6-17〜6-18
　　身体診察　6-9
　　心停止　3-10〜3-14
　　代償できない──　1-4
　　治療　1-13, 6-9〜6-16, 6-19
　　　　一般的なケア　6-16〜6-17
　　定義　1-13, 6-1
　　低血圧性──
　　　　外傷患者　3-17
　　　　心停止後　3-18
　　糖尿病患者における──　6-20〜6-21
　　途上国における小児の──　6-21
　　難治性──　6-21, 7-9f, 7-12
　　肺炎　4-30〜4-31
　　評価　6-7〜6-8
　　病歴聴取　6-9
　　貧血性──　6-7
　　分類　6-1
　　閉塞性──　1-20〜1-21
　　　　外傷患者　9-3
　　　　原因　6-7, 6-20t
　　　　症状　6-7
　　　　治療　6-7

　　　病態生理　6-7
　　放射線検査　6-16
　　モニタリング　6-17
　　輸液蘇生　6-10〜6-12, 8-3
　　離脱と生存率　6-2, 6-2f
除脳硬直　15-6
除皮質硬直　15-6
徐脈　1-13, 3-2, 6-8
　　原因　19-5
　　術後　19-5
　　循環不全　3-11〜3-12
　　ショック　3-11〜3-12
　　挿管　2-23
　　中毒患者　13-3, 13-4t
　　低酸素症　3-11〜3-12
　　年齢別の正常バイタルサイン　7-2t
　　薬物療法　3-9
腎盂腎炎　7-23
心エコー　1-14t
　　心停止後　3-18
腎画像診断　18-8, 18-8t
腎灌流の維持，治療　18-8〜18-9
腎機能，評価（急性腎障害も参照）　1-13
心筋　1-11〜1-12
呻吟　1-6, 2-5
心筋炎　1-17, 7-24〜7-25
　　原因　7-24〜7-25, 7-25t
　　症状　7-25
　　新生児　16-5
　　心電図所見　7-25
　　治療　7-25
真菌感染症　17-3, 17-3t, 17-6
　　治療，悪性腫瘍患者　17-3t, 17-6
心筋機能障害　16-18〜16-19
　　原因　6-4
　　心停止後　3-18
心筋虚血
　　人工呼吸　5-19
　　人工心肺開始時の低血圧　5-21
心筋血流，閉胸式心肺蘇生　3-4
心筋梗塞，人工心肺開始時の低血圧　5-21
心筋収縮性，薬物の作用　16-18
心筋収縮能低下，心停止後　3-18
心筋症　3-19
　　新生児　16-5
神経学的評価，悪性腫瘍患者　17-11〜17-14
　　外傷患者　9-3
　　緊急時の──　15-6〜15-7
　　呼吸のパターン　15-7, 15-7t
　　初期管理　15-2
　　病態生理　15-2〜15-4
神経筋疾患，人工呼吸　5-19
神経系（中枢神経系疾患も参照）　1-21〜1-23
神経弛緩薬性悪性症候群　2-19t
心係数　1-12

心血管系　1-11〜1-21
　　解剖　1-11〜1-13
　　身体診察　1-13
　　生理　1-11〜1-13
　　評価のための補助的な検査　1-14t
心血管系感染症　7-5t
心血管系の補助
　　心停止後　3-18
　　蘇生後治療　3-18
　　てんかん重積状態　15-10, 15-11t
心血管障害　1-4, 1-11
人工呼吸　3-4, 3-5t
人工呼吸器（プレッシャーサポート換気，同期式間欠的強制換気も参照）　1-10〜1-11
　　1回換気量　1-10〜1-11, 1-11t
　　auto-PEEP　5-11t, 5-13〜5-14, 5-14f
　　I：E比　5-11t, 5-13〜5-14
　　圧換気　1-10〜1-11
　　ウィーニング　5-21〜5-22
　　開始時
　　　　ガイドライン　5-10, 5-11t
　　　　低血圧　5-20〜5-21
　　加湿　5-10〜5-11
　　吸気圧／気道内圧　5-11〜5-13, 5-11t, 5-12f
　　急性呼吸促迫症候群　4-34, 5-15〜5-16
　　急性肺損傷　5-15〜5-16
　　吸入酸素濃度　5-10, 5-11t
　　筋弛緩薬　5-11t, 5-15
　　呼吸終末陽圧　1-11t
　　呼吸数　1-11t
　　呼吸不全を伴う悪性腫瘍患者　17-5〜17-6
　　酸素化　5-10〜5-15, 5-11t
　　時間サイクル　5-8
　　時間制御　1-11t
　　時相の変数　5-5
　　従圧式換気（圧制御）　1-11t, 5-7f, 5-8, 5-8t
　　従量式換気（量コントロール）　1-10〜1-11, 1-11t, 5-7f, 5-8, 5-8t
　　初期設定　5-10, 5-11t
　　　　5kg未満の乳児　1-11t
　　ショック　6-14〜6-15
　　神経筋疾患　5-20
　　人工呼吸管理中のケアの継続　5-10〜5-15
　　人工呼吸の変数　5-5〜5-6
　　心疾患　5-18〜5-19
　　喘息　4-26〜4-27
　　喘息重積状態　5-17
　　調節機械式換気　5-8, 5-8t
　　鎮静　5-11t, 5-15
　　鎮痛　5-11t, 5-15
　　適応　5-5, 5-5t
　　トラブルシューティング　2-23
　　熱傷　10-9
　　非対称性肺疾患　5-18
　　分時換気量　5-11t, 5-14〜5-15
　　閉塞性気道疾患　5-16〜5-17
　　補助-調節換気　5-7f, 5-8〜5-9, 5-8t
　　モード　5-6〜5-10
　　モニタリング　2-6〜2-7, 5-20, 5-20t
　　流量サイクル　5-6
人工呼吸器関連肺損傷　1-11
人工心肺，急性腎障害のリスク　18-4
心挫傷　9-12
腎疾患，急性腎障害　18-2, 18-4t
心疾患，人工呼吸（先天性心疾患も参照）　5-19
心室細動
　　気管挿管を遅らせる理由　3-4
　　心停止からの蘇生　3-7, 3-10
　　蘇生　3-10〜3-11
　　薬物投与用量　3-8, 3-8t
心室中隔欠損　16-7, 16-11〜16-12
心室頻拍　16-16t
　　無脈性
　　　　蘇生　3-10〜3-11
　　　　薬物投与用量　3-8, 3-8t
心収縮力　6-1〜6-2, 16-18〜16-19
侵襲的医療機器，合併症　21-2
心静止　3-10
新生児
　　ウイルス感染　7-25
　　徐脈　3-11〜3-12
　　心肺蘇生　3-5t
　　蘇生　3-14
　　チアノーゼ（先天性心疾患も参照）　16-10t
　　低カルシウム血症　8-12
　　低心拍出量　16-2〜16-5
　　　　原因　16-5, 16-5t
　　　　初期評価と治療　16-5, 16-5t
新生児呼吸促迫症候群　1-9
腎前性高窒素血症　18-4
　　検尿　18-5
新鮮凍結血漿　17-19, 17-19t, 19-16
腎損傷，外傷　9-14〜9-15
身体診察
　　外傷　9-5
　　気道閉塞　4-17
　　呼吸器　1-6〜1-7
　　ショックの疑い　6-9
　　心血管系　1-13
　　心停止　3-3
腎代替療法　18-12〜18-13, 18-12t
　　腫瘍崩壊症候群　17-10t, 17-11
心タンポナーデ　3-14t, 9-12, 16-18
　　外傷患者　3-17, 9-3, 9-12
　　術後　16-18
　　留置静脈カテーテル　21-11
心停止（心室細動も参照）　2-2, 3-1〜3-20, 4-16, 6-8
　　6Hと6T　3-13〜3-14, 3-14t
　　院外——　3-2
　　院内——　3-2
　　外傷性——　3-17
　　血管確保　3-6

骨髄路確保　3-6
ショック　3-10〜3-12
診断　3-2〜3-3
先天性心疾患　3-14
蘇生
　　AHA アルゴリズム　3-15f
　　家族の立ち合い　3-19
　　蘇生努力の終了　3-20
　　転帰　3-19〜3-20
蘇生後管理　3-2, 3-5, 3-17〜3-19
タイムライン　3-17t
窒息　3-4, 3-10〜3-12
治療可能な原因　3-13〜3-14, 3-14t
転帰にかかわる因子　3-2, 3-19〜3-20
発見　3-2
麻酔関連の──　19-2
薬物　3-7〜3-9
予防　3-2
倫理上の問題　3-19〜3-20
心電図
　　高カリウム血症　8-9, 8-9f, 18-9〜18-11
　　腫瘍崩壊症候群　17-10
　　心筋炎　7-25
　　心停止後　3-2〜3-3
　　心膜炎　7-24〜7-25
　　低カリウム血症　8-8, 8-9f
　　不整脈　16-15〜16-16, 16-17
浸透圧，血清──　8-3
浸透圧ギャップ増加，中毒患者　13-3t
浸透圧治療，頭蓋内圧亢進　15-18
腎毒性
　　回避　18-9
　　急性腎障害　18-3, 18-4t
心囊液の流出　7-25
心肺機能モニター　2-19
　　心停止　3-3
心肺蘇生（C-A-B アルゴリズム，胸骨圧迫も参照）
　　3-1〜3-2, 3-3〜3-5, 3-10〜3-11
　　開胸式──　3-4
　　冠灌流圧　3-3, 3-5
　　気管挿管　3-5t
　　胸腔内圧の陰性　3-3
　　質の高い──の鍵　3-4
　　徐脈患者　3-12
　　新生児　3-14, 3-5t
　　蘇生努力の終了　3-20
　　転帰にかかわる因子　3-19〜3-20
　　バッグマスク換気　3-5t
　　閉胸式──　3-4
　　目的　3-6
　　モニタリング　3-6
　　薬物　3-7〜3-9
心拍出量　1-11〜1-13, 3-11〜3-12, 6-1
　　上室性頻拍　1-12〜1-13
　　心肺蘇生　3-5
　　心拍数　1-11〜1-13

低心拍出（低心拍出量症候群も参照）
　　患者の評価　16-19t
　　術後　16-15t
　　新生児　16-2〜16-5, 16-5t
　　陽圧換気に伴う減少　2-23
心拍数　1-12
　　異常／術後　19-5
　　新生児　3-14
　　心拍出量　1-11〜1-13
　　中毒患者　13-3, 13-4t
　　年齢別　7-2, 7-2t
　　年齢別の安静時　1-2t
心不全（うっ血性心不全も参照）　1-17
腎不全　13-3t
　　てんかん重積状態　15-9t
心不全，急性腎障害　18-3, 18-4t
　　人工呼吸　5-19
心ブロック　16-16t, 16-19f
心房粗動　16-16t, 16-17f
心房中隔欠損症　16-12
心膜炎　7-24〜7-25
　　原因　7-25, 7-25t
　　症状　7-25
　　心電図所見　7-25
　　治療　7-25

す

水胸，カテーテル留置　21-11
水疱　7-6t
髄膜炎
　　意識変容／昏睡　15-14, 15-14t
　　ウイルス性──　7-19, 7-21
　　　　治療　7-21
　　　　脳脊髄液の検査　7-20t
　　結核性──，脳脊髄液の検査　7-20t
　　細菌性──
　　　　症状　7-19
　　　　診断　7-19〜7-20
　　　　接触者に対する予防的抗菌薬　7-20〜7-21
　　　　治療　7-20
　　　　脳脊髄液の検査　7-19〜7-20, 7-20t
　　　　病原微生物　7-19, 7-20t
　　真菌性──，脳脊髄液の検査　7-20t
　　無菌性──　7-21
髄膜炎菌　1-23, 7-15
髄膜炎菌感染症，予防的抗菌薬投与　7-15t
髄膜炎菌敗血症
　　高リスク接触者に対する予防的抗菌薬投与　7-15, 7-15t
　　症状　7-15
　　治療　7-15
数値スケール　19-9t
スキサメトニウム　19-6, 20-16, 20-17
　　悪性高熱　19-18
　　禁忌　20-15
　　効果発現と効果持続時間　2-19t
　　神経筋遮断遷延　19-6
　　注意点　2-19t

頭蓋内圧への影響　15-17
　　　投与量　2-19t
　　　副作用　2-18, 20-15, 20-16
　　　利点　2-19t
スタイレット　2-24
ステルター（いびき呼吸）　4-16〜4-17
ステロイド
　　　アナフィラキシー　3-17
　　　細気管支炎　4-29
　　　　　吸入　4-29
　　　　　　　全身投与　4-29
　　　細菌性髄膜炎　7-20
　　　喘鳴の患者　1-9
　　　敗血症　7-10
ストリキニーネ　13-4t
ストレス反応　19-14
スニッフィングポジション　1-8, 2-10, 2-10f, 2-13, 2-20
スルファドキシン-ピリメタミン，マラリア　7-30

せ

声帯麻痺　4-7
性的虐待　11-7〜11-8
制吐薬　19-13, 19-13t
生物兵器への曝露　12-6
声門下狭窄　4-4, 4-6
声門下腔　4-3
声門下の浮腫　2-3
声門上炎　4-11, 4-12f
脊髄圧迫，悪性腫瘍患者　17-12〜17-14
脊髄ショック　9-10
脊髄損傷　6-6, 9-3
　　　X線異常所見のない——　9-9
　　　外傷患者　3-17
　　　部位　9-5, 9-5t
脊柱側弯症　1-6
赤血球輸血　17-16〜17-18, 17-17t
　　　白血球除去　17-17
接合部異所性頻拍　16-16t
舌，解剖　2-2〜2-3, 4-2〜4-3
舌根沈下　4-7
摂取
　　　虐待　11-8
　　　腐食性物質　11-8
絶食，鎮静前　20-6
セロトニン症候群　13-7t
仙骨ブロック，術後鎮痛　19-11〜19-12
前縦隔腫瘤　4-9
全身観察，外傷患者の評価　9-4
全身所見　1-4〜1-5, 1-4t
全身性エリテマトーデス，意識変容と昏睡の原因
　　　15-13〜15-14, 15-14t
全身性炎症反応症候群　7-8
　　　診断基準　7-3t
喘息（喘息発作も参照）　1-9〜1-10
　　　鑑別診断　4-25
　　　人工呼吸　4-27
　　　診断　4-24〜4-25

　　　治療　4-25〜4-27
　　　病態生理　4-24
　　　臨床検査　4-24〜4-25
　　　臨床症状　4-24〜4-25
喘息重積状態
　　　人工呼吸器　5-17
　　　治療　4-25〜4-27
全腸管洗浄　13-5〜13-6
先天奇形，鑑別診断　4-25
先天性心疾患　1-17
　　　心停止　3-14
　　　蘇生　3-14〜3-15
　　　チアノーゼ性——　16-6〜16-10
　　　　　肺血流の減少　16-6〜16-8
　　　　　肺血流の増加　16-8〜16-10
　　　非チアノーゼ性——　16-11〜16-13, 16-13t
　　　　　原因　16-13, 16-13t
　　　　　初期評価と治療　16-13, 16-13t
　　　　　肺血流の増加　16-11〜16-13
先天性副腎皮質過形成　8-16
尖塔サイン　4-10, 4-11f, 4-13
前投薬　20-8〜20-9
全肺気量　1-5
前負荷　1-11, 6-1
前負荷，陽圧換気　2-23
喘鳴（stridor, wheezingも参照）　1-10
　　　クループ　4-10
　　　声門上炎　4-11
　　　中毒患者　13-3t

そ

造影剤，急性腎障害　18-4, 18-4t
挿管（気管挿管も参照）　1-8, 1-9〜1-10, 1-11, 1-22
　　　前酸素化　20-8
　　　中枢神経障害　15-2
　　　頭蓋内圧亢進　15-17
　　　頭蓋内圧への影響　15-17
　　　ファイバー——　2-24
　　　薬物投与　20-8〜20-9
創傷治療，外傷のマネジメント　9-16
総動脈幹症　16-9
総肺静脈還流異常症　16-9
瘙痒，オピオイドによる誘発　19-11
塞栓症（肺塞栓症も参照）　21-11
　　　中心静脈カテーテル　21-12
蘇生，新生児（心肺蘇生も参照）　3-16
　　　輸液　8-3

た

体液/水分　8-2〜8-3
　　　維持輸液　6-12, 8-2〜8-3
　　　蘇生時の輸液　8-3
体液/水分の異常（脱水，循環血液量減少も参照）
　　　悪性腫瘍患者　17-8
　　　術後　19-12〜19-13
体液/水分の不均衡（脱水，循環血液量減少も参照）
　8-2〜8-3

体液喪失　1-15
　　　周術期　19-12〜19-13
　　　低ナトリウム血症　8-6
体温
　　　低──
　　　　　循環血液量減少における末梢温　1-15
　　　　　──不安定，敗血症　1-23
体血管抵抗　16-18
大血管転位症　16-8〜16-9
代謝亢進，熱傷　10-10
代謝疾患　8-14〜8-16
代謝性アシドーシス　2-6
　　　急性腎障害　18-7
　　　ショック　6-15〜6-16
　　　心停止での薬物療法　3-8t
　　　治療　18-11
　　　副腎不全　8-16
代謝性アルカローシス　2-7
大泉門　1-22
大腸菌　1-23
　　　悪性腫瘍患者での感染症　17-3t
大動脈遮断，急性腎障害の発症リスク　18-4
大動脈縮窄症　1-21, 16-4
大動脈弁狭窄症　1-21, 16-4
胎便吸引　1-9
タキフィラキシー　20-17
脱水　19-17
　　　徴候　1-4t
　　　副腎不全　8-16
ダプソン，過量投与/中毒/毒性　13-3t
ダブルルーメンチューブ　2-24
打撲痕，虐待　11-7, 11-7f
炭化水素，中毒　13-3t
炭酸水素ナトリウム
　　　高カリウム血症　18-10
　　　心停止　3-8t, 3-9
　　　代謝性アシドーシス　18-11
　　　適応　6-16
単純ヘルペスウイルス感染（脳炎，髄膜炎も参照）　1-23
　　　新生児　7-26〜7-27
炭疽菌　12-6, 12-7t
ダントロレンナトリウム　19-18
蛋白質の必要量　19-14t, 19-15
蛋白質の分解，ストレス反応　19-15

ち

チアノーゼ　1-7, 4-16
　　　新生児（先天性心疾患も参照）　16-10t
チアノーゼ発作　16-7
チームワーク　1-3, 1-3f
チオペンタール　2-18t
窒息　11-8
　　　新生児仮死，急性腎障害　18-3
　　　心停止　3-4, 3-10〜3-12
チャネロパチー　3-19
中縦隔腫瘤　4-9
中心型ヘルニア　15-7

中心静脈圧
　　　ショック　6-10
　　　心停止後　3-18
　　　モニタリング　1-12, 1-14t
中心静脈カテーテル（トンネル型中心静脈カテーテルも参照）　6-9〜6-10, 21-9t, 21-11〜21-13
　　　合併症　21-12〜21-13
　　　サイズ　21-12t
　　　挿入部位　21-11, 21-12t
　　　適応　21-12
虫垂炎，悪性腫瘍患者　17-6
中枢神経系疾患　15-2
　　　呼吸のパターン　15-7, 15-7t
中枢神経集中治療，目的　15-2
中枢神経での感染症（脳炎，髄膜炎も参照）　7-5t
　　　脳脊髄液の所見　7-20, 7-20t
　　　臨床症状　7-19
中枢神経でのヘルニア　7-20, 15-7, 15-14〜15-15
中枢性塩類喪失症候群　8-6
中毒
　　　安定化　13-2〜13-5
　　　意図的/無意識的　13-2
　　　虐待　11-8
　　　急性──　13-2
　　　解毒薬　13-10t
　　　原因　13-3, 13-3t〜13-4t
　　　原因薬物　13-2
　　　検査　13-4, 13-4t
　　　症状と徴候　13-3, 13-3t〜13-4t
　　　蘇生　13-2〜13-5
　　　体表面の除染　13-6
　　　致死率　13-2
　　　腸管除染　13-5
　　　治療　13-10t
　　　排泄の強化　13-6
　　　慢性中毒　13-2
　　　レクリエーショナルドラッグ　13-8t
中毒症候群　13-3, 13-6〜13-10, 13-7t
チューブ（気管チューブも参照）　21-2〜21-7
腸炎，好中球減少性──　17-6
超音波
　　　FAST　9-14
　　　外傷患者　9-4
　　　検査，腎臓──　18-8, 18-8t
腸球菌　1-22
　　　悪性腫瘍患者での感染症　17-3, 17-4
鎮静
　　　覚醒時興奮　19-7
　　　合併症　20-2
　　　気管挿管　2-17, 2-17t〜2-18t
　　　緊急の──　20-6
　　　最小限の器具　20-7, 20-7t
　　　ショック　6-17
　　　人工呼吸器　5-11t, 5-15
　　　セットアップ　20-7〜20-8

　　　　前酸素化　20-8
　　　　　　――中の薬物投与　20-8～20-9
　　　　適応　20-2
　　　　頭蓋内圧亢進　15-17
　　　　――前
　　　　　　　　計画　20-3
　　　　　　　　絶食　20-6
　　　　　　　　病歴　20-6
　　　　モニタリング　20-7～20-8, 20-7t
　　　　――薬　20-2
　　　　　　　　選択　20-9
　　　　――レベル　20-4, 20-4t
　　鎮静薬／催眠薬
　　　　過量投与／中毒／毒物　13-4t
　　　　中毒症候群　13-7t, 13-9
　　　　離脱症候群　13-7t
　　鎮痛
　　　　術後疼痛　19-8～19-10
　　　　ショック　6-17
　　　　人工呼吸器　5-11t, 5-15
　　　　前投薬　20-9
　　　　投与計画　20-3
　　　　――薬　20-2

つ

痛覚　19-8
津波肺　12-3

て

低アルブミン血症　10-11
低カリウム血症　8-8～8-9, 8-9f
低カルシウム血症　1-22
　　管理　18-11
　　急性腎障害　8-7
　　原因　8-11～8-12
　　高リン血症　8-14
　　　　併存する場合の管理　18-11
　　腫瘍崩壊症候群　17-10t, 17-11
　　症状と徴候　8-11～8-12
　　小児　8-12
　　新生児／乳児　8-12
　　心停止での薬物療法　3-8t, 3-9
　　治療　8-12～8-13
　　定義　8-11～8-12
　　輸血　19-16
低換気　2-6
低換気，心停止後　3-18
低血圧　1-13, 1-24
　　アナフィラキシー　3-16～3-17
　　術後　19-5
　　ショック　6-7～6-8, 6-8t
　　人工呼吸開始後　5-20～5-21
　　心停止後　3-18
　　てんかん重積状態　15-9t
　　陽圧換気　2-23
低血糖　1-4, 1-22, 1-24, 6-8
　　覚醒時興奮　19-7
　　管理　6-11～6-12, 6-11f

　　原因　8-14
　　症状と徴候　8-14
　　心停止　3-19
　　治療　8-14
　　定義　8-14
　　副腎不全　8-16
　　薬物療法　3-9
　　予防　6-10～6-12
　　臨床検査　8-14
低呼吸　1-5
低酸素　1-4, 1-9, 2-5, 2-6
　　覚醒時興奮　19-7
　　航空搬送　14-9
　　徐脈　3-11～3-12
　　中毒患者　13-3t
　　脳低酸素症　15-13～15-14
低酸素血症　1-7, 1-10t, 1-13
　　呼吸応答　1-5
　　呼吸不全　4-22～4-23
　　てんかん重積状態　15-9t
　　頭蓋内圧への影響　15-17
低心拍出量症候群　16-14～16-19
　　術後
　　　　遺残病変　16-15t
　　　　原因　16-15t
　　症状と徴候　16-15, 16-15t
　　評価　16-19t
低体温　6-8
　　危険因子　19-17
　　心停止後　3-18, 3-20
　　頭蓋内圧亢進　15-18
　　有害な影響　19-17, 19-17t
低ナトリウム血症　1-22, 8-4～8-6
　　維持輸液　8-3
　　急性腎障害　18-7
　　原因　8-4, 8-4t
　　　　腎性　8-6
　　細胞外液量の状態による分類　8-4, 8-4t
　　術後　19-12
　　循環血液量減少　8-6
　　症状と徴候　8-4
　　腎代替療法　18-12
　　治療　8-4, 8-5f
　　定義　8-4
　　糖尿病性ケトアシドーシス　8-16
　　副腎不全　8-16
　　水中毒　8-5～8-6
低マグネシウム血症　3-9, 8-10～8-11
低リン血症　8-13～8-14
テオフィリン
　　過量投与／中毒／毒物　13-3t, 13-4t, 13-10t
　　喘息　4-26
デキサメタゾン
　　クループ　4-11t
　　術後　19-4
　　術後悪心と嘔吐　19-13t, 19-14

　　　　上気道疾患　4-21
　　　　声門下狭窄　4-6
　　　　喘鳴患者　1-9
　　　　頭蓋内圧亢進　15-18
　　　　副腎不全　8-16
溺水　9-16～9-17
　　　　心停止　3-2
デクスメデトミジン　20-14～20-15
　　　　術後疼痛　19-9
テタニー　1-22
鉄中毒　13-3t, 13-10t
テトラサイクリン，マラリア　7-30
テルブタリン，喘息　4-25～4-26
テロ　12-3
電解質（各電解質も参照）
　　　　術後　19-12～19-13
　　　　心停止の原因分析　3-3
電解質異常　1-24, 8-3～8-14
　　　　悪性腫瘍患者　17-8～17-11
　　　　意識変容/昏睡　15-13～15-14
　　　　腫瘍崩壊症候群　17-9～17-11
　　　　治療/管理　17-10t, 17-11
てんかん重積状態　1-25
　　　　疫学　15-8
　　　　検査　15-10～15-11, 15-11t
　　　　ステージ　15-9
　　　　臓器機能不全　15-8～15-10, 15-9t
　　　　治療　15-10～15-11, 15-11t
　　　　　　　失敗　15-12
　　　　治療抵抗性——　15-12
　　　　定義　15-8
　　　　非痙攣性——　15-11
　　　　病因　15-8, 15-9t
　　　　評価　15-10～15-11
　　　　病態生理　15-8～15-10, 15-9t
デング熱　7-30
電撃性紫斑病　1-20
点状紫斑　1-23
点状出血　7-6
伝染性単核球症　4-6, 4-14
天然痘　12-6

と

等圧点　4-5
頭蓋底骨折　9-5
頭蓋内，生理　15-2～15-5
頭蓋内圧　15-2～15-4
　　　　正常な状態　15-3f
　　　　——上昇（頭蓋内圧亢進症も参照）　15-3f, 15-4, 15-5, 15-15, 15-16
　　　　　　　意識変容/昏睡　15-13, 15-14t
　　　　　　　管理　9-7～9-8
　　　　　　　原因　15-16, 15-17t
　　　　　　　てんかん重積状態　15-9t
　　　　代償されている状態　15-3f
　　　　代償しきれていない状態　15-3f
　　　　——低下　15-4

　　　　モニタリング　15-17
頭蓋内圧亢進症　15-16～15-18
　　　　外科的治療　15-18
　　　　原因　15-16, 15-17t
　　　　治療　15-17～15-18
頭蓋内コンプライアンス　15-2～15-3, 15-3f
同期式間欠的強制換気　5-7f～5-8f, 5-8t, 5-9
同期電気ショック　3-13
瞳孔反射　1-22
　　　　評価，外傷患者　9-5
動静脈奇形，出血性脳卒中　15-20
洞性頻脈，術後　19-5
透析　8-12～8-13
疼痛
　　　　覚醒時興奮　19-7
　　　　術後——　19-7～19-8
　　　　洞性頻脈　19-5
　　　　突発痛　19-11
　　　　——評価　19-8, 19-9t
疼痛管理
　　　　術後　19-7～19-12
　　　　　　　多角的戦略　19-8～19-10, 19-8f
　　　　段階的手法　19-9, 19-10f
　　　　非薬物的治療　19-9
糖尿病，ショック患者　6-20～6-21
糖尿病性ケトアシドーシス　8-15～8-16, 13-3t
　　　　初期の安定化　8-15
　　　　低ナトリウム血症　8-16
　　　　低リン血症　8-13
　　　　脳浮腫　8-15～8-16
頭部外傷　12-4
　　　　虐待　11-4～11-5, 11-4f
　　　　経口胃チューブ　21-2～21-3
　　　　事故ではない外傷　1-22
　　　　評価　9-12t
頭部後屈顎先挙上法　2-10, 4-20
　　　　頭部後屈の禁忌　9-2
動脈圧波形　21-14, 21-14f
動脈カテーテル　6-9～6-10, 21-13～21-14
　　　　合併症　21-13
　　　　計測　21-14, 21-14f
　　　　サイズ　21-13t
　　　　挿入部位　21-13, 21-13t
　　　　適応　21-13
動脈管　1-11～1-12
動脈管開存症　1-12, 16-12
動脈血ガス分析　1-7～1-11, 1-10t, 1-14t, 2-6～2-7, 4-17～4-18
　　　　評価　2-6
動脈血酸素含量　6-1
動脈瘤，出血性脳血管障害　15-20～15-21
ドキシサイクリン，マラリア　7-30
トキシドローム　13-3, 13-6～13-10
毒キノコ，中毒　13-4t
毒素
　　　　意識変容と昏睡の原因　15-13～15-14, 15-14t

急性腎障害　18-3, 18-4t
排泄の強化　13-6
毒素性ショック症候群　7-12〜7-14, 7-13t
トコンシロップ　13-5
突然死，原因検索　3-19
突発痛　19-11
ドパミン
　血液分布異常性ショック　1-20
　ショック　6-12〜6-13, 6-13t, 6-14t, 6-19
ドブタミン　1-21
　血液分布異常性ショック　1-20
　ショック　6-13, 6-13t, 6-14t
トラマドール　20-12
トランスフェリン　19-14
トリアージ　6-19, 12-6〜12-9, 12-8f, 12-10
トルエン，中毒　13-3t
トロメタミン　6-16
トンネル型ライン　21-6〜21-10
　ヘパリンフラッシュ　21-9t

な
ナトリウム（高ナトリウム血症も参照）　18-5
　低——血症　8-4〜8-6
　　補正　8-5, 8-5f
　体内総——量の増加　8-6
　尿中——　18-5
ナトリウム欠乏量，計算式　18-11
ナトリウム排泄率　18-5, 18-5t
ナフタレン，中毒　13-3t
ナプロキサン　20-10
鉛中毒　13-10t
ナロキソン　13-9, 19-3, 19-6, 20-16
　自己調節鎮痛法　19-11
軟部組織損傷　9-16

に
ニカルジピン，危急高血圧　18-13t
ニコチン中毒　13-4t
二酸化炭素（カプノメータも参照）
　呼気——　2-8
　　心肺蘇生におけるモニタリング　3-6
　総血清——　1-14t
　動脈血，蘇生後治療　3-17
　分時換気量　1-7
　モニタリング，経皮的——　1-7
二酸化窒素中毒　13-3t
二次孔欠損（心房中隔欠損）　16-12
二次評価（外傷 Secondary Survey を参照）
ニトログリセリン　16-18
　ショック　6-14
ニトロプルシド　16-18
　過量投与 / 中毒 / 毒物　13-3t
　危急高血圧　18-13t
　ショック　6-14
ニフェジピン，高血圧　18-13
乳剤，経静脈投与　19-15
乳酸アシドーシス　13-3t

乳酸値
　血清——　1-14t
　モニタリング，心停止　3-18
乳児突然死症候群　3-2
乳幼児揺さぶられ症候群　1-4, 1-22, 11-4〜11-5, 11-4f
尿
　——アルカリ化　17-11
　　中毒患者　13-6
　——培養　1-23, 7-23
　——比重　18-5, 18-5t
　——量　18-5, 18-5t
尿検査　7-23
　急性腎障害　18-5
尿素排泄率　18-5, 18-5t
尿道カテーテル　1-14t, 21-8
　外傷患者　9-3
　合併症　21-8
　サイズ　21-8, 21-8t
尿毒症　13-3t
尿崩症　8-7
尿量　1-13
　急性腎障害　18-2, 18-3t
　循環血液量減少性ショック　1-15
　モニタリング
　　外傷患者　9-3
　　術後　19-12
　　心停止後　3-18
尿路感染症　7-5t, 7-22〜7-23
　カテーテル関連尿路感染　19-17
　起因菌　7-22
　診断　7-23
　治療　7-23
妊婦，マラリア　7-30

ね
ネオスチグミン　19-6, 20-17
熱傷
　9 の法則　10-4, 10-5f
　アプローチ　10-2
　栄養療法　10-10, 10-10t
　虐待　10-2, 11-2〜11-3, 11-3f
　局所反応　10-5, 10-6f
　血糖管理　10-11
　死亡率　10-11
　初期管理　10-2〜10-7
　真皮深層——　10-4, 10-6f, 10-7
　真皮浅層——　10-4, 10-6f, 10-7
　全層——　10-4, 10-6f, 10-7
　代謝亢進　10-10
　治療　10-7〜10-11
　　局所外用薬　10-8, 10-8t
　　創除去と皮膚移植　10-9
　　入院基準　10-7
　　保存的治療　10-8〜10-9
　低アルブミン血症　10-11
　病因　10-2
　病態生理　10-2

　　　　分類　10-4
　　　　――面積の評価　10-4, 10-5f
熱傷センター，搬送基準　10-7, 10-7t
粘弾性連結　4-4〜4-5

の
脳炎
　　　意識変容/昏睡　15-13, 15-13t
　　　ウイルス　7-19
　　　脳脊髄液　7-19〜7-20, 7-20t
　　　微生物　7-21
　　　臨床症状　7-21
脳灌流　1-4
脳灌流圧　9-8, 15-17
脳機能，評価　1-13
膿胸　21-6
膿胸，肺炎　4-30〜4-31
脳血液量　15-4
脳血管障害　15-13〜15-14, 15-19〜15-21
脳血流　15-5
　　　開胸式心肺蘇生　3-4
　　　自己調整　15-5, 15-5f
　　　閉胸式心肺蘇生　3-4
濃厚赤血球　17-16〜17-18, 19-16
脳腫瘍，意識変容/昏睡　15-13〜15-14, 15-14t
脳脊髄液
　　　検査，中枢神経感染症　7-20, 7-20t
　　　産生　15-4
　　　循環経路　15-4, 15-4f
　　　生理　15-4
　　　培養　1-23
　　　容量増大　15-4
脳脊髄液シャント　15-21〜15-22, 15-22t
脳波，心停止後　3-19
脳浮腫
　　　血管原性浮腫　15-4
　　　細胞傷害性浮腫　15-4
　　　糖尿病性ケトアシドーシス　8-15〜8-16
膿疱　7-6t
囊胞性線維症　4-31〜4-33
膿瘍（後咽頭膿瘍も参照）
　　　脳――，意識変容/昏睡　15-14, 15-14t
　　　扁桃周囲――　4-13〜4-14, 4-17
　　　傍咽頭――（後咽頭膿瘍も参照）　4-13
ノルアドレナリン　6-13t, 6-14, 6-14t, 16-18〜16-19
　　　血液分布異常性ショック　1-20

は
肺　1-5
　　　過膨張　1-13
肺炎　1-9, 2-5
　　　悪性腫瘍患者　17-6
　　　院内――　4-29, 19-4, 19-17, 19-18t
　　　ウイルス　17-4t, 17-6
　　　合併症　4-30〜4-31
　　　抗菌薬療法　4-30
　　　細菌性――　1-9
　　　再発　4-30

　　　支持療法　4-30
　　　市中――　4-29
　　　術後　19-4
　　　症状　4-30
　　　診断　4-30
　　　治療　4-30
　　　微生物　4-29
　　　病態生理　4-29
　　　分類　4-29〜4-30
肺炎レンサ球菌　1-23
肺活量計，術後　19-4
敗血症　1-9, 1-23, 7-8〜7-12
　　　急性腎障害　18-3〜18-4, 18-4t
　　　強心薬と昇圧薬　17-8
　　　血液分布異常性ショック　1-18〜1-20
　　　抗菌薬治療　7-10, 7-11t
　　　重症――の診断基準　7-3t
　　　診断基準　7-3t
　　　臓器不全の診断基準　7-3t〜7-4t
　　　徴候　1-23
　　　治療　7-8〜7-12
　　　肺炎　4-30
　　　病原体　7-10, 7-10t
敗血症性ショック　1-19〜1-20
　　　悪性腫瘍患者　17-7〜17-8
　　　原因　6-20t
　　　症状　6-19, 7-8
　　　臓器不全の診断基準　7-3t〜7-4t
　　　治療　6-16, 6-19, 7-8〜7-12, 17-7〜17-8
　　　――の診断基準　7-3t
　　　輸液蘇生　6-10〜6-12, 6-11f
肺高血圧，心停止と蘇生　3-14
肺疾患，非対称性――　5-18
排出，胃内容物　2-23
肺水腫
　　　陰圧性――　19-4
　　　高圧型――　4-34
　　　術後　19-4
　　　神経原性――　15-7
　　　診断　4-35
　　　中毒患者　13-3t
　　　治療　4-35
　　　透過型――　4-34
　　　非心原性――　4-35
　　　病態生理　4-34〜4-35
　　　閉塞後――　4-35, 19-4
肺塞栓症　6-7
　　　留置静脈カテーテル　21-11
バイタルサイン　3-2
　　　年齢別　7-2, 7-2t
肺動脈カテーテル　1-12
肺動脈弁狭窄症　16-8
肺胞換気　2-6
バイレベル気道内陽圧　4-6, 4-9, 5-2
　　　クループ　4-10, 4-11t
播種性血管内凝固症候群　17-15

バソプレシン　16-19
　　　ショック　6-13t, 6-14, 6-14t
　　　心停止　3-8, 3-8t
バッグマスク換気　2-9, 2-11, 2-13〜2-14, 2-24
　　　換気の方法　2-13, 2-14f
　　　筋弛緩薬　2-18
　　　施設内搬送　14-5
　　　心肺蘇生　3-5t
　　　挿管　2-20
　　　適切な換気　2-13〜2-14
　　　2人法　2-13, 2-14f
白血球数，年齢別　7-2t
白血球増加症，悪性腫瘍患者　17-11〜17-12
白血病，白血球増加症　17-12
発見　1-3, 1-3f
発熱　1-23, 6-8
　　　気道障害　4-17
　　　好中球減少性――（好中球減少症も参照）
　　　術後――　19-17, 19-17t
　　　心停止後　3-18
　　　定義　17-2
　　　肺炎　4-30
鳩胸　1-6
鼻クッション型のデバイス，非侵襲的陽圧換気　5-3f
鼻呼吸，優位　4-2〜4-3
鼻マスク　5-2, 5-3f
パラアルデヒド中毒　13-3t
パラインフルエンザ
　　　悪性腫瘍患者における感染症　17-4t, 17-6
パラセタモール（アセトアミノフェンを参照）
パルスオキシメータ　1-7, 1-8, 1-10, 1-10t, 2-7〜2-8, 4-17
　　　外傷患者　9-3
　　　限界　2-7〜2-8
　　　挿管　2-19
バルビツレート　20-13
　　　覚醒時興奮　19-7
　　　昏睡　15-18
　　　頭蓋内圧亢進　15-18
バルプロ酸，てんかん重積状態　15-11t, 15-12t
反回神経の損傷　4-7
バンコマイシン，腎毒性　18-4
汎声門炎　4-11

ひ

ピーナッツアレルギー　3-16
皮下気腫，胸腔チューブ挿管　21-7
鼻腔，解剖　2-2
鼻孔，吸引　1-9, 2-2, 4-2
皮疹　1-23
非侵襲的陽圧換気，ヘルメット型　5-2, 5-3f
非ステロイド性抗炎症薬　20-10
　　　急性腎障害　18-3, 18-4t
　　　術後悪心と嘔吐　19-13, 19-13t
　　　術後疼痛　19-8〜19-9
　　　腎毒性　18-4
ヒ素中毒　13-3t
脾損傷，外傷　9-14

ピッグテイルカテーテル（胸腔ドレナージチューブを参照）
ヒドララジン，危急高血圧　18-13t
ヒドロコルチゾン
　　　血液分布異常性ショック　1-20
　　　高カルシウム血症　8-13
　　　副腎不全　8-16
皮膚
　　　所見　1-4t
　　　層　10-4
皮膚外傷，虐待　11-7, 11-7f
皮膚病変　7-6, 7-6t
鼻閉，原因　4-2
肥満，気道閉塞　4-6
病歴聴取
　　　気道疾患　4-15
　　　術前　19-2
　　　ショック　6-9
　　　心停止　3-2〜3-3
　　　鎮静前　20-6
鼻翼呼吸　1-6, 1-8〜1-9, 2-5
ピリドスチグミン　19-6
貧血　17-16〜17-18, 17-16t
　　　原因　17-16
　　　術後洞性頻脈　19-6
　　　術後無呼吸　19-3
貧血性ショック　6-7
頻呼吸　1-6, 1-6t, 1-8
　　　ショック　6-2
　　　年齢別　7-2t
　　　貧血　17-16, 17-16t
頻脈　1-12〜1-13, 1-19〜1-20, 6-8
　　　術後　19-5
　　　循環血液量減少性ショック　1-15
　　　ショック　6-2
　　　中毒患者　13-3, 13-4t
　　　年齢別　7-2t
　　　貧血　17-16, 17-16t
頻脈性不整脈，中毒患者　13-3t

ふ

ファイバー挿管　2-24
不安
　　　術後興奮　19-7
　　　術後洞性頻脈　19-5
フィゾスチグミン中毒　13-4t
フェイステント　2-9
フェイスマスク　5-2, 5-3f
フェニトイン，てんかん重積状態　15-11t, 15-12, 15-12t
フェニレフリン，神経原性ショック　1-19
フェノチアジン，過量投与/中毒/毒物
フェノバルビタール　20-13
　　　てんかん重積状態　15-11t, 15-12, 15-12t
フェンシクリジン中毒　13-4t
フェンタニル　20-11
　　　効果発現と効果持続期間　2-17t
　　　自己調節鎮痛法の用法　19-10t
　　　術後疼痛　19-9

前投薬　20-9
　　　注意　2-17t
　　　投与量と経路　2-17t
　　　副作用　20-11
　　　利点　2-17t
復温　19-17
腹式呼吸　2-3
副腎皮質ステロイド（コルチコステロイドを参照）
副腎不全　1-20, 6-20, 8-16
　　　原発性——　8-16
　　　三次性——　8-16
　　　症状と徴候　8-16
　　　治療　8-16
腹痛, 鑑別診断, 急性　7-22
腹部外傷　9-13〜9-15
　　　検査　9-14
　　　小児虐待での鈍的　11-5〜11-7
　　　評価　9-12t, 9-14
腹部コンパートメント症候群　9-15
腹膜炎　7-23
腹膜透析　18-12
　　　重度高カリウム血症　18-11
不整脈　1-13
　　　術後　19-5
　　　ショックの疑い　6-7
　　　心室性——　1-13
　　　心臓の構造的障害　16-15
　　　心電図　16-16, 16-17f
　　　先天性心疾患の術後　16-15, 16-16t
　　　低カリウム血症　8-8, 8-9f
　　　てんかん重積状態　15-9t
ブチロフェノン中毒　13-4t
ブドウ球菌（*Staphylococcus* 属）, 悪性腫瘍患者における感染症　17-3, 17-3t
ブドウ糖
　　　血糖
　　　　　心停止後　3-19
　　　　　評価　6-8
　　　代謝疾患（高血糖症, 低血糖症も参照）　8-14〜8-16
　　　注入, 栄養学的サポート　19-14〜19-15
　　　投与　3-9
プラーク, 皮膚病変　7-6t
プラリドキシム　12-5, 12-6t
プリロカイン, 過量投与 / 中毒 / 毒物　13-3t
ブルセラ症　12-7t
フルマゼニル　19-3, 20-17
プレアルブミン　19-14
プレッシャーサポート換気　5-7f, 5-8t, 5-9〜5-10
プロスタグランジン
　　　PGE₁
　　　　　左心低形成症候群　16-3
　　　　　大動脈縮窄症　16-4
　　　　　適応　1-21
　　　　　副作用　1-21
　　　　　心原性ショック　6-4〜6-5
　　　　　投与　1-21

フロセミド　1-21
　　　高カルシウム血症　8-13
　　　肺水腫　19-4
プロピレングリコール中毒　13-3t
プロポフォール　6-17, 20-9, 20-13〜20-14
　　　効果発現と効果持続期間　2-18t
　　　術後悪心と嘔吐　19-13, 19-13t
　　　注意　2-18t
　　　適応　20-14
　　　投与量　2-18t, 20-13
　　　有害事象 / 副作用　20-13〜20-14
　　　利点　2-18t
分時換気量　1-7, 2-6
　　　人工呼吸器　5-11t, 5-14〜5-15
　　　心肺蘇生　3-5

へ

平均動脈圧　1-13
閉塞性気道疾患, 人工呼吸（喘息も参照）　5-16〜5-17
閉塞性睡眠時無呼吸　4-6
　　　術後　19-3
　　　閉塞後肺水腫　19-4
閉塞性尿路疾患　18-7
ベクロニウム　2-18, 2-19t, 19-6, 20-16
ペスト　12-6, 12-7t
ペチジン　20-11
　　　過量投与 / 中毒 / 毒物　13-3t
ヘパリン, 過量投与 / 中毒 / 毒性　13-10t
ヘパリンフラッシュ　21-9t〜21-10t
ヘマトクリット, 年齢別と性別の基準値　1-12t
ヘモグロビン　1-10t
　　　酸素飽和度　1-7, 2-7
　　　年齢別・性別の基準値　1-12t
ヘモグロビン酸素解離曲線　2-7, 2-7f
ヘモグロビン濃度　1-14t
　　　ショック　1-20
ヘリオックス　1-9
　　　クループ　4-10, 4-11t
　　　上気道疾患の管理　4-20
　　　声門下狭窄　4-6
　　　喘息　4-26
ヘルニア（中枢神経系）　7-20, 9-3, 15-7
偏性細胞内寄生球桿菌　7-16
ベンゾカイン, 過量投与 / 中毒 / 毒性　13-3t
ベンゾジアゼピン　20-11, 20-12〜20-13
　　　過量投与 / 中毒 / 毒性　13-10t
　　　拮抗薬　19-3, 20-16〜20-17
　　　呼吸抑制　19-3
　　　選択　20-12
　　　てんかん重積状態　15-11t, 15-12, 15-12t
　　　離脱症状　20-17〜20-18
扁桃アデノイド過形成, 気道閉塞　4-6
扁桃周囲膿瘍　4-13〜4-14, 4-17
扁桃摘除術　4-6

ほ

膀胱炎　7-23
芳香族炭化水素　13-3t

膀胱損傷　9-15
房室中核欠損症　16-12〜16-13
房室ブロック　16-16t, 16-17f
放射能被曝，治療　12-5
抱水クロラール中毒　13-3t
乏尿　3-2
ポート
　　ヘパリンフラッシュ　21-10f
　　留置　21-10, 21-10f
ホスフェニトイン，てんかん重積状態　15-11t, 15-12, 15-12t
ホスホジエステラーゼ阻害薬　16-18
発疹　1-23
　　感染症　7-6
ボツリヌス症　12-7t
ポリスチレンスルホン酸ナトリウム，高カリウム血症　18-10

ま
マグネシウム（高マグネシウム血症，低マグネシウム血症も参照）　8-10
　　心停止　3-9
摩擦音（呼吸音）　1-6
麻酔
　　気管挿管　2-17, 2-17t〜2-18t
　　未熟児と受胎年齢　19-3
麻酔薬効果残存，術後　19-6
斑　7-6t
末梢静脈カテーテル，ヘパリンフラッシュ　21-9t
麻痺
　　声帯（声帯麻痺を参照）
　　薬物（筋弛緩薬を参照）
麻薬（オピオイドを参照）
マラリア　7-28〜7-30
　　妊婦　7-30
マンニトール，過量投与 / 中毒 / 毒物　13-3t

み
未熟児無呼吸発作　1-9
　　術後のケア　19-3
水中毒，低ナトリウム血症　8-5〜8-6
ミダゾラム　20-12, 20-18
　　禁忌　6-15
　　効果発現と効果持続期間　2-17t
　　注意　2-17t
　　てんかん重積状態　15-11t, 15-12, 15-12t
　　投与量　2-17t, 12-6t
　　利点　2-17t
脈のチェック　3-3
ミルリノン　1-21, 16-18
　　ショック　6-13t, 6-14, 6-14t

む
無気肺　4-18
　　術後　19-4
　　肺炎　4-30〜4-31
無呼吸（閉塞性睡眠時無呼吸も参照）　3-3
　　PGE_1　1-21
　　術後──　19-3
　　未熟児と受胎年齢　19-3
無尿　18-7
無反応，脈　3-3
無脈　3-3
無脈性電気活動　3-10
　　6Hと6T　3-13〜3-14, 3-14t
　　原因　3-13〜3-14, 3-14t
　　治療　3-14

め
迷走神経　2-23
迷走神経緊張　1-11
メサドン　20-11, 20-17〜20-18
　　術後疼痛　19-9
メタノール中毒　13-3t, 13-4t, 13-10t
メチルキサンチン，喘息　4-26
メチルプレドニゾロン
　　喘息　1-9, 4-25
　　副腎不全　8-16
メチレンジオキシメタンフェタミン（MDMA）　13-4t
メトヘモグロビン　2-9, 10-3, 13-10t
メトヘモグロビン血症，中毒患者　13-3t
メフロキン，マラリア　7-30
免疫グロブリン静注，腎毒性　18-4
免疫抑制薬　18-4

も
毛細血管再充満　1-18, 6-7, 6-8
　　延長　3-2
　　循環血液量減少　1-15
毛細血管漏出　6-19
網膜出血　11-5
モルヒネ　20-11
　　禁忌　6-15
　　自己調節鎮痛法の用法　19-10t
　　術後疼痛　19-9
　　副作用　20-11

や
薬物，意識変容 / 昏睡　15-13〜15-14, 15-14t
野兎病　12-7t

ゆ
有機リン酸エステル　13-3t〜13-4t, 13-10t
幽門狭窄症　2-7
輸液
　　細気管支炎　4-29
　　術後　19-12〜19-13
輸液蘇生　1-13, 1-19〜1-20
　　アナフィラキシー　3-16〜3-17
　　外傷患者　3-17, 9-3
　　術後　19-5, 19-12
　　術後出血　19-16
　　循環血液量減少　1-14〜1-15
　　準備　20-7〜20-8
　　ショック　6-10〜6-12
　　心停止後　3-18
　　中枢神経障害　15-2
　　投与計画　20-9
　　熱傷患者　10-3〜10-4

輸液治療　1-15
輸血　1-11, 17-14, 17-15〜17-22, 19-16
 外傷患者　9-3
 感染症　17-15〜17-16, 17-21
 治療　17-20, 17-20t
 副作用　17-20〜17-22
輸血反応　17-20〜17-22
 アレルギー反応　17-20
 急性溶血性反応　17-21
 遅発性溶血性反応　17-21
 治療　17-20, 17-20t
 発熱性非溶血性反応　17-21
よ
陽圧換気
 合併症　2-23
 呼吸不全を伴う悪性腫瘍患者　17-6
 非侵襲的——　5-2〜5-4
  換気モード　5-3〜5-4
  禁忌　5-3
  上気道疾患　4-21
  初期設定　5-3, 5-4t
  喘息　4-26〜4-27
  デバイス　5-2, 5-3f
  肺炎　4-30
  利点と欠点　5-4
ヨウ化カリウム　12-5
溶血性尿毒症症候群　18-3〜18-4, 18-7
腰椎穿刺　1-23, 7-19〜7-20, 15-15
 注意事項　11-5
 適応　11-5
容量外傷　1-10, 5-11
容量過剰，徴候　1-13
ら
ラスブリカーゼ，尿酸のコントロール　17-10t, 17-11
ラテックスアレルギー　21-8
ラベタロール，危急高血圧　18-13t
ラリンジアルマスク　2-24
り
リチウム中毒　13-4t, 13-10t
リドカイン
 過量投与/中毒/毒物　13-3t

心停止　3-8, 3-8t
前投薬　20-9
利尿　1-21
 アルカリ化，中毒患者　13-6
 強制——，中毒患者　13-6
 高カルシウム血症　8-13
 肺水腫　19-4
利尿薬
 低ナトリウム血症　8-6
 非チアノーゼ性先天性心疾患　16-13t
硫化水素中毒　13-4t
硫酸マグネシウム，喘息　4-31
留置静脈カテーテル　21-8〜21-11
 合併症　21-11
 ヘパリンフラッシュ　21-9t〜21-10t
緑膿菌，悪性腫瘍患者における感染症　17-3
リン（高リン血症，低リン血症も参照）　8-13
輪状甲状膜切開　2-25
輪状軟骨圧迫　2-14f, 2-19, 2-21, 2-22f
倫理上の問題，心停止　3-19〜3-20
る
ループ利尿薬　1-21
れ
レチノール結合蛋白　19-14
レベチラセタム，てんかん重積状態　15-11t, 15-12t
レンサ球菌（*Streptococcus* 属）
 B 群——　1-23
 悪性腫瘍患者における感染症　17-3t
 壊死桿菌症　7-27〜7-28
ろ
漏斗胸　1-6
ロクロニウム　2-19t, 19-6, 20-16
肋間筋　1-5
ロッキー山紅斑熱　7-16
ロックアウト時間　19-10t, 19-11
肋骨骨折　9-11
 虐待　9-11, 11-7, 11-7f
わ
ワルファリン誘導体中毒　13-10t

PFCCS プロバイダーマニュアル
（English Original：Second Edition）　　定価：本体 10,000 円＋税

2015 年 2 月 5 日発行　　　第 1 版第 1 刷 ⓒ

編　者　　米国集中治療医学会（SCCM）

監　修　　FCCS運営委員会
　　　　　JSEPTIC（日本集中治療教育研究会）

発行者　　FCCS運営委員会
　　　　　JSEPTIC（日本集中治療教育研究会）

販　売　　株式会社　メディカル・サイエンス・インターナショナル

印刷：双文社印刷

ISBN 978-4-89592-792-5 C3047